关节松动术

第2版

主 编 王雪强

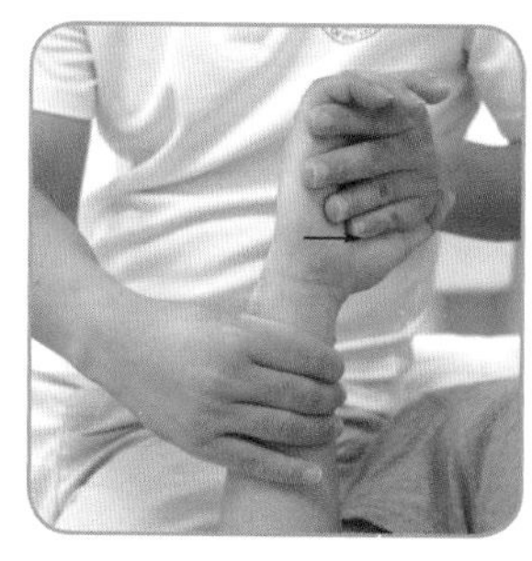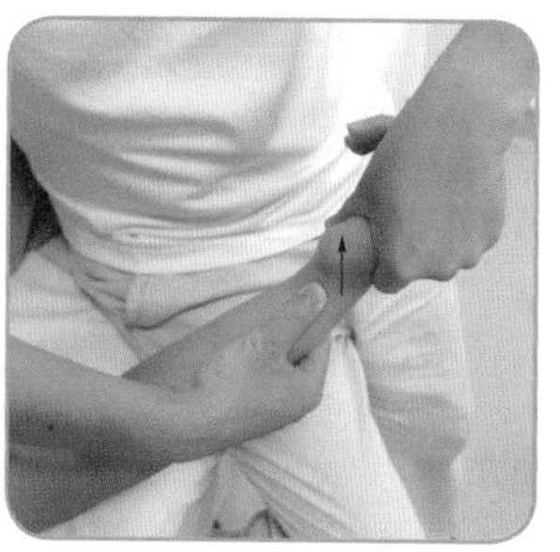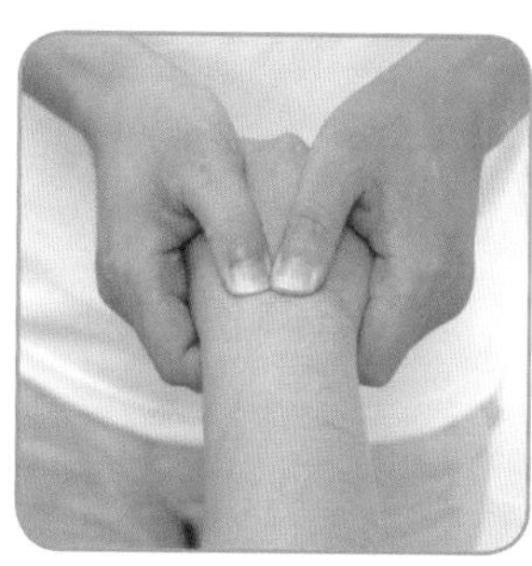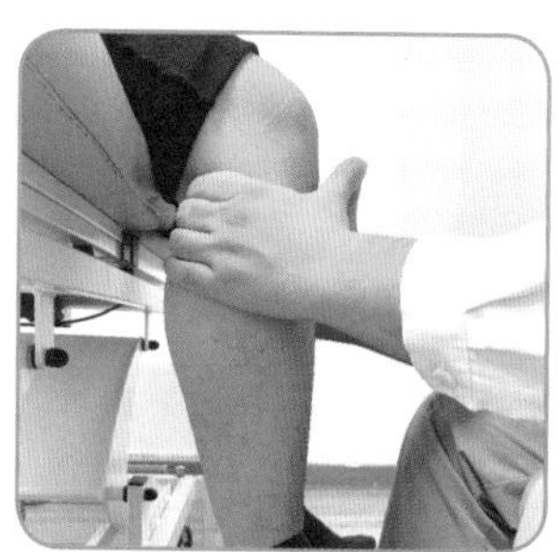

科 学 出 版 社
北 京

内 容 简 介

本书由国内多位资深康复治疗师根据多年经验结合国内外关节松动治疗技术编写而成。本书共分 12 章，详细介绍了关节松动术的基础知识和肩关节、肘关节、腕关节、髋关节、膝关节、踝关节、颞下颌关节、颈椎、胸椎和腰椎的实践操作。在第 1 版的基础上新增 80 余张图片，对肩关节、肘关节、腕关节、髋关节、膝关节及踝关节等章节增添了动态松动技术、组合松动技术及患者的自我松动技术，全方位地为治疗师提供新的治疗思路与方法。

本书适合康复科、疼痛科、中医推拿科及与健康相关专业的医师、物理治疗师、整脊师、私人运动教练及按摩治疗师等参考阅读。

图书在版编目（CIP）数据

关节松动术 / 王雪强主编. —2版. —北京：科学出版社，2022.3
ISBN 978-7-03-071681-1

Ⅰ.①关… Ⅱ.①王… Ⅲ.①关节疾病—物理疗法 Ⅳ.①R684.05

中国版本图书馆CIP数据核字（2022）第032790号

策划编辑：王海燕 / 责任校对：张 娟
责任印制：赵 博 / 封面设计：吴朝洪

科学出版社 出版
北京东黄城根北街 16 号
邮政编码：100717
http://www.sciencep.com
北京画中画印刷有限公司 印刷
科学出版社发行 各地新华书店经销
*
2022 年 3 月第 二 版 开本：787 × 1092 1/16
2022 年 3 月第一次印刷 印张：23 1/4
字数：534 000

定价：158.00 元

（如有印装质量问题，我社负责调换）

编者名单

主　编　王雪强

副主编　朱玉连　万　里　祁　奇　朱　毅

编　者（以姓氏笔画为序）

万　里　南京医科大学第一附属医院
王雪强　上海体育学院
卞　荣　南京医科大学第一附属医院
方仲毅　上海交通大学医学院附属第九人民医院
邓　泰　中南大学湘雅二医院
邓志伟　上海上体伤骨科医院
朱　强　上海上体伤骨科医院
朱　毅　郑州大学第五附属医院
朱玉连　复旦大学附属华山医院
朱昭锦　江苏省第二中医院
乔　钧　上海市长宁区精神卫生中心
祁　奇　同济大学附属养志康复医院（上海市阳光康复中心）
许志生　浙江大学医学院附属第一医院
李　艳　中南大学湘雅二医院
李紫薇　上海上体伤骨科医院
杨钦杰　广东健生康复医疗中心
杨潇俊　上海嘉会国际医院
张宇轩　上海上体伤骨科医院
陈昌成　上海上体伤骨科医院
陈炳霖　徐州医科大学
林建华　上海市养志康复医院（上海市阳光康复中心）
郑依莉　上海体育学院

胡　可　上海上体伤骨科医院

胡浩宇　上海体育学院

徐丽丽　上海交通大学医学院附属第九人民医院

徐丽萍　上海市第一人民医院

黄俊民　郑州知了康复医院

黄崧华　复旦大学附属华山医院

瞿　强　上海杉达学院

绘　图　牛　君

主编简介

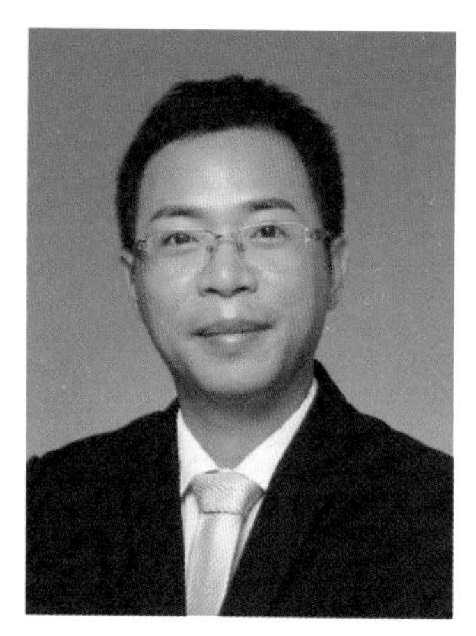

王雪强　上海体育学院运动康复学系教授，博士生导师，副主任康复治疗师，上海上体伤骨科医院院长。研究领域为运动康复、疼痛与脑认知功能、疼痛康复。主持国家自然科学基金 2 项，省部级课题 2 项，厅局级课题 3 项，荣获上海市曙光学者计划、教育部霍英东教育基金会青年教师基金、上海市青年科技英才扬帆计划资助。担任 SCI 期刊 *Trials* 副主编，*Neural Plasticity* 客座主编，*Evidence-Based Complementary and Alternative Medicine* 客座主编，*Pain Research and Management* 编委，中国康复医学会物理治疗专委会青年委员会副主任委员，中国康复医学会疼痛康复专业委员会委员，中国老年学和老年医学学会运动健康科学分会副总干事，中国康复医学会物理治疗专业委员会常务委员，上海市康复医学会体医融合专业委员会主任委员，上海市康复医学会理事，上海市康复医学会物理治疗专业委员会副主任委员。以第一作者或通讯作者发表 SCI 论文 40 余篇，发表期刊为 Neuroimage、Neurotherapeutics、J Sport Health Sci、Age Ageing 等（JCR 一区 16 篇，中科院一区期刊 6 篇，IF ＞ 5 分 5 篇）。2020 年主持的《运动疗法》课程荣获国家级首批一流线上本科课程；2019 年，以第一完成人获得上海市科技进步奖三等奖；2019 年，荣获 吴阶平医学基金会中国康复医疗机构联盟 2019 年度“突出贡献康复专家”；2018 年，被评为“上海市杰出青年康复治疗师”；2017 年，以第一完成人获得中国康复医学会科学技术奖二等奖。

第 1 版序

关节松动术广泛应用于肌肉骨骼系统疾病的康复治疗中，已经成为康复医学、运动医学、物理治疗学最常见且不可或缺的治疗方法，同时它也是手法治疗的基本技能之一。

《关节松动术》一书，是作者经过多方面、多层面、多角度、多元化分析，进而多解读的著作。书中应用大量的文字、图表，详细、生动地论述了该领域的内容，全书共包括 12 章，主要以各关节的功能解剖为基础，根据详尽的物理检查评估做出诊断，最终采用合适的关节松动技术进行治疗。该书结构清晰，思路明确。其中最难能可贵之处在于其多插图、详解析的版面，清楚地罗列了临床诊断方法和治疗手段，便于读者能够在短时间内掌握重点内容，同时也提升其专业价值。相信该书的出版会成为初学者在该领域学习的指明灯，为关节松动的手法治疗提供重要的参考依据。

作为国内目前为数不多的关节松动术专著，该书是编者们搜集及查阅国内外大量的文献资料和专业论著之后编写而成，从而保证了其科学性和严谨性。关节手法松动有其独特性和标志性，研读此书，不难感受到编者在尽力搜集当今中外临床解剖、人体工学、病理、病征、信息、评估等与关节松动相关的信息，用心分析，精准诊断。依循患者独特的病情和个别需要，设计出以患者为中心的手法治疗方案。以患者为中心的手法治疗是现代医疗消费者必然、合时及合理的要求，也是本书遵循现代临床病理和患者需要所做出的最佳选择。

随着手法治疗理论的不断发展与康复服务需求的进一步扩大，关节松动手法治疗的内容还会不断发展、完善，因此该书还有很大的提升空间。希望将来能多与新媒体结合，方便读者学习、使用。

原香港物理治疗师协会考试委员会主席
原香港理工大学手法物理治疗学硕士课程负责人　梁兆麟

第 2 版前言

关节松动术（joint mobilization）是物理治疗师最常用的手法治疗方法之一。该技术用于改善人体可动关节的关节功能障碍，如解决关节活动受限、减轻疼痛的手法治疗。第 1 版《关节松动术》出版以来一直广受读者们的关注与喜爱，不少读者也提出了有关书籍内容的意见与建议。根据广大读者反馈的信息，结合更多临床治疗中关节松动的手法操作，我们在第 1 版的基础上继续组织一批临床康复工作经验丰富的物理治疗师对本书进行了修订，以作为广大康复从业者的教学、临床康复指导用书及患者所需要的参考读物。

第 2 版在肩关节、肘关节、腕关节、髋关节、膝关节及踝关节等章节增加了动态松动技术、组合松动技术及患者的自我松动技术。作为第 1 版的完善，新增加的内容更注重治疗手法与患者情况相结合，提供多角度、多方位的治疗思路，更加全面地帮助我们在临床应用，同时新增加的内容结合了编者们的临床治疗经验与相关专业论著的理论知识，贯穿到患者治疗的每个时期，不仅在治疗师对患者的层面，也为患者自我康复、居家康复提供帮助。

本书是集体劳动的成果，在编写过程中得到了各位编者多方面的支持和帮助。他们不但知识阅历丰富，而且在繁忙的临床康复第一线工作之余，吃苦耐劳，甘于奉献，克服了种种困难。没有他们甘于奉献的精神，难以想象本书能保质保量地完成，在此，本人致以衷心的感谢！

由于国内缺乏关节松动术的专著，加之编者的水平有限，在此书的编写过程中，各位编者虽然查阅了国内外大量资料，但不足之处在所难免，敬请各位专家、同道及广大读者用挑剔的眼光、批判的精神给予反馈意见。

王雪强

第 1 版前言

在物理治疗中，关节松动术（joint mobilization）是手法治疗最基本的技能之一，它是一类用于改善关节功能障碍，如解决关节活动受限、减轻疼痛的手法治疗技术。近 10 年来，物理治疗技术，尤其是手法治疗技术有了很大的发展，从基于经验的手法治疗技术趋向于基于循证实践的手法治疗。近年来我国康复治疗技术专业蓬勃发展，但专业书籍不多，手法治疗书籍较为匮乏，需求旺盛。故我们组织了一批临床康复工作经验丰富的物理治疗师编写了本书，以作为广大康复从业者的教学、临床康复指导用书及患者所需要的参考读物。

目前康复治疗中常见关节松动技术有 Maitland 关节松动术、Kaltenborn 关节松动术和 Mulligan 关节松动术。Maitland 关节松动术由 Geoffrey Maitland 提出，主要为分级振动技术的关节松动术，在国际康复领域享有盛誉。Kaltenborn 关节松动术是 Freddy Kaltenborn 整合骨科的治疗和 Dr. James Cyriax 的检查评估，并结合自己的心得而创立的 Kaltenborn 关节松动术体系（the Kaltenborn method），其主要特点是基于机械原理的持续牵张。Kaltenborn 关节松动术于 1954—1970 年从北欧开始而后传至全世界，也称为北欧流派。Mulligan 关节松动术由 Brian Mulligan 独创，在他 40 多年的临床生涯中不断完善，Brian Mulligan 也因此获得世界物理治疗联盟的卓越奖。Mulligan 关节松动术针对脊柱的部分有自然体位下关节滑动技术（natural apophyseal glides，NAGS）、反自然体位下关节滑动技术（reverse NAGS）、维持自然体位下关节滑动技术（sustained natural apophyseal glides，SNAGS），针对四肢的部分主要有动态关节松动术（mobilization with movement，MWM）。

不管采用 Maitland 关节松动术、Kaltenborn 关节松动术或 Mulligan 关节松动术来缓解患者疼痛、提高关节活动度等，物理治疗师都应具备循证医学及实践的理念。医学科学基础知识、物理检查评估技能、以患者为中心、临床思维能力、物理治疗技能、康复科研能力、交流与沟通技能、职业价值及态度等，这些部分组成了基于循证理念的物理治疗模式。

本书谨向开创及完善 Maitland 关节松动术、Kaltenborn 关节松动术、Mulligan 关节松动术等技术的前辈致敬，全书精心设计，以解剖部位分章编撰，从生物力学、功能解剖等基础理论入手，通过主观资料、客观资料、物理检查评估等进行功能障碍的系统诊断与评估，然后提出各部位的关节松动术治疗方案，最后对关节松动术的治疗作用提供循证依据，非常实用，具有指导意义。

本书是集体劳动的成果，在编写过程中得到了各编者多方面的支持和帮助。他们不但知识阅历丰富，而且在繁忙的临床康复第一线工作之余，吃苦耐劳，甘于奉献，克服了种种困难。没有他们甘于奉献的精神，难以想象本书能保质保量地完成，在此，本人致以衷心的感谢！

由于国内缺乏关节松动术的专著，加之编者的水平有限，在此书的编写过程中，各位编者虽然查阅了国内外大量资料，但不足之处在所难免，敬请各位专家、同道及广大读者提出宝贵意见，以便再版时改正。谢谢！

中国康复医学会疼痛康复专业委员会委员
中国老年学和老年医学学会运动健康科学分会副总干事　王雪强
上海市康复医学会理事

目　录

第 1 章

概　述

关节松动术是一类用于改善关节功能障碍，如关节活动受限、疼痛的手法治疗技术，它是康复治疗技术中的基本技能之一。目前康复治疗中常见的关节松动技术有 Maitland 关节松动术、Kaltenborn 关节松动术和 Mulligan 动态关节松动术。

第一节　关节运动的概况

一、关节运动的基本概念

按关节运动轴的数目和关节面的形状分类如下。

1. 单轴关节（图 1-1）　只能绕 1 个轴运动，包括屈戍关节和车轴关节，后者又称圆柱关节。①屈戍关节：关节头呈滑车状，另一骨为相应的窝。运动环节绕冠状轴在矢状面做屈伸运动，如肱尺关节、指关节。②车轴关节：一骨关节头呈圆柱状，另一骨为相应的环状窝。运动环节只能绕自身的垂直轴做回旋运动，如桡尺近侧和远侧的关节。

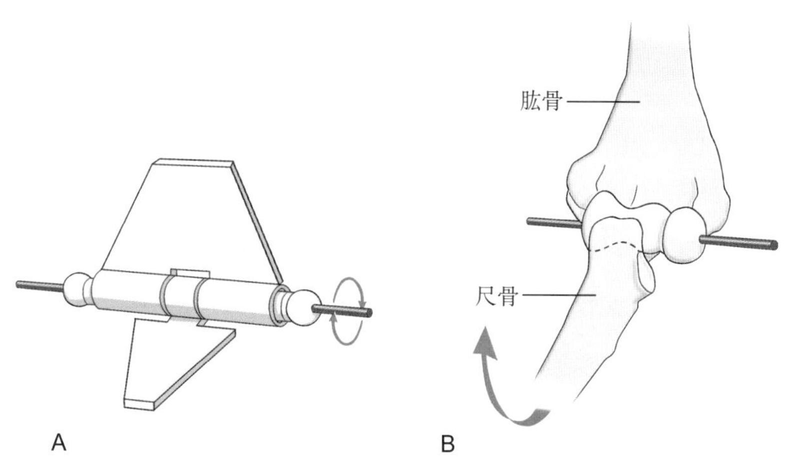

图 1-1　**单轴关节**

A. 单轴关节示意；B. 肱尺关节。图中的一条直线代表旋转轴

2. 双轴关节（图 1-2） 可绕 2 个运动轴运动，包括椭圆关节和鞍状关节。①椭圆关节：关节头是椭圆体的一部分，关节窝为椭圆形的凹面。运动环节能绕冠状轴在矢状面做屈伸运动，绕矢状轴在冠状面做内收、外展运动，如桡腕关节。②鞍状关节：两骨关节面呈马鞍状，并做十字形交叉接合。运动环节可绕冠状轴和矢状轴做屈伸运动和内收、外展运动，如拇指腕掌关节。

3. 多轴关节（图 1-3） 可绕 3 个运动轴运动，包括球窝关节和平面关节。①球窝关节：关节头为球体的一部分，关节窝较浅，头与窝松弛相接。运动环节可绕 3 个基本轴做屈伸、收展、回旋和环转运动。运动幅度大，是最灵活的一种关节，如肩关节、髋关节。②平面关节：此种关节面可看作直径很大的球体的一部分，但两骨的关节面曲度很小，接近平面，大小一致，关节囊紧张而坚固。这种关节运动范围很小，故又称微动关节，如肩锁关节、骶髂关节。

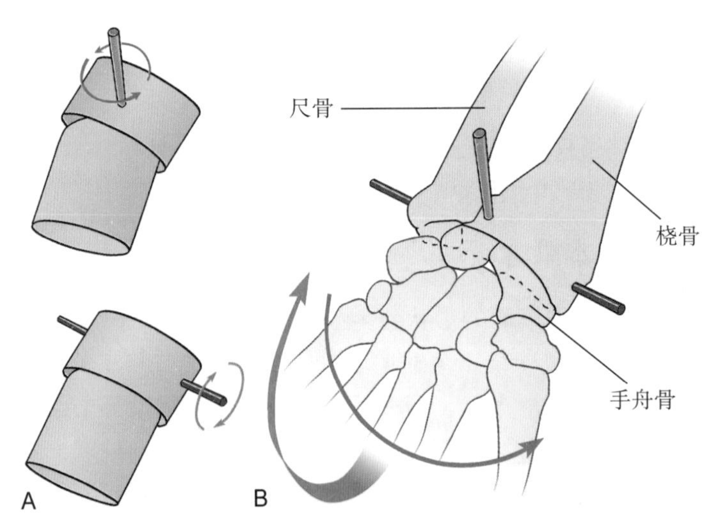

图 1-2 **双轴关节**

A. 双轴关节示意；B. 桡腕关节。图中的 2 条直线代表 2 个旋转轴

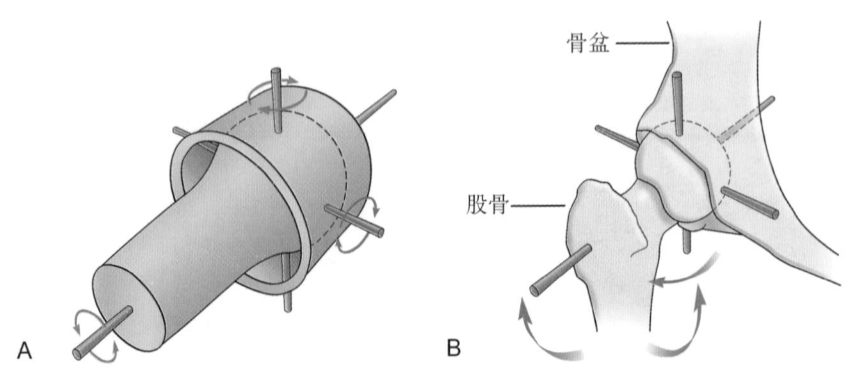

图 1-3 **多轴关节**

A. 三轴关节示意；B. 髋关节。图中的 3 条直线代表 3 个旋转轴

二、关节的基本运动

关节的基本运动类型为生理运动和附属运动。

1. **生理运动** 是指关节在生理范围内完成的运动，可以主动完成，也可以被动完成，如肩关节的外展、内收、前屈、后伸、内旋和外旋（图 1-4）。

2. **附属运动** 是在关节生理范围之外、解剖范围之内完成的一种被动运动，是关节发挥正常功能不可缺少的运动，通常自己不能主动完成，需由他人或健侧肢体帮助完成。例如，一个人不能主动使膝关节中的胫股关节分离，但借助于他人或上肢则可以轻易地完成胫股关节的分离。关节的附属运动主要包括滑动、滚动、旋转、压迫、牵拉和分离等运动（图 1-5）。

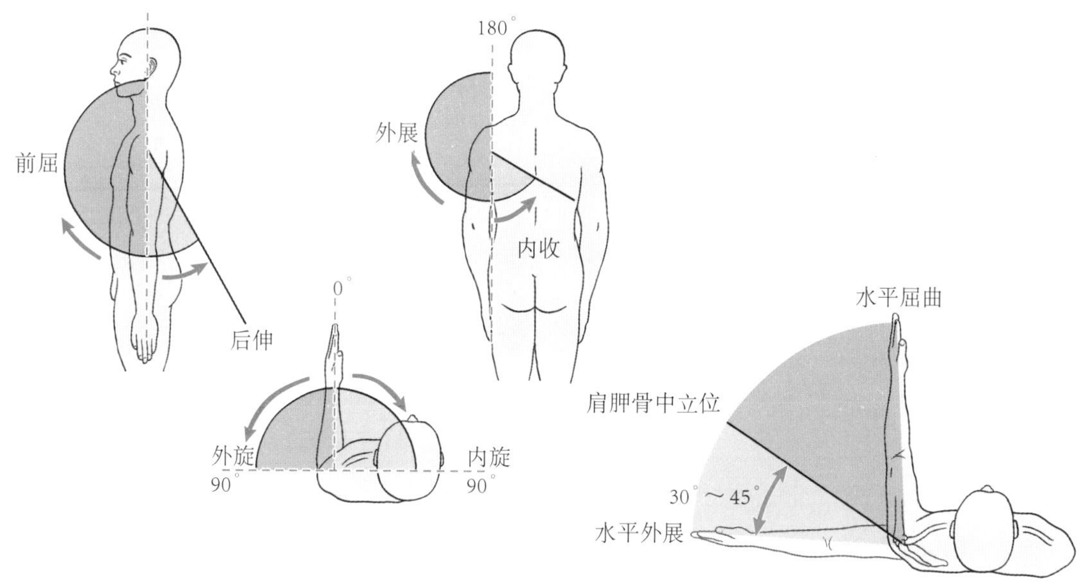

图 1-4 **肩部复合结构运动**

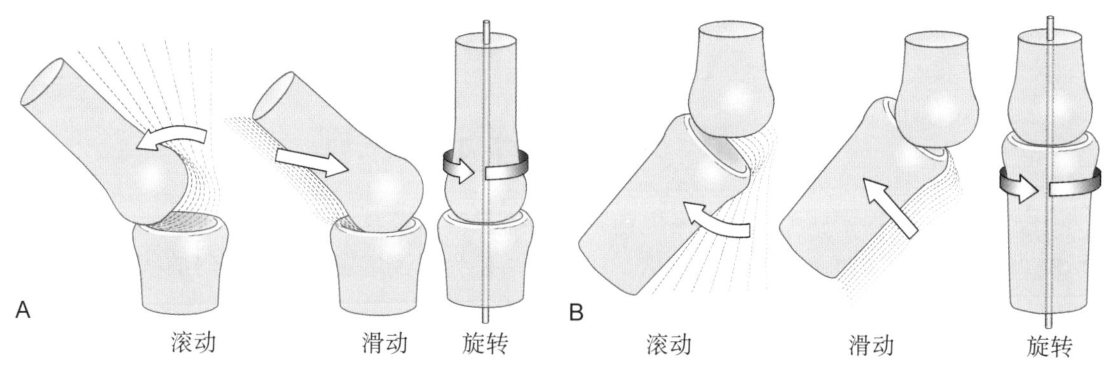

图 1-5 **关节的常见附属运动：滑动、滚动、旋转**

A. 凸面对凹面的运动；B. 凹面对凸面的运动

（1）滑动：从一个骨表面滑向另一个骨表面，两骨表面形状要一致，如果骨表面是曲面，两骨表面的凹凸程度就必须相等。骨的角运动中，滑动的方向是由关节面的凹凸形状决定的（凹凸定律）。

凹凸定律：运动的关节面为凸面时，滑动的方向与骨的角运动方向相反；运动的关节面为凹面时，滑动的方向与骨的角运动方向一致（图 1-5）。

滑动手法可以缓解疼痛，若与牵拉手法一起应用，还可以松解关节囊，使关节放松，改善关节活动范围。此法应用较多。

（2）滚动：从一个骨表面转到另一个骨表面。两骨的表面形状可不一致；滚动的方向与关节面的凹凸形状无关，常与骨的角运动方向相同。功能正常的关节不产生单纯的滚动，一定伴随着滑动和旋转。

（3）旋转：骨围绕机械轴进行的旋转运动。此运动常与滑动和滚动一起进行，人体内能产生旋转的关节，如股骨屈曲、伸展时股骨头的旋转等。关节面上进行的运动是滚动、滑动和旋转的组合运动。如果两个关节面比较符合，一个关节面向另一个关节面运动，滑动的比例较大；如果两个关节面不甚符合，一个关节面向另一个关节面的运动，滚动的比例较大。

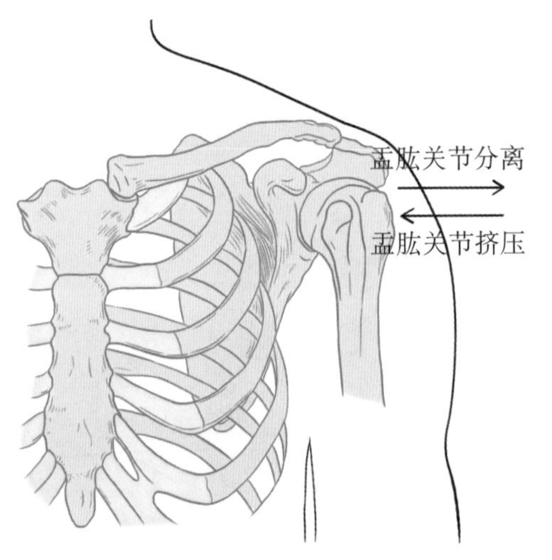

图 1-6　**盂肱关节的挤压和分离**

（4）挤压：使关节腔骨与骨之间的间隙变小（图 1-6）。挤压具有以下特点：由于肌肉收缩产生一定的压力，可以提高关节的稳定性；一个骨向其他骨方向滚动时，在骨的角运动方向引起压迫。正常间歇性的挤压负荷使得滑膜液可以流动，从而维持软骨的营养。不正常的高强度挤压负荷会使软骨发生退行性病变。

（5）牵引和分离：当外力作用于骨长轴使关节远端移位时，称为长轴牵引。当外力使构成关节两骨表面呈直角相互分开时，称为关节分离（图 1-6）。长轴牵引和分离的最大区别是长轴牵引时两骨的关节面可以不分开；但分离时两骨的关节面必须分开。此手法可减轻或消除疼痛。

第二节　SOAP 评定的原则

康复医务人员在实施关节松动术之前，必须通过恰当及全面系统的评定才能对患者肌肉骨骼系统的功能障碍做出完整的评估。检查评估是为了评定患者功能障碍的状况，也是监测患者关节松动术治疗的效果。

在物理治疗中，康复医务人员掌握康复治疗专业知识和临床康复技能是至关重要的。其中，如何提高康复医务人员的临床思维能力及分析、判断和解决临床康复问题的能力，也是国内康复医务人员共同关心的问题。

目前国内外公认的评估记录方法是以问题为导向的医学记录方法，即 SOAP 评估记录。研究证实，SOAP 评估记录方法具有良好的信度和效度，且简单实用。SOAP 包含 4 个方面：

主观资料（subjective, S)、客观资料（objective, O)、评估（assessment, A）和计划（plan, P)。SOAP 评估记录法可有效地帮助检查者解决问题，也用于培养康复医务人员的临床思维能力，提高分析、判断和解决临床康复问题的能力，同时 SOAP 评估记录法的理念在物理治疗实践中也发挥重要的作用。本节简单介绍 SOAP 的组成部分。

一、主观资料

主观资料（subjective,S）主要是患者提供的资料,包括患者主诉、一般情况（如年龄、职业等)、疾病发生发展情况、当前症状、个人病史、家族病史等。主观资料的获得主要通过临床问诊，临床问诊实质是资料的搜集、思考、质疑并整合患者提供的相关信息以得出康复评估和治疗方案的临床推理过程。临床推理不仅仅是康复治疗学科需要理解的概念，更是康复医师和治疗师需要学习的临床技能。康复医务人员在评估时，需明确以下问题：患者的年龄、性别、从事的职业、什么部位出现症状、如何损伤的、症状的程度及持续时间、哪些姿势或动作会加重或减轻症状、是否影响生活自理能力、是否影响睡眠等。

举例一 患者的年龄。许多疾病与年龄具有相关。例如，不同年龄导致腰痛疾病的种类不同：①小儿和青少年导致腰痛的常见疾病为先天性畸形、脊柱侧弯等。②中、青年导致腰痛的常见疾病为腰肌劳损、腰扭伤、腰椎间盘突出（图 1-7）等。③老年导致腰痛的常见疾病为腰椎骨性关节炎、腰椎管狭窄、骨质疏松等。

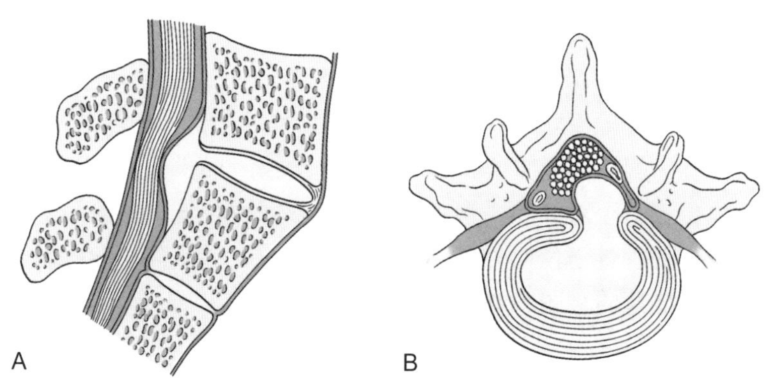

图 1-7 **腰椎间盘突出**

A. 腰椎间盘突出矢状面；B. 腰椎间盘突出水平面

举例二 患者的职业。不同职业导致疾病的种类不同。例如，不同职业与膝关节疼痛的关系：①跑步运动员导致膝关节疼痛的常见疾病为“跑步膝”(即髌骨软骨损伤)。②篮球运动员导致膝关节疼痛的常见疾病为“篮球膝”(即髌腱末端病)。

二、客观资料

客观资料（objective, O）是指康复医务人员在康复评估过程中所观察的信息，主要是通过视诊发现患者的功能障碍与所观察信息的相关性。检查者在观察患者姿势时，尽量明确以下问题：从前面看，鼻、胸骨剑突和肚脐是否在一条直线上；从侧面看，颞骨外缘、肩峰、髂嵴、膝关节和外踝稍前方是否在一条直线上，骨盆是否处于中立位置，即骨盆前倾角约 30°（图 1-8）；肢体是否存在畸形；肢体位置是否对等和平衡（图 1-9）；是否存在红、肿、热；患者对功能障碍的态度；患者是否愿意活动；患者活动时的表情等。

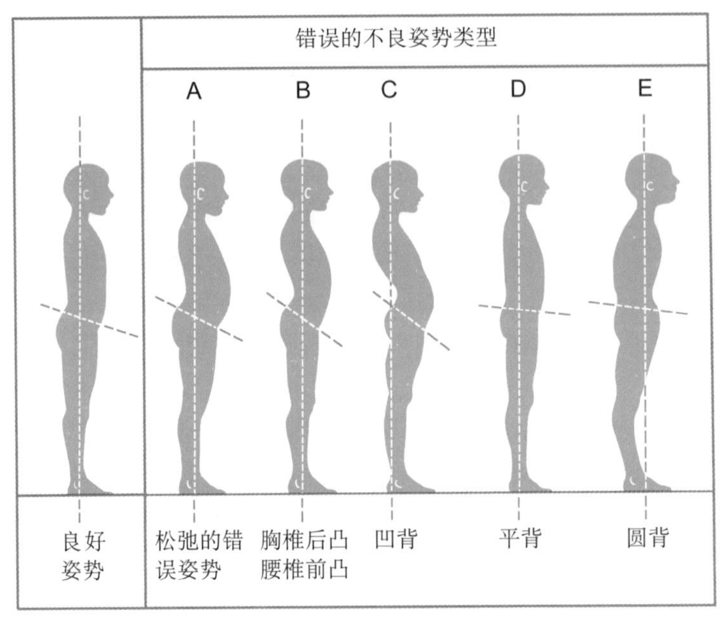

图 1-8　**错误的不良姿势类型**

举例一　肢体是否处于中立位：如从侧面观察腰椎，腰椎呈现前凸，骨盆倾斜角增大，可能存在的肌肉失衡为腰部伸展肌群和屈髋肌群变紧张，腹部肌群与伸髋肌群变松弛。

举例二　肢体位置是否对等和平衡：如从后面观察肩胛骨，两侧肩胛骨下角距离脊柱的距离不等长，一侧肩胛骨下角向外旋并远离脊柱中线，可能存在的肌肉失衡为斜方肌下部纤维、菱形肌较对侧薄弱（图 1-10）。

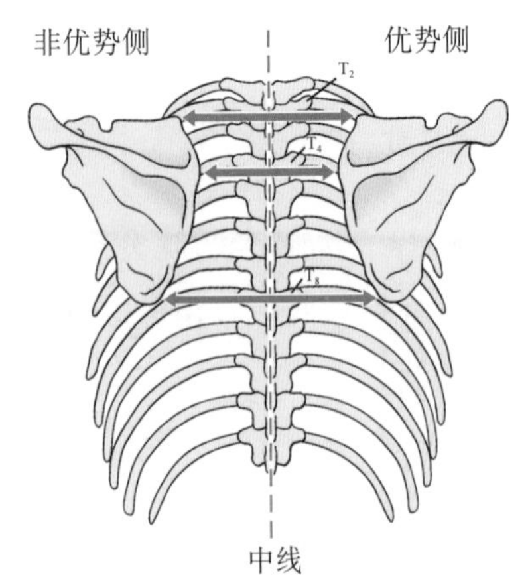

图 1-9　**肩胛骨测量的 3 个点和两侧对比**

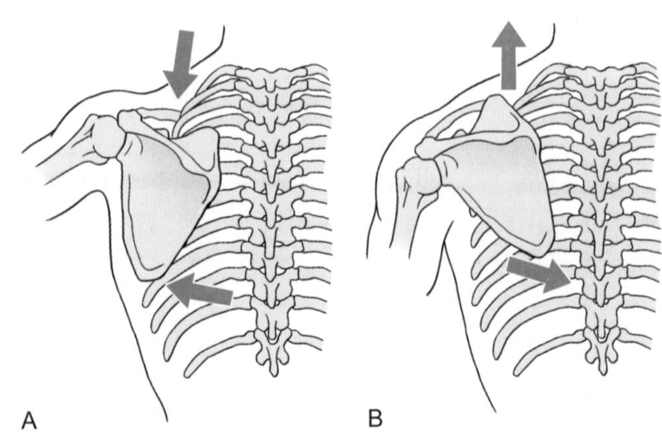

图 1-10　**斜方肌下部纤维无力（A）和前锯肌无力（B）**

三、功能评估

评估（assessment，A）是为了排除或确诊前面根据主观资料和客观资料所做的初步诊断，故这些评估需要系统地进行。若患者的病情是急性的，评估者需要细心。康复医务人员在为患者评估时，需遵循以下原则：一般先做健侧的评估；先做主动活动评估，再做被动活动评估，最后做等长抗阻评估。等长抗阻评估主要用于评定肌力及肌肉在收缩时是否产生疼痛。Janda 提出一个有趣的概念，他将肌肉分为姿势性肌肉（肌肉容易紧张，需进行牵伸）和相位性肌肉（肌肉容易发生无力，需加强肌力训练）。姿势性肌肉和相位性肌肉的功能划分见表 1-1；引起疼痛的活动最后检查；关节活动范围受限的肢体，需仔细加压以体验终末端感觉（end feel）等。终末端感觉是指在达到关节活动范围的终末时，检查者需继续施加压力来判断关节每一次被动活动终末端感觉的好坏。关于正常和异常的终末端感觉的介绍请见表 1-2。同时也应注意在评估某个部位或关节时，检查者还需注意此部位或关节的损伤，是否会对完整运动链上的其他关节造成影响，以及是否发生代偿的变化等。

表 1-1　Janda 肌肉的功能划分

姿势性肌肉（肌肉易于紧张）	小腿三头肌、胫骨后肌、股短收肌、腘绳肌、股直肌、髂腰肌、阔筋膜张肌、梨状肌、竖脊肌、腰方肌、胸大肌、斜方肌上部、肩胛提肌、胸锁乳突肌、斜角肌、上肢屈肌
相位性肌肉（肌肉易于无力）	腓骨肌、胫骨前肌、股四头肌内外侧头、臀大肌、臀中肌、臀小肌、腹直肌、前锯肌、菱形肌、斜方肌下部、颈短屈肌、上肢伸肌

表 1-2　正常和异常的终末端感觉

终末端感觉	定义和举例
正常	
软组织毗邻型	是指有一种可屈服的压力来阻挡进一步的运动，如屈膝、屈肘
组织拉伸型	是一种硬的或结实的活动类型，仅有轻微的活动余地，如跟腱拉伸
骨 - 骨型	是一种硬而不屈服的无痛感觉，如伸肘
异常	
早期肌肉痉挛型	由于活动的刺激引起，表现为突然出现的活动停止，并伴有疼痛，如外伤后的保护性痉挛
晚期肌肉痉挛型	多由于关节不稳定或活动引起，如肩关节前脱位检查时出现的痉挛
关节囊僵硬型	表现为厚重的拉伸感，如肩周炎
关节囊柔软型	表现与正常组织拉伸型相似，但伴有活动度受限，如滑膜炎、软组织水肿
骨 - 骨型	是一种硬而不屈服的感觉，并伴有活动度受限，如骨赘形成或骨化性肌炎
空感觉型	主要表现在活动关节出现剧烈疼痛的情况下，如急性肩峰下滑膜炎
弹性阻挡型	这种感觉往往出现在未曾预料时，多出现在半月板受伤的关节

举例　颈椎病患者的评估主要包含以下方面：①颈椎的主动活动、被动活动和等长抗阻运动。②颈髓神经节检查（C_5，屈肘肌群）。③颈椎的特殊检查（图 1-11），如椎间孔挤压试验、牵引试验、上肢张力试验。④反射检查，如 Hoffmann 试验。⑤日常生活能力评定（activities of daily living，ADL）与功能性评估，如 Barthel 指数评定、颈椎功能障碍指数（neck disability index）。

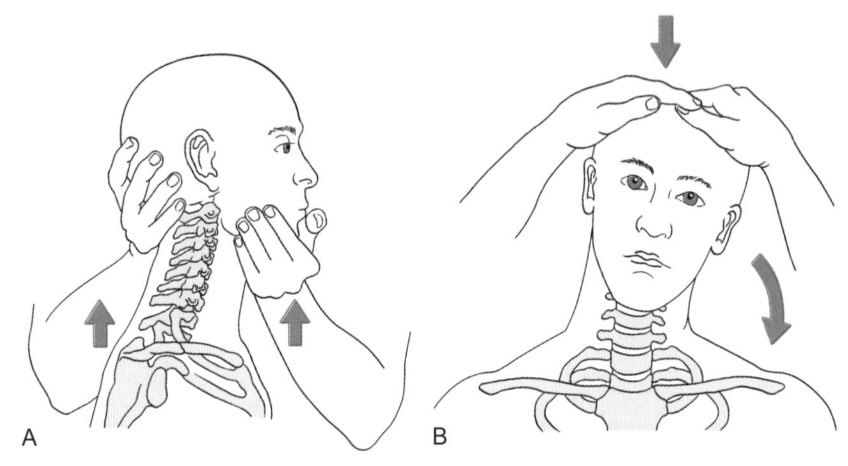

图 1-11　**颈椎的特殊检查**

A. 颈椎牵引试验；B. 椎间孔挤压试验

四、计划

不管选用何种评估系统，康复医务人员都需建立一种有序的检查方法，以确保不会遗漏任何项目。评估必须是有组织、全面及可重复的。此外，检查者应在某一阶段集中评估某个方面。例如，在进行体格检查评估时，要确保收集完整的主观资料，即病史。在评估单个关节时，检查者还应注意此关节的损伤对此完整运动链上的其他关节所造成的影响，以及其他关节在代偿受伤关节时发生的改变。最后一部分是针对患者存在的功能障碍制订物理治疗计划（plan，P），并拟订近期康复目标与远期目标。治疗一段时间后，再次进行康复评估，根据患者的功能障碍调整康复治疗方案。

完成评估的所有部分后，康复医务人员必须在纵览所有相关的主观检查、客观检查等结果后，从中找出有意义的症状和体征来判定患者存在的主要功能障碍的问题所在，并据此做出一份适当的治疗方案。若评估的过程不是按照完整的过程进行，制订的治疗方案可能就不一定适当，或许反而会扩大治疗项目，使医疗费用增加。

综上所述，以问题为导向的 SOAP 评估记录法要求物理治疗师遵照 S—O—A—P 程序去评估患者，即体检前要确保采集完整的病史和通过视诊搜集到有用的客观资料，然后再对症状及功能障碍进行评估，最后针对患者存在的功能障碍制订康复治疗计划。通过 SOAP 模式，有利于促进物理治疗师的自主思考，很好地培养物理治疗师的临床思维和处理问题的能力。相信随着 SOAP 理念的普及、教学和临床康复技能方法的深入研究和逐步推广，SOAP 将在我国康复治疗中有着更为广阔的应用前景。

第三节 关节松动术的实施步骤

一、评定

全面细致的检查评定是关节松动术的基础。每种松动技术既是评估技术，又是治疗技术。在治疗进程中应连续系统地评估，包括治疗前、治疗中和治疗后的各个阶段。假如，检查中患者存在关节活动受限或疼痛：首先应确定是由哪些因素造成的及疼痛性质；其次明确治疗方向是什么，是缓解疼痛，牵张关节，还是处理软组织粘连、挛缩等。手法治疗是一门实践性非常强的学科，没有实践，就不能获得解决患者实际问题的本领。理论知识是国内外物理治疗专家对各疾病和功能障碍的普遍规律的总结。物理治疗师需要有理论与临床相结合的思维方式（图 1-12），不同患者对关节松动术治疗的反应也各不相同，因此在做各种治疗时必须将理论知识与临床实践中所碰到的患者结合起来，根据患者情况做个体化处理。

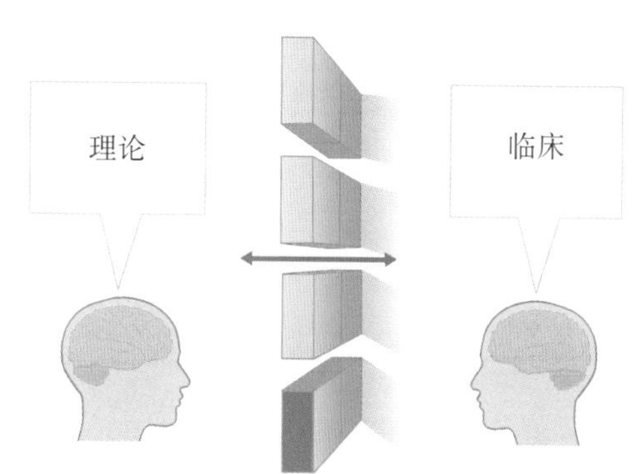

图 1-12 相互渗透的“砖墙”：理论与临床思维方式

二、患者的体位

患者及其接受治疗侧的肢体宜采取舒适的放松体位。

三、治疗侧关节的体位

关节活动的评定和首次治疗时应采取休息体位（即关节囊最松弛的姿势位）。

四、固定

一般固定关节的近端骨骼，可借由布带、治疗师的手或他人来固定。肢体的固定必须牢靠且舒适。

五、关节松动术的等级或剂量

根据患者不同的情况或症状，选择不同的等级或剂量。

六、治疗时作用力的部位

治疗时施加的作用力，应靠近相对的关节面，越近越好。作用力接触面积越大，治疗的过程越舒适，如使用手掌面接触比使用拇指接触舒适（图 1-13）。

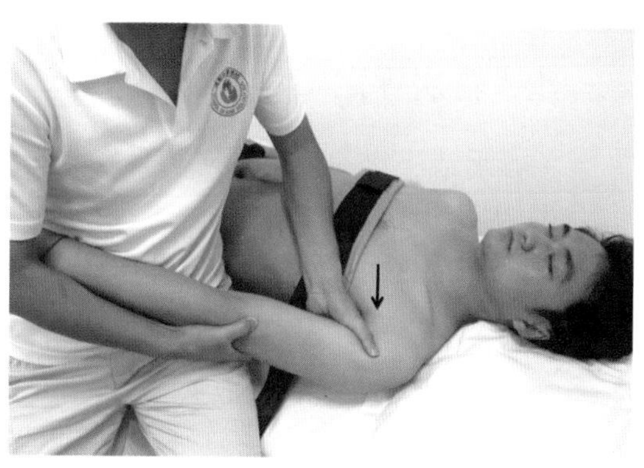

图 1-13 盂肱关节的分离

七、治疗运动的方向

治疗运动方向应该是平行或垂直治疗平面的方向。治疗平面是一个垂直于一条由旋转轴至关节凹面中心线的平面。此平面存在于关节凹面，因此其位置是由凹面的骨骼位置来决定的。

关节牵引技术的运动方向垂直于治疗平面，从而使两个关节面分离开来。滑动技术的治疗方向与治疗平面平行。滑移的方向是由凹凸定律决定的。必须注意移动整个骨骼，才能使一个关节面在相应关节面上滑动。切不可将骨骼作为力臂，做出有弧度的摆动动作，否则会产生转动而压迫关节面。

八、治疗的开始及进展

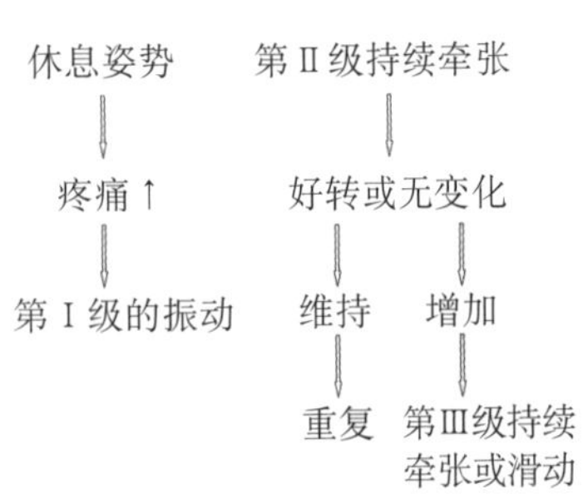

图 1-14　关节松动术治疗的开始及进展示意图

无论是缓解关节疼痛还是增加关节内活动，其治疗的开始都是相同的，即在关节休息姿势或是最大松弛姿势下使用第Ⅱ级持续牵张关节面的技术。首先评估关节对治疗的反应如何，然后根据关节的反应程度决定进一步治疗。隔天评估关节对治疗的反应。

如果关节疼痛或敏感度增加，则将治疗的力度降低到第Ⅰ级的振动。如果情况好转或无变化，可进行以下任一步骤的治疗：如果治疗目标是维持关节内活动，则重复相同的治疗；如果治疗目标是增加关节内活动，则可进展到使用持续性第Ⅲ级牵引或滑动的技术（图 1-14）。

九、治疗运动的速度、节奏和持续时间

第Ⅰ级和第Ⅳ级为快速的振动，如徒手振动。第Ⅱ级和第Ⅲ级为均匀平顺的振动，连续 1 ～ 2 分钟，每秒振动 2 ～ 3 下。改变振动的速度可达到不同的效果：低幅度高速的振动可以抑制疼痛，低速的振动可以放松防卫性肌紧张。

对于疼痛的关节，给予间歇性关节牵张 7 ～ 10 秒，中间休息几秒，可多次重复进行。应以患者对治疗的反应为依据，从而决定是否重复或停止治疗。对于运动受限的关节，给予最少 6 秒的牵张，接着稍放松，再以 3 ～ 4 秒为间隔重复慢速的间歇性牵张。

十、再次评定

治疗后或下次治疗前都应再评定患者的关节活动度或疼痛程度，以治疗反应来确定下一步的治疗计划。

第四节　关节松动术的主要流派

目前关节松动术的主要流派为 Maitland 关节松动术、Kaltenborn 关节松动术和 Mulligan 动态关节松动术，介绍如下。

一、Maitland 关节松动术

Maitland 根据关节的可动范围和操作时治疗者应用手法的幅度大小，将其分为 5 级振动技术（图 1-15）。

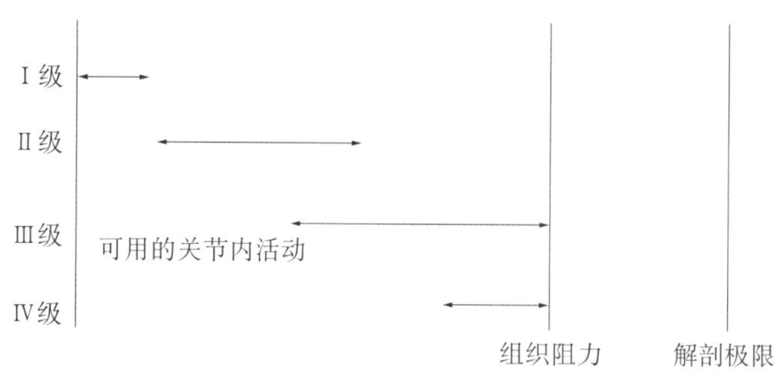

图 1-15 Maitland 关节松动术分级

Ⅰ级：治疗者在患者关节活动的起始端，小范围、节律性地来回振动关节。

Ⅱ级：治疗者在患者关节活动允许范围内，大幅度、节律性地来回振动关节，但不接触关节活动的起始端和终末端。

Ⅲ级：治疗者在患者关节活动允许的范围内大幅度、节律性地来回振动关节，每次均接触到关节活动的终末端，并能感觉到关节周围软组织的紧张。

Ⅳ级：治疗者在患者关节活动的终末端，小范围、节律性地来回振动关节，每次均接触到关节活动的终末端，并能感觉到关节周围软组织的紧张。

Ⅴ级：在运动范围极限处以小幅度、快速的推进技术打断粘连组织，这是一种难度较高的技术。

手法分级的选择：Ⅰ、Ⅱ级手法用于治疗因疼痛引起的关节活动受限；Ⅲ级手法用于治疗关节疼痛并伴有僵硬；Ⅳ级手法用于治疗关节因周围软组织粘连、挛缩引起的关节活动受限。手法分级可用于关节的附属运动和生理运动。当用于附属运动时，Ⅰ～Ⅳ级手法皆可选用；而生理运动治疗时，关节活动范围要达到正常的 60% 才可以应用，因此，多用Ⅲ～Ⅳ级手法，极少用Ⅰ级手法。

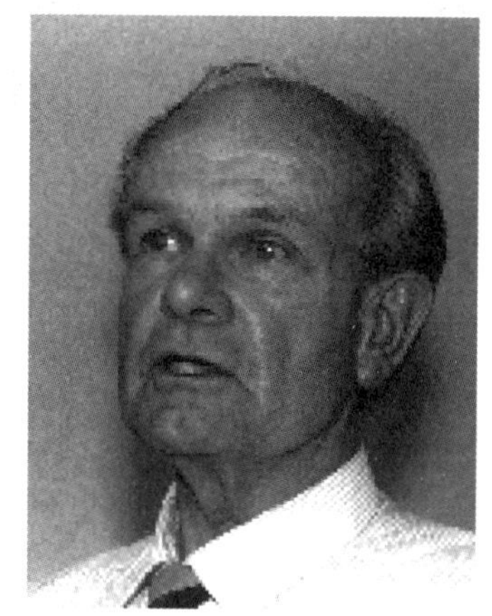

图 1-16 Maitland 关节松动术创始人：Geoffrey D. Maitland (1924—2010)

在 1838 年，Recamier 首次推荐采用振动技术治疗斜颈患者，接着瑞典的物理治疗师 Kellgren 推广使用徒手振动技术，最后 Geoffrey D. Maitland 提出了分级振动技术的关节松动术（图 1-16）。Maitland 生于 1924 年，于 2010 年去世。在他的一生中，为物理治疗领域，尤其是徒手治疗，做出了巨大的贡献。Maitland 于 1964 年出版了第一部关于脊柱松动术的专著，于 1970 年出版第一部关于四肢关节松动术的专著。截至 2014 年，爱思唯尔出版社已经出版了第 8 版 Maitland 的《脊柱松动术》，第 5 版 Maitland 的《四肢关节松动术》。

Maitland 的松动术在国际康复领域享有盛誉，Maitland 也于 1995 年获得世界物理治疗联盟（WCPT）的最高荣誉奖项——Mildred Elson 奖（该奖项是给予那些在世界物理治疗领域做出杰出贡献并推动国际物理治疗进步的人，Mildred Elson 奖从 1991 年至 2015 年，世界上只有 7 名物理治疗师荣获此殊荣，Maitland 是第 2 个获得该殊荣的物理治疗师）。

二、Kaltenborn 关节松动术

Kaltenborn 体系是在关节松动术中，根据关节面的分离和滑动运动的力的强度分成Ⅰ～Ⅲ级。评定时以活动到Ⅱ级关节间隙运动的程度作为标准。

Kaltenborn 松动术的分级标准，见图 1-17。

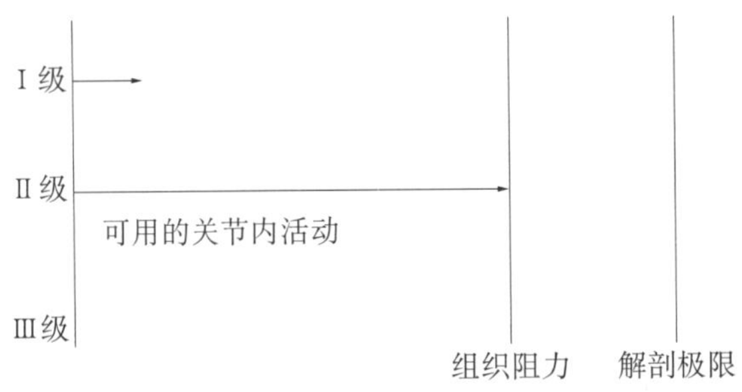

图 1-17　Kaltenborn 关节松动术分级

Ⅰ级，使关节内压迫状态缓解的分离力，关节面尚未被牵开的力度。Ⅱ级，关节周围组织松弛，由于结缔组织的紧张，当运动停止时治疗者可以感到有一种使关节分离或滑动的力。Ⅲ级，分离的力或是滑动的力超过限制关节活动的紧张感。治疗者可以试探着通过牵张挛缩的软组织，引起关节内较大的运动。

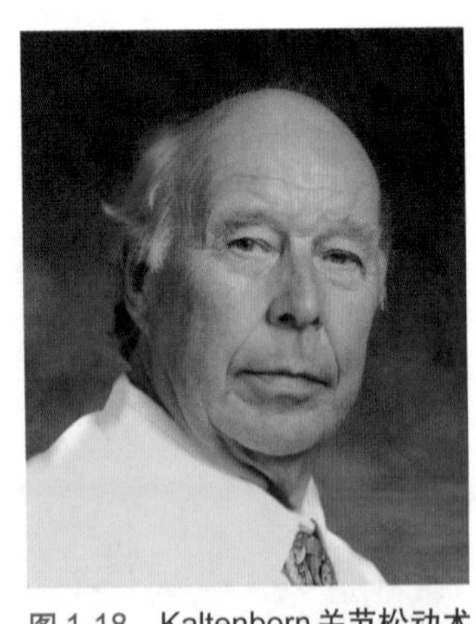

图 1-18　Kaltenborn 关节松动术创始人：Freddy M. Kaltenborn

Kaltenborn（图 1-18）于 1949 年开始从事物理治疗的工作，在 Kaltenborn 工作时，发现物理治疗领域中关于关节方面的知识很少，因此他将医师的知识融入物理治疗中。之后他整合骨科的治疗和 Dr. James Cyriax 的检查评估，并结合自己的心得，便产生了现在的 Kaltenborn 治疗系统（the Kaltenborn method）。他在挪威从事物理治疗工作期间，教导了无数的物理治疗师、整骨医师和整脊师有关的徒手治疗方法。Kaltenborn 将徒手治疗的好处带给民众，并引起挪威国家卫生部门对徒手治疗的关注。Kaltenborn 治疗系统是在 1954—1970 年从北欧开始而后传至全世界的，后来也称为北欧流派。

Kaltenborn 在关节松动术的主要贡献如下。

1. 创办了持续平移性关节内活动技术　早期的徒手治疗是从主动运动到被动运动的延伸，该动作模式易引起关节面的压迫，可能造成关节损伤。Kaltenborn 采用骨骼在关节内平移的线性动作，即在治疗平面上进行滑动或牵引等，以减少骨和骨之间的挤压，使得关节松动术更为安全和有效。

2. 制订了关节松动术的等级 根据关节囊和关节周围组织的松弛范围和终末端感觉，以决定关节活动性的幅度，最终以此来确定关节松动术的等级。

3. 凹凸定律 Kaltenborn 的凹凸定律间接地决定了关节滑动的方向，确保在治疗时正常关节的机械性。

4. 自我松动 患者自己做治疗是 Kaltenborn 关节松动术中的一个环节，如自我松动术、自我牵拉、自我牵引等。目的是维持治疗的效果，并预防再患。

5. 利用人体工效学原理保护治疗师 Kaltenborn 非常重视物理治疗师本身的身体机械原理，他在 1950 年研发出一种可调整的治疗床。之后，许多治疗师也研发出各种不同的既有效又安全的治疗技术工具，如关节松动和固定的带子、楔子等。

三、Mulligan 动态关节松动术

动态关节松动术（mobilization with movement，MWM）是由新西兰物理治疗师 Brian R. Mulligan 及其同事经过数年研究提出的。这种技术应用关节内的持续滑动并配合关节的生理运动，可由受试者主动完成或由治疗师被动完成。Mulligan 提倡进行治疗时不能引起患者疼痛或加重疼痛，并可在一次治疗中选择多种治疗技术相结合，以取得最佳疗效。动态关节松动术在康复实践中已被证实安全有效。

Brian R. Mulligan（图 1-19）于 1954 年毕业于新西兰的物理治疗学校。直到 2000 年才从临床退休。在 40 多年的临床生涯中，他创立并不断完善自己独创的“动态关节松动术”。目前他已经在美国 91 个城市，世界 20 个国家教学过。现今，全球有超过 100 篇文献证实 Mulligan 的“动态关节松动术”具有良好疗效。Mulligan 获得过世界物理治疗联盟的卓越奖。

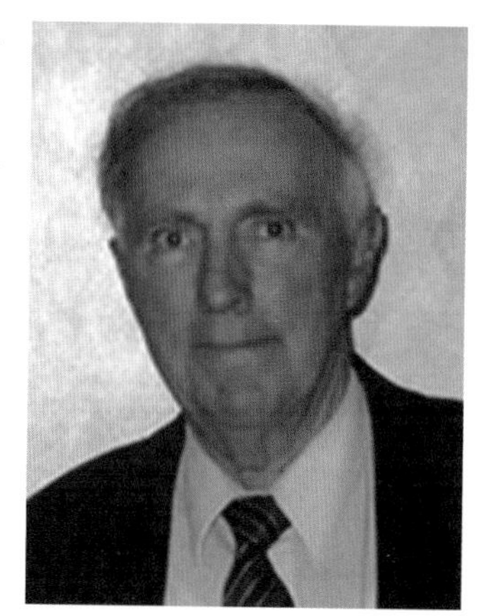

图 1-19 动态关节松动术创始人：Brian R. Mulligan

Mulligan 手法中动态关节松动术的特点：①无痛原则，在治疗过程中尽量不能引起或加重患者的疼痛。如果出现疼痛，应立即停止治疗，如果技术和治疗平面均正确，患者仍感觉疼痛，则应换用其他手法治疗。②与其他关节松动术不同，动态关节松动术强调关节内的持续滑动且配合关节的生理运动。其原因在于在运动状况下治疗会使症状得以改善，并更好地维持疗效。③关节松动术是一种针对性强的手法治疗，治疗师应及时询问和观察患者治疗后的反应，尤其是次日的情况，并以此为依据随时调整技术。④可在一次治疗中选择多种治疗技术相结合，以取得最佳疗效。治疗师进行传统关节松动术治疗时，患者是被动治疗，而动态关节松动术则强调肢体的运动。动态关节松动术具备主动训练和被动运动的双重优势：患者自己配合完成训练，肌肉得到了刺激；而帮助其完成训练，又确保了患者能在无痛的情况下运动达到所有的活动范围且运动方式更容易完成。

不管采用 Maitland 关节松动术、Kaltenborn 关节松动术还是 Mulligan 动态关节松动术来缓解患者疼痛、提高关节活动度等，物理治疗师都应具备循证医学 / 实践的理念。医学科学基础知识、物理检查评估技能、以患者为中心、临床思维能力、物理治疗技能、康复科研能力、交流与沟通技能、职业价值、态度、群体健康和卫生系统等，这些部分组成

了基于循证理念的物理治疗模式（图 1-20）。

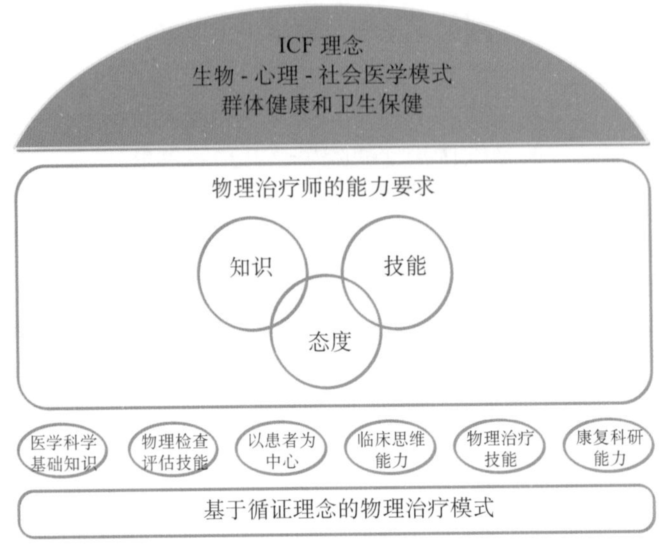

图 1-20　**基于循证理念的物理治疗模式**

目前的医学模式由生物医学模式转变为生物 - 心理 - 社会医学模式，以前的生物医学模式对疾病认识存在局限性，往往造成医务人员在疾病诊治过程中常出现“只见树木，不见森林”的情况。随着科学技术的快速发展，对疾病的认识发展成为现代的生物 - 心理 - 社会医学模式。各种关节松动术的理念与当今的生物 - 心理 - 社会医学模式，以及《国际功能、残疾和健康分类》（*International Classification of Functioning, Disability and Health,* ICF）的理念都不谋而合，即掌握患者症状和病史时，需从患者的心理变化和社会背景出发，对患者所出现的功能障碍进行全面的分析及评估，进而制订出有效的康复治疗方案，最终提高治疗效果。

第五节　关节松动术的循证医学与循证实践

一、循证医学与循证实践

循证医学（evidence-based medicine, EBM）主张“慎重、准确和明智地应用当前所能获得的最好研究依据，结合临床医师的个人专业技能和多年临床经验，考虑患者的价值和愿望，将三者完美地结合，制订出治疗措施”。

循证实践（evidence-based practice, EBP）是“基于证据的实践”，其理念始于 20 世纪末发展起来的循证医学。最初意指医务人员“将当前所能获得的最佳研究证据与自身的专业技能及患者的价值观整合起来进行治疗”。此后，它便以迅雷不及掩耳之势席卷了整个医疗卫生领域，并不断向邻近学科渗透，形成了循证物理治疗实践、循证护理实践、循证心理治疗、循证教育学、循证社会学等数十个新的学科领域。

二、循证物理治疗实践的特点

循证物理治疗实践不仅是一种实践理念，同时还是一个实实在在的、具体可行的实践框架。它有着相对固定的实施步骤。

1. 康复医务人员发现患者的功能障碍的问题，恰当而详细地描述患者存在的功能障碍问题（如肌力、关节活动度、姿势异常等）。

2. 检索相关的实践指南或电子数据库（如 Cochrane 协作网、PubMed），尽可能地找寻解决这一问题的所有证据。

3. 康复医务人员评估这些证据的效度与有用性，从中找出能够解决患者问题的最佳证据。

4. 在取得患者知情同意的情况下，平衡成本与效益，遵循最佳证据进行物理治疗实践。

5. 对物理治疗实践的效果进行总结、评估。

三、关节松动术的循证实践

循证实践是物理治疗实践领域中的一场观念变革，其核心特征是“遵循研究证据进行实践”，亦即强调在实践过程中关注并使用已有的“最好的研究证据”。这些证据既可以是基础试验中得出的关于治疗策略、评价等的科学结论，也可以是临床物理治疗研究中获得的研究证据。

目前关于关节松动术的研究证据主要包括以下几个方面。

1. 系统评价和 Meta 分析，被认为是最高级别的循证证据之一。

2. 随机对照试验。

3. 临床实践。

4. 病例报道。

5. 专家观点。

这些研究都有一定的信度与效度，相对个体零碎的经验而言更为可靠，康复医务人员可以根据不同实践的需要，选取与采纳不同的研究证据。若有更高级别的证据出现，一般采纳最高级别的证据。近年来关节松动术的系统评价和 Meta 分析越来越多：2014 年美国学者 Chu 在 *The Journal of Manual & Manipulative Therapy* 发表脊柱关节松动术的疗效系统评价，该研究纳入共 11 篇临床试验，结果发现脊柱关节松动术可以显著减轻疼痛和提高上肢的关节活动范围。2016 年比利时 Noten 及其同事发表一篇关节松动术对于改善粘连性肩关节滑囊炎疼痛和关节活动度的系统评价与 Meta 分析，共收集 12 篇高质量的临床随机对照试验，结果发现关节松动术可以减轻疼痛和改善关节活动度。

四、关节松动术的作用

1. 恢复关节内结构的正常位置或无痛性位置，从而改善疼痛、恢复全范围的关节活动。

2. 关节固定时间过长时会导致关节软骨萎缩，关节松动术可使滑膜液流动而刺激活动，提供并改善软骨的营养。

3. 关节固定后，关节内纤维组织丧失，关节内粘连，韧带及关节囊挛缩，关节松动术可维持关节及其周围组织的延展性和韧性。

4. 关节受伤或退化后本体感觉反馈将减弱，从而影响机体的神经肌肉反应。

关节活动可为中枢神经系统提供有关姿势动作的感觉信息。例如，静态姿势及活动速度的感觉传入；运动速度改变的感觉传入；运动方向的感觉传入；肌肉张力调节的感觉传入和伤害性刺激的感觉传入等。

关节松动术不能改变疾病本身的进展，如类风湿关节炎或受伤后炎症期。在这些疾病的情况下，治疗目的是减轻疼痛，维持可用的关节内活动并减少因活动受限所造成的不良结果。

五、适应证和禁忌证

1. 适应证　用于缓解疼痛、力学因素引起的关节功能障碍。主要作用是维持现有的活动范围，延缓病情发展，预防因不活动引起的并发症，同时适用于关节附属运动丧失而继发形成的关节囊、韧带紧缩或粘连等。具体如下。

（1）关节内及周围组织存在粘连现象，如肩周炎患者。

（2）由肌肉、关节引起疼痛的患者。

（3）由于肌肉僵硬导致关节正常的附属运动丧失的患者。

（4）关节内组织错乱的复位，如脊柱小关节紊乱、脱落的疏松组织阻碍关节的活动范围。

（5）骨折或关节置换术后导致的关节活动度下降。

（6）关节受伤或退化后本体感觉反馈减弱。

2. 禁忌证

（1）急性外伤或疾病引起的关节肿胀。

（2）关节活动已经过度、关节不稳定的患者。

（3）未愈合的骨折患者。

（4）恶性肿瘤疾病的患者。

（5）严重骨质疏松患者。

（6）脊髓已受到挤压的患者，出现对称性的临床症状，造成步态不稳定等不适于关节松动术的治疗。

（7）椎动脉血液供应不足的患者，尤其是老年人。

（8）类风湿关节炎和关节强直性脊柱炎的急性期患者：不要松动 $C_1 \sim C_2$ 颈椎关节。

（9）急性神经根性炎症或压迫。

（王雪强）

主要参考文献

[1] Neumann DA. Kinesiology of the Musculoskeletal System-Foundations for Rehabilitation. 2nd ed. Elsevier Health Sciences, 2009.

[2] Magee DJ. Orthopedic Physical Assessment. 6th ed. Elsevier Health Sciences, 2013.

[3] 王雪强，王茹，陈佩杰．SOAP 评估记录法在康复治疗教学中的应用．中国组织工程研究，2015,

19(5):805-809.

[4] Weiss PM, Lara-Torre E, Murchison AB, et al. Expanding the SOAP note to SOAPS (with S for safety):a new era in real-time safety education. J Grad Med Educ, 2009, 1(2):316-318.

[5] Reznich CB, Wagner DP, Noel MM. A repurposed tool:the programme evaluation SOAP note. Med Educ, 2010, 44(3):298-305.

[6] Friedsam D, Rieselbach R. The ailing health care system:SOAP note for physician leadership. WMJ, 2008, 107(8):363-366.

[7] Magee DJ. Orthopedic Physical Assessment. 5th ed. Singapore:Elsevier, 2007:2-12.

[8] 王雪强，陈佩杰．腰痛常见不良姿势及其运动疗法．中国疼痛医学杂志，2014, 20(10):748-751.

[9] Miller KJ, Sittler MD, Corricelli DM, et al. Combination testing in orthopedic and neurologic physical examination:a proposed model. J Chiropr Med, 2007, 6(4):163-171.

[10] Janda V. Muscles and motor control in low back pain:assessment and management//Twomey LT. Physical therapy of the low back. New York:Churchill Livingstone, 1987: 253-278.

[11] Hengeveld E., Banks K. Maitland's Peripheral Manipulation. 5th ed. Elsevier Health Sciences, 2014.

[12] Kaltenborn FM. Manual Mobilization of the Joints:Joint Examination and Basic Treatment:The Extremities. Orthopedic Physical Therapy, 2011.

[13] 王雪强，郑洁皎，徐州．动态关节松动术对继发性冻结肩关节活动度的影响:2 例报告．中国康复医学杂志，2012, 27(4):358-360.

[14] Hing W, Hall T. The Mulligan Concept of Manual Therapy. New York: Churchill Livingstone, 2015.

[15] Leonard JV. Narrative evidence based medicine. Lancet, 2008, 371(9609):296-297.

[16] Summerskill W. Evidence-based practice and the individual. Lancet, 2005, 365(9453):13-14.

[17] Chu J, Allen DD, Pawlowsky S, et al. Peripheral response to cervical or thoracic spinal manual therapy:an evidence-based review with meta analysis. J Man Manip Ther, 2014, 22(4):220-229.

[18] Noten S, Meeus M, Stassijns G, et al. Efficacy of different types of mobilization techniques in patients with primary adhesive capsulitis of the shoulder:a systematic review. Arch Phys Med Rehabil, 2016, 97(5):815-825.

第2章

沟通与物理治疗的关系

生物 - 心理 - 社会医学模式取代生物医学模式不仅反映了医学技术进步，而且标志着医学道德进步。生物 - 心理 - 社会医学模式在更高层次上实现了对人的尊重，也对康复治疗人员的职业道德提出了更高的要求，故康复治疗人员不仅要关心患者的功能障碍，而且要关心患者的心理状态。

人文医学的内涵在康复治疗专业具有更突出的意义，因为大部分康复治疗是一个漫长的过程，其效果不仅取决于康复治疗人员的康复技能，更重要的是让患者和家属主动参与和积极配合。所以康复治疗人员的沟通能力不仅是个体必备的基本素质和成功素质，更是提供优质医疗服务的关键和核心。

在康复治疗的沟通过程中，康复治疗人员的语言可以起到辅助治疗、促进恢复的作用，也可以产生扰乱患者情绪、加重病情的后果。以下为 2 个康复治疗案例。

案例 2-1 物理治疗师给了我信心

患者，女，50 岁，因下楼梯扭伤左踝，X 线片提示左侧腓骨外踝和胫骨后踝骨折。在某医院行“切开复位钢板内固定术”，左侧下肢用石膏外固定。术后 10 天，康复治疗介入。物理治疗师进行全面检查，制订物理治疗计划，实施关节松动术和其他物理治疗。在康复治疗过程中，由于患者心理活动消极，睡眠障碍，自我评价下降，配合度不够等，导致治疗进程缓慢。物理治疗师与患者进行了多次有效沟通，打开了患者的心结，患者开始积极配合治疗，最后踝关节运动功能接近正常，出院。该患者出院后在其感谢信中提到：“一次意外让我体会到了残疾人的状态，也是因为这次意外让我对康复治疗有了更多的认识，幸亏遇见了某医院的物理治疗师，他不但治好了我的腿，更治疗了我的心”。

案例 2-2 物理治疗师小李为什么被投诉

小李是入职不满 1 年的物理治疗师，在大学期间就读运动康复专业，喜欢钻研物理检查评估技能和物理治疗技术。前不久，一名因车祸致右侧肩胛盂骨折术后的患者，在某医院行“经后方入路切开复位重建钢板内固定术”，术后生命体征平稳，伤口无感染。

术后 2 个多月没有经过系统的康复治疗，患者因肩关节活动受限转入康复科治疗。该患者受伤后心情时好时坏，容易发脾气。小李小心翼翼地为该患者进行关节松动术、肌力训练等治疗。为了避免患者发脾气，小李能不说话就不说话，对患者的提问、回答也尽可能地简单，对患者的要求也尽可能地满足。有一次在做关节松动治疗时，患者问小李，我这段时间恢复得怎样？小李简短答道："你情况不理想，今天没有昨天效果好。"患者听了之后没说什么，但是接下来的几天，在做治疗时，患者的积极性明显不高。之后患者终于忍不住向康复科主任投诉，要求更换物理治疗师。

面对患者情绪的不稳定，"小心翼翼"固然是不可取的，良好的医患沟通是建立患者信任的重要一环。面对患者的不良情绪，应及时疏导，使其重获康复信心。另外，对于患者每天的治疗情况，小李并未及时反馈，被动接受通常会使医患关系产生裂隙。

第一节 沟通在物理治疗工作中的作用

一、适应新的医学模式的需要

生物 - 心理 - 社会医学模式要求物理治疗师以患者为中心，全方位地了解患者，从整体角度满足患者的综合要求。有效的人际沟通有助于建立良好的医患关系，满足患者医疗安全的需要，有效改善功能障碍的需要、日益提高的自我保健的需要及其他各种心理需求。

二、营造良好的工作氛围

在康复治疗这个特殊的环境和时段中，物理治疗师、患者及家属相互依存。良好的医患沟通和平等信任的医患关系是愉快工作环境的缔造者，它不仅能直接影响患者的心理活动，使其以良好的心理状态面对功能障碍，也能在较大程度上提高物理治疗师的工作热情，从而营造一个团结、合作、友爱、互助的健康和谐的工作环境，有助于医患双方的愉快合作。

三、提供有效的康复服务

有效的人际沟通是与患者及其家属建立良好的人际关系的基础，而良好的医患关系是一切康复治疗工作的基础。良好的医患沟通一方面能充分发挥患者的主观能动性，取得患者的积极配合；另一方面，有利于物理治疗师进行物理治疗和健康教育，确保物理治疗工作的顺利进行，以便提高物理治疗的疗效。

四、减少医疗纠纷

人际沟通可以提供信息、调节情绪、增进团结，有利于协调物理治疗师和患者之间的行为。如果医患之间缺乏必要的沟通，就会使关系停滞、产生隔阂、发生误会、引起矛盾，甚至会使已经建立起来的关系中断或恶化。研究表明，80% 的医疗纠纷与不良的医患沟通有关，只有不足 20% 的案例与医疗技术有关。因此，良好的医患沟通可以协调和改善医患关系，使之朝着健康的方向发展，从而减少医疗纠纷。

第二节　物理治疗工作中沟通的基本原则

在物理治疗工作中，良好医患关系的建立，物理治疗工作的顺利开展与实施都有赖于有效的沟通。一般来说，要做到有效的沟通，必须遵循以下基本原则。

一、以“患者”为中心原则

以“患者”为中心，指在指导思想观念和医疗行为上，处处为患者着想，一切活动都要把患者放在首位。这要求物理治疗师在为患者提高康复治疗服务时，不仅考虑功能障碍的因素，还要考虑心理、社会等诸多因素对患者的影响。具体表现为，在整个医疗过程中，不能把物理治疗过程简单地看作一种医疗技术行为，还要认真倾听患者的述说、关注患者的想法、尊重患者的需求，要对患者的不安及时做出反应。

二、互动原则

任何的评估与治疗过程都需要医患双方的共同参与和良好的沟通。互动原则是指，在沟通的过程中，沟通的双方或多方应全部进入沟通系统和角色。在物理治疗工作中，医患双方处于平等交流地位，物理治疗师要耐心听取患者的意见，要让患者参与到决策中来，要通过询问不断了解患者的功能障碍和感受，要及时解除患者的疑虑。而不是强迫患者接受自己的信息或人为地拒绝接受对方的信息。保持畅通的信息互动渠道，是有效沟通的前提。医患双方只有达成共识并建立信任合作关系，才能达到维护人类健康、促进医学发展和社会进步的目的。

三、鼓励原则

生活中，我们需要别人的鼓励，也要学会经常给予他人赞美和鼓励。真诚的赞美和鼓励，是良好人际关系的助推剂，也会成为生活中的亮点。对患者来说，及时的鼓励，有助于修复因病痛受伤的自尊，恢复自信。在物理治疗过程中，不要吝啬对患者取得的点滴进步的表扬，尤其是物理治疗效果缓慢、康复周期长的患者，任何小的进步都来之不易，及时、真诚的鼓励对减轻患者患病后的自卑感、找回自我价值有很大的帮助。同时，来自物理治疗师的表扬既是对患者前期努力的肯定，也是患者今后继续坚持康复治疗的动力。

四、关爱原则

医患之间的沟通不同于一般的人际沟通，患者就诊时，总想着自己的功能障碍，觉得自己是最不幸的人，特别渴望医务人员的关爱、同情和体贴，因而对医务人员的语言、表情、动作姿态、行为方式更为关注，更加敏感。若物理治疗师因为患者的疾病是“常见病、多发病”而不以为然，简单了事，患者就会产生不安全感，对康复评估和物理治疗容易产生不信任，也会为医患矛盾、冲突埋下隐患。关爱原则，要求物理治疗师在工作中将心比心，站在患者的立场上思考和处理问题，事事替患者着想，处处为患者考虑，做到及时为患者排忧解难。物理治疗师流露出来的对患者的关爱，是实现有效沟通的关键，也是建立和维系良好医患关系的纽带。

五、尊重原则

尊重是指对人的尊敬和重视。康复服务的对象是具有尊严的人，这是人道主义思想最基本的内容之一，每一位康复治疗师都应把“尊重患者”的思想内化于心、外化于行。医患交往中彼此尊重、相互信任不仅是医患诚信交往的基础，也是化解矛盾、消除隔阂、维持融洽关系的关键。需要注意的是，尊重不仅是对患者人格的尊重，如礼貌待人、不说脏话、不做有损他人人格的事，同时也要尊重患者的权利，包括患者的知情同意权、诊疗决定权等。物理治疗师在任何时间、任何场合、任何事情上，对待患者，不论男女老幼、贫富差距、地位高低、权势大小、美丑智愚、关系亲疏等，都要一视同仁给予关怀尊重，积极治疗。

六、诚信原则

医患关系首先是一种道德与诚信关系，诚信是医患之间保持良好沟通的基础。为取得良好的医疗效果，医患双方要在诚信原则下进行充分交流，最后达成双方满意的治疗方案。由于医务人员占有技术信息、医学资源的优势，所以应主动、真诚地与患者沟通，根据病情为患者选择最佳的、最合理的医疗方案，告知利弊关系，用真诚的态度让患者有安全感，争取得到患者的理解、认可和积极配合。从患者角度，应视实际情况如实告知与病情相关的详细情况，积极配合医务人员的工作，确保治疗目标的实现。

七、目的性原则

在物理治疗过程中，医患之间的沟通应围绕患者的康复过程展开，具有明确的目的性。首先是为了收集患者的信息，为分析评估功能障碍提供依据；其次，为了指导患者进行治疗，了解患者的感受和治疗效果，有助于物理治疗师和患者共同参与治疗方案的制订和调整；再次，为了及时了解患者的想法和顾虑，尽早排除影响康复的干扰因素。需要注意的是，在医患沟通过程中，康复治疗师应避免为了个人利益或目的，与患者拉关系、套近乎的行为，这些都超出了医疗服务的范围。

八、连续性原则

物理治疗的连续性是疾病康复本身所具有的客观属性，要实现各个阶段的康复目标的不断完成，沟通作为物理治疗过程中重要的信息表达载体，也要保持连续性。连续性主要体现在以下 3 个方面，即沟通时间、沟通模式、沟通内容。时间上的连续性指的是医患双方应围绕帮助患者不断康复的目的保持经常性、不间断的沟通，这种时间上的连续性有助于物理治疗师对患者全面情况的了解和掌握，有助于建立良好的医患关系，需要避免由于工作人员心情好坏导致与患者沟通的冷热不均；沟通模式上的连续性，即沟通方式、方法、渠道等方面要选择适合医患双方、沟通效率高的简捷模式，尤其考虑到患者的理解程度和习惯，尽量使用相同的沟通模式，有助于医患双方达成一种默契；内容上的连续性是指沟通要围绕患者的康复目标逐渐展开，前后内容保持衔接，这要求物理治疗师对每位患者都有全面的了解，并为患者制订出个性化的中、长期康复治疗方案。

九、明确性原则

沟通的明确性原则是指在沟通过程中，沟通双方使用的语言、表达的方式能够彼此理解和接受，这时传递的信息才可以认为是明确的信息。因为只有明确的信息才能起到有效沟通的作用，所以在医患沟通过程中，一方面，康复治疗师要明确知晓患者所表达的信息，有时甚至需要反复核实；另一方面，也要让患者明确了解康复治疗师所表达的内容。因此，康复治疗师在沟通中要注意使用通俗易懂的语言文字，表达要简洁明了。

第三节　物理治疗师在治疗工作中与患者的沟通

一、物理治疗师在首次接触患者过程中的沟通

（一）做好沟通前的准备

物理治疗师在首次接触患者前，要详细了解患者的一般状况，如姓名、年龄、文化程度、职业、兴趣、爱好、宗教信仰、家庭成员及经济状况、病史等。

（二）主动与患者打招呼

物理治疗师首次接触患者，应主动与患者打招呼，礼貌、恰当地称呼患者，如称呼老年患者为“李爷爷、王奶奶”；中年患者为“阿姨、大伯”等；称儿童患者为“小朋友、小弟弟、小妹妹”等；记住并重复患者的姓名；言谈唤起患者的共鸣。这些均表现出对患者的尊重，使患者内心产生亲近感，有利于建立良好的医患关系。

（三）给患者留下良好的第一印象

物理治疗师首次接触患者，应服饰整洁、举止端庄、面带微笑，主动向患者及其家属进行自我介绍，包括姓名、职称或职务、责任和义务，使患者感到被尊重和重视；其次，向患者及其家属介绍规章制度、治疗环境、训练器械、治疗手段及注意事项等，使其对新的环境不再产生陌生感和恐惧感。交流中应让患者感到物理治疗师强烈的职业责任感和良好的职业素养，从而对治疗师产生信任感，缩短与患者之间的心理距离，产生沟通的愿望，为物理治疗的顺利进行奠定基础。

（四）充分了解患者的病情及康复愿望

物理治疗前，对患者发病的情况做全面的多层次的分析，以便有针对性地寻求与患者沟通的渠道、方式和方法，构筑在康复训练中出现各种心理问题的应变途径。例如，了解患者发病时间及症状，患者对物理治疗的愿望，对康复效果的期望值，对康复训练的认知程度，对康复训练的要求与顾虑，对所存在的功能障碍的了解及顾虑，对物理治疗及训练方法的接受程度，对并发症或疼痛的心境反应，对医院及治疗师的印象等。由此来确定患者的心理及需求状况，然后根据患者不同情况制订个体化的、有针对性的有效沟通计划。

（五）尊重患者的权利

康复治疗前，充分尊重患者的知情权、选择权。根据不同的对象，进行有选择的告知，向患者讲解疾病的发生、发展、转归及康复训练的重要性和艰苦性等，使患者对疾病及康复训练有正确认识，可在训练中最大限度地发挥患者及其家属的积极性，增加患者对康复治疗的依从性和对可能出现问题的承受能力，使训练计划得以顺利实施。

二、物理治疗师在物理治疗过程中的沟通

物理治疗师是物理治疗计划的制订者和实施者。实施物理治疗计划，使患者最大限度地改善功能障碍，需要物理治疗师每天为患者进行康复训练。这样物理治疗师每天都有与患者单独相处的时间，为物理治疗师在给患者进行治疗的同时与患者进行有效沟通创造了有利条件，也是康复治疗师与患者及其家属进行沟通的最主要的时机。物理治疗师在物理治疗过程中的沟通一般分为训练前沟通、训练中沟通、训练后沟通 3 个阶段。

（一）训练前沟通

1. *亲切、礼貌地称呼患者*　物理治疗师应仪表端庄、态度热情、礼貌称呼、尊重患者，让患者感到康复治疗师的热情、友善。

2. *耐心解释*　物理治疗的效果与患者的配合密切相关，物理治疗师应耐心解释本次治疗的目的和意义，争取患者的配合，提高患者对物理治疗的知情程度，是减轻患者焦虑情绪的重要手段。

3. *简要介绍*　例如，简要介绍关节松动术步骤、患者在关节松动治疗期间的感觉和可能产生的不适，并说明配合方法，让患者心中有数。

4. *做出承诺*　物理治疗前，治疗师真诚地做出承诺，使患者相信，物理治疗师将用熟练的治疗操作技术，最大限度地发挥治疗功能并减轻患者的不适，使患者有安全感。征得患者同意后再准备治疗操作。

（二）训练中沟通

1. 在具体康复训练过程中，治疗师边操作，边指导患者配合的方法。例如，给患者做上肢训练中，指导患者放松，闭眼深吸气等；询问患者有无不适；仔细观察患者的表情反应；对于患者的感受给予重视，并视情况做出相应调整。

2. 恰当使用语言，转移其注意力，也可围绕患者最关心的问题进行交流。例如，对有焦虑情绪的患者，治疗师为减轻患者的焦虑，可以与患者这样交谈："您昨晚睡得怎么样？不要想太多，这个时期好好配合康复训练，每天吃好、睡好、训练好就可以了，过一段时间就可以走起来。"

3. 使用鼓励性语言，增强其信心。肩周炎患者在肩关节主动屈曲到 130°，治疗师这时鼓励患者说："太好了，您真棒，再来一次，能做得更好！"

4. 根据选择的项目，对患者进行适当的辅助。

5. 告诉患者如何对待或避免不适。例如，在给胫骨平台骨折术后的患者进行关节松动训练中，教给患者放松的具体方法，可以减轻疼痛感。

（三）训练后沟通

1. 询问患者的感受及有无不适。如膝关节屈曲障碍患者，做完关节松动术后，可这样

询问患者："您现在感觉怎么样？膝关节疼痛减轻了吗？"

2. 观察是否达到预期的效果。例如，肩关节屈曲受限患者，做完关节松动术后，用量角器测量肩关节的角度，观察改善的情况。

3. 致谢并鼓励患者。例如"谢谢您的配合，今天您的关节活动范围有改善，再坚持，明天会比今天更好"。

4. 交代训练后的注意事项。例如，对踝关节屈曲受限患者做完关节松动术治疗后，嘱患者用冰袋冷敷踝关节，减少微损伤，缓解疼痛。

5. 耐心回答患者及其家属提出的问题。

第四节 循证实践

2016 年，新西兰的 Mistiaen 及其同事在 *European Journal of Pain* 上报道医务人员与患者的有效沟通改善疼痛的系统评价：该研究纳入 51 篇研究，包含 5079 例患者，结果发现，积极有效的沟通能减轻患者的疼痛。澳大利亚 Hall 及其同事在 *Physical Therapy* 上报道物理治疗师和患者的沟通对治疗的疗效，共纳入 13 个研究，受试者包含脑外伤、肌肉骨骼系统疾病和心肺系统疾病患者，测试指标为疼痛、功能障碍、生活质量、抑郁和治疗满意度。结果显示，在物理治疗科，治疗师与患者的有效沟通对上述的结果具有积极促进作用。Pinto 学者在 *Journal of Physiotherapy* 上报道以患者为中心的沟通方式与治疗效果的关系。结果显示，以患者为中心的沟通方式能调动患者的积极性，促进物理治疗的效果。

国内高萍于 2012 年在《中国康复理论与实践》上探讨康复治疗师在住院患者康复治疗中如何运用有效沟通并发挥作用；从 7 个方面对临床脑卒中、脊髓损伤并伴有躯体功能障碍的康复期患者共 150 例进行沟通需求评估，以此来确定患者的心理和需求状况，然后按患者各阶段的个体变化制订针对性的有效沟通计划，其间根据患者反馈信息随时调整下一步的沟通要点和方式，出院时发放患者满意度调查表。结果发现，实施有效沟通后，患者平均住院时间缩短，肢体运动功能恢复满意，满意率达到 98.5%，较实施前有明显提高，也减少了医患纠纷的发生。恰当、有效的沟通在脑卒中、脊髓损伤患者康复治疗中显示出十分重要的作用，可满足患者和家属的心理需求，缓解他们的负面情绪，促进患者康复，提高患者和家属的满意度，减少医疗纠纷的发生。国内也有众多关于康复治疗与治疗效果的报道，成功地与患者沟通能较好地解决患者住院过程中出现的各种负性情绪及心理需求，减少并发症的发生，进一步促进康复治疗的效果，对患者的康复起着非常重要的作用。建议康复治疗师在对患者进行沟通时，要讲求沟通技巧。沟通是一门语言艺术，对于这门艺术要通过不断地实践和总结才能够逐渐地提升。康复治疗师同患者沟通过程中出现的问题须进行详细、全面、完整、切实的分析。在临床实践中加强对沟通技巧的培训，可以有效地提高康复技师的沟通技能，对达到有效的治疗效果有一定的保障作用，对促进良好的医患关系具有十分重要的意义。

（王雪强　陈炳霖）

主要参考文献

[1] 陈琳，韩世范 . 生物 - 心理 - 社会医学模式的发展对护理学科建设的启示 . 全科护理，2015, (31):3097-3100.

[2] 王凤荣 . 人际沟通 . 北京：人民卫生出版社，2014.

[3] Wang XQ, Wang X, Zheng JJ. How to end violence against doctors in China. Lancet, 2012, 380 (9842):647-648.

[4] Mistiaen P, van Osch M, van Vliet L, et al. The effect of patient-practitioner communication on pain:a systematic review. Eur J Pain, 2016, 20(5):675-688.

[5] Hall AM, Ferreira PH, Maher CG, et al. The influence of the therapist-patient relationship on treatment outcome in physical rehabilitation:a systematic review. Phys Ther, 2010, 90(8):1099-1110.

[6] Pinto RZ, Ferreira ML, Oliveira VC, et al. Patient-centred communication is associated with positive therapeutic alliance:a systematic review. J Physiother, 2012, 58(2):77-87.

[7] 高萍 . 浅谈有效沟通在住院患者康复治疗中的应用 . 中国康复理论与实践，2012, 18(2):197-200.

[8] 俞菲 . 康复技师与患者沟通技巧探讨 . 中医药管理杂志，2015, 24:78-79.

[9] 陈秀桃 . 沟通技巧与疾病康复 . 实用医技杂志，2004, 11(13):1780.

[10] 张鸿，刘姝，韩云 . 脑外伤康复治疗介入时间疗效及心理沟通与疏导的价值 . 辽宁医学杂志，2007, 21(2):108.

[11] 沈慧玲 . 神经康复治疗儿童住院前电话沟通的实施与效果 . 现代医院，2011, 11(3):155-156.

[12] 朱秀霞，沈文 . 医患沟通表在脑卒中偏瘫患者康复治疗中的作用 . 河北医药，2014, 21:3343-3345.

[13] 唐花荣 . 护患沟通技巧对病人康复的重要性 . 河南外科学杂志，2009, 15(2):107-108.

第 3 章

肩 关 节

第一节 功能解剖

肩部是上肢与躯干的连接部位，为颈和头部运动提供了坚实的基础，并通过与肘连接，使手定位并有效发挥其功能。肩“关节”为包括 4 个不同关节的复合关节：胸锁关节、肩锁关节、盂肱关节和肩胛胸壁关节（图 3-1）。其中肩胛胸壁关节并不是一个真正的关节，而是肩胛骨与胸廓后平面之间的骨 - 肌肉 - 骨“关节”。肩关节具有 3 个自由度，是人体中运动范围最大、最灵活的关节；也正是因为它是有多个运动轴的球窝关节（常指半球形肱骨头与肩胛骨的关节盂形成的盂肱关节，肩盂窝浅而小，仅约肱骨头的 1/3 大小），受到的骨性限制非常小，关节的稳定主要依靠围绕其周围的关节囊、韧带和肌肉结构来维持，因此稳定性较差。

由于肩部的组成特点，其一般活动骨性结构平衡的调节显著，但运动表现则更多地

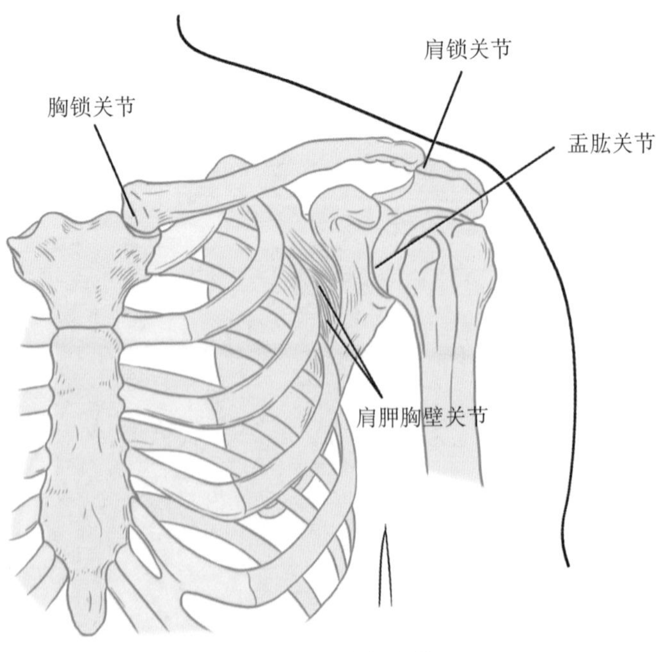

图 3-1 **肩关节复合体**

受软组织平衡调节的影响。肩部的软组织可分为静力性结构和动力性结构，静力性结构主要指盂唇-韧带-关节囊复合体，还有神经、滑膜囊等特殊结构，淋巴管、血管等也是维护肩部及其周围器官健康和功能的重要组成；动力性结构主要指肩袖，是肩关节周围肌肉（冈上肌、冈下肌、肩胛下肌、小圆肌）肌腱共同组成的包绕肱骨头的袖套样结构，位于肩峰、喙肩韧带、喙突组成的喙肩弓和肱骨头之间。由于肩部几乎没有单独活动的肌肉，每一个动作都和多关节的运动及肌肉起止点的不断变化密切相关。因此，正常的肩部结构与功能对于关节的复杂运动至关重要，只有当所有结构处于健康、平衡和功能健全的时候，肩部才是人体有动力、灵活而强大的工具。

一、胸锁关节

胸锁关节（sternoclavicular joint, SC joint）是上肢骨与躯干骨连结的唯一关节，由锁骨的胸骨端和胸骨柄的锁骨切迹及第1肋软骨的上边缘构成，关节腔内有近似圆形的关节盘装置，属鞍状关节。纤维软骨盘及肋锁韧带（costoclavicular ligament）由第1肋骨及肋软骨上内侧斜向后至锁骨下表面的肋骨粗隆，限制锁骨上抬、下沉以维持胸锁关节的稳定。关节囊坚韧,其周围的前、后胸锁韧带（sternoclavicular ligament）连接锁骨内侧端与胸骨柄，锁间韧带（interclavicular ligament）连接两侧锁骨，以进一步强化关节的稳定性（图3-2）。锁骨可做各方向的微动运动：围绕该关节的垂直轴的前后运动，绕矢状轴的上下运动，绕冠状轴（沿锁骨长轴）的前后回旋运动及绕中间轴的环绕运动。由于前方支持较少，胸锁关节发生前脱位的概率较高。

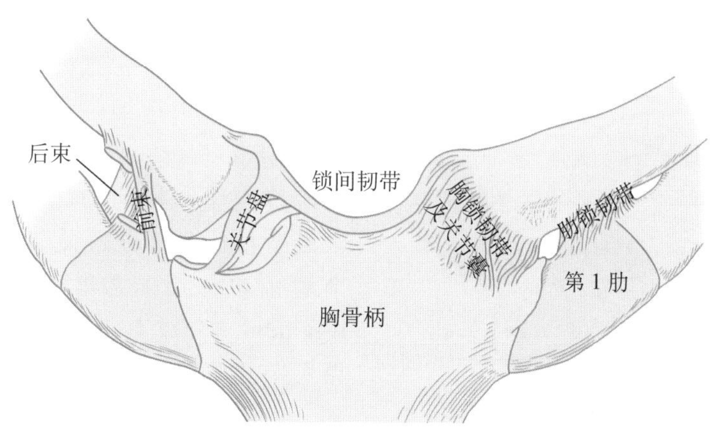

图3-2 **胸锁关节及其韧带**

二、肩锁关节

肩锁关节（acromioclavicular joint, AC joint）由肩胛骨肩峰关节面与锁骨肩峰端关节面构成，属平面关节，可做各方向的微动运动。关节囊较松弛，附着于关节面的周缘，主要靠上下肩锁韧带（superior, inferior acromioclavicular ligament）维系关节上部与下部的稳定，并由喙锁韧带（coracoclavicular ligament）外侧的斜方韧带（trapezoid ligament）与内侧的锥状韧带（conoid ligament）连接锁骨下面的喙突粗隆与肩胛骨喙突，以增强稳定，跌倒时也可防止锁骨向上移位（图3-3）。

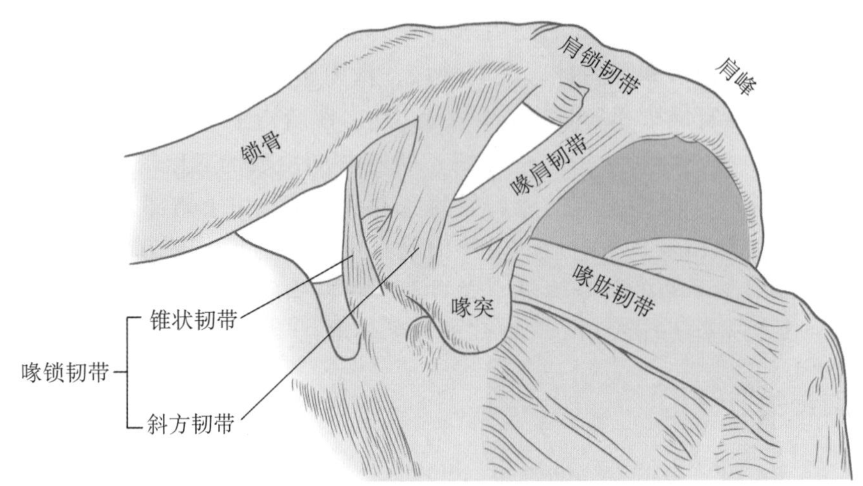

图 3-3　**肩锁关节及其韧带**

三、盂肱关节

狭义的肩关节（shoulder joint）就是指盂肱关节（glenohumeral joint, GH joint），是肱骨的肱骨头与肩胛骨盂臼之间的滑膜性连接，包括半球形肱骨关节面和盂臼。盂肱关节属球窝关节，关节盂的盂唇有效加大加深关节窝。它是人体运动范围最大且又最灵活的关节，肢体可围绕该关节的冠状轴做屈伸运动，绕矢状轴做内收、外展运动，绕垂直轴做旋内、旋外运动，绕中间轴做环转运动。盂肱关节除通过关节盂窝形态和盂唇构造加强稳定性外，其上方的喙肱韧带（coracohumeral ligament）由喙突外缘斜下与横向的肱骨横韧带连至肱骨大结节前侧（部分入关节囊上部）；始于关节囊前壁深层的盂肱韧带（glenohumeral ligament）分成上、中、下三部分，上部联系关节盂周缘前上部到肱骨小结节及其下部，中部和下部共同维持前方稳定性，下部作用最为明显；横架于肩峰骨和喙突之间的喙肩韧带（coracoacromial ligament）也是盂肱关节上部的有力屏障。位于关节囊壁内，起于盂唇和盂上结节的肱二头肌长头腱更是主动限制肱骨头前移的重要结构（图 3-4，图 3-5）。

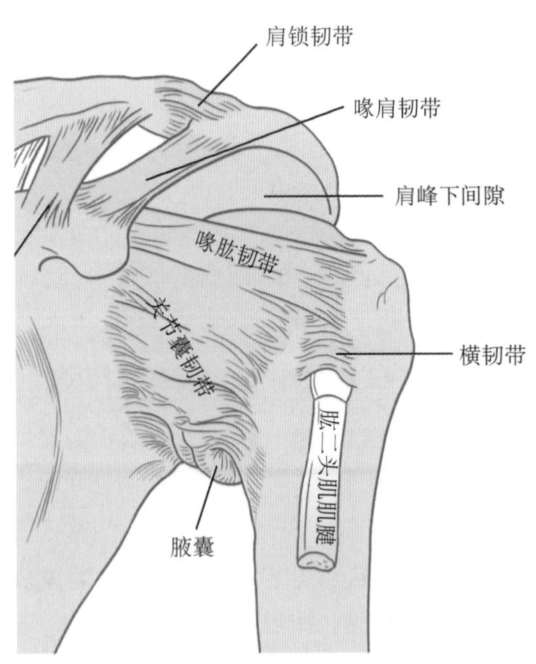

图 3-4　**盂肱关节的前面观**

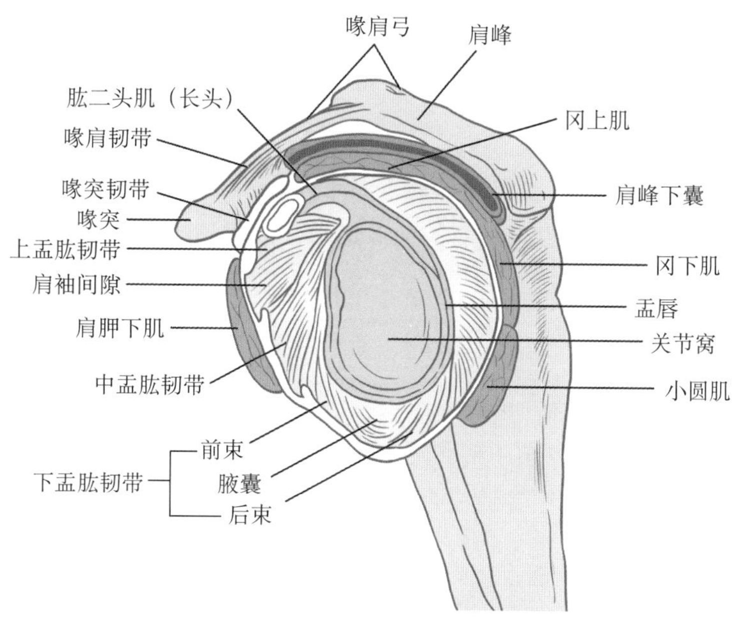

图 3-5 盂肱关节内侧面的外侧观

四、肩胛胸壁关节

肩胛胸壁关节不具普遍意义关节结构，由肩胛骨和覆于胸腔后壁的肌肉组成，是骨-肌肉-骨功能性连接，没有关节软骨，为胸骨水平面（图 3-6A）上的两个滑动平面。切面右侧可见由肋骨斜切面和肋间肌组成的胸壁、肱骨及胸大肌止点、三角肌；①为肩胛骨上肩胛下肌和前锯肌之间的间隙；②为胸壁和前锯肌之间的间隙。切面左侧显示了肩胛带的功能性结构：肩胛骨平面与背侧面（与冠状面平行的平面）的夹角，为 30°～40°，代表肩关节外展的生理平面；锁骨呈斜“S”形，向后外侧倾斜，与冠状面约成 20°；锁骨和肩胛骨之间形成开口向内的 50°～60° 夹角，其角度随肩胛带的活动而变化。

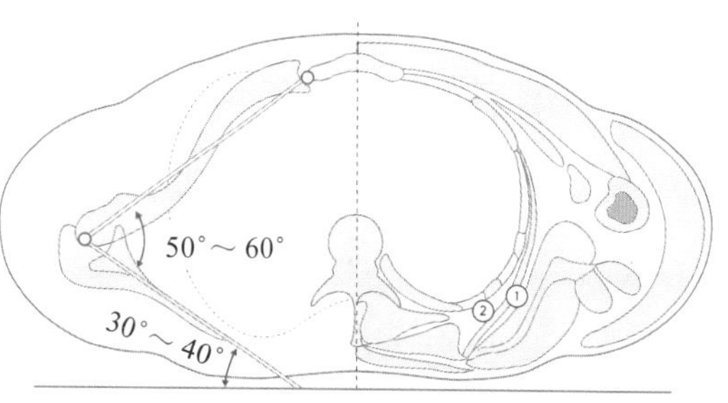

图 3-6A 胸骨水平面示意图

肩胛胸壁关节在功能上应视为肩关节的一部分，其稳定性是肩关节灵活运动的基础，其灵活性又是肩关节灵活性的重要组成部分。其生理运动（图 3-6B）包括：上抬、下沉，外展、内收，外旋、内旋。其中，上

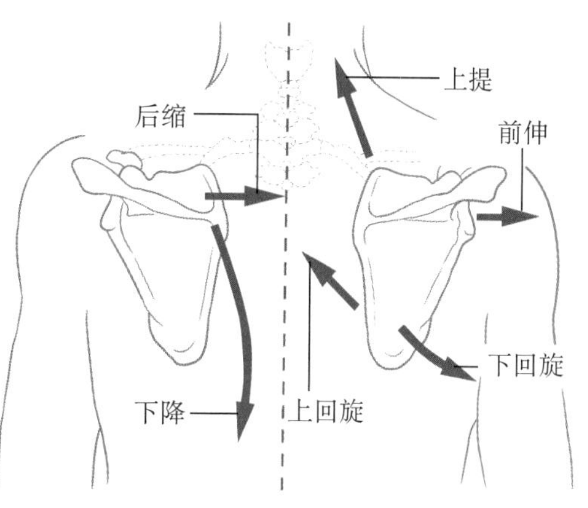

图 3-6B 胸壁关节活动示意图

抬肩胛骨：斜方肌（上束），肩胛提肌，菱形肌；下沉肩胛骨：斜方肌（下束），背阔肌，胸小肌，锁骨下肌；外展肩胛骨：前锯肌；内收肩胛骨：菱形肌，斜方肌（中束、下束）；外旋肩胛骨：斜方肌（上束），斜方肌（下束），前锯肌；内旋肩胛骨：肩胛提肌，菱形肌，背阔肌，胸小肌。菱形肌与前锯肌所形成的力线和斜方肌（下束）与胸小肌所形成的力线呈“X”形交叉，对维持肩胛骨的稳定性起着重要的作用。由于结构上的特点，肌肉帮助控制肩胛骨贴着胸廓滑动，并参与所有的上肢运动，最明显的作用是使三角肌保持张力，且不论上臂处于任何位置都能保持最佳肌力表现。

五、肩肱节律

肩关节运动时各关节间协调运动，肱骨与肩胛骨的协调运动称为“肩肱节律”(scapulohumeral rhythm)，最常用于描述肩关节在冠状面上的外展运动（表 3-1）。肩关节外展运动包括肱骨、肩胛骨和锁骨的复合运动，不适合将其旋转中心定位在肱骨头中心。然而，可将肱骨胸壁关节中心定义为肩关节功能中心，它是上肢和躯干间有效旋转中心。实际上，肩胛骨的移动测量较为困难，其姿势取决于胸廓的弧度、周围肌肉活动和肩锁关节，是众多肌肉在 3 个维度方向上共同作用的结果，并由此为适当的肩关节运动提供稳定的基础，因此常以肩胛骨的位置进行描述。由于来自不同的实验研究和不同的个体，因此肩肱节律并不一致，活动角度的测试结果也有较大差异。

表 3-1 **肩肱节律**

	第一阶段	第二阶段	第三阶段
肱骨	30° 外展	40° 外展	60° 外展，90° 外旋
肩胛骨	预备阶段，活动度最小	20° 旋转，前伸和上举最小	30° 旋转
锁骨	0° ～ 5° 上抬	15° 上抬	15° 上抬，30° ～ 50° 后旋

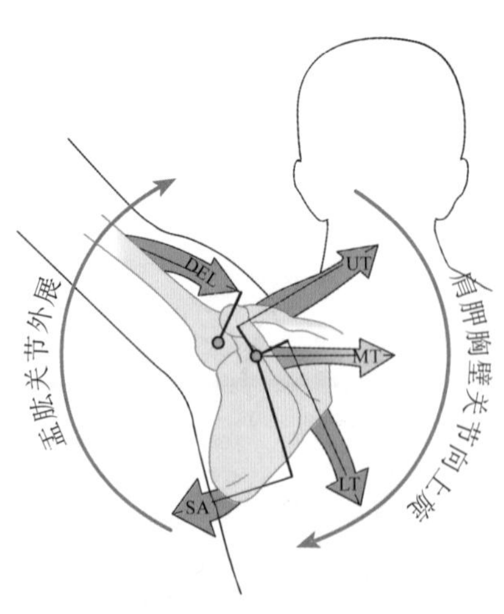

图 3-7 **肩外展复合运动后面观**

DEL：三角肌和冈上肌；UT：斜方肌（上束）；MT：斜方肌（中束）；LT：斜方肌（下束）；SA：前锯肌

肩外展复合运动由肩胛胸壁关节的上旋肌群和盂肱关节的外展肌群分别围绕接近肩峰的肩胛旋转轴和肱骨头上的盂肱关节旋转轴协调完成。

与肩的完全外展相关的 6 个运动学原则如下。

原则一：若根据普遍的 2∶1 肩肱节律，主动的 180° 完全肩外展是由 120° 盂肱关节外展与 60° 肩胛胸廓关节的上旋复合而成的。

原则二：肩完全外展，肩胛骨 60° 上旋通过胸锁关节上抬和肩锁关节上旋联合完成。

原则三：当肩外展时，锁骨在胸锁关节处回缩。

原则四：当肩外展时，肩胛骨向后倾斜并向外旋。

原则五：当肩外展时，锁骨绕自身长轴向后旋。

原则六：当肩外展时，盂肱关节向外旋。

图 3-7 显示健康肩外展复合运动后面观。

第二节 物理检查评估

肩关节结构组成较多，运动形式复杂，很多损伤可发生在关节内，也可发生在关节外，检查和判断较为困难。对患者的肩部进行详细的体格检查，全面掌握其症状和体征，了解疾病的发病机制和自然转归，是治疗肩部功能障碍的前提。关节活动是肩部状态的直观体现，但关节本身的疾病或其周围结构的病理变化常导致肩部疼痛。因此，针对疼痛相关的评估与治疗一般需排除颈椎的牵涉痛，而胸椎和内脏疾病也可引起肩部疼痛。倘若无明显的颈神经根病变和肩部外伤史，临床上单纯性肩部因素的肩痛与颈性肩痛往往很难鉴别。除详细体格检查及询问病史外，需影像学检查及神经电生理测试辅助鉴别，必要时可加用选择性麻醉药局部注射来明确诊断。

一、主观资料

问诊（病史回顾）

采集病史时，应开放性询问。患者取坐位，根据其主诉详细记录年龄、职业、现病（伤）史（损伤动作）、既往史（包括主要疾病史、手术史、事故史和药物过敏史）、家族史、已行的治疗和结果；另外，一般健康状况、生活方式、行为习惯（如患者活动时的优势肢体）等也须详加记录。只有全面、系统地回顾病史，并从临床角度和患者的角度去发现引起患者主诉症状的物理检查基础，才有可能全面理解并发现患者的主要问题。

1. 患者年龄多大？许多肩关节疾病呈年龄相关性肩关节疾病。例如，肩袖损伤可发生在任何年龄段，但在 40 ～ 60 岁的患者中较重。退变和无力引起的不稳定，一般多见于老年患者，高强度运动者也很常见。非外伤所致的肩周炎多见于 45 ～ 60 岁的人群；由外伤导致的肩周炎可发生于任何年龄，且随着年龄的增长更为常见。

2. 患者是否用健侧手托住患侧上肢呈保护姿势（图 3-8）或不愿意活动患侧？这些行为意味着可能肩关节不稳定或肩关节有严重问题。

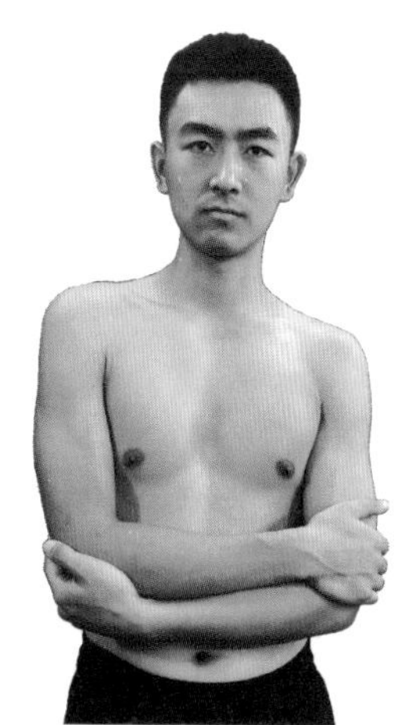

图 3-8 **肩关节保护姿势**

3. 哪些动作或姿势可导致患者疼痛或出现症状？谨记，颈椎活动也可导致肩痛。复发性肩关节脱位患者不做任何外旋动作，否则极易导致肩关节前脱位。

4. 哪些姿势可以减轻疼痛？神经根性痛患者，手臂高举过头可减轻或缓解症状。但对于肩关节不稳定或炎症患者，高举手臂通常会加重症状。

5. 患者哪些活动受限？可以说话或做吞咽动作？声音是否嘶哑？这些体征提醒胸锁关节受到损伤，因为关节水肿或胸锁关节的后脱位会使气管受压。

此外，疼痛是一种主观的复杂感觉，牵涉较广。因此，选用恰当的量表或工具来评估患者的疼痛程度、性质、部位、持续时间及发生频率等尤为重要。评估时请患者用手指准确指出疼痛部位并描述疼痛性质。其中软组织的慢性劳损、陈旧性损伤或风湿性疾病、类风湿疾病多为酸痛或胀痛，神经根性疼痛为麻痛或放射痛，关节粘连或嵌顿为刺痛、刀割样痛。同时需注意患者的保护性姿势及哪些姿势或动作减轻或加重疼痛。在疼痛程度的评估上，检查者需与患者建立双方认可的较为接近客观实际的评价，明确疼痛对患者功能活动及睡眠、休息的影响，确认患者痛阈、耐痛阈、痛觉分辨能力和对疼痛反应的变化、疼痛的伴随症状和患者的应对方法等。一般能够交流、表达的患者可选 0 ～ 10 分数字评分法、视觉模拟评分法、脸谱法、疼痛描述法，不能交流、表达的患者则选择行为疼痛评估法。通用疼痛评估工具已将疼痛程度相关的评估标准汇总联系在一起，但从功能相关分级而言，尚需更多关注患者疼痛与其重复性负荷活动程度的关系，注意疼痛是否已影响睡眠，或仅影响日常生活活动，抑或只是某些活动或活动阶段（活动的开始阶段、活动过程、活动后）受影响。

二、客观资料

（一）视诊

视诊时，患者取坐位，也可令其轻松站立，双肩充分暴露，注意双侧对比。检查者依序观察患者的身体对位对线（头、颈、胸段和整个上肢），肩部外观（肩胛骨位置差异，肩锁关节脱位导致阶梯样畸形），关节轮廓，有无外伤、手术改变，关节活动范围受限情况，有无畸形、骨形状改变，有无关节面结构改变（如关节半脱位和完全脱位）。注意从正常骨性隆起处观察肌肉有无擦伤、外形丧失和萎缩（多见于疾病晚期），有无畸形（如向上移位提示肩锁关节损伤，向前移位提示盂肱关节前脱位，“凸眼征”提示肱二头肌长头近端撕裂），肌肉痉挛，有无肿胀、瘢痕和颜色等，手部血管舒缩变化，皮肤光泽、毛发、肿胀和肌肉萎缩情况均提示肩部可能存在病变。此外，还需注意结构性的异常或功能异常是存在于特定姿势还是任何姿势都有，同时记录患者的姿势和活动方法，外观、表情，对检查的配合程度及有无明显的疼痛表征。

1. *前面观*　当从前面观察患者时，首先应确保其头和颈位于身体的正中线上，并观察与肩关节的关系。看有无阶梯样畸形，如果有畸形，则提示肩锁韧带和喙锁韧带断裂，肩锁关节脱位使锁骨外侧端位于肩峰上面。让患者做水平位内收手臂，或者在内旋肩关节的同时手臂后伸并尽力上举，可使畸形更为明显。

优势侧肩部由于过多使用，肌腱、关节囊和肌肉拉伸变长，多数人直立、手臂缓慢下垂时，优势侧肩部低于非优势侧。

2. *后面观*　从后面观察患者时，检查者再次查看骨骼和软组织的外形和身体轮廓。如斜方肌萎缩提示副神经麻痹，冈上肌和（或）冈下肌萎缩则提示肩胛上神经麻痹。肩胛倾斜（肩胛上缘或肩胛下缘的倾斜）提示可能存在肌力下降或不稳定。肩胛内缘远离胸壁，提示斜方肌、背阔肌及前锯肌肌力减弱，或者胸小肌张肌力过大，将其拉向前方。嘱患者手置于其髋部，重点观察肩部肌肉及肩胛骨休息位、前伸、后缩姿势。仔细检查，鉴别由肩胛上神经麻痹引起的冈上肌和冈下肌萎缩，由胸长神经麻痹引起的前锯肌萎缩，以及由脊髓副神经麻痹引起的斜方肌萎缩，以上这些损伤均可导致肩胛骨呈翼状。

若考虑瘢痕对患者造成了较大的影响，可采用温哥华瘢痕量表（Vancouver Scar Scale, VSS）对患者进行评估。该量表是目前国际上较为通用的瘢痕评定方法，其评定者之间的稳定性较高。量表采用色泽（melanin,M）、厚度（height,H）、血管分布（vascularity,V）和柔软度（pliability,P）4 个指标对瘢痕进行描述性评估，评分标准如下。

（1）色泽（M）：0 分，瘢痕颜色与身体正常部位皮肤颜色近似；1 分，色泽较浅；2 分，混合色泽；3 分，色泽较深。

（2）厚度（H）：0 分，正常；1 分，$0 < H \leqslant 1$（mm）；2 分，$0 < H \leqslant 2$（mm）；3 分，$0 < H \leqslant 4$（mm）；4 分，$H > 4$mm。

（3）血管分布（V）：0 分，瘢痕肤色与身体正常部位近似；1 分，肤色偏粉红；2 分，肤色偏红；3 分，肤色呈紫色。

（4）柔软度（P）：0 分，正常；1 分，柔软（在最少阻力下皮肤能变形）；2 分，柔顺（在压力下能变形）；3 分，硬（不能变形，移动呈块状，对压力有阻力）；4 分，弯曲（组织如绳状，瘢痕伸展时会退缩）；5 分，挛缩（瘢痕永久性短缩导致残疾与扭曲）。

备注：该量表总分为 0 ～ 15 分，评分越高表示瘢痕越严重。

（二）触诊

触诊前常通过检查神经和神经所支配的肌肉来判断有无神经损伤，注意受累神经根与肌肉无力情况、感觉改变、反射受累和受伤（手术）情况；了解有无损伤机制，了解颈椎有无压痛，并与颈椎病相鉴别。触诊时，检查者立于患者的前方或后侧，依序检查胸锁关节、肩锁关节、喙突、喙肱韧带、肱骨大结节、肱二头肌长头肌肌腱、Bankart 点（盂唇前缘中点）等部位有无压痛。以右肩为例（图 3-9）：从胸锁关节触诊开始，手呈握杯状触摸双侧锁骨上切迹（胸锁关节位于锁骨上切迹外侧），若锁骨内侧端隆起并触痛，伴有琴键样弹跳感，提示胸锁关节脱位；可触及位于皮下的锁骨全长，至肩锁关节，再至喙突（由于喙突位于锁骨凹最深部并朝向前外方，因此只能触及内面和顶端）和喙锁韧带；继而移至肩侧肩锁关节、肱二头肌长头肌肌腱处（向内触诊肱骨小结节，向外触诊肱骨大结节）；肩峰为肩部最高点，触诊应包括前方、侧方和后方，沿着肩峰触诊肩胛骨，再沿肩胛冈向内侧触诊，沿着肩胛骨的脊柱缘（内侧缘）找到肩胛骨上角和下角，最后沿下角触摸肩胛骨腋缘（外侧缘）。

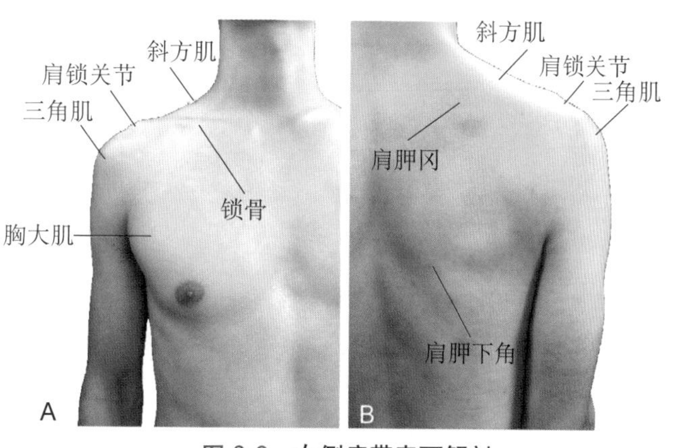

图 3-9 右侧肩带表面解剖

A. 前面观；B. 后面观

压痛点大多集中在肌肉附着处及背阔肌肌腹处，对疾病的鉴别和诊断意义重大。检查时患者常取坐位，锁骨远端触诊疼痛，提示肩锁关节病变；肩峰下滑囊、肩峰下肩肱沟疼痛，提示肩峰下滑囊炎或冈上肌肌腱断裂；触诊喙锁韧带疼痛，则提示肩峰和喙突撞击；若喙突的外侧、中部、内侧压痛（分别对应肱二头肌短头肌肌腱、喙肱肌肌腱及胸小肌肌腱附着点），提示相应肌腱存在炎症；肩锁关节处压痛并伴有摩擦音，提示骨关节炎或锁骨外侧端脱位；大结节处疼痛，提示肩袖肌肌腱炎；顶端痛提示冈上肌肌腱损伤，若疼痛扩散到大结节外下方，提示冈下肌、小圆肌肌腱也有损伤；小结节压痛提示肩胛下肌附着处受损；肱骨近端结节间沟疼痛，提示肱二头肌肌腱炎，若压痛位于沟的后方，提示胸大肌附着处受损；斜方肌上部边缘压痛、可触及痉挛的条索状肌纤维者，提示该肌存在病变；肩胛冈与肩胛骨内缘交角处疼痛，提示冈下肌劳损；肩胛骨内上角（肩胛提肌附着处）压痛，提示肩胛提肌劳损；肩胛内侧缘（菱形肌附着处）压痛常见于颈椎病及胸背痛的患者；上胸椎棘突与肩胛骨脊柱缘之间有顽固压痛点，可考虑肋神经后支的浅支在穿出肌筋膜的小孔处受压或刺激。

软组织触诊：常与肌力评估同时进行，有助于了解正常关节关系、解剖变异，发现病理现象（如肌肉肥大或萎缩、肌肉张力情况、有无病灶和压痛等）。触诊时，检查者立于患者的前面，患者上肢呈后伸位，可在肱骨大结节的附着点处触及冈上肌、冈下肌、小圆肌，触及时呈整体状，肩胛下肌无法触及；肩峰下囊或三角肌下囊实际上是一个滑囊的两个部分，肩峰前方滑囊可达结节间沟，侧方滑囊伸至三角肌下方，检查时注意有无增厚、肿块和压痛；腋窝呈倒立的锥状，前壁为胸大肌，后壁为背阔肌，内壁为前锯肌，外壁为肱二头肌沟，顶端为盂肱关节，底端为蹼状皮肤和筋膜，检查时可扪及动脉，注意腋窝淋巴结有无肿大和压痛；肩带触诊双侧同时进行，由上及下前方为胸锁乳突肌、胸大肌、肱二头肌（触诊由远及近）、三角肌；后方为斜方肌、大小菱形肌、背阔肌。菱形肌的区分较难，检查时嘱患者将手置于身后，屈肘、肩内旋，然后再向后推检查者的手，这样即可较清晰地摸到菱形肌。

三、功能评估

肩关节的评估较为复杂，常需结合视诊和触诊技术，同时熟悉肩关节的各部分结构在活动检查过程中的变化及反应。肩关节有 3 个自由度，上肢可在 3 个平面上绕平面上的 3 个主轴进行运动：前屈与后伸、内收与外展、旋内与旋外；此外，还有水平屈与水平伸、上抬和下沉（结合肩带的活动）及结合 3 个轴向的环转运动（手臂环转所包绕的空间近似于顶点位于肩部中心的圆锥体，但由于躯干的阻挡，活动轨迹经过的空间并非规则的圆圈）(图 3-10)。因此，关节活动评估时，需要分别在患者的前方和后方观察不同的关节运动及其细微差别，并评估患者两侧肩部活动及范围的对称性。

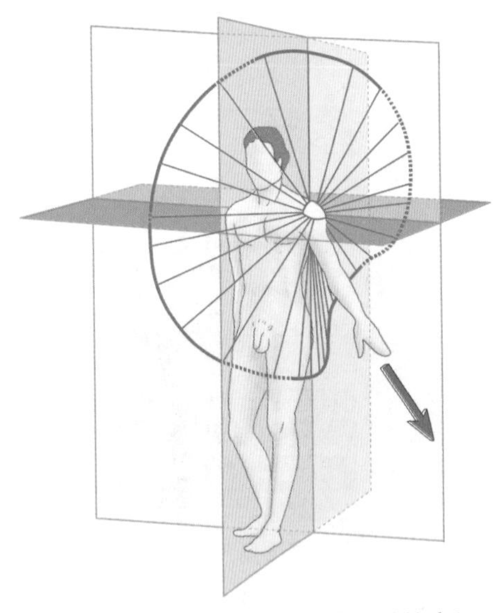

图 3-10　**手臂环绕活动轨迹经过的空间**

一般狭义的肩关节活动即指盂肱关节运动，有肩胛骨（肩胛胸壁关节）参与的运动即指复合运动。由于身体的大多数动作常由许多不同的关节同时参与完成，每个个体完成动作的方式不同，活动的差异可能会很大，这也反映了参与动作的各关节间功能依赖关系与依赖程度，即某一关节的运动与其相关关节的状态及各关节同时运动息息相关。关节活动评估主要观察肩关节的主动和被动活动度（range of motion, ROM），明确肩关节前屈、后伸、外展、内旋、外旋活动范围受限对肩关节整体功能的影响。考虑瘢痕或治疗部位及附近皮肤损害导致 ROM 受限，建议先采用温哥华瘢痕量表评定瘢痕，否则可略过该步骤；疼痛部位的运动最后检查，以免影响其他部位或运动的检查。参考标准见表 3-2。

表 3-2 正常肩关节主要活动与测量

	前屈	后伸	外展	内旋	外旋
体位与要求	坐位或仰卧位，膝关节屈曲；肩关节无外展、内收、旋转，手臂于体侧，前臂旋前。固定肩胛骨，防止出现代偿动作	坐位或俯卧位，颜面朝向对侧；坐位时肩关节无外展、旋转，卧位时头部不得使用枕头；肘关节轻度屈曲，手臂位于体侧，前臂旋前。固定肩胛骨，防止出现代偿动作	可取仰卧位、坐位或俯卧位；肩关节屈曲、伸展中立位，手臂位于体侧，手掌朝向前方，肱骨充分外旋	可取仰卧位或俯卧位；上臂外展 90°，肘关节屈曲 90°；测试过程中固定肱骨远端，避免肩关节伸展、躯干旋转或改变肩肘关节角度	
复合运动	固定胸廓，防止脊柱伸展或旋转	固定胸廓，防止脊柱前屈或旋转	固定胸廓，防止脊柱侧弯或旋转	固定胸廓和肩胛骨，防止脊柱屈曲或伸展	
运动平面	矢状面		冠状面	水平面	
运动轴	经肱骨头中心的水平轴		经肱骨头中心的矢状轴	通过肱骨头中心的垂直轴	
肌肉参与	肩关节 90° 屈曲。主动肌：三角肌（前部）、喙肱肌；辅助肌：三角肌（中部）、胸大肌（锁骨部）、肱二头肌（较强收缩时）	主动肌：背阔肌、大圆肌、三角肌（后部）；辅助肌：小圆肌、肱三头肌（长头）、胸大肌（胸肋骨上的肌纤维）	主动肌：三角肌、冈上肌；辅助肌：冈下肌、肩胛下肌、小圆肌、肱二头肌长头（若手臂先外旋）	主动肌：胸大肌、背阔肌、大圆肌、肩胛下肌（若手臂在侧面）；辅助肌：三角肌（前部）	主动肌：冈下肌、小圆肌；辅助肌：三角肌（后部）
关节参与	盂肱关节、肩锁关节、胸锁关节、肩胛胸壁关节			盂肱关节	
活动范围 AmA	0°～180°	0°～50°	0°～180°	0°～90°	0°～90°
运动终末感	喙肱韧带后束、关节囊后部、小圆肌、大圆肌及冈下肌紧张而产生结缔组织性抵抗	喙肱韧带前部、关节囊的前部紧张而产生结缔组织性抵抗	盂肱韧带的中部与下部纤维、关节囊的下部、背阔肌、胸大肌肌紧张而产生结缔组织性抵抗；复合运动时大小菱形肌、斜方肌中部及下部纤维紧张	关节囊后部、冈下肌、小圆肌紧张产生结缔组织性抵抗。复合运动时大小菱形肌、斜方肌中部及下部纤维紧张	盂肱韧带三束纤维、喙肱韧带、关节囊的前部、肩胛下肌、胸大肌、背阔肌、大圆肌紧张产生结缔组织性抵抗。复合运动时前锯肌和小圆肌紧张
限制因素	下盂肱韧带、后侧关节囊	上盂肱韧带、中盂肱韧带	下盂肱韧带、下方关节囊、肋锁韧带、锁骨间韧带、锁骨下肌	后侧关节囊	喙肱韧带，上盂肱韧带、中盂肱韧带、下盂肱韧带

注：AmA=American Medical Association，美国医学会

由于肩胛骨运动的代偿可弥补盂肱关节的受限，增大肩胛骨的肌肉控制范围，因此，关节活动范围测量时需注意患者的测试体位，并抑制代偿。例如，肩关节屈曲活动范围测试，在90°范围内主动肌：三角肌、喙肱肌；辅助肌：三角肌（中部）、胸大肌（锁骨部肌纤维），用力屈肘时肱二头肌也参与其中；超过90°之后就要更多考虑肩胛骨（肩胛胸壁关节）的影响，双侧对比注意有无异常的过度活动。此外，同一侧上肢上几乎有所有的人体关节活动类型（球窝关节、屈戌关节、车轴关节、平面关节、鞍状关节、双髁状关节）（图3-11），由于关节运动链的关系，肩关节活动还需考虑其他关节与肌肉的活动功能与状态。

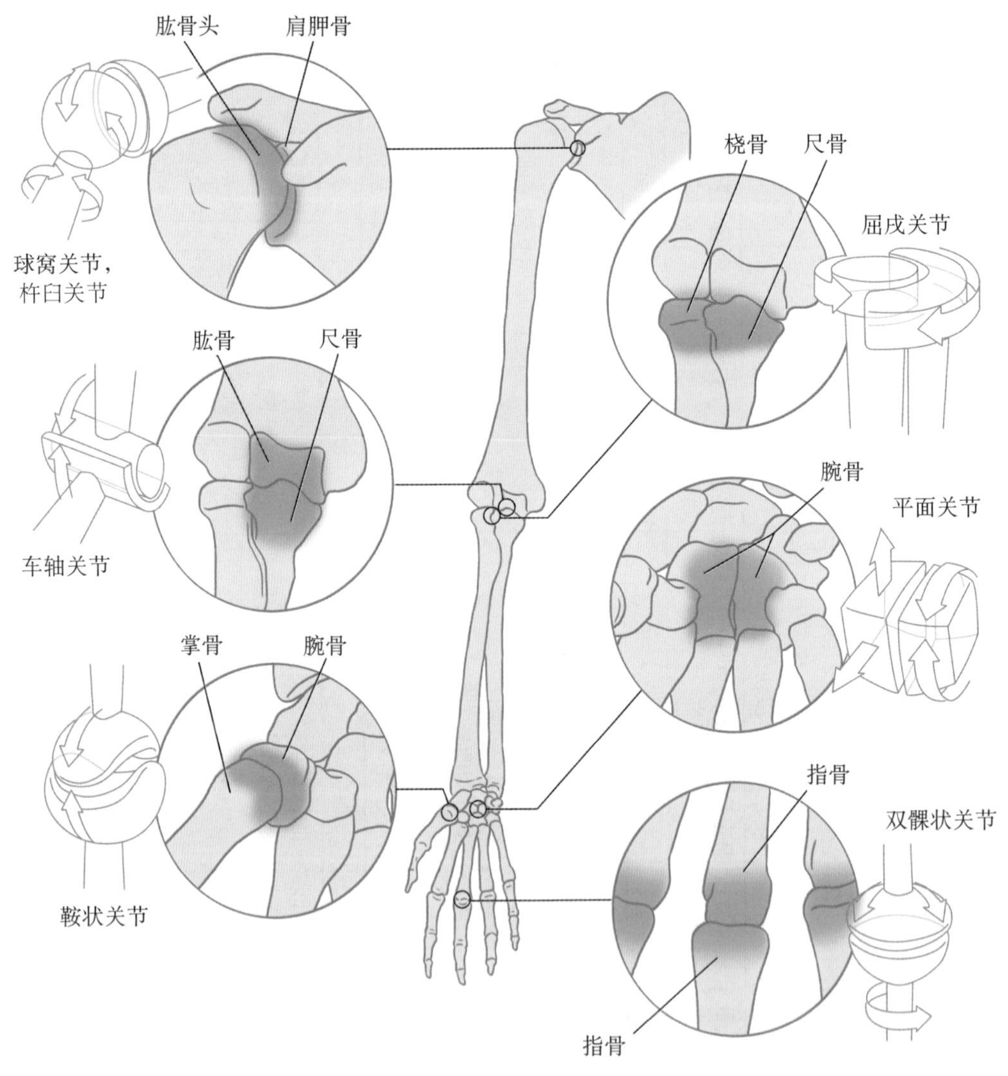

图3-11　**上肢可动关节或滑膜关节的类型**

Apley摸背试验是评估患者主动运动范围的最快方法，患者取直立位，对比双肩内收位肩关节内旋及外旋活动是否受限、对称程度及运动节律（图3-12）：①嘱患者手心向后，肩外展、外旋，让患者把手伸到头后部，触摸对侧肩胛骨内上角；②嘱患者把手伸到头前面并触摸对侧肩峰；③嘱患者把手伸到背后，手自后下向上，触摸对侧肩胛骨下角，也可外展拇指，以拇指尖所能触及的脊椎棘突，作为衡量内旋活动度的标志，如拇指尖可触及第8胸椎棘突，

则记为 T_8。当患者肱二头肌长头腱炎时，此活动明显受限。Apley 摸背试验没有阳性体征的说法，左右手对比两个肩关节的区别。

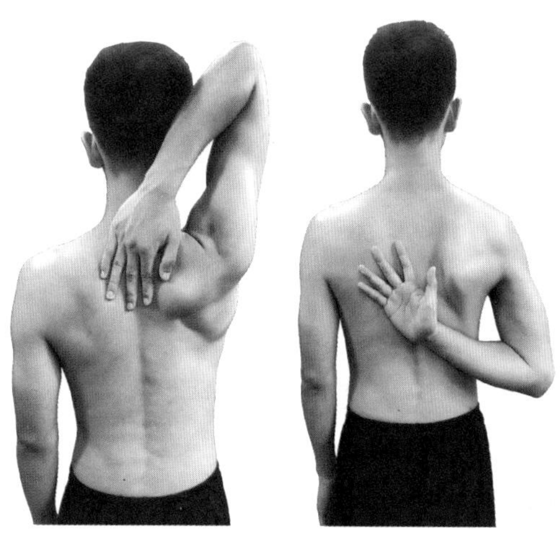

图 3-12 Apley 摸背试验

1. *主动运动* 肩部主动运动较为复杂，在评价肩关节的过程中，需要了解、分析作用于肩的肌肉的力耦合作用。关节活动过程中主动肌和拮抗肌通过共收缩或共活化耦合，来实现肩关节活动的稳定和协调控制。如表 3-2 所示，肩的前屈、后伸、外展活动，不仅需要盂肱关节，也需要肩胛胸壁关节、肩锁关节和胸锁关节的协调运动才能完成；肩关节外展 170° 之后的活动范围获得需要胸椎和肋骨的参与与代偿。此外，不同的肌肉、关节及其附属结构的损伤会影响许多运动的完成，主动运动检查时，通过选择性的肩部复合运动即可了解患者的功能，结合两侧相同动作的仔细对比，可快速发现疼痛的发生及可能原因，从而减少检查评估的时间。当然，改变速度和活动阻力等也有助于发现问题。肩关节主要主动运动动作检查见表 3-3。

表 3-3 作用于肩袖的力偶及主动运动动作检查

动作		主动肌 / 稳定肌	拮抗肌 / 稳定肌
肩胛骨	前伸	前锯肌* 胸大肌** 和胸小肌**	斜方肌 菱形肌
	后缩	斜方肌 菱形肌	前锯肌* 胸大肌** 和胸小肌**
	上抬	斜方肌上束** 肩胛提肌**	前锯肌* 斜方肌下束*
	下沉	前锯肌* 斜方肌下束*	斜方肌上束** 肩胛提肌**
	外旋 （肩胛内角上旋）	斜方肌上束** 和斜方肌下束* 前锯肌*	肩胛提肌** 菱形肌 胸小肌**
	内旋 （肩胛内角下旋）	肩胛提肌** 菱形肌 胸小肌**	斜方肌上束** 和斜方肌下束* 前锯肌*
	稳定	斜方肌上束** 斜方肌下束* 菱形肌	前锯肌*
肱骨	外展	三角肌	冈上肌
	内旋	肩胛下肌** 胸大肌** 背阔肌 三角肌前束 大圆肌	冈下肌* 小圆肌 三角肌后束

续表

动作		主动肌 / 稳定肌	拮抗肌 / 稳定肌
	外旋	冈下肌 小圆肌 三角肌后束	肩胛下肌 ** 胸大肌 ** 背阔肌 三角肌前束

* 易力弱的肌肉；** 易过紧的肌肉

肩关节外展检查（如图 3-13A 所示），嘱患者自休息位外展肩关节，在手臂外展至接触到同侧耳的过程中，可能会在不同外展角度出现疼痛。其原因包括肩峰下滑膜炎、钙沉积、腱鞘炎或肩袖肌肉的肌腱炎、外展过程中组织挤压到肩峰下区域及喙突肩峰韧带的炎症或损伤。在外展 45° ～ 60° 阶段，肩峰下组织未受到挤压；进一步外展至 60° ～ 120° 时，肩峰下滑囊、肩袖肌腱附着端，特别是冈上肌肌腱于肱骨大结节和肩峰间摩擦、碰撞；如图 3-13B 所示患者左臂在约 85° 位置由于撞击而产生疼痛，难以继续完成外展或保持姿势；一旦外展超过 120° 时，由于受挤压的软组织已通过肩峰下区域，疼痛常减轻甚至消失；在最后 170° ～ 180° 的外展中，可因为肩锁关节病变或体位撞击而产生疼痛。需要注意的是疼痛弧试验时，患者常旋转肩肱关节以避免碰撞受伤部位；被动活动较主动活动疼痛程度降低；自外展位回到起始解剖位时在疼痛弧区常有失控感，但疼痛较上抬时轻。

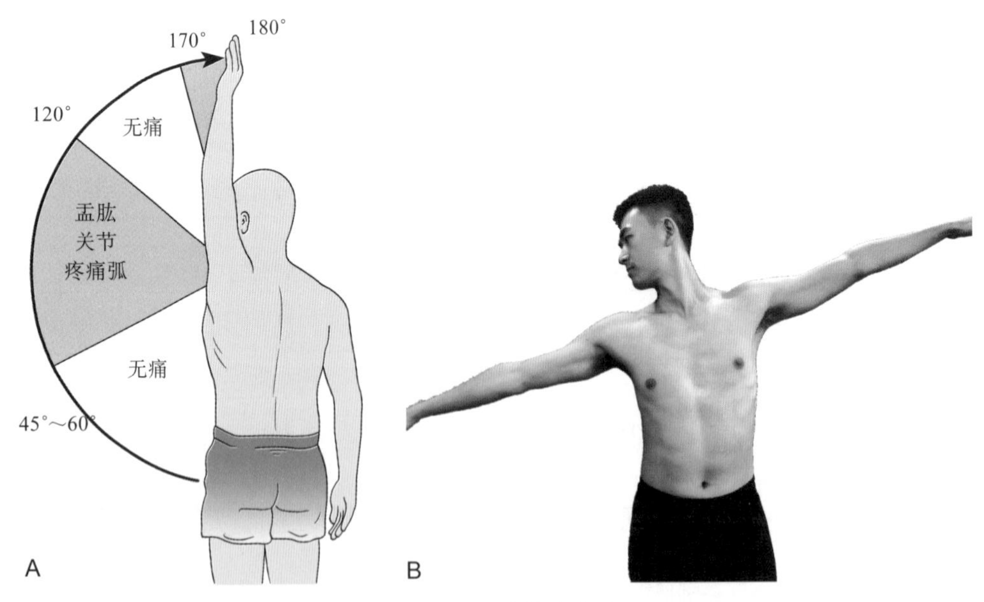

图 3-13　**肩关节疼痛弧**

2. *被动运动*　肩关节的主动运动可凸显关节活动力偶状态，通过评估主动肌的力量和观察、触诊预启动肌肉的功能状态来加以判断；但若患者无法完成全关节范围的主动运动，则被动运动有助于进一步评估肩关节。在检查被动活动时，检查者记录在每一关节活动的检查时出现疼痛的时间及位置，活动是否加重疼痛或改变疼痛的性质，活动受限的类型，活动终末端感觉，相关关节的活动度、活动范围等，并注意与对侧对比。

检查者可通过评估关节被动活动的运动终末感，结合一些检查技巧来进一步推测患者的问题更多是在肌肉上还是在关节囊上。然而，即便是患者无法实现全关节范围的被动活动，并有较强的结缔组织牵伸感时，也不能简单地判断就是关节囊的问题。此时可采取肌肉能量技术的活动技巧，辅助患者固定肢体，嘱其在当前位置向被动活动的相反方向运动，以最大力量的 10% ～ 20% 收缩对抗，然后放松，再继续被动活动，若可获得更大的关节活动范围，则更多考虑患者为肌肉问题。但若关节活动范围变化不明显，则需更多考虑关节囊的问题，除参考表 3-2 的限制因素外，还需要做进一步的测试。

关节囊的受限大部分来自后部。测试时，患者尽量去除衣物，取仰卧位，双侧肩平置于检查床面，检查者一手固定受检侧肘部，使其肩前屈 90°，肩肘平面垂直于检查床面，另一手维持肩胛骨外侧缘使之固定于回缩位，评估患者肩关节水平内收范围（评估肱骨前后位置的夹角），并与健侧对比。此外，还可进行健侧卧位测试（双侧肩峰连线垂直于检查床面），但需要更稳定地控制肩胛骨外侧缘使之固定于回缩位。评估时，令患者屈曲髋关节、膝关节以维持其躯干稳定，检查者立于患者身前，抬起患侧手臂使肩水平外展至接近 90° 的位置，保持肩肘无旋转，另一手推肩胛骨外侧缘使之固定于回缩位，维持肩胛骨的位置，缓慢水平内收上臂直至活动受限、肩胛骨开始移动或肱骨开始旋转，测量上臂与水平面间的角度，并与健侧对比。后关节囊过紧，最明显的表现是限制水平内收，增加肩袖损伤的风险；其次是导致肩胛骨前伸、后缩，上抬、下沉不充分，从而更易引发撞击。喙突下滑囊炎易致外旋受限（需先行屈肘，以排除前臂旋后受限），肩峰下滑囊炎则限制外展运动，盂肱关节囊过紧常通过肩胛骨的过度活动来代偿。盂肱关节后脱位的患者常表现肩外旋受限和前屈时旋后受限的 Rowe 征。此时，除抗阻测试外仍需行 Gagey 过度外展试验和象限测试。

过度外展试验：患者取端坐位，检查者立于患侧后方，固定检侧锁骨和肩胛骨，再检查盂肱关节外展被动上举和通过肩胛面的被动上举。通常上举可达到 120°（Gagey 过度外试验限值 105°），若超出则提示盂肱关节下韧带松弛。象限测试：患者起始姿势取仰卧位，检查者将一手置于患者的检查侧肩胛骨上，扶住斜方肌以固定肩胛骨和锁骨，另一手握住肘部使肩处于外展位。图 3-14A 为内收试验：抬起上肢，肩外旋，嘱患者内收肩部，在达到象限体位那一点时，上臂会轻微远离冠状平面，并在内收 60°、外展约 120° 时达到最大，随着肩继续内收，上臂又回到冠状面；图 3-14B 为外展试验（象限锁定）：在肩伸展内旋位，外展上肢，当肩部不能继续外旋时即达象限位置（外展约 120°），此时肱骨大结节进入肩峰下区域，无法产生外旋动作，称为锁定象限位置。若手臂向前外旋，就可继续外展，直至肩关节完全外展。关节囊模式受限最显著的为外旋，然后才是外展和内旋。正常情况下，终末感都是组织牵伸感。其他运动也可能受限，但顺序和受限程度不同。关节囊受限初期仅为外旋或外旋伴外展受限，如果受限的情况与前述不同，则提示非关节囊模式受限。

3. *功能性活动测试（含问卷及量表评估）* 治疗师要重视日常生活活动所需的最低肩关节范围（见表 3-4），更要关注患者的客观功能状况、重视和期待的目标。肩部功能受限极大地影响患者的日常生活活动，因此评估需以日常生活、工作和娱乐等患者关注的活动为基础，再根据实际需要选择或编制适合不同人群（注意一般个体、运动员或长期用肩部的重体力劳动者间的区别）的量表。

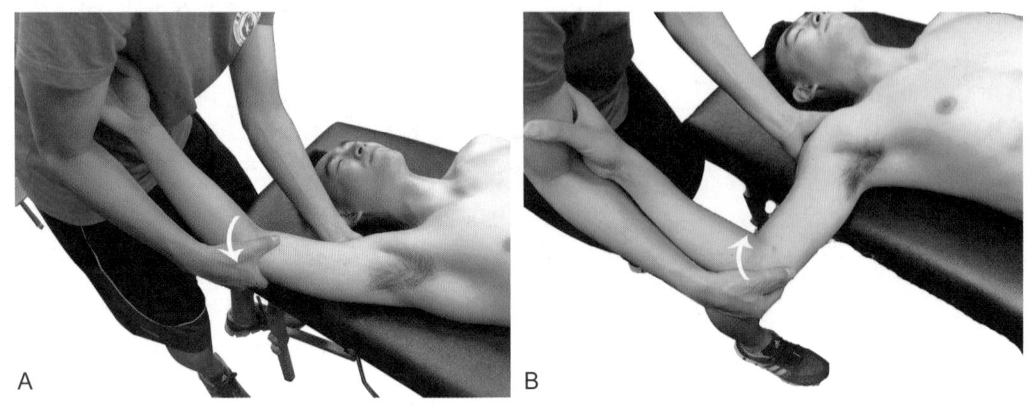

图 3-14 象限位置

A. 内收试验；B. 外展试验（象限锁定）

表 3-4 日常生活的特定活动所需的肩部活动范围

活动	运动范围	活动	运动范围
进食	水平内收 * 70° ~ 100° 外展 45° ~ 60°	将手置于头后	水平内收 *10° ~ 15° 前屈 110° ~ 125° 外旋 90°
梳头	水平内收 * 30° ~ 70° 外展 105° ~ 120° 外旋 90°	将物品放到架子上	水平内收 *70° ~ 80° 前屈 70° ~ 80° 外旋 45°
触摸会阴部	水平外展 75° ~ 90° 外展 30° ~ 45° 内旋 90° 以上	洗对侧肩膀	前屈 60° ~ 90° 水平内收 *60° ~ 120°
将衬衣塞入裤内	水平外展 50° ~ 60° 外展 55° ~ 65° 内旋 90°		

* 指外展 0° ~ 90° 状态下的水平内收

推荐的量表包括简易肩关节测试，臂、肩及手的残疾评估(DASH)，修订的快速 DASH 评估，西安大略肩关节不稳定指数（WOSI），肩关节不稳定严重指数（ISIS），肩关节疼痛与残疾指数（SPADI），佩恩肩关节评分，美国肩肘外科（ASES）肩关节评分，牛津大学肩关节不稳定评分，Constant-Murley 肩关节评分等。这些量表有的是为特定人群或特殊损伤的需求设计的，应用时需要根据不同患者的功能诉求，结合 ADL 功能评估量表来做出不同的变化。此外，完整的活动动力链评估中，除外肩关节，核心稳定及柔韧性的评估也极为重要。

4. 神经功能、反射及皮肤感觉 通常要在触诊前完成这些检查，判断有无神经损伤，了解颈椎有无压痛并与颈椎病相鉴别；注意受累神经根与肌力减弱、感觉改变、反射和受伤（手术）情况（表 3-5）。

表 3-5 肩关节周围神经损伤的表现、反射受累与损伤机制

受累神经（根）	肌肉无力	感觉改变	反射受累	损伤机制
肩胛上神经（C_5,C_6）	冈上肌、冈下肌（臂外旋）	肩上部从锁骨沿肩胛至脊柱缘 疼痛从肩后部辐射到手臂	无	肩胛切迹受压 肩胛骨前伸 + 水平内收 肩胛冈关节盂受压 直接打击 占位性病变（如神经节）
腋神经（C_5,C_6, 后支）	三角肌、小圆肌（臂外展）	三角肌区域 肩关节前部疼痛	无	盂肱关节前方脱位或肱骨外科颈骨折 强行外展 肩关节不稳定的手术治疗
桡神经（C_5 ~ C_8,T_1）	肱三头肌、腕伸肌、指伸肌（肩、腕和手伸展）	手背	肱三头肌	肱骨干骨折 挤压（如腋杖麻痹）
胸长神经[C_5,C_6,（C_7）]	前锯肌（控制肩胛骨）	无	无	直接打击 牵拉 胸壁内侧挤压（背部损伤） 肩上部负荷过重 重复性劳损
肌皮神经（C_5 ~ C_7）	喙肱肌、肱二头肌、肱肌（屈肘）	前臂外侧	肱二头肌	受压 肌肉肥大 直接打击 骨折（锁骨和肱骨） （前）脱位 手术（肩胛下肌短缩术、盂唇损伤修补术）
副神经（第XI对脑神经，C_3, C_4）	斜方肌（肩上抬）	肩下垂致臂丛神经综合征 肩部疼痛	无	直接打击 牵拉（肩下沉、颈转向对侧） 活检
肩胛下神经（C_5,C_6, 后支）	肩胛下肌、大圆肌（内旋）	无	无	直接打击 牵拉
肩胛背神经（C_5）	肩胛提肌、大菱形肌、小菱形肌（肩胛骨内收和上提）	无	无	直接打击 受压
胸外侧神经（C_5,C_6）	胸大肌、胸小肌	无	无	直接打击
胸背神经[C_6,C_7,（C_8）]	背阔肌	无	无	直接打击 受压
锁骨上神经	无	锁骨轻度疼痛 肩关节上部感觉缺失	无	受压

肩部反射（图 3-15）包括胸大肌（C_5 ～ C_6）、锁骨段（C_5 ～ C_6）、胸骨段（C_7 ～ C_8，T_1）、肱二头肌（C_5 ～ C_6）和肱三头肌（C_7 ～ C_8）反射。肱二头肌反射检查：患者上肢放松，垂于体侧（取坐位时将手置于检查台上）；检查者一手指放在患者肱二头肌肌腱上，另一手持检查锤叩击手指，观察肘关节屈曲或肱二头肌收缩（图 3-15A）。肱三头肌反射检查：检查者支撑患者手臂，令其肩关节被动外展，并使肘关节屈曲，前臂可自由摆动；检查者持检查锤轻叩肱三头肌肌腱（约在其鹰嘴部的止点附近），观察肘关节伸直（图 3-15B）。

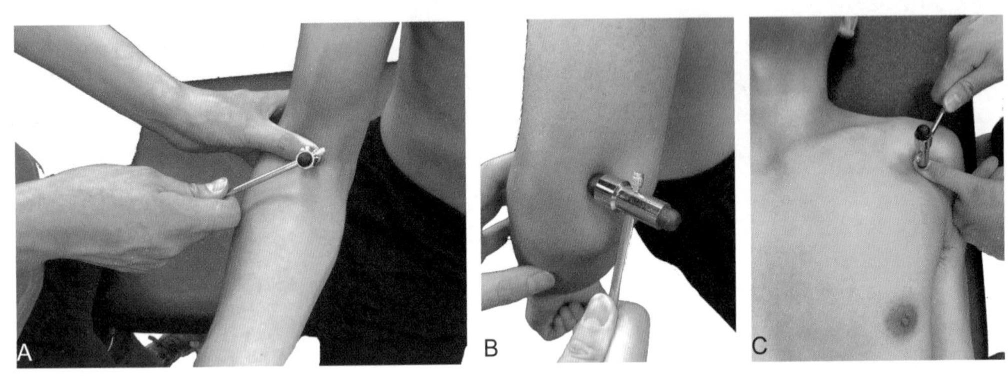

图 3-15　**反射定位**

A. 肱二头肌；B. 肱三头肌；C. 胸大肌

感觉检查时，嘱患者放松，检查者以手（手指）依序检查颈、肩及胸背部，并记录两侧不同感觉的区域，可用针轮、大头针、软刷或棉絮等精确测试皮肤感觉，从而判断是周围神经损伤还是颈神经根损伤。神经根的皮节分布及周围神经的皮肤分布因人而异，图 3-16 仅供参考。

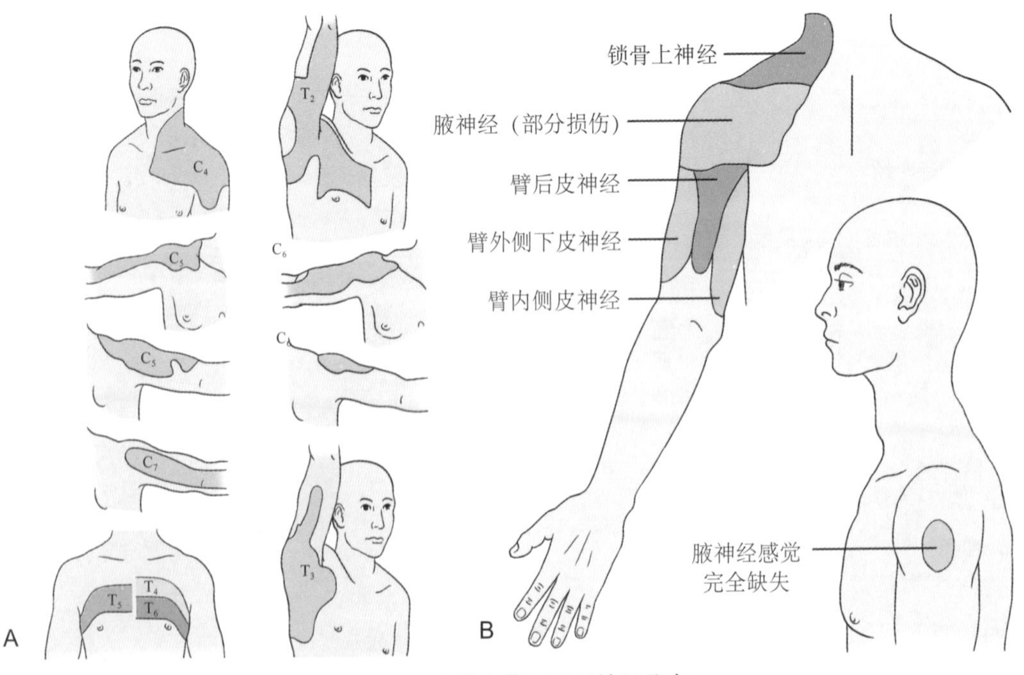

图 3-16　**肩部皮节及周围神经分布**

A. 肩部皮节分布；B. 肩部周围神经的皮肤分布

肩部的疼痛很少延伸到肘关节以下，肩锁关节或胸锁关节疼痛常局部受累，不会扩散或放射。但很多结构都会引起肩关节及周围组织疼痛，如颈椎、肘部、肺、心脏、膈、胆囊和脾（表 3-6）。

表 3-6　肩部肌肉及牵涉痛

肌肉	牵涉部位
肩胛提肌	沿肩胛内侧缘的肩后部肌肉
背阔肌	肩胛内角，上至肩部前后，下至上臂后部；可涉及髂骨嵴以上区域
菱形肌	肩胛骨内侧缘
冈上肌	肩胛骨上方和肩胛冈上，有时牵涉至手臂外侧至前臂近端
冈下肌	肩前外侧和肩胛内侧缘，有时牵涉至上臂下外侧
小圆肌	近三角肌止点，上至肩盖，下至臂外侧肘部
肩胛下肌	右肩主肩胛骨和肘部下后内侧和前内侧
大圆肌	肩盖下至手臂外侧到肘部
三角肌	肩部肌肉和肩后盂区
喙肱肌	肩前区，下至上臂后部

5. 触诊（特殊检查）

（1）等长抗阻收缩测试：患者取仰卧位，检查侧肘关节屈曲 90°，嘱患者“请保持姿势，用力对抗”，根据检查的需要，肩关节取不同角度的外展和前屈来测试肩部肌肉的等长收缩表现，观察并记录不适或疼痛，并与主动运动中记录的结果相联系，以进一步推理判断。检查时重点关注患者主诉提及的发生疼痛的运动，若肌肉起始端疼痛，需要进一步检查损伤部位和机械应力集中的部位。如考虑为肱二头肌、肱三头肌的问题，除检查肩部前屈与后伸、内收与外展、旋内与旋外运动外，还需检查肘关节的屈曲和伸展运动。正常情况下肩胛骨不发生运动，若肩胛骨发生前伸、翼状或倾斜，提示肩胛骨稳定肌力弱。该项测试最大的缺点是无法在检查过程中观察肩胛骨的稳定性。

等长收缩肌力大小对比：水平外展最强，其次依序是水平内收、内收 / 后伸、外展、前屈、内旋，外旋最弱。肩部肌肉运动与神经支配及神经根来源如表 3-7 所示。

表 3-7　肩部肌肉：运动与神经支配及神经根来源

运动	参与的肌肉	神经支配	神经根来源
肩前屈	三角肌（前束）	腋神经	C_5,C_6（后束）
	胸大肌（锁骨上部肌纤维）	胸外侧神经	C_5,C_6（外侧束）
	喙肱肌	肌皮神经	C_5 ～ C_7（外侧束）
	肱二头肌（强力收缩时）	肌皮神经	C_5 ～ C_7（外侧束）

续表

运动	参与的肌肉	神经支配	神经根来源
肩后伸	三角肌（后束）	腋神经	C_5,C_6（后束）
	大圆肌	肩胛下神经	C_5,C_6（后束）
	小圆肌	腋神经	C_5,C_6（后束）
	背阔肌	胸背神经	C_6 ～ C_8（后束）
	胸大肌（胸肋部肌纤维）	胸外侧神经	C_5,C_6（外侧束）
		胸内侧神经	C_8,T_1（内侧束）
	肱三头肌（长头）	桡神经	C_5 ～ C_8 ,T_1（后束）
肩水平内收	胸大肌	胸外侧神经	C_5,C_6（外侧束）
	三角肌（前束）	腋神经	C_5,C_6（后束）
肩水平外展	三角肌（后束）	腋神经	C_5,C_6（后束）
	大圆肌	肩胛下神经	C_5,C_6（后束）
	小圆肌	腋神经	C_5,C_6（臂丛神经干）
	冈下肌	肩胛上神经	C_5,C_6（臂丛神经干）
肩外展	三角肌	腋神经	C_5,C_6（后束）
	冈上肌	肩胛上神经	C_5,C_6（臂丛神经干）
	冈下肌	肩胛上神经	C_5,C_6（臂丛神经干）
	肩胛下肌	肩胛下神经	C_5,C_6（后束）
	小圆肌	腋神经	C_5,C_6（后束）
	肱二头肌长头（手臂先外旋时）	肌皮神经	C_5 ～ C_7（外侧束）
肩内收	胸大肌	胸外侧神经	C_5,C_6（外侧束）
	背阔肌	胸背神经	C_6 ～ C_8（后束）
	大圆肌	肩胛下神经	C_5,C_6（后束）
	肩胛下肌	肩胛下神经	C_5,C_6（后束）
	喙肱肌	肌皮神经	C_5 ～ C_7（外侧束）
肩内旋	胸大肌	胸外侧神经	C_5,C_6（外侧束）
	三角肌（前束）	腋神经	C_5,C_6（后束）
	背阔肌	胸背神经	C_6 ～ C_8（后束）
	大圆肌	肩胛下神经	C_5,C_6（后束）
	肱二头肌长头（若手臂在身侧）	肩胛下神经	C_5,C_6（后束）
肩外旋	冈下肌	肩胛上神经	C_5,C_6（臂丛神经干）
	三角肌（后束）	腋神经	C_5,C_6（后束）
	小圆肌	腋神经	C_5,C_6（后束）
肩胛骨上抬	斜方肌（上束）	副神经	第XI对脑神经
		C_3 ～ C_4 神经根	C_3,C_4
	肩胛提肌	C_3 ～ C_4 神经根	C_3,C_4
		肩胛背神经	C_5
	大菱形肌	肩胛背神经	（C_4）,C_5
	小菱形肌	肩胛背神经	（C_4）,C_5

续表

运动	参与的肌肉	神经支配	神经根来源
肩胛骨下降沉	前锯肌	胸长神经	C_5,C_6,（C_7）
	胸大肌	胸外侧神经	C_5,C_6（外侧束）
	胸小肌	胸内侧神经	C_8,T_1（内侧束）
	背阔肌	胸背神经	C_6 ～ C_8（后束）
	斜方肌（下束）	副神经	第XI对脑神经
		C_3 ～ C_4 神经根	C_3,C_4
肩胛骨前伸	前锯肌	胸长神经	C_5,C_6（C_7）
	胸大肌	胸外侧神经	C_5,C_6（外侧束）
	胸小肌	胸内侧神经	C_8,T_1（内侧束）
	背阔肌	胸背神经	C_6 ～ C_8（后束）
肩胛骨后缩	斜方肌	副神经	第XI对脑神经
	大菱形肌	肩胛背神经	（C_4）,C_5
	小菱形肌	肩胛背神经	（C_4）,C_5
肩胛下角外旋	斜方肌（上束和下束）	副神经	第XI对脑神经
		C_3 ～ C_4 神经根	C_3,C_4
	前锯肌	胸长神经	C_5,C_6（C_7）
肩胛下角内旋	肩胛提肌	C_3 ～ C_4 神经根	C_3,C_4
	大菱形肌	肩胛背神经	C_5
	小菱形肌	肩胛背神经	（C_4）,C_5
	胸小肌	肩胛背神经	（C_4）,C_5
		胸内侧神经	C_8,T_1（内侧束）
肘屈曲	肱肌	肌皮神经	C_5,C_6（C_7）
	肱二头肌	肌皮神经	C_5,C_6
	肱桡肌	桡神经	C_5,C_6（C_7）
	旋前肌	正中神经	C_6,C_7
	尺侧腕屈肌	尺神经	C_7,C_8
肘伸展	肱三头肌	桡神经	C_6 ～ C_8
	肘后肌	桡神经	C_7,C_8,（T_1）

（2）特殊检查：在肩部检查中，特殊检查用于证实前面的检查发现或确定患者的诊断，检查者熟练程度可能会影响检查结果的可靠性；须根据患者的病史来选择。特殊检查较有代表性的有稳定测试与肌肉、肌腱、关节病理试验。检查都是被动进行的，因此肌肉放松、无痉挛且患者较配合的，结果会更可靠。不稳定是关节囊韧带复合体的一种病理改变，体检发现的松弛产生了临床症状才会被认为是病理改变。不稳定包括脱位所致的整体不稳定、解剖学不稳定和移位性不稳定，但灵活性好或关节松弛并意味着关节不稳定。因此，在检查中不仅要引出患者的症状，还要感受其中的异常运动。

1）稳定性测试：肩关节不稳定主要依靠病史询问及细致查体来诊断。前方不稳定最为常见（85% ～ 95%），主要发生在肩关节外展和外旋时，常伴有外伤史；后方不稳定（不足 5%），可伴外伤史或自然发生，运动员常因反复的微损伤及肩袖后部的制约力逐渐减弱致后方半脱位；多向不稳定病变可见于先天关节囊韧带过度松弛者，患者常伴有身体其他关节囊的过度松弛。

稳定测试应首先让患者演示初次损伤时肩关节的位置，推理其损伤机制和以后发作的机制。演示时应严密观察，避免误诊。如患者能演示出姿势并说“做这个动作，我的肩就要掉出来了”，这对不稳定的判断非常有价值。以恐惧作为阳性激发试验的诊断标准时，可靠性最高；以疼痛作为阳性激发试验的诊断标准时，相关性最差。有症状患者的评估测试，承重及移位试验、沟槽征或凹陷征、恐惧试验、复位试验较可靠，恐惧试验最有价值。

承重及移动试验，常用于盂肱关节的非创伤性不稳定检查。患者坐在没有靠背和扶手的椅子上（避免影响肩胛 - 胸壁关节），测试侧手臂搁置于腿上，理想状态为耳垂、肩峰尖和髂嵴最高点在一直线条上。检查者一手紧扣患肢肩胛骨和锁骨以稳定肩部，另一手握持患肢肱骨头下方（图 3-17A）；确保肱骨头与关节盂窝在同一轴心上，承重及移动的中心点即定位关节盂窝中心，检查时抓紧肱骨头并推向关节盂窝，然后向前或向后方移动肱骨头（图 3-17B），可感觉肱骨头骑跨或越过关节盂缘，判断移位程度。关节松弛并非不稳定，正常肱骨头在关节盂内可平移，但通常移位不超过肱骨头直径的 1/2；若肱骨头向后移动超过其直径的 1/2，则提示肩关节后方不稳定；一旦肱骨头滑出关节盂，常伴有弹响。关节不稳定常采用修订版 Hawkins 评分分级：0 级，肱骨头无或有轻微移位；1 级，肱骨头移位并骑跨于盂唇缘；2 级，肱骨头有脱位，但可自行恢复；3 级，肱骨头脱位，不能自行恢复。该测试不仅可检查活动范围，而且可提供关节盂缘的情况。

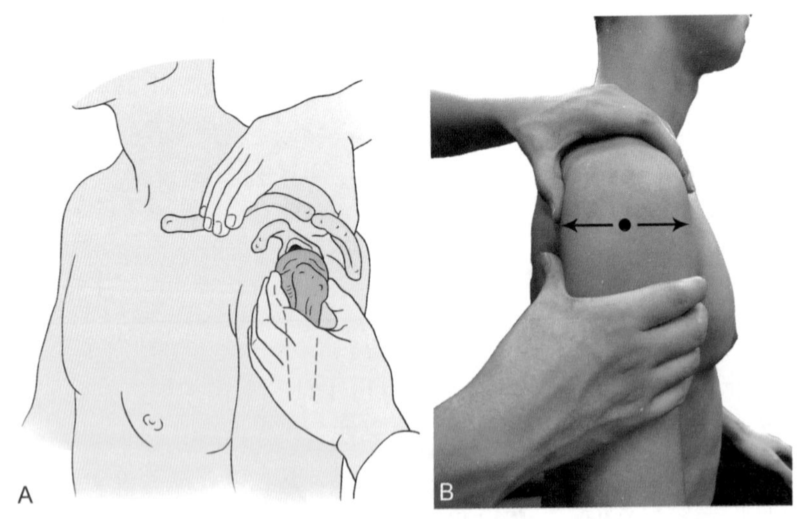

图 3-17　**肩关节不稳定测试及等级判定标准**

沟槽征或凹陷征，需与健侧对比。检查时患者取站立位或坐位，放松肩部，手臂置于身侧；检查者一手固定患侧肩胛骨，另一手握患肢肘部施加向下的力，若肩峰下出现横沟，＞ 2cm 者为阳性，提示肩关节下方不稳定；不稳定的患者通常兼具多向性不稳定的存在。

恐惧试验与复位试验，常用于检查创伤性不稳定因素造成的肩部解剖学不稳定。检查时患者取仰卧位，检查者一手握住患者的前臂，另一手在后方托起患者上臂，轻而慢地外展和外旋上臂，当其感到肩后疼痛并有即将脱位的预感而产生恐惧，拒绝进一步外旋时，恐惧试验阳性。在肩关节外展、外旋的同时，对肱骨头再施加向前的应力，可进一步引发患者的恐惧感或疼痛，为加强试验阳性。肩关节的稳定随外展角度的变化而变化，肩关节可依序外展 0°、45°、120°、90° 检查（若关节脱臼，则调整为 90°、120°、45°、0°），通常患者在外展 45° 内的外旋可无任何恐惧感，通过检查可获知患者肩关节在不同外展程度时的外旋能力。进行恐惧试验后，于肱骨头施加向后的应力，当恐惧感 / 疼痛或不稳定减轻或消失，或活动范围增大，即复位试验阳性，提示肩关节前侧松弛或不稳定。

肩关节前抽屉试验：患者取仰卧位，检查者将患肢前臂夹持于一侧腋下，并用同侧手握住患者上臂近肩关节处，嘱患者放松肌肉，使肩关节处于外展 80° ～ 120°、前屈 20°、外旋 30° 位置。检查者以另一手示指与中指置于患者肩胛喙突棘突处，拇指按压患侧喙突处，以稳定肩胛骨。此时将患肢上臂用力向前提拉，另一手则相对抗，试验过程中可伴有肩关节弹响或疼痛或二者兼有。阳性结果提示肩关节前部不稳定，根据关节活动度的不同，弹响的出现可提示盂唇撕裂或肱骨头自关节盂内滑脱。

肩关节后抽屉试验：患者取仰卧位，检查者一手握于患者前臂近端，使肘关节屈曲 120°，肩关节外展 80° ～ 120°、前屈 20° ～ 30°。检查者另一手示指与中指置于患者背部脊柱棘突处，拇指按压患侧喙突处，并利用检查床面稳定肩胛骨。此时检查者使受检侧上臂内旋，肩关节前屈 60° ～ 80°，另一手拇指离开喙突，移至肱骨头前方并向后推挤，由同侧手示指感知肱骨头的移动，肱骨头明显向后移位（> 50%）为阳性，提示肩关节后部不稳定。该测试常无痛，但患者也可能表现为局部肌紧张。

肩关节多向性不稳定患者，可出现前后抽屉试验、下方不稳定试验、恐惧试验等多项试验阳性，但只有再现患者症状或发现关节内的病理改变（如检查发现掌指关节、远端指间关节、肘关节过伸分别超过 60°、30°、5°，腕关节屈曲拇指可触及前臂——提示全身关节松弛），才能确诊为肩关节多向性不稳定。

2）撞击试验：前肩部 / 肩峰下撞击征，究其原因为解剖学结构因素和动力因素联合作用的结果，不论是肩袖病变、双侧 / 单侧肱二头肌肌腱炎、肩胛骨和肱骨不稳定还是盂唇病变，从结构学上看都是肱骨前方肩峰下、肱骨头和肩胛骨喙突之间的结构被压缩 / 挤压的结果，撞击区域如图 3-18 所示。肩袖损伤是肩部撞击的必然结果，最常见的受累部位是冈上肌肌腱，其次是肩胛下肌和冈下肌。学者 Park 等指出，Howkins-Kennedy 试验疼痛弧征和冈下肌阳性试验联合测试基本包括可能的撞击检查，若患者存在全层肩袖撕裂，疼痛弧、垂臂试验和冈下肌试验均可较好地检出。

Hawkins-Kennedy 试验：检查者立于受检侧并面向患者，患者肘关节和肩关节屈曲 90°，肩关节外展并内旋，拳头朝下。检查者握住患者受检上臂的肘关节近端予以固定，并对前臂远端前侧施力，强制内旋肩关节至最大范围，推压喙肩韧带和喙突前表面的冈上肌肌腱，人为地使肱骨大结节和冈上肌肌腱从后外方向前撞击肩峰、喙突、喙肩韧带形成的“喙肩弓”。若引发患者肩峰部位疼痛，提示冈上肌肌腱双侧（单侧）继发损伤。根据检查需要也可在不同程度前屈或水平内收位检查。必要时行肩峰下滑囊封闭后，即刻再行撞击诱发试验。

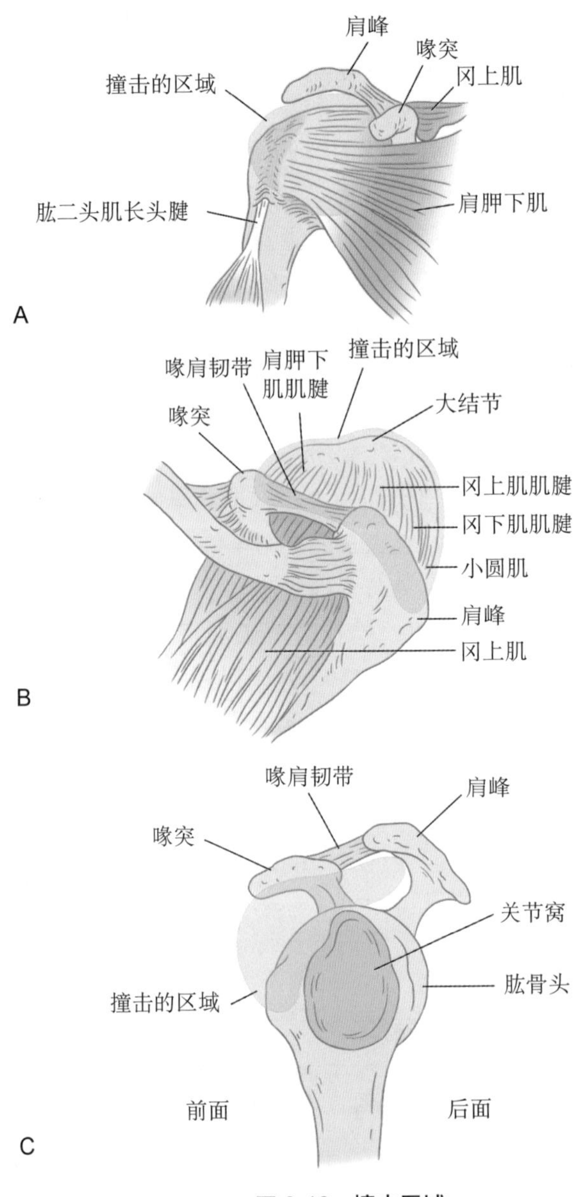

图 3-18 撞击区域

A. 前面观；B. 上面观；C. 外面观

Neer 试验：检查者立于患者背后，一手固定肩胛骨，另一手保持肩关节内旋位，患者肘关节伸展，前臂旋前，四指环握，拇指朝下。检查者抬起患者上臂并使其在肩胛平面被动前屈至最大活动范围使患肩前屈过顶，使肱骨大结节与肩峰前下缘发生撞击，从而诱发疼痛，以检查冈上肌的受压情况。Neer 分型评估有较好的可信度和可重复性，但检查者的专业水平是分型可靠性的重要影响因素。

喙突撞击试验：喙突使冈上肌肌腱前缘和肩胛下肌肌腱上缘分开，其形成的解剖间隙称为肩袖间隙。肩外展位时被动内旋肩关节，肩袖间隙会与前方的喙突尖部发生撞击。在其损伤后由于局部出血、炎症反应，通过喙突撞击试验（即模拟上述的撞击机制），令患者肩关节在不同角度水平内收位，向前屈曲和内收，诱发患肩前方疼痛并伴有咔嗒声，即为阳性。

肩锁关节撞击：交臂试验/Apley摸背试验，患者取坐位或直立位，检查者立于受检侧，将患者肩关节屈曲90°，将手臂水平移向胸部，并令其进一步移到对侧肩部。若发现受检侧肩锁关节疼痛、位移或有咔嗒声，即为阳性结果，提示肩锁关节功能障碍。

3）肌肉损伤检查

A. 肱二头肌

Speed试验：肱二头肌试验或直臂试验，患者取站立位，肩关节屈曲50°，肘关节平伸，腕关节旋后，掌面向上。检查者立于患侧，一手稳定肩胛骨，避免肩关节前倾，另一手在患者前臂施加向下的力，嘱患者前臂旋前并伸展肩关节；亦可令患者肘关节屈曲90°，前臂旋后，嘱其抗阻伸肘，同时前臂旋前使掌面向下；肱二头肌肌腱附近疼痛为阳性，提示肱二头肌肌腱炎、肱二头肌肌腱或腱周组织损伤。手臂旋外位抗阻过程中有强烈无力感，应怀疑有严重的（Ⅱ°～Ⅲ°）肱二头肌远端撕裂。

Yergason试验：患者取坐位，肘关节屈曲90°，前臂旋前。检查者握住患者手腕上方，阻抗患者主动旋后动作，肱二头肌肌腱部位疼痛为阳性，提示肱二头肌肌腱炎/肌腱病变。改良Yergason试验可对肱二头肌肌腱不完全脱位和肩胛下肌进行评估，患者的体位与准备同Yergason试验，检查者阻抗患者主动旋后和外旋动作，触诊患者的肱二头肌肌腱，患者疼痛或肱二头肌肌腱不完全脱位为阳性，提示肱二头肌肌腱病变、肌腱不完全脱位和（或）肩胛下肌损伤。若检查时感觉到肱二头肌肌腱“跳出”结节间沟，提示肱骨横韧带撕裂伤。该试验较Speed试验肌腱活动少。

B. 冈上肌

落臂试验：患者取坐位或直立位，检查者将患者手臂在冠状面上外展90°，然后在水平面上内收45°，令患者缓慢放下手臂。引起剧烈疼痛或无法将患侧手臂以适当控制的方式垂放下来即为阳性，提示严重肌腱病变或肩袖肌肉撕裂。

空罐试验：患者取直立位，肩关节外展90°，内旋并前倾30°，肘关节完全伸展，前臂旋前，双手握拳，拇指朝下（像将空罐翻转朝下）。检查者令患者对抗向其前臂远端施加向下的压力，若引发患者肩部疼痛或不适，提示冈上肌韧带或肌腱部病变。

C. 肩胛下肌

熊抱试验：患者取立位，患侧手掌搭在对侧肩上，手指伸直，手掌朝下，保持肘关节置于身前。检查者立于患者身前，一手稳定患者的肘关节，另一手施加垂直外旋力使患者手离开肩部，患者用内旋力量对抗。如果力量减弱，手不能维持在肩上，为阳性，提示肩胛下肌损伤。

压腹试验：也被称为拿破仑试验。患者手腕伸直，手心压腹，肘部离开胸部，保持此姿势用力压腹，如果压腹时不能保持肘部向前或压腹时屈腕、前臂向后者为阳性。也可嘱患者双手侧压腹部（双肘向前），检查者同时推压其肘部，通过抗阻的肌力来判定肩胛下肌损伤情况。

背后举起检查：患者直立位或俯卧位，手背置于下背部（手心向后），上臂内旋，肘关节中度屈曲，嘱患者将手向后举起以离开背部（必要时给予阻力），不能完成动作或与对侧相比动作明显受限为阳性，提示肩胛下肌损伤。检查时，患者可能会试图以肘部（肱三头肌）的伸展来代替此动作。

内旋减弱征：患者将手置于下背部，屈曲肘关节约 90°，手心向后。检查者将患者的手和前臂向后拉离背部至最大肩内旋角度，然后松手并嘱患者保持该位置；阳性者无法保持，提示肩胛下肌损伤。

D. 冈下肌

回落征：患者取坐位，肩关节在肩胛骨平面外展 90°，屈曲肘关节 90°，检查者使其肩关节达最大程度外旋，然后松手并嘱患者保持该位置；阳性者无法保持最大外旋，手臂回落，致肩内旋，提示冈下肌、小圆肌损伤。

冈下肌测试：患者取坐位或直立位，双臂置于体侧，屈曲肘关节 90°，肩内收位。嘱患者抗阻力外旋双肩，并在肩胛平面使肩关节外展 90°，使双手远离体侧。

外旋减弱征：患者肘关节屈曲 90°，肩关节在肩胛骨平面外展 20°。检查者一手固定肘关节，另一手使肩关节外旋达最大程度，然后放松并嘱患者自行保持最大外旋。患者不能保持姿势，上肢向前弹回，外旋度数逐渐减少者为阳性，提示冈下肌、小圆肌损伤。

E. 小圆肌

号手征：患者取直立位，检查者将患侧上肢在肩胛平面上抬高 90°，肘关节屈曲 90°，令患者对抗外力外旋肩关节，若患者无法外旋，即为阳性。也可令患者取直立位，双侧上肢置于体侧，令其手臂外展双手移至口旁做吹号的姿势，当患侧肩关节外旋肌无力时，则无法维持吹号姿势，患臂落于身前。

F. 肩袖（大体判断）

裂隙试验：患者取坐位，双臂置于身侧。检查者立于患者身后（患侧），一手握持肘关节并保持屈曲 90° 姿势，被动后伸患肩，缓慢向内向外侧旋转肱骨，另一手置于患侧肩峰前缘处，触诊肱骨大结节和肩袖肌肌腱。若冈上肌肌腱撕裂，可触及一指宽裂隙和较为明显的大结节凸起（与另一侧对比）。

Whipple 试验：患者取直立位，受检侧伸肘关节前屈 90° 位并内收肩，使手越过身体中线直至对侧肩前。检查者一手固定患者肩胛骨，一手于前臂近腕关节处下压，嘱患者抵抗。若患者疼痛并无法保持姿势，提示部分肩袖撕裂和（或）上盂唇撕裂。可与后附的盂唇损伤相对比。

G. 斜方肌

斜方肌测试：分为整体测试和局部独立测试。

整体测试如图 3-19A 所示：患者取坐位，双手在头上方交叉，检查者立于其身后，向前推肘关节，正常能清晰看到斜方肌的上、中、下三部分的收缩以稳定肩胛骨。

单独测试斜方肌（上部）如图 3-19B 所示：令患者抗阻外展肩关节，同时避免头部向同侧偏斜，也可轻度外展受检侧上肢，令患者进一步外展，若发现肩关节抬高，则可能为肩胛提肌和菱形肌代偿，提示斜方肌（上部）肌力下降。

单独测试斜方肌（中部）如图 3-19C 所示：患者取俯卧位，肩外展 90° 并旋后，嘱抗阻水平后伸肩关节，正常情况下可见肩胛骨水平回缩，若肩胛骨前伸，提示斜方肌（中部）肌力下降。

单独测试斜方肌（下部）如图 3-19D 所示：患者取俯卧位，肩外展 120° 并旋后，嘱患者抗阻外展，正常情况下可见肩胛骨下降，若肩胛骨前伸，提示斜方肌（下部）肌力下降。斜方肌瘫痪常引起肩胛骨下移和肩胛下角侧旋，若肩胛骨抬高超出正常范围则提示斜方肌短缩或肌性斜颈。

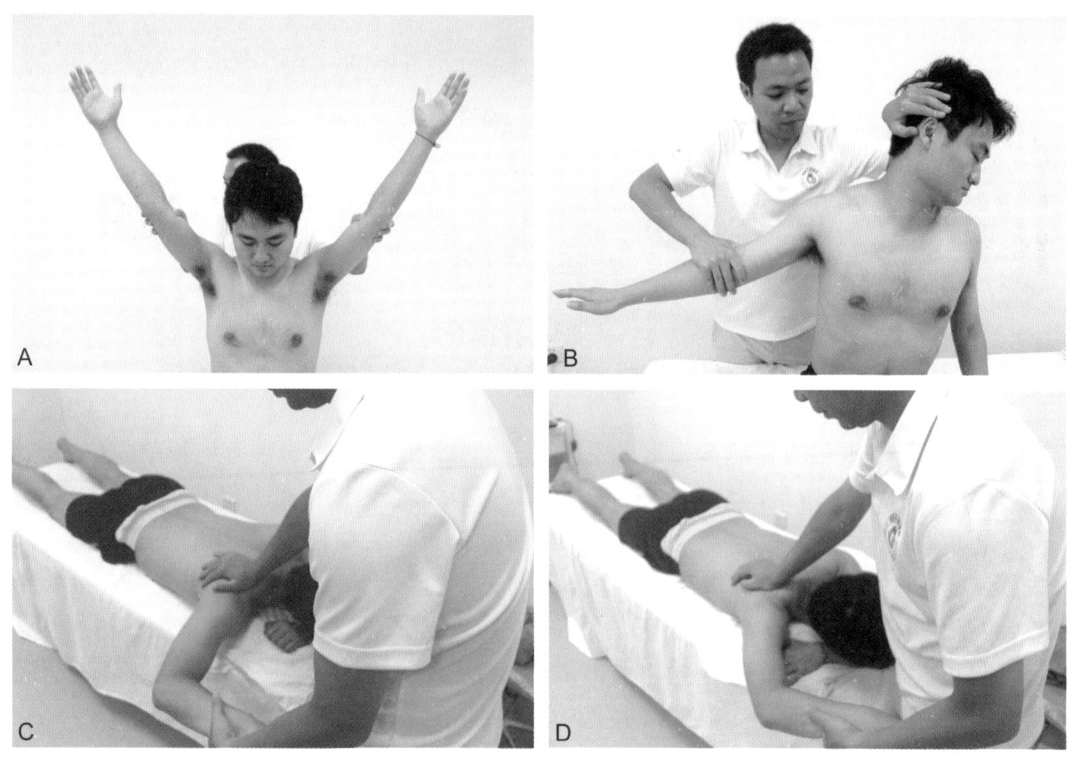

图 3-19 **斜方肌测试**

A. 斜方肌整体测试；B. 斜方肌上部测试；C. 斜方肌中部测试；D. 斜方肌下部测试

H. 前锯肌

冲击试验：前锯肌的主要功能是该肌全部收缩时使肩胛骨靠近胸壁。前锯肌无力的患者做外展或超过 90° 的前屈运动困难，但可由斜方肌（下部）代偿来完成活动。检查时患者取直立位，肩前屈 90°，检查者在上臂施加向后的力，该肌瘫痪或无力时，则肩胛骨下角离开胸壁，呈“翼状肩畸形”，也可令患者手掌用力推抵墙壁或俯卧撑测试来检查。区别前锯肌功能障碍并非胸长神经麻痹所致，可令患者推抵墙壁时内旋再前屈肩关节，若翼状肩消失，则提示患者前锯肌功能障碍为肩关节后侧不稳定引起。

4）盂唇损伤检查

主动压迫实验：检查时患者取直立位，肩关节屈曲 90°，再水平内收至 15°，维持最大内旋角度，肘关节完全伸展。检查者在患者前臂远端施加向下的力，嘱患者尽力抵抗；外旋肩关节，再测试一次。肩锁关节或肩肱关节疼痛或有咔嗒声为阳性。若疼痛位于肩锁关节，即肩锁关节损伤；若肩肱关节疼痛，则为由前向后的上盂唇损伤。

5）韧带病理试验

喙锁韧带检查：包括内侧的锥状韧带和外侧的斜方韧带。如图 3-20 喙锁韧带检查所示，患者取侧卧位，健侧向下，固定患者的锁骨，向远胸壁方向推动肩胛骨。检查内侧锥状韧带的完整性时，推动肩胛下角（图 3-20A）；检查外侧斜方韧带时，推动肩胛骨内侧缘（图 3-20B）。在锁骨的外 1/3 和内 2/3 之间的前下方出现疼痛均为阳性。

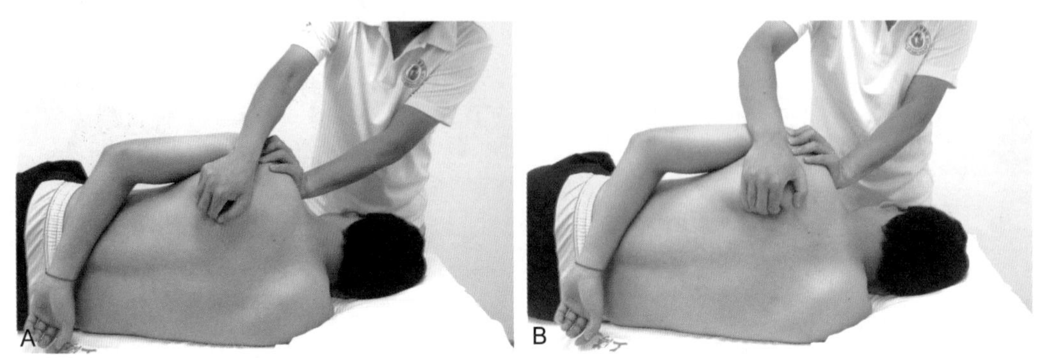

图 3-20　**喙锁韧带检查**

A. 检查内侧锥状韧带；B. 检查外侧斜方韧带

恐惧试验：主要检查盂肱韧带上、中、下三部分的前部，以患者有惧怕前脱位的恐惧感为阳性。如图 3-21 所示，A 为手臂侧方试验，主要检查盂肱韧带上部和关节囊；B 为肩关节外展 45°～60° 时，检查盂肱韧带中部、喙肱韧带、盂肱韧带下部和前关节囊；C 为肩关节外展超过 90° 时，检查盂肱韧带下部和前关节囊。

后盂肱韧带检查：盂肱韧带下部的后部检查，患者取坐位，将上臂前屈 80°～90°，然后内旋并水平内收 40°，同时触诊关节盂的后下区域（图 3-22）。若该区域疼痛或肱骨头突出，则为阳性；若活动受限（如水平内收），提示后关节囊紧缩。

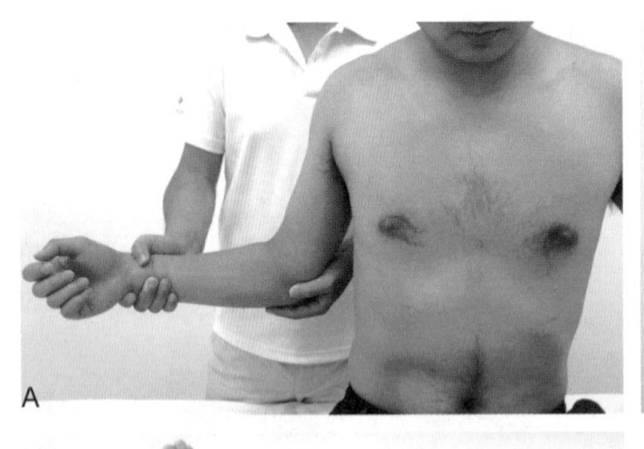

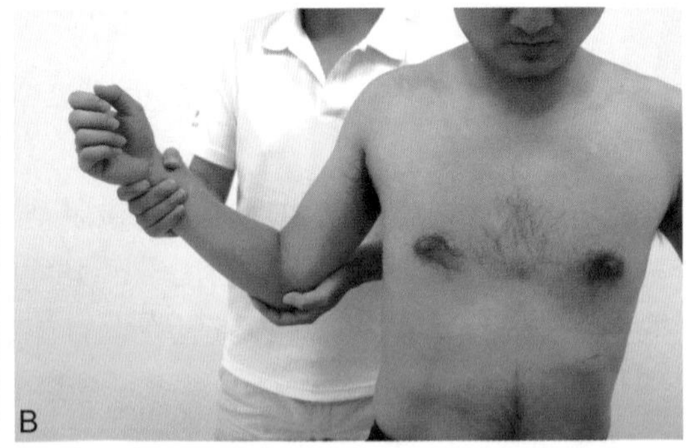

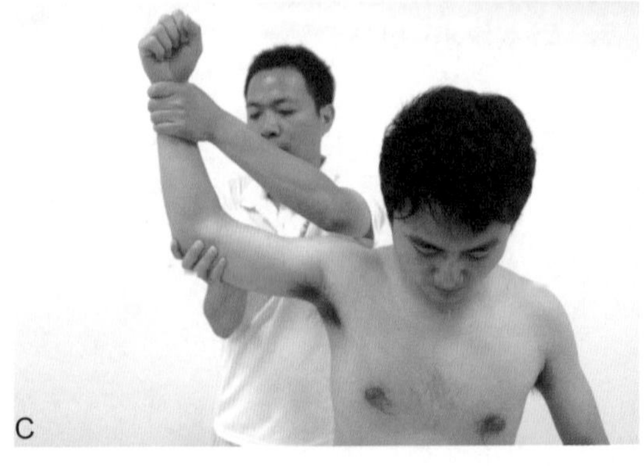

图 3-21　**盂肱韧带检查**

A. 手臂侧方试验；B. 检查盂肱韧带中部、喙肱韧带、盂肱韧带下部和前关节囊；C. 检查盂肱韧带下部和前关节囊

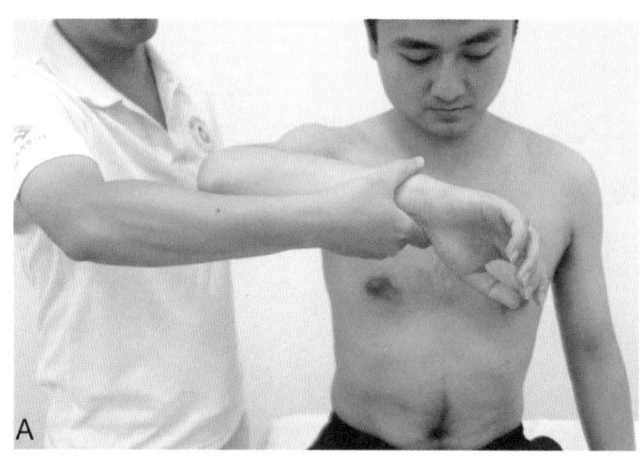
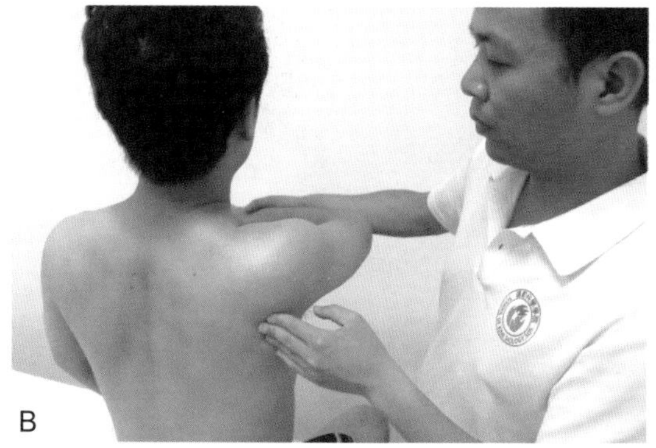

图 3-22 **盂肱韧带下后部检查**

A. 前面观；B. 后面观

6）肩锁关节检查

水平内收测试：患者取直立位，检查者手搭受检肩关节的对侧，被动完成检查。令患者转坐位，以另一手使受检侧肘关节屈曲 90° 并尽可能水平内收肩关节。若肩锁关节局部固定点疼痛即为阳性，提示肩锁关节存在病变。

Paxinos 征：患者取坐位，受检肩关节放松置于体侧，测试者立于其身旁并将一手搭于患者肩上，使拇指置于肩峰后外侧、示指和中指置于前侧约锁骨中部，指间施加压力，若肩锁关节处疼痛加重，提示肩锁关节存在病变。

7）神经动力学检查

上肢神经张力试验：通过调整肩关节、肘部、前臂、腕部和手指的位置从而对特定的神经根施加压力来鉴别。检查通常从健侧开始，首先调整肩部的位置，之后调整前臂、腕部、手指，最后是肘部。每一个阶段逐步增加紧张度，直到产生神经受压的症状。阳性仅提示神经受到应力刺激。

如图 3-23 所示，分别为上肢张力试验 ULNT1 ～ ULNT4。检查时，为保证效果，肩关节在不同外展位时均应保持肩带受到向下的恒定的压力，前臂、腕关节和手指保持接近其最大活动度的位置。当肘关节处于后伸位时，正中神经和桡神经张力增加，屈曲位时尺神经张力增加；当腕关节和掌指关节后伸位时，正中神经和尺神经张力增加，而放松时桡神经张力增加。根据检查需要，可适当抬起或旋转肩关节。

改良型上肢紧张试验（臂丛神经紧张试验）：类似 ULNT4，施压检测尺神经和 C_8 及 T_1 神经根。检查时，患者取坐位，肘关节伸展，双臂外展并外旋至出现神经牵拉症状，然后缓慢降低位置直至症状消失，此时检查者握住患者双臂，使其保持在即将产生症状的位置（图 3-24A）；再令患者屈曲肘关节并将双手置于枕后（图 3-24B），若神经根受牵拉再次出现症状则为阳性（表 3-8）。

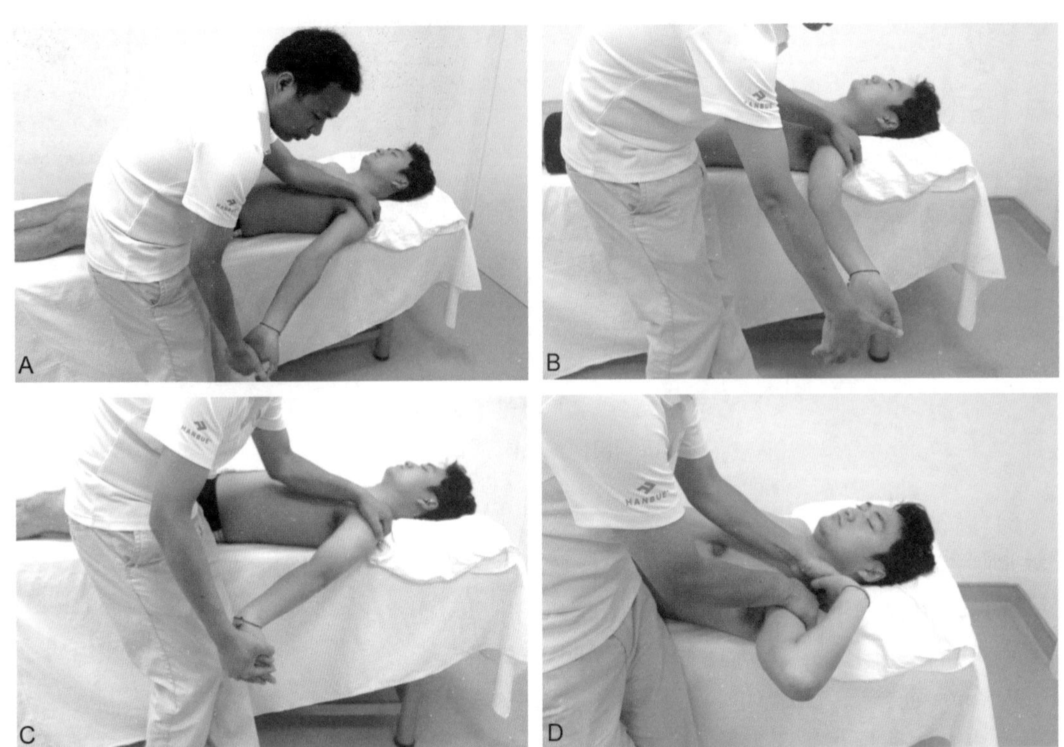

图 3-23 上肢张力试验

A. ULNT1；B. ULNT2；C. ULNT3；D.ULNT4

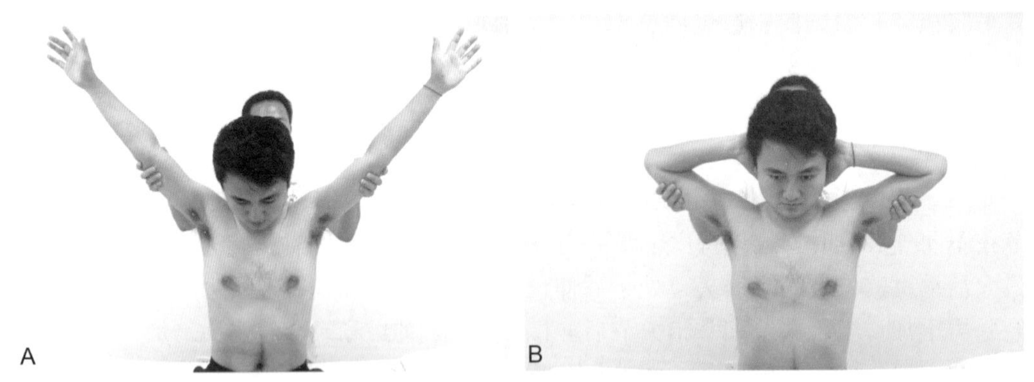

图 3-24 改良型上肢紧张试验（臂丛神经紧张试验）

A. 检查者握住患者双臂，使其保持在即将产生症状的位置；B. 患者屈曲肘关节并将双手置于枕后

表 3-8 上肢张力试验的关节位置和神经根受压情况

	ULNT1	ULNT2	ULNT3	ULNT4
肩关节	下压且外展 110°	下压且外展 10°	下压且外展 10°	下压且外展 10° ～ 90° 手朝向耳朵方向
肘关节	伸直	伸直	伸直	屈曲
前臂	旋后	旋后	旋前	旋后
腕关节	背伸	背伸	屈曲且尺偏	背伸且桡偏

续表

	ULNT1	ULNT2	ULNT3	ULNT4
手指	背伸	背伸	屈曲	背伸
肩关节	—	外旋	内旋	外旋
颈椎	向对侧屈曲	向对侧屈曲	向对侧屈曲	向对侧屈曲
神经受压	正中神经，骨间前神经，C_5、C_6、C_7 神经根	正中神经、肌皮神经、腋神经	桡神经	尺神经，C_8、T_1 神经根

臂丛神经损伤的 Tinel 征：患者取坐位，头轻微侧屈，检查者以手指沿神经干走行轻叩臂丛锁骨上区域，一个或多个神经根分布区出现麻刺感为阳性，提示神经的解剖结构并未完全损坏或出现部分修复。单纯的局限性疼痛提示下方颈丛神经损伤；若在周围神经分布区引出疼痛则表明存在神经瘤，提示神经纤维连续性受损。臂丛神经损伤的Tinel征如图3-25所示。

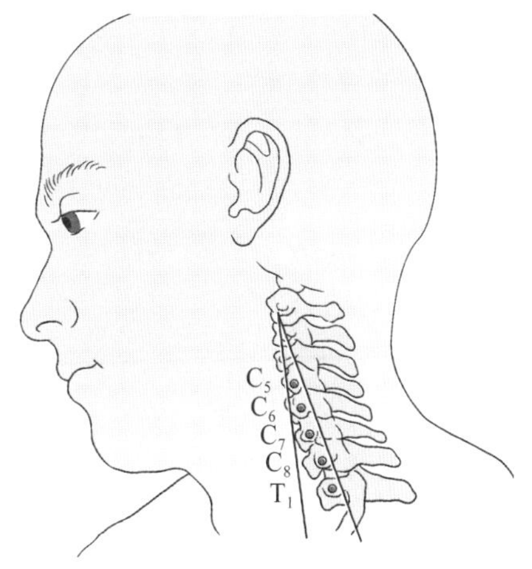

图 3-25　臂丛神经损伤的 Tinel 征
（红点为扣击点）

8）关节内活动检查：关节内活动，通常指发生在关节囊内的关节面间的活动，也体现了关节囊延展性或弹性范围。这些活动常无法主动完成，需要通过被动实现，包括关节的牵张、滑动、挤压、滚动及自旋等。肩部关节内活动评估主要检查肱骨的关节内活动、锁骨的关节内活动和肩胛骨的运动。评估时，患者取仰卧位，检查者注意对比患者双上肢活动范围、关节内活动情况及活动时有无引发症状。检查为减少肩的扭矩，需对前臂及肘部加以固定。其中肱骨关节内活动包括后向滑动、前向滑动、侧向牵张、尾向滑动（肘关节以下长臂牵张）、尾向滑动（肘关节以上牵张）、外展位后向滑动；锁骨关节内活动包括肩锁关节 - 锁骨的前后活动和自头向尾活动，胸锁关节 - 锁骨的前后活动和自头向尾活动。具体检查如图 3-26 所示。

肱骨后向滑动：检查者侧立于患侧，一手握住患者肱骨靠近肘部处，另一手握于肱骨头前，双手虎口相对，保持患者前臂与身体平行，使盂肱关节不发生旋转或扭转。令患者的手抵至检查者胸前，检查者握于肱骨头前之手施加一个向后的力即可（图 3-26A）。

肱骨前向滑动：检查者体位与准备姿势同“肱骨后向滑动”，握于肱骨头前之手施加向前的力（图 3-26B）。

肱骨侧向牵张：检查者体位与准备姿势同“肱骨后向滑动”，握于肱骨头前之手施加侧向的力。由于侧推时常易使肘关节屈曲，施加外力时需小心，徐徐加之（图 3-26C）。

尾向滑动（肘关节以下长臂牵张）：嘱患者取仰卧位，检查者一手握住患者手腕，另一手抵于肩胛冈和锁骨远端触诊活动情况。检查如图 3-26D 所示，施加牵张的力量，同时以触诊手感知肱骨头有无远离关节盂。若患者主诉肘关节疼痛或不适，调整牵拉点的位置并握手于肘关节之上，如图 3-26E 所示。

外展位后向滑动：检查者一手托于患侧肘关节后部，固定前臂并使肩关节达外展

90°，后续同“肱骨后向滑后”的检查，对患者施加一个下压的力即可（图 3-26F）。

肩锁关节检查：检查者轻轻握住患侧锁骨（靠近肩锁关节处），上、下、内、外活动锁骨，同时以另一手触诊关节内活动。检查时需提前告知患者可能会导致不适，并减少对锁骨的挤压以减轻患者的不适（图 3-26G）。

胸锁关节检查：准备与过程基本同“肩锁关节检查”，检查者轻握患侧锁骨（胸锁关节）（图 3-26H）。

肩胛骨活动检查：如图 3-26I 所示，患者取侧卧位（受检侧朝上），手臂放松并搭于背后腰际，检查者面对患者，一手置于患者肩胛骨内侧，另一手置于肩胛骨顶端，嘱患者放松。检查时，可利用检查者身体姿势的调整前推患者的肩部，以使肩胛骨稍离开胸廓，更好握持。此时，可推持肩胛骨做生理运动（上抬、下沉，外展、内收，外旋、内旋）外的向内（推向脊柱）、向外（远离脊柱）、向下、向上及抬离胸廓的活动（图 3-26I）。

前肋活动度检查：肋骨于脊柱间的活动也会对肩关节的活动产生影响，乃至限制运动。如图 3-26J 所示，患者取仰卧位，检查者以掌侧缘的小鱼际肌按压患者前肋，测试可按压几次，同时注意双侧对比。

后肋活动度检查：患者取俯卧位，令患者头转向另一侧并放松，突出肩胛骨以避开检查者的手势。检查者双手如图 3-26K 所示，叠压于患者后肋，测试几次，同时注意双侧对比。

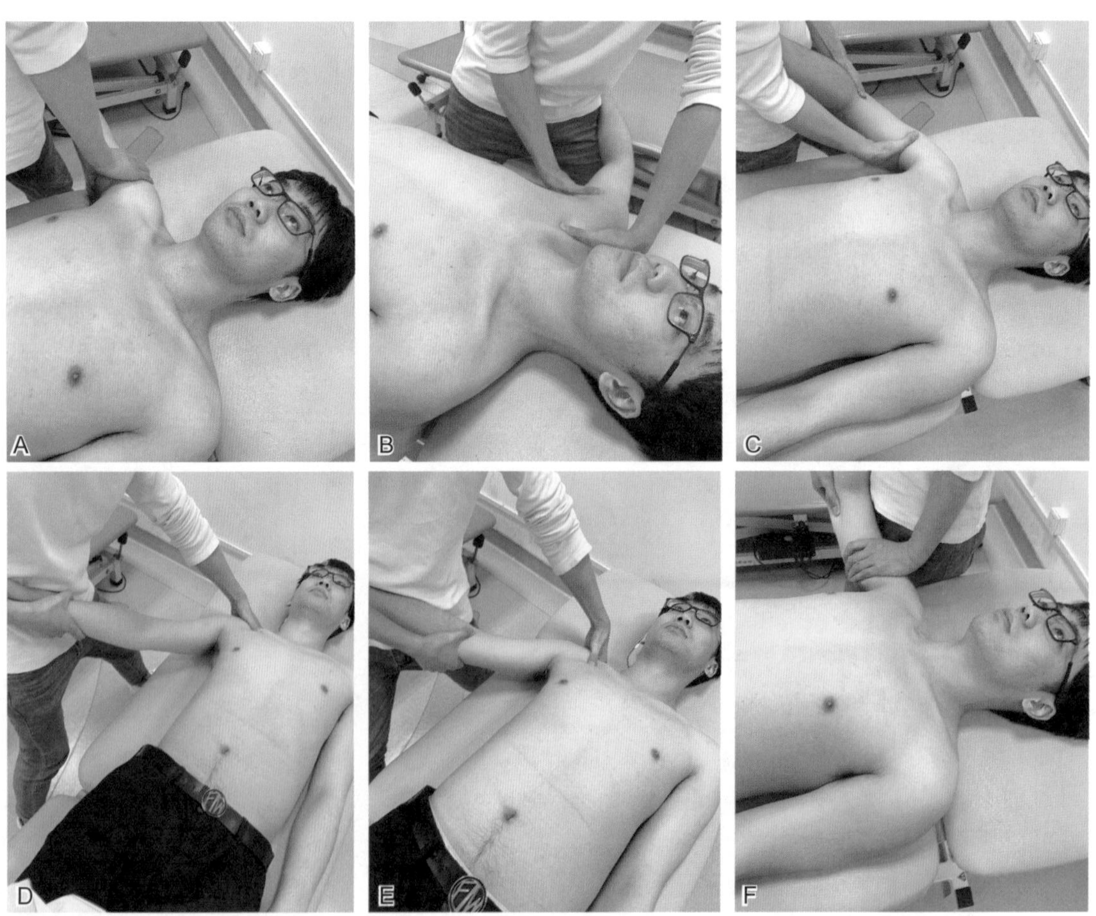

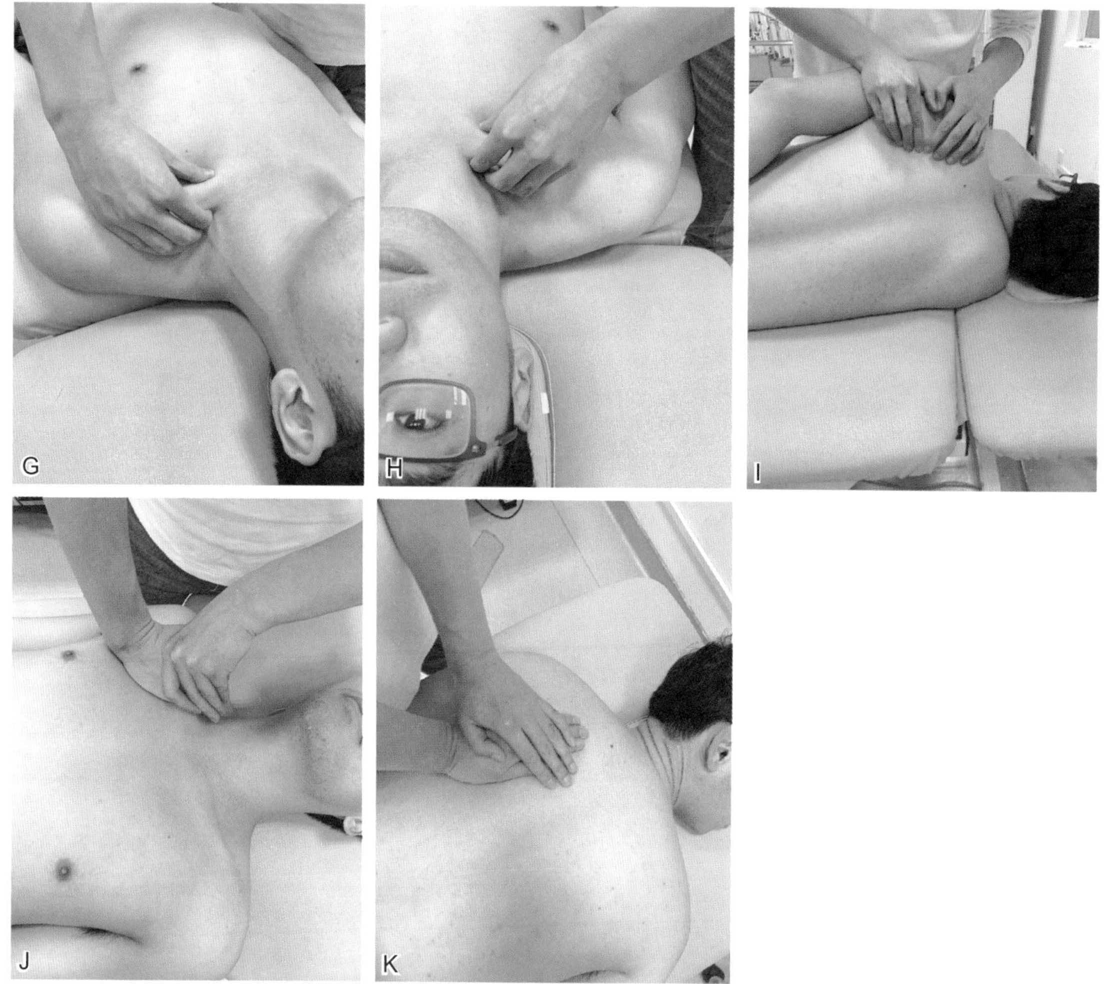

图 3-26 **肩部关节内活动检查**

A. 肱骨后向滑动；B. 肱骨前向滑动；C. 肱骨侧向牵张；D 和 E. 尾向滑动；F. 外展位向向滑动；G. 肩锁关节检查；H. 胸锁关节检查；I. 肩胛骨活动检查；J. 前肋活动度检查；K. 后肋活动度检查

第三节 关节松动术

肩关节活动受限包括原发性和继发性两类，其共同点是肩关节主动活动和被动活动均明显受限。创伤后发生的肩关节受限，即继发性肩关节僵硬，其病理改变为肩关节囊纤维化（局部或全部）、三角肌和肩袖之间，以及三角肌与肱骨近端之间粘连，同时伴有广泛的软组织挛缩（关节囊、韧带、肌腱）。软组织因粘连、挛缩，瘢痕组织形成而失去适当的延展性，从而造成活动度受限，限制功能或致失能。临床表现为肩关节的外展、外旋和内旋等活动受限，特别是外展和外旋，主动活动和被动活动均受限；伴有肩部疼痛，但主要与活动受限有关；肌力减低不明显，但常因活动受限而影响评估。结合图 3-27，关节活动受限的治疗活动常需要关节内的治疗活动——关节松动技术、牵伸与软组织技术和关节活动度训练有序组合，同时可借由运动松动技术（MWM）进一步促进关节 - 肌肉 - 结构与功能的恢复。

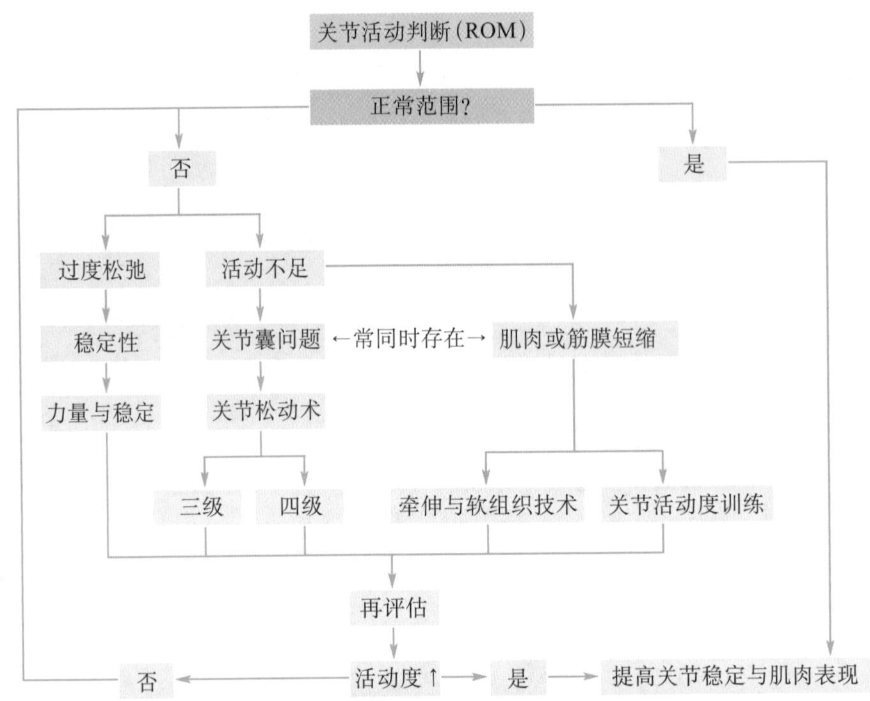

图 3-27　**关节活动范围与治疗方法的选择**

一、常规松动

（一）盂肱关节

盂肱关节：凹的关节盂承接凸的肱骨头（图 3-28）。

1. 盂肱关节牵张

[患者体位]　患者仰卧，肩关节呈休息位。

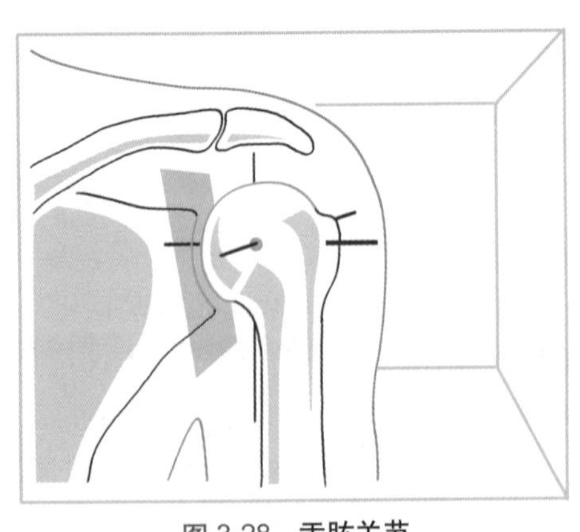

图 3-28　**盂肱关节**

[治疗师体位]　治疗师面对患者头部，坐于患侧。

[操作方法]　把患者的胸部与肩部用关节松动带固定在治疗平面上，治疗者以徒手（图 3-29A）使患侧肘关节屈曲 90°，用另一关节松动带辅助固定患侧肱骨近端接近关节的位置（图 3-29B）；以徒手抓住患者的腋下，拇指位于前侧关节线远端，其余四指位于背侧，另一手由外侧握持肱骨，由抓住腋下的那只手将肱骨向外牵张；或双手固定肱骨（右侧）。治疗者身体向后移动以获得稳定的第Ⅲ级持续牵张治疗。

[作用]　测试、评估盂肱关节牵张活动的质与量，评估终末端感觉；初始治疗（持续第Ⅱ级）；疼痛控制（振动，Ⅰ级或Ⅱ级）；改善盂肱关节活动度（第Ⅲ级持续牵张）。

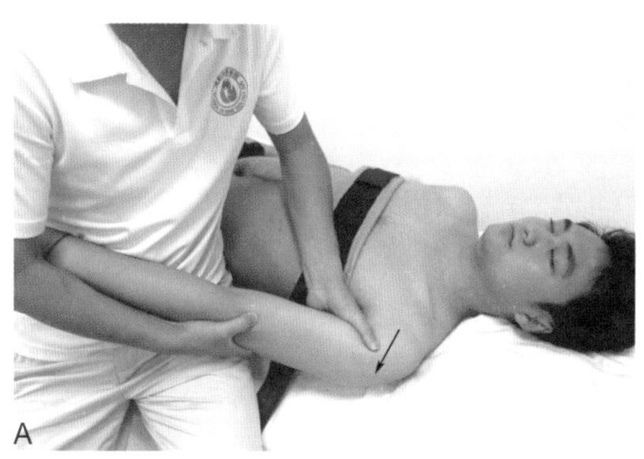

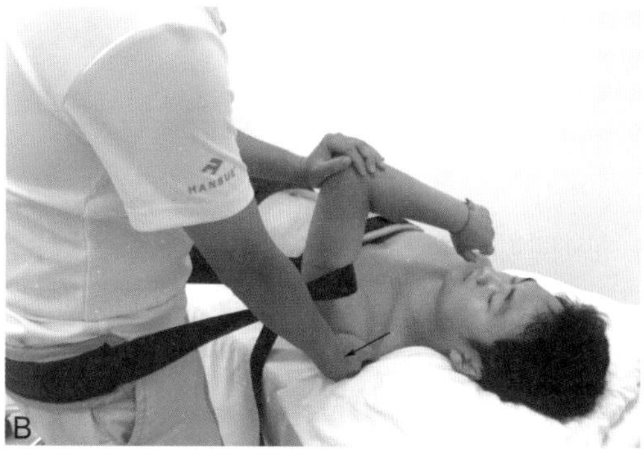

图 3-29 **盂肱关节牵张**

A. 和 B. 休息姿势下的牵张治疗，力量方向与盂窝内的治疗平面垂直

2. 盂肱关节尾向滑动

[患者体位] 患者仰卧，肩关节呈休息位。

[治疗师体位] 治疗师面对患臂站立，以躯干及手肘部固定患者手臂。

[操作方法] 患者的胸部与肩部固定在治疗平面上（图 3-30A）或固定患侧肱骨近端接近关节的位置（图 3-30B）；以施力手的虎口紧扣肱骨近端靠近肩峰的位置，由握持于患者腋下的手提供第 I 级牵张，由肱骨上端的手将肱骨向下压时操作者身体同时向后移动，在盂肱关节产生第Ⅲ级尾向滑动；要求身体和手行动一致。

[作用] 改善肱骨尾向滑行而增加肩外展活动，肱骨头往上位移时令其复位。

3. 盂肱关节尾向滑动（长轴牵引）

[患者体位] 患者取仰卧位。

[治疗师体位] 治疗师面对患臂站立。

[操作方法] 治疗者手部抓握技巧同盂肱关节休息姿势下的牵张，徒手抓住患者手臂，另一手由外侧握持肱骨，由抓住患者手臂的那只手与治疗者身体同时向后移动时获得的力量将手臂向尾向滑动。

[作用] 改善肩外展。

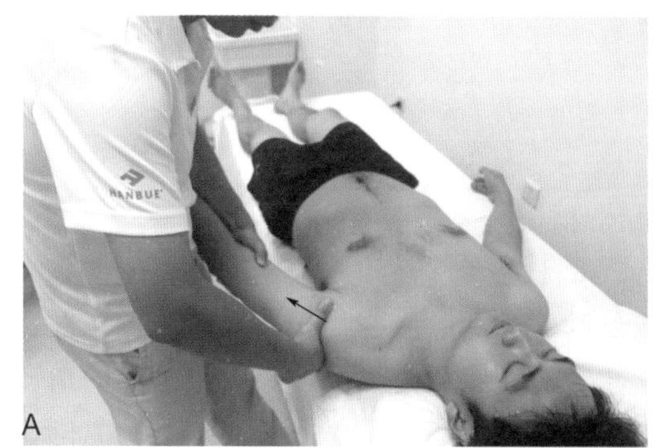

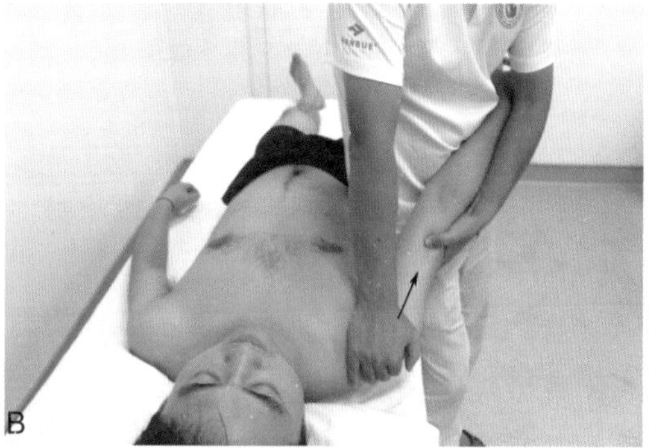

图 3-30 **盂肱关节尾向滑动**

A 和 B. 休息姿势下的尾向滑动；牵张力由腋下的手提供，滑动力量由肱骨头上的手提供

4. 盂肱关节尾向滑动（进展）

[患者体位] 患者仰卧。

[治疗师体位] 治疗师面对患臂站立。

[操作方法] 将患肩自休息位外展至有效动作末端，在接近并超过 90° 时辅以肱骨外旋；治疗师面对患臂站立，以躯干和手肘固定患者手臂，微外转躯干提供第Ⅰ级牵张；如图 3-31 所示，患者的胸部与肩部可辅助固定在治疗平面上或固定患侧肱骨近端接近关节的位置；以施力手的虎口紧扣肱骨近端近肩峰的位置，以身体扭转或前倾在盂肱关节产生第Ⅲ级尾向滑动。

[作用] 进一步改善肩外展。

5. 盂肱关节抬举（进展）

[患者体位] 患者取仰卧位或坐位，手臂外展、外旋至有效动作末端。

[治疗师体位] 治疗师立于患者受检臂后侧。

[操作方法] 治疗师以躯干和手肘固定患者的手臂，固定侧的手紧扣患者的肘关节，另一手虎口紧扣肱骨近端近肩峰的位置；治疗者将身体姿势调整至提供外力松动的手与治疗平面在同一直线上，使患者肱骨处于外旋位，令肱骨头受压方向朝向腋下；紧扣患者肘关节的手提供第Ⅰ级牵张外力，同时以紧扣肱骨近端的手将肱骨向前、朝腋下关节囊下方褶皱处滑动（图 3-32）。

[作用] 改善外展过 90° 时的抬举（外展）。

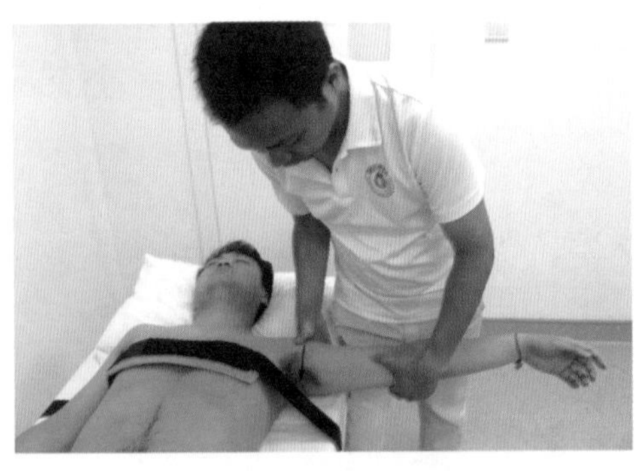

图 3-31 **盂肱关节**
肩关节外展近 90° 下的尾向滑动

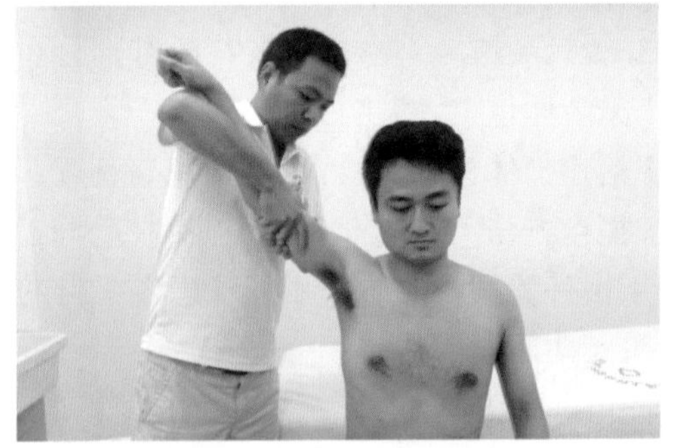

图 3-32 **盂肱关节抬举（进展）**

6. 盂肱关节后向滑动

[患者体位] 患者仰卧，手臂置于身侧呈休息体位。

[治疗师体位] 治疗者以背部斜靠近患者，立于患者肩部和躯干之间。

[操作方法] 治疗师以远侧手兜握患臂肱骨远端并夹贴、支撑于自身腰际，以此提供第Ⅰ级牵张；近侧手四指并握，将外缘置于肱骨头处（关节前缘远端）以提供后向滑动的力量；弯曲膝关节，同时令肱骨头后向滑动（图 3-33A）。可同图 3-33B 所示，提供稳定的肩胛面支撑以获得更满意的后向滑动效果。

[作用] 改善屈曲及内旋。

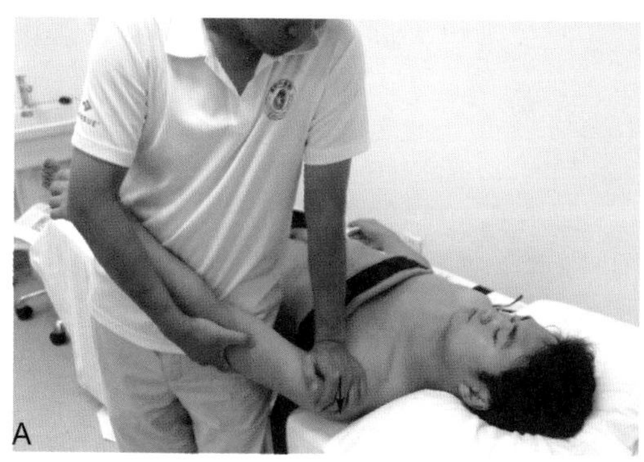

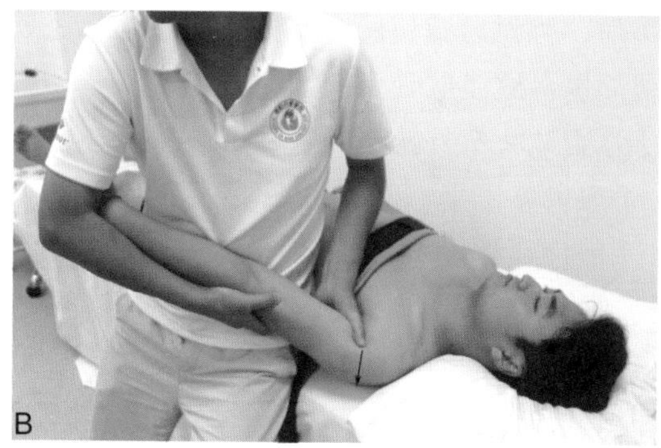

图 3-33 **盂肱关节**

A 和 B. 休息姿势下的后向滑动

7. 盂肱关节后向滑动（进展）

［患者体位］ 患者仰卧、屈曲肘关节，肩前屈 90° 伴内旋（或置于水平内收姿势）。

［治疗师体位］ 治疗师面对患臂站立。

［操作方法］ 患者肩胛骨下置垫子以令其稳固；如图 3-34A 所示，一手握于肱骨近端以施加第 I 级牵张的力量，另一手置于肘关节上方以施加竖直向下的力量；也可如图 3-34B 所示，以关节松动带施加肱骨牵张的力量。施加力量于肘关节，经肱骨长轴方向，使肱骨产生后向滑动。

［作用］ 改善肘关节屈曲过 90° 时的后向滑动以进一步改善屈曲；改善水平内收。

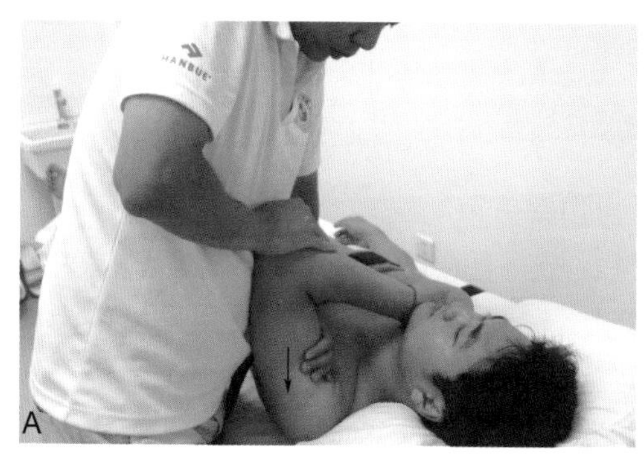

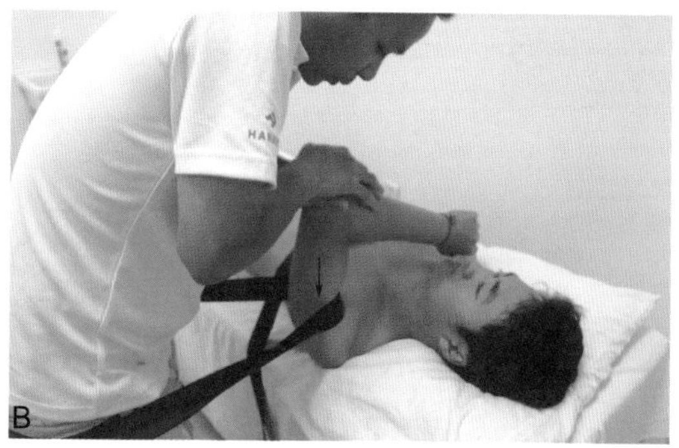

图 3-34 **盂肱关节后向滑动（进展）**

A 和 B. 休息姿势下的后向滑（进展）

8. 盂肱关节前向滑动

［患者体位］ 患者俯卧，可将楔形垫或毛巾卷置于喙突下，并使手臂自休息位悬垂于治疗床沿。

［治疗师方位］ 治疗者面向治疗床头弓步贴于治疗床沿站立。

［操作方法］ 治疗者以大腿辅助固定患者上臂；远侧手握于肘后，提供第 I 级牵张，近侧手尺侧外缘置于肩峰端后侧，提供前向滑动的力量，将肱骨头向前并微向内的方向滑动（图 3-35）。

［作用］ 改善肩后伸；改善外旋。

操作时须注意屈膝，保持滑动时患者手肘和肘部于肱骨，稳定并保持患者整个手臂向前移动，否则易致使肱骨头向前半脱位或脱臼；若肩关节已外展 90°，合并外旋时再前向滑动，也易致使肱骨头前向半脱位。

9. 盂肱关节外旋（进展）

[患者体位] 患者仰卧。

[治疗师体位] 治疗者弓步贴于治疗床沿站立。

[操作方法] 以关节松动带固定患者躯干，使肱骨头自休息姿势外旋至最大范围。因考虑肱骨外旋时辅以前向滑动，易造成半脱位，因此辅以牵张（进展）或抬举（进展）以增加活动角度。

(1) 牵张（进展）：肩关节呈休息姿势，将肱骨外旋至动作范围末端，在与盂窝治疗平面垂直的方向上施以第Ⅲ级牵张（图 3-36）。

(2) 抬举（进展）：融合外旋至动作范围末端。

[作用] 改善外旋。

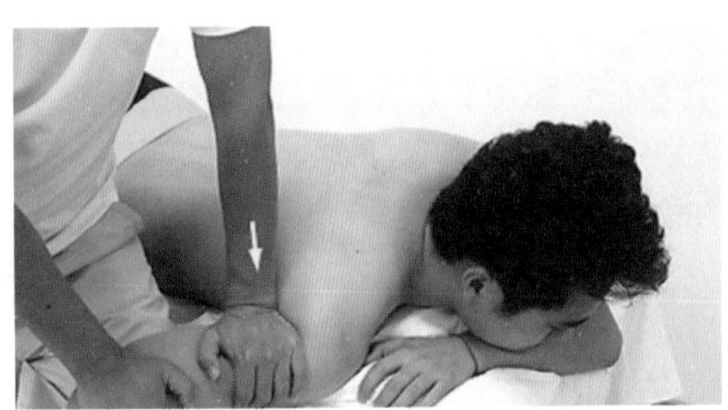

图 3-35 **盂肱关节前向滑动**

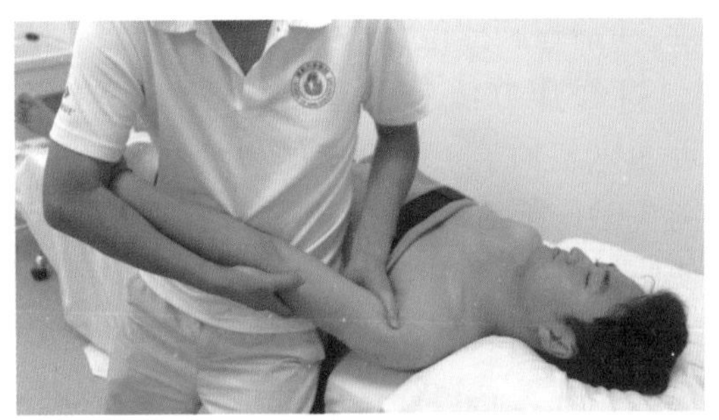

图 3-36 **盂肱关节**
休息姿势下的前向滑动盂肱关节外旋（进展）

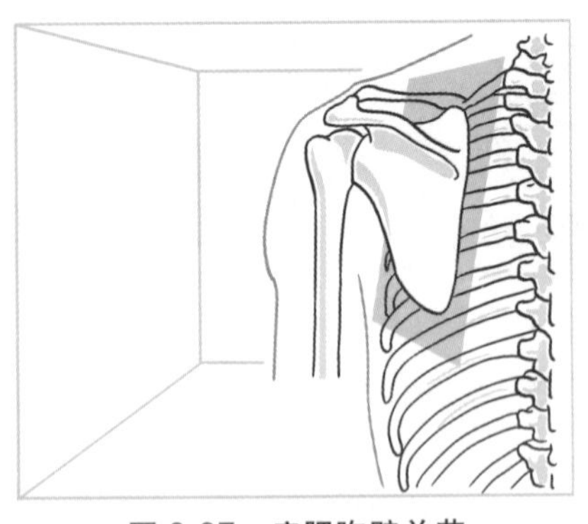

图 3-37 **肩胛胸壁关节**

（二）肩胛胸壁关节

肩胛胸壁关节（图 3-37）不具普遍意义的关节结构，是骨 - 肌肉 - 骨功能性连接，其运动是借由互相协同而又相互拮抗的肌肉共同完成，在功能上保障了肩关节活动的充分性。活动包括生理运动(上抬、下沉、外展、内收、外旋、内旋)，向内（推向脊柱）、向外（远离脊柱）、向下、向上及抬离胸廓（浮翼）的活动，松动术的目的即改善各方向活动并令肩关节获得充分活动。

（三）肩胛胸壁关节松动术

[患者体位] 患者取俯卧位或侧卧位。

[治疗师体位] 站于患者侧面。

[操作方法] 若患者活动受限明显，可先取俯卧位治疗（图 3-38A），再进阶到侧卧面对治疗者的姿势。患者取侧卧位时（图 3-38B），须将患者手臂垂搭于治疗者的下方手臂上以使肩部肌肉放松；治疗者上方手扶于肩峰、喙突处以控制活动方向，下方手指扣住肩胛内侧缘及下角，将肩胛骨由下角提起或将肩峰朝所需的松动方向推送。

[作用] 改善肩胛胸壁关节各方向活动。

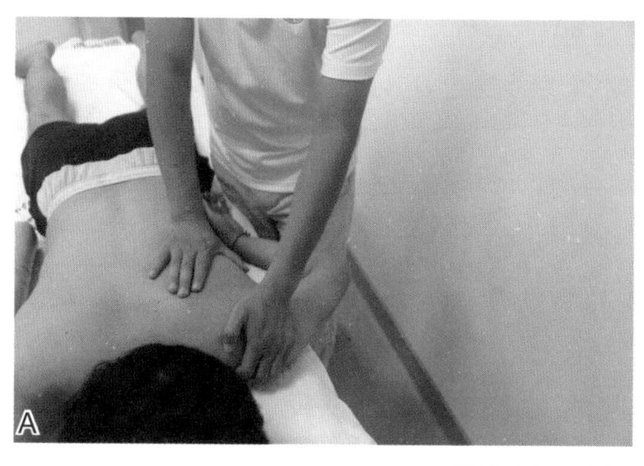

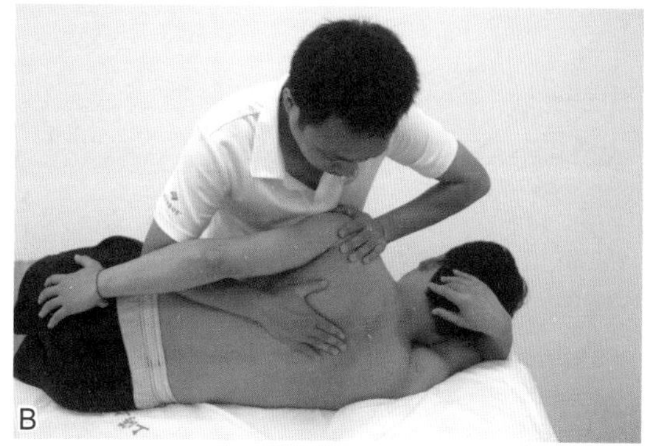

图 3-38 **肩胛胸壁关节松动术**

A. 肩胛胸壁关节松动（俯卧位）；B. 肩胛胸壁关节松动（侧卧位）

（四）肩锁关节

肩锁关节（图 3-39）前向滑动。

1. 坐位下的前向滑动

[患者体位] 坐位操作（图 3-40）。

[治疗师体位] 站于患者背后。

[操作方法] 类似肩关节不稳定测试，治疗者位于患者身后，一手握持患肢肱骨头下方以稳定肩部，另一手拇指抵住锁骨后方的关节内侧面从斜方肌（上束）将锁骨往前下推。

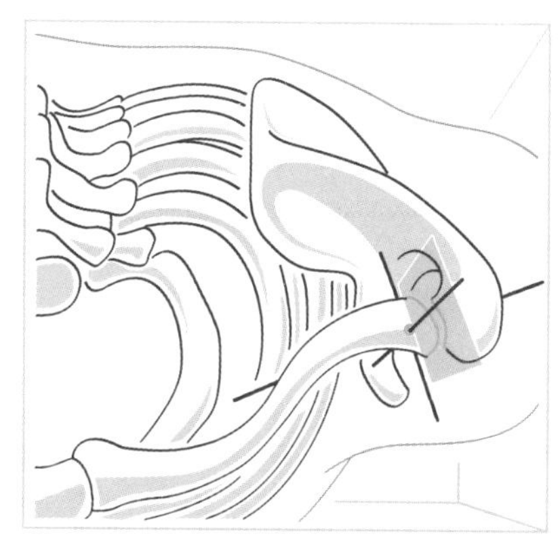

图 3-39 **肩锁关节**

[作用] 改善关节活动。

2. 俯卧位于的前向滑动

[患者体位] 俯卧位操作（图 3-41）。

[治疗师体位] 站于患者背后。

[操作方法] 患者俯卧，以垫子或沙袋（毛巾）卷置于肩关节下但不接触锁骨，稳定肩部（肩胛骨），从背后以拇指和鱼际肌高处放在锁骨上，叠放另一手以加强力量及稳定，伸直手臂并利用身体前倾获得前向滑动的力量。

[作用] 改善关节活动。

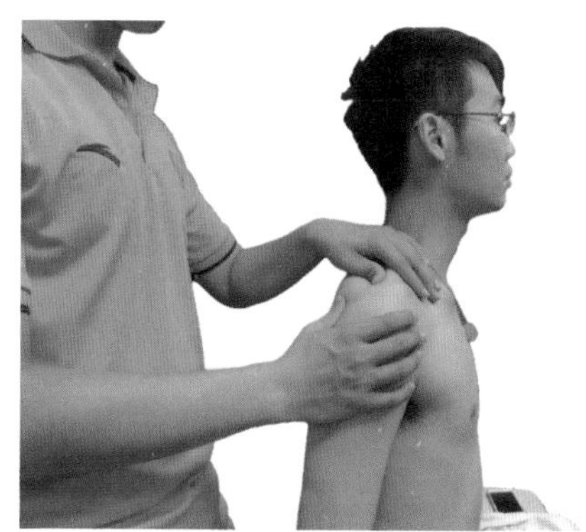

图 3-40 **坐位下的前向滑动**

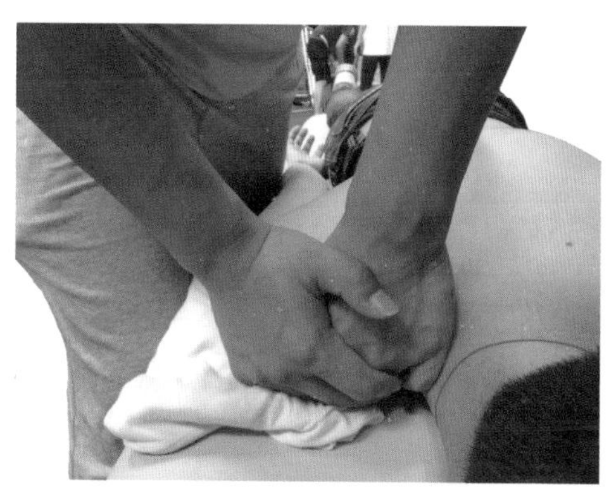

图 3-41 **俯卧位下的前向滑动**

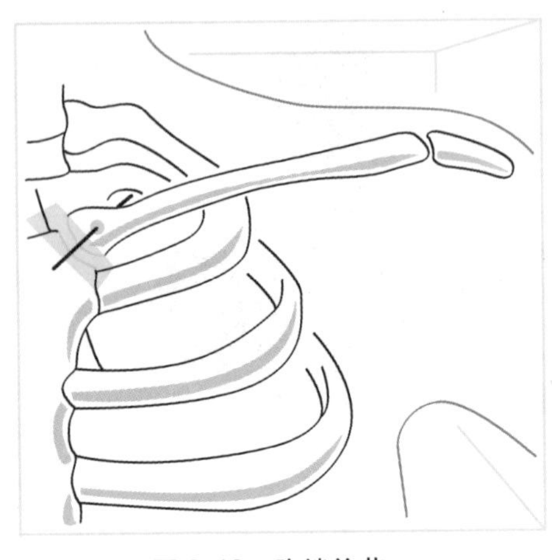

图 3-42　**胸锁关节**

（五）胸锁关节

1. 胸锁关节（图 3-42）后向滑动及头向（向上）滑动

[患者体位]　患者取仰卧位。

[治疗师体位]　面对患者并站于患者身侧。

[操作方法]　治疗者一手固定患者肩部，另一手手指固定于锁骨近端前面，屈曲示指、中指节沿锁骨尾侧面支撑拇指（图 3-43A）；拇指朝后侧推，即后向滑动以增加锁骨后缩，示指向上推，即头向（向上）滑动以增加锁骨下压。图 3-43B 所示为加强式胸骨牵引，利用身体前倾的力经由左、右交叉的手臂施加第Ⅲ级牵张。图 3-43C 所示为增加胸锁关节头向滑动的关节活动性，以增加肩胛骨下降的活动度，操作时治疗师以拇指和鱼际肌高处置于锁骨的尾部表面，以另一手小鱼际高处放在前一手的拇指上以加强握力。

[作用]　后向滑动增加后缩活动；头向（向上）滑动增加锁骨下压。

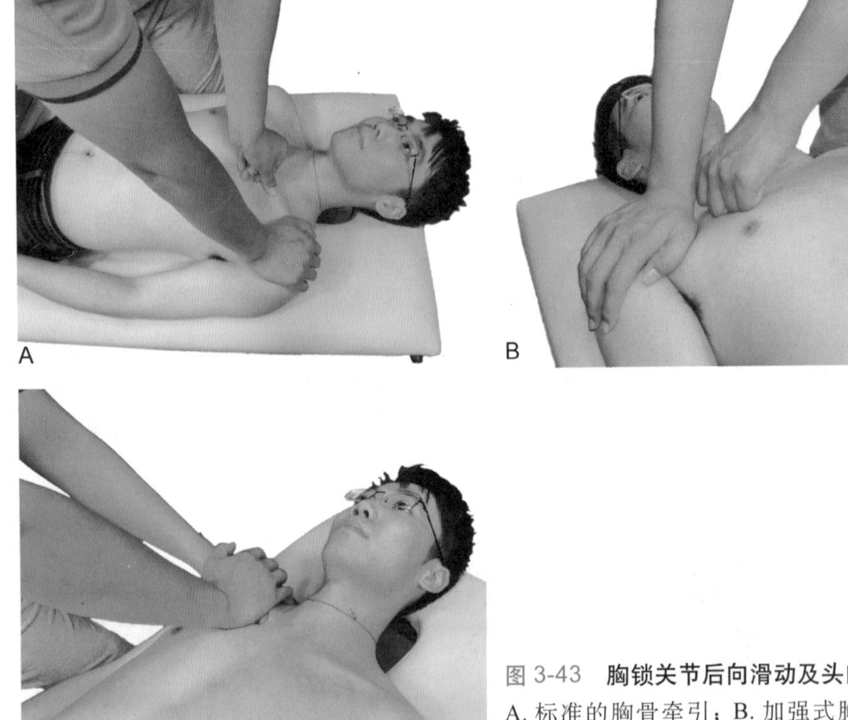

图 3-43　**胸锁关节后向滑动及头向（向上）滑动**

A. 标准的胸骨牵引；B. 加强式胸骨牵引；C. 增加胸锁关节头向滑动的关节活动性

2. 胸锁关节前向滑动及尾向（向下）滑动

[患者体位]　患者取仰卧位。

[治疗师体位]　面对患者并站于患者身侧。

[操作方法] 治疗者双手拇指在下，四指在上并抓住锁骨。四指共同将锁骨向前提起（图 3-44A）做前向滑动；四指向下压做尾向滑动（图 3-44B）以增加锁骨抬举。图 3-44B 所示为增加肩胛骨前突的胸骨腹向滑动，一手以鱼际肌高处来固定胸骨上端，另一手用手指把锁骨捏紧，以第Ⅱ、第Ⅲ级的腹向滑动以提升锁骨来改善前突。图 3-44C 所示为增加胸锁关节尾向滑动的关节活动性，以提升肩胛骨活动度的操作，治疗师以一手手指放在锁骨头部表面，以另一手手指加强握力，施力时利用身体后移，伸直手臂即可。

[作用] 前向滑动增加前突活动；尾向（向下）滑动增加锁骨抬举。

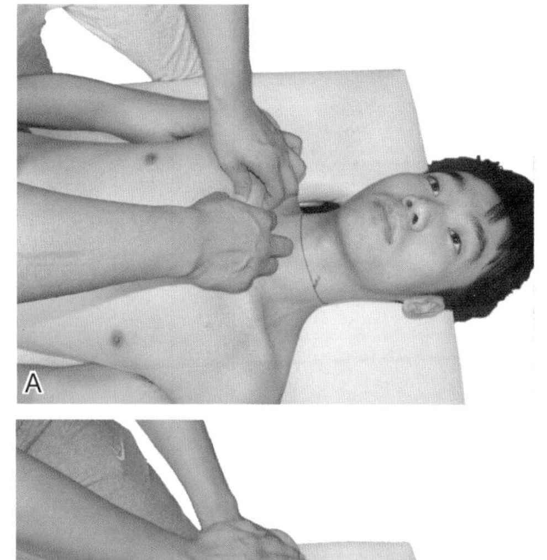

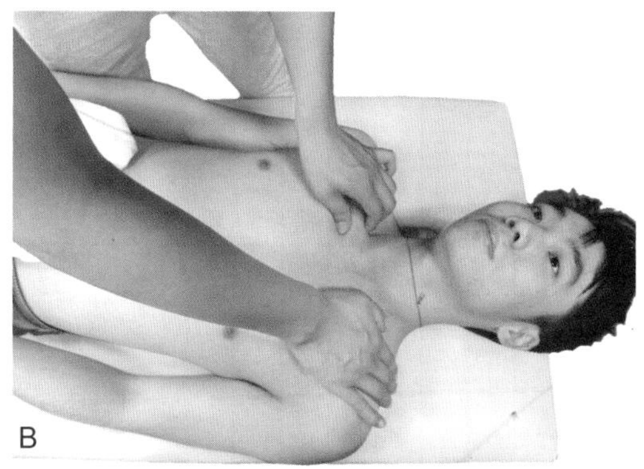

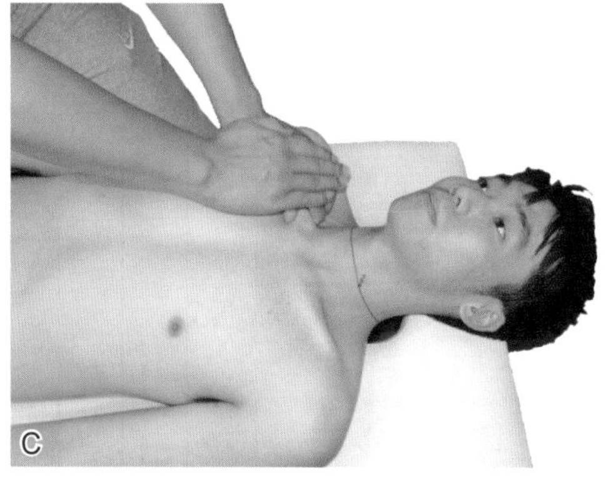

图 3-44 **胸锁关节前向滑动及尾向（向下）**
A. 胸锁关节前向滑动；B. 增加肩胛骨前突的胸骨腹向滑动；C. 增加胸锁关节尾向滑动的关节活动性

肩关节松动技术（适应证）汇总见表 3-9。

二、动态松动

（一）盂肱关节前屈 + 分离

[患者体位] 患者取仰卧位。

[治疗师体位] 治疗师站在患者侧面并面向患者，一手握住患侧腕部，另一只手握住肱骨近端，使用关节松动带分离盂肱关节。

[操作方法] 治疗师在患者腋下利用关节松动带给手臂一个向外的力，起到分离作用，同时嘱患者做主动前屈动作（图 3-45）。

[作用] 缓解疼痛，增加前屈活动范围。

表 3-9 **肩关节松动技术（适应证）汇总**

关节	关节松动技术	适应证	备注	治疗体位
盂肱关节	牵张	测试、评估、初始治疗、疼痛控制、改善盂肱关节活动度	改善活动度：第Ⅲ级持续牵张	仰卧位
	尾向滑动	改善肩外展	第Ⅰ级牵张→第Ⅲ级滑动	仰卧位
	尾向滑动（长轴牵引）	改善肩外展	第Ⅰ级牵张→第Ⅲ级滑动	仰卧位
	尾向滑动（进展）	进一步改善肩外展	第Ⅰ级牵张→第Ⅲ级滑动	仰卧位
	抬举（进展）	改善外展过 90° 后的抬举	第Ⅰ级牵张→第Ⅲ级滑动	仰卧位或坐位
	后向滑动	改善屈曲及内旋	第Ⅰ级牵张→第Ⅲ级滑动	仰卧位
	后向滑动（进展）	屈曲过 90° 后的进一步改善；改善水平内收	第Ⅰ级牵张→第Ⅲ级滑动	仰卧位
	前向滑动	改善肩后伸及外旋	第Ⅰ级牵张→第Ⅲ级滑动	俯卧位
	外旋（进展）	改善外旋：牵张（进展）；抬举（进展）	第Ⅰ级牵张→第Ⅲ级滑动	仰卧位
肩胛胸壁关节	尾向滑动	保障肩关节活动的充分性：包括生理运动（上抬、下沉，外展、内收，外旋、内旋），向内（推向脊柱）、向外（远离脊柱）、向下、向上及抬离胸廓（浮翼）的活动	第Ⅰ级牵张→第Ⅲ级滑动	俯卧位
	翼行松动		第Ⅰ级牵张→第Ⅲ级滑动	侧卧位
肩锁关节	前向滑动	改善关节活动	第Ⅰ级牵张→第Ⅲ级滑动	坐位或俯卧位
胸锁关节	后向滑动	增加锁骨后缩活动	第Ⅰ级牵张→第Ⅲ级滑动	仰卧位
	头向（向上）滑动	增加锁骨下压，下降肩胛骨	第Ⅲ级牵张	仰卧位
	前向滑动	增加前突活动	第Ⅰ级牵张→第Ⅲ级滑动	仰卧位
	尾向（向下）滑动	增加锁骨抬举	第Ⅱ、第Ⅲ级滑动	仰卧位

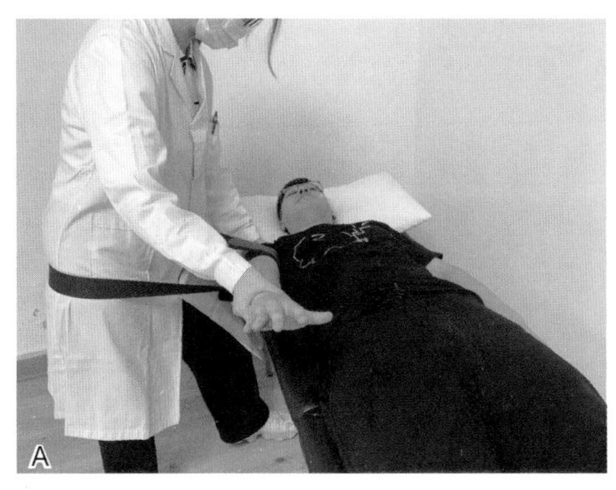

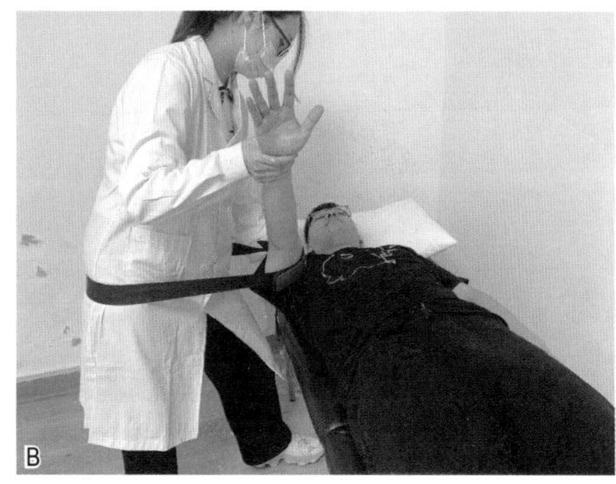

图 3-45 **盂肱关节前屈 + 分离**

A. 利用关节松动带给手臂一个向外的力，起到分离作用；B. 患者做主动前屈动作

（二）盂肱关节前向后滑动 + 肩内外旋

[患者体位] 患者取坐位，肩关节外展 90°，肘关节屈曲 90°。

[治疗师体位] 治疗师站在患臂后侧，一手固定于患者肩关节上部，一手托住肱骨远端，以腰间所系关节松动带牵拉肱骨近端。

[操作方法] 治疗师用关节松动带向后牵拉滑动肱骨头，并嘱患者主动做内（外）旋动作（图 3-46）。

[作用] 缓解疼痛，增加肩关节内（外）旋活动范围。

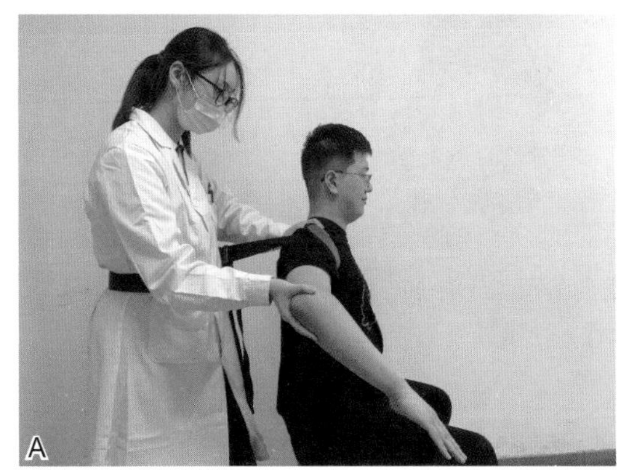

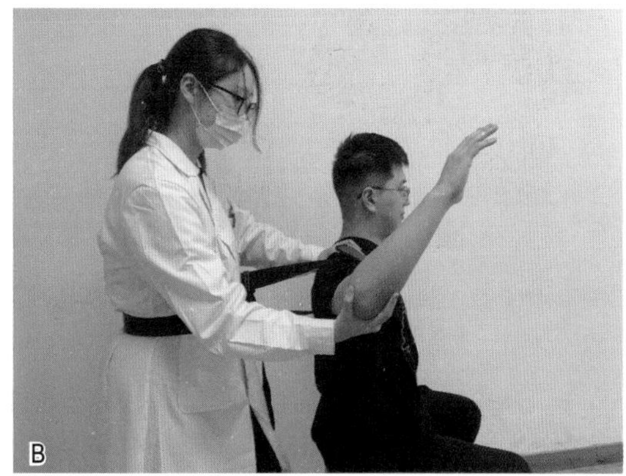

图 3-46 **盂肱关节前向后滑动 + 肩内外旋**

A. 用关节松动带向后牵拉滑动肱骨头；B. 患者主动做内（外）旋动作

（三）盂肱关节头向尾滑动 + 肩内（外）旋

[患者体位] 患者坐位或站位，肩关节外展 90°，肘关节屈曲 90°。

[治疗师体位] 治疗师站在患臂侧，面向患者，双手十指交叉在患侧肱骨近端，让患者肱骨远端搭在治疗师肩膀上。

[操作主法] 治疗师双手向下发力，使肱骨头做头向尾滑动，嘱患者主动做内（外）旋动作（图 3-47）。

[作用] 缓解疼痛，增加肩关节内（外）旋活动范围。

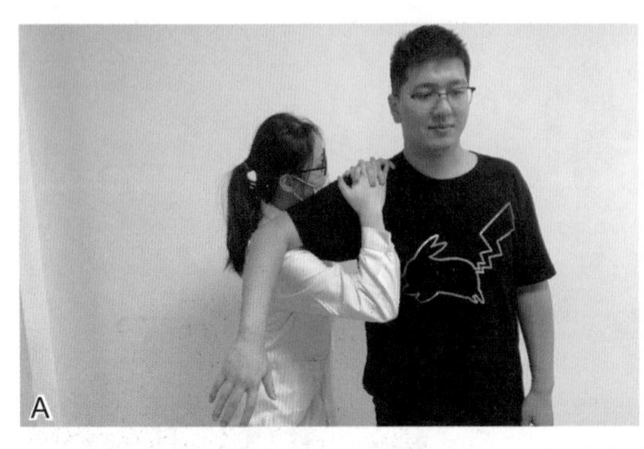
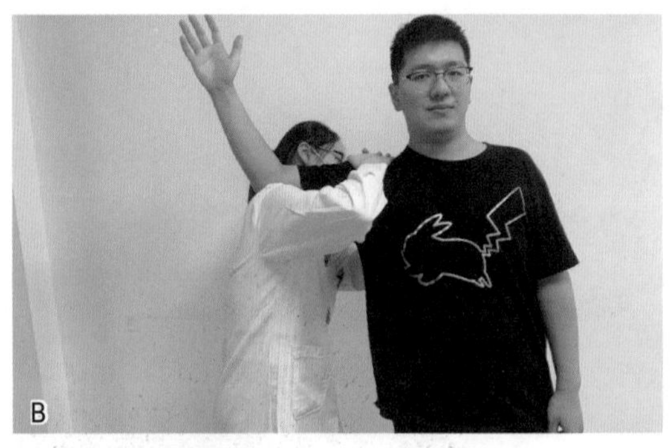

图 3-47　**盂肱关节头向尾滑动 + 肩内外旋**

A. 使肱骨头做头向尾滑动；B. 患者主动做内（外）旋动作

（四）盂肱关节前向后滑动 + 外展

[患者体位]　患者取仰卧位，手臂略微外展。

[治疗师体位]　治疗师位于患者患侧，内侧手位于患者肱骨头前方，另一手托住患者手腕。

[操作方法]　治疗师利用身体使肱骨头做前向后滑动，同时患者主动做外展动作（图 3-48B）。

[作用]　缓解疼痛，增加肩关节外展活动范围。

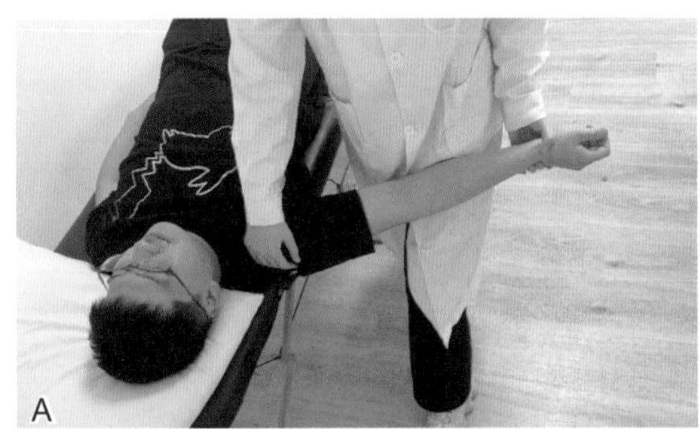
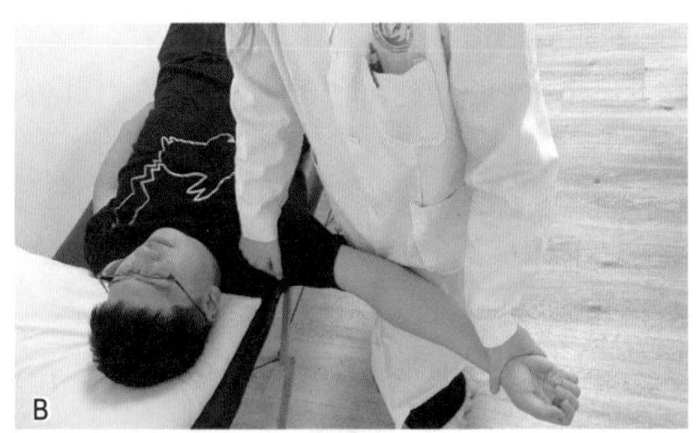

图 3-48　**盂肱关节前向后滑动 + 外展**

A. 治疗师体位；B. 患者主动做外展动作

三、自我松动

（一）盂肱关节头向尾滑动

[患者体位]　患者取坐位，患侧手臂借助其他物体使肱骨与躯干处于同一水平面。

[操作方法]　根据患者情况借助关节松动带悬吊适量重物于患侧上肢肱骨头处，依靠重物的重力使盂肱关节头向尾滑动（图 3-49）。

[作用]　改善盂肱关节活动度。

（二）盂肱关节尾向头滑动

[患者体位]　患者取坐位，患侧手臂借助其他物体使肱骨与躯干处于同一水平面。

[操作方法]　根据患者情况借助关节松动带悬吊适量重物于患肢肱骨头处，让盂肱关节尾向头滑动（图 3-50）。

[作用]　改善盂肱关节活动度。

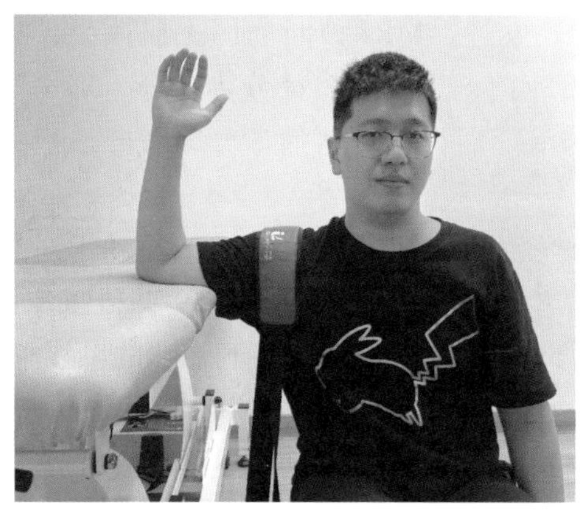

图 3-49 **盂肱关节头向尾滑动**

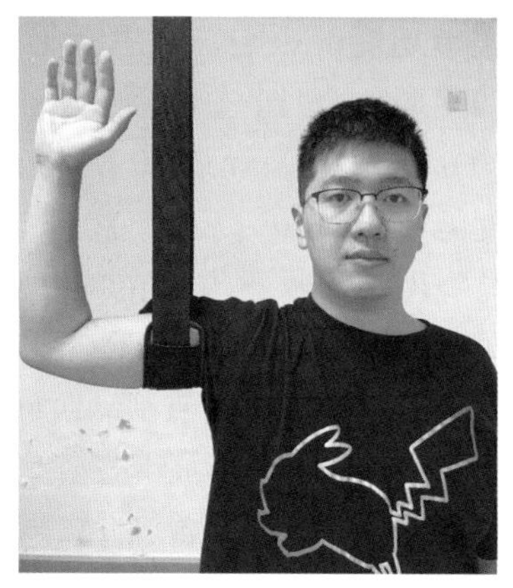

图 3-50 **盂肱关节尾向头滑动**

（三）盂肱关节前向后滑动

［患者体位］ 患者取仰卧位，患侧手臂借助其他物体使肱骨与躯干处于同一水平面。

［操作方法］ 根据患者情况借助关节松动带悬吊适量重物于患肢肱骨头处，依靠重物的重力使盂肱关节前向后滑动（图 3-51）。

［作用］ 改善盂肱关节活动。

（四）盂肱关节后向前滑动

［患者体位］ 患者取俯卧位，患侧手臂借助其他物体使肱骨与躯干处于同一水平面。

［操作方法］ 根据患者情况借助关节松动带悬吊适量重物于患肢肱骨头处，依靠重物的重力使盂肱关节后向前关节滑动（图 3-52）。

［作用］ 改善盂肱关节活动。

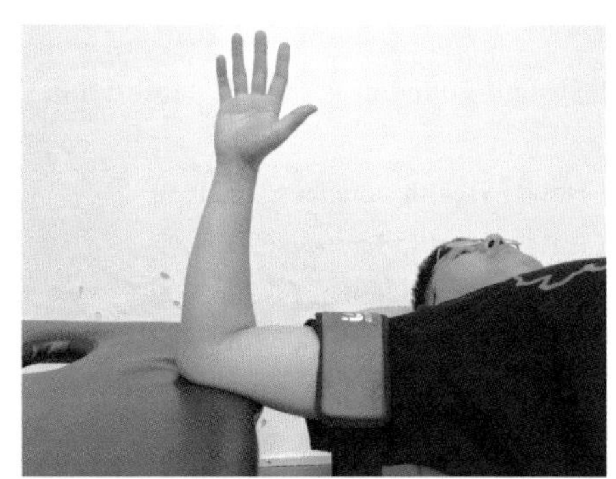

图 3-51 **盂肱关节前向后滑动**

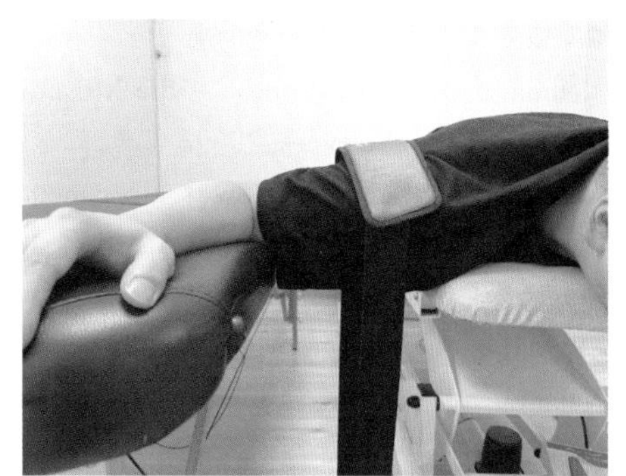

图 3-52 **盂肱关节后向前滑动**

第四节 循 证 实 践

2016 年，比利时的 Noten 及其同事发表一篇关节松动术对于改善粘连性肩关节滑囊炎疼痛和关节活动度的系统评价与 Meta 分析，共收集 12 篇高质量的临床随机对照试验，结果发现关节松动术可以减轻疼痛和改善关节活动度。美国学者 Mischke 及其同事于 2016 年在 *Physiotherapy Theory and Practice* 上发表关节松动术对冈上肌撕裂患者疼痛和肩关节功能的影响，该患者年龄 57 岁，女性，MRI 诊断为冈上肌撕裂，肩关节功能受限和疼痛 4 个月。在接受关节松动术治疗前，患者疼痛评分为 7 分，肩关节主动前屈角度为 0°～80°。经过 10 次关节松动术治疗后，患者疼痛评分为 1 分，肩关节主动前屈角度为 0°～170°。

国内物理治疗师王雪强在《中国康复医学杂志》上报道动态关节松动术对继发性肩周炎肩关节活动度的影响，研究中的 2 例患者分别肩胛盂骨折术后 59 天和锁骨骨折术后 68 天。2 例患者术后肩关节制动时间均超过 50 天，且早期没有得到专业的系统康复指导，导致肩关节功能障碍，形成继发性肩周炎。经过 6 周的肩关节关节松动治疗，肩关节前屈主动关节活动度从 85° 改善到 152°，肩关节外展主动关节活动度从 92° 改善到 164°，被动关节活动度都接近正常。国内物理治疗师万里在《中国临床康复》报道改良肩关节松动术对骨折后肩关节功能障碍的干预效应，研究将 90 例肩关节功能障碍的患者随机分为 2 组，一组接受物理因子治疗和常规的运动疗法，另一组在常规治疗的基础上增加肩关节松动术治疗。在治疗前及治疗 3 个疗程后，分别评定两组患者患肩前屈、后伸、内收和外展活动范围值。结果发现关节松动术组在改善肩关节各个角度的关节活动范围值方面显著优于对照组。故上述研究都证实肩关节松动术能显著改善肩关节疼痛、运动功能。国内物理治疗师万里于 2013 年在《中国康复医学杂志》报道关节松动术（持续平移性关节内活动技术）对肩袖损伤后功能的影响，结果证实持续平移性关节内活动技术能改善肩袖损伤患者的肩关节活动范围，提高肩关节运动功能。

（许志生　朱　强）

主要参考文献

[1] Neumann DA. Kinesiology of the Musculoskeletal System-Foundations for Rehabilitation. 3nd ed. Elsevier Health Sciences, 2017.

[2] Neumann DA. Kinesiology of the Musculoskeletal System-Foundations for Rehabilitation. 2nd ed. Elsevier Health Sciences, 2009.

[3] Magee DJ. Orthopedic Physical Assessment. 7th ed. Elsevier Health Sciences, 2021.

[4] Magee DJ. Orthopedic Physical Assessment. 6th ed. Elsevier Health Sciences, 2013.

[5] Magee DJ. Orthopedic Physical Assessment. 4th ed. Elsevier Health Sciences, 2007.

[6] Floyd RT, Thompson C.Manual of Structural Kinesiology. 18th ed. McGraw-Hill Education, 2011.

[7] Kapandji IA. The Physiology of the Joints, Volume 1-The Upper Limb. 6th ed. New York: Churchill Livingstone, 2007.

[8] Dutton M.Dutton's Orthopaedic Examination Evaluation and Intervention. 3rd ed. McGraw-Hill Education, 2012.

[9] Kendall FP, McCreary EK, Provance PG, et al. Muscles Testing and Function with Posture and Pain. 5th ed. Baltimore, Md. : Lippincott Williams & Wilkins, 2005.

[10] Kisner C, Colby LA.Therapeutic Exercise Foundations and Techniques. 6th ed.F.A. Davis Company, 2012.

[11] Frontera WR. Physical Medicine and Rehabilitation-Principles and Practice. 5th ed. Lippincott Williams & Wilkins, 2010.

[12] Hoogenboom B, Voight M, Prentice. Musculoskeletal Interventions-Techniques for Therapeutic Exercise. 3rd ed.McGraw-Hill Education, 2014.

[13] Noten S, Meeus M, Stassijns G, et al. Efficacy of different types of mobilization techniques in patients with primary adhesive capsulitis of the shoulder：A systematic review. Arch Phys Med Rehabil，2016，97(5)：815-825.

[14] Mischke JJ, Emerson Kavchak AJ, Courtney CA, et al. Effect of sternoclavicular joint mobilization on pain and function in a patient with massive supraspinatus tear. Physiother Theory Pract, 2016, 32(2):153-158.

[15] 王雪强, 郑洁皎, 徐州. 动态关节松动术对继发性冻结肩关节活动度的影响: 2 例报告. 中国康复医学杂志, 2012，27(4):358-360.

[16] 万里, 王国新. 改良肩关节松动术对骨折后肩关节功能障碍的干预效应. 中国临床康复, 2005, 26:10-11.

[17] 万里, 卞荣. 持续平移性关节内活动技术对肩袖损伤后功能康复的影响. 中国康复医学杂志, 2013, 28(11):1021-1024.

第 4 章

肘　关　节

肘关节是上臂和前臂之间的机械性连接部分，在肩关节的配合下，肘使前臂置于空间任意位置，也可驱动其功能末端（手）按需离开和接近身体。在解剖上，肘关节是仅有一个关节腔的单关节，然而在生理上有两种功能：屈伸和旋前、旋后；其中屈曲和伸直发生在肱桡关节和肱尺关节；旋前、旋后发生在近端桡尺关节。肘关节屈曲与伸直起到调整上肢整体功能长度的作用，近端桡尺关节和远端桡尺关节旋转使手掌无须借助肩部动作即可完成上翻和下翻，在许多重要功能活动如进食、抬举、推掷、清洁和个人卫生中起到重要作用。

第一节　功能解剖

肘关节由 3 块骨和 3 个关节组成，肱骨、尺骨和桡骨构成肱尺关节、肱桡关节和桡尺近端关节。

一、骨学

1. 肱骨（图 4-1）　肱骨下端偏向内侧，末端有两个关节面，靠内侧的是肱骨滑车，靠外侧的是肱骨小头，滑车后面上方有一鹰嘴窝。下端的内、外侧部各有一凸起，分别称为内上髁和外上髁，肱骨内上髁是屈肌总腱附着点，外上髁是前臂伸肌总腱附着点。内上髁后面有一浅沟，为尺神经沟，有尺神经通过，当内上髁骨折时，容易损伤此神经。滑车的内侧缘和外侧缘微微凸起，形成内侧唇和外侧唇，其中内侧比外侧更伸向远端，两唇之间是滑车沟。滑车沟并不是一条直线，而是稍凸向内侧，故伸肘时前臂有 5° ～ 10° 的外翻角。肱骨小头为一个半球，朝向滑车。内上髁从滑车处向内凸起，该结构很容易在体表触及，是肘关节内侧副韧带近端的附着点，而且，还是前臂一些腕屈肌和旋前肌的起点。外上髁从肱骨小头处向外稍微凸起，是肘关节外侧副韧带和部分前臂腕伸肌和旋后肌的附着点。滑车前表面近侧是冠突窝，当肘关节最大程度屈曲时容纳尺骨的冠突。滑车后表面近侧是宽而深的鹰嘴窝，当肘关节最大程度伸直时容纳尺骨的鹰嘴，两个窝之间由一薄的板状骨或骨膜分隔开来。肱骨小头与滑车的关节软骨面向前下突出，与骨干轴线成 45° 的前倾角，儿童较成人角度大。

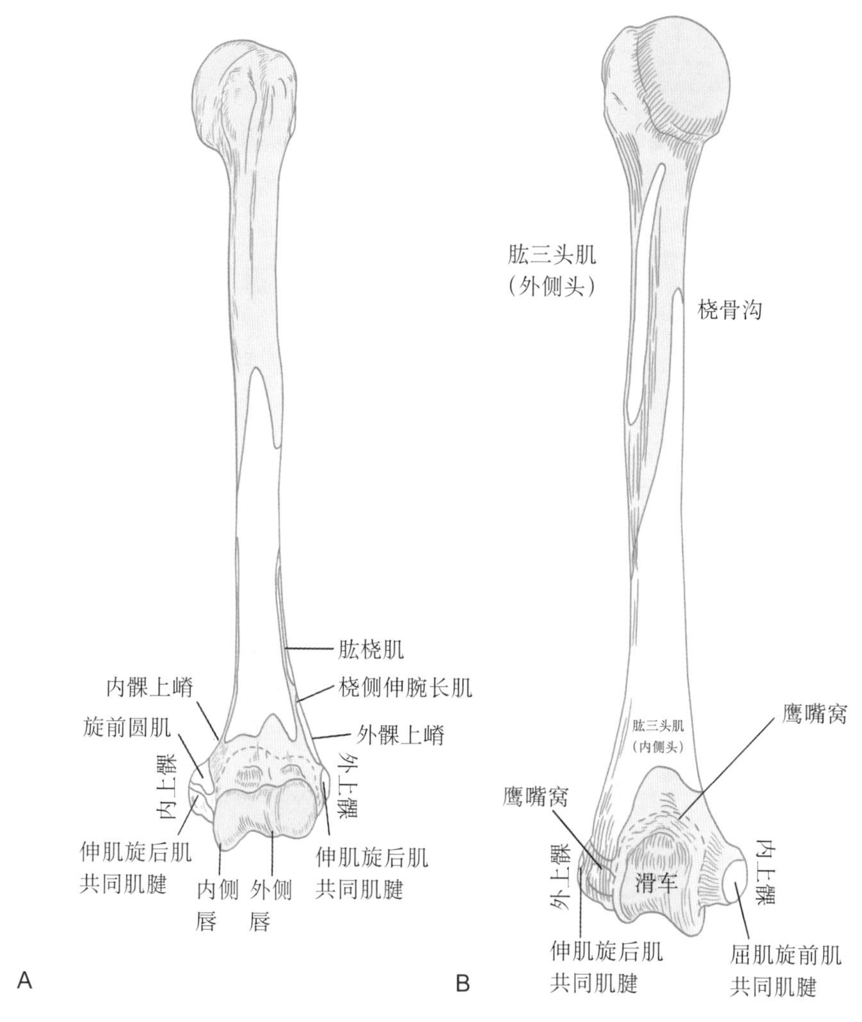

图 4-1 **肱骨**

A. 前面观；B. 后面观

2. 尺骨（图 4-2 和图 4-3） 近端粗大，前面有一半月形的关节面，叫作滑车切迹，与肱骨滑车相关节，形成肱尺关节。切迹后上方的凸起为鹰嘴，前下方的凸起为冠突。肱骨内、外上髁与尺骨鹰嘴的关系：伸肘时三点在一直线上，屈肘时则成一个等腰三角形。常用此骨性标志鉴别肘关节脱位或骨折。冠突的前下方有一粗糙隆起，叫作尺骨粗隆。冠突的外侧面有一关节面，称为桡切迹。滑车切迹位于鹰嘴前端和冠突后端之间，是形似下颌的突起结构。中间有一细长的凸起嵴，将切迹分为两个部分。桡切迹位于滑车切迹的外侧，与桡骨的桡骨头相关节。

3. 桡骨（图 4-2 和图 4-3） 近端稍膨大，形成扁圆形的桡骨头，头的上面有凹陷的桡骨头凹，与肱骨小头相关节。桡骨头周缘有环状关节面，与尺骨的桡切迹相关节。桡骨头下方为桡骨颈，颈的内下方有一较大的粗糙隆起名为桡骨粗隆，是肱二头肌的止点处。桡骨头是指桡骨近端的盘状结构，该结构约有 280° 角被关节软骨覆盖。桡骨头的上表面有一个浅的凹陷，称为桡骨小头凹，与肱骨小头相关节。

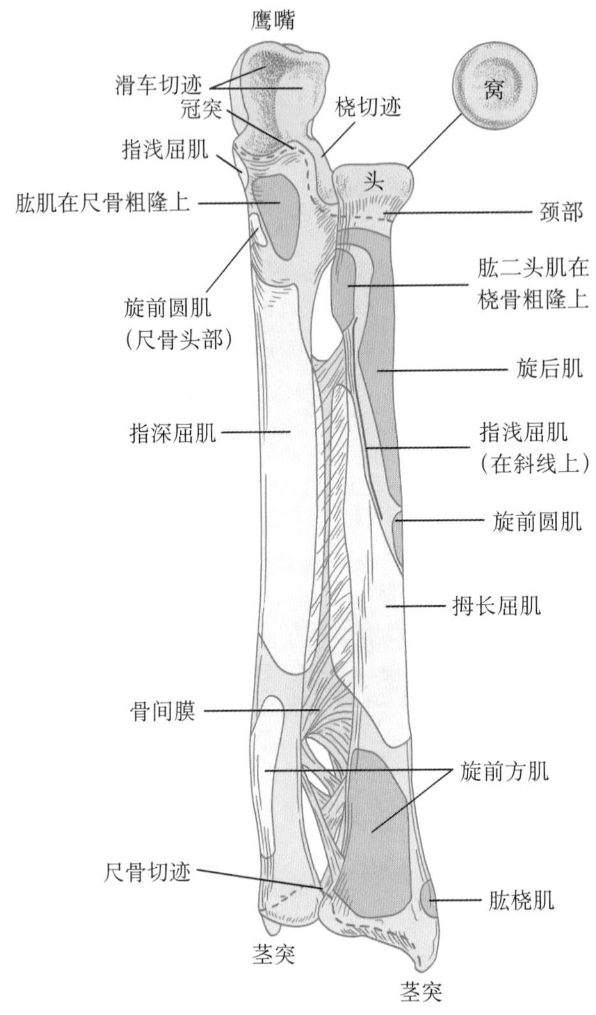

图 4-2　**尺骨及桡骨前面观**

二、关节学

肘关节在矢状面内可完成屈伸动作，而且，由于肱骨滑车中的纵嵴不是一条直线，所以尺骨在矢状面外还有一个轻微的轴向旋转。肘屈和肘伸动作是围绕一个较为固定的内 - 外髁轴完成，该轴穿过外上髁，而由于前面已经提到滑车内侧唇比外侧唇更伸向远端，所以该轴是向外上方倾斜的。这样，尺骨长轴相对于肱骨长轴稍向外侧偏离，称为“提携角”。该角度儿童大于成人，女性大于男性，健康人的平均外翻角度为 13° ～ 15° 。临床上常根据肘关节提携角的大小来判断肘外翻或内翻，图 4-4 很清楚地解释了这一现象。

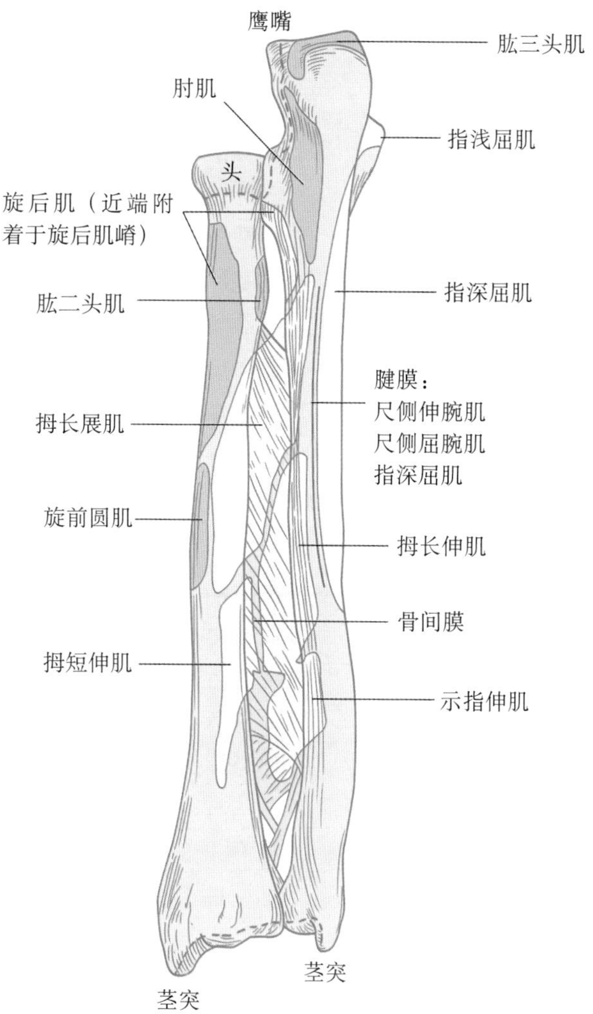

图 4-3 **尺骨及桡骨后面观**

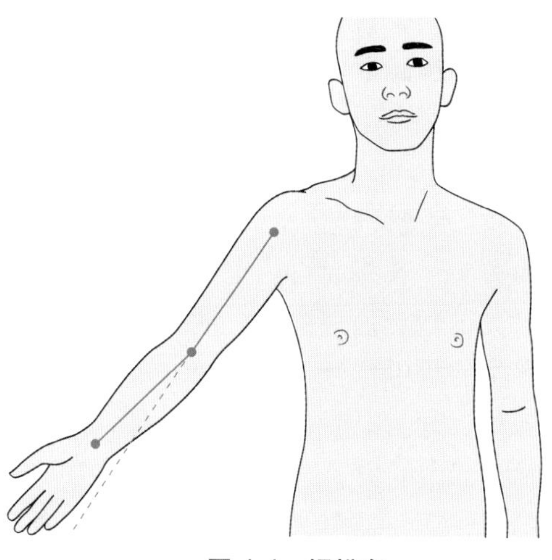

图 4-4 **提携角**

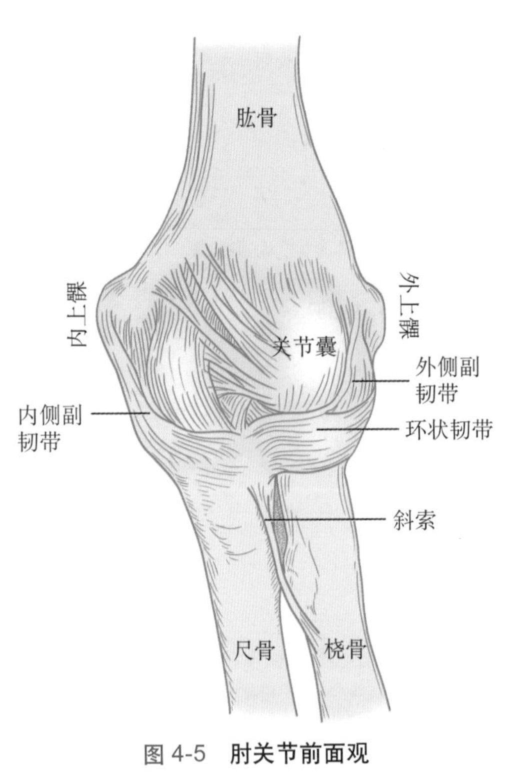

图 4-5 **肘关节前面观**

肘关节周围结缔组织 肘关节囊包绕着肱尺关节、肱桡关节、桡尺近端关节，关节囊周围由副韧带加强，包括尺侧副韧带，桡侧副韧带和环状韧带（图 4-5）。①尺侧副韧带：由前纤维束、后纤维束、横纤维束三部分组成，其中前纤维束是内侧副韧带最强韧坚固的部分，作用是限制肘关节外翻，同时还能限制肘关节的过度屈曲和伸展。通常人体跌落的瞬间伸手臂或手掌来支撑自己时，或者在非负重的活动中受到反复的外翻力（如棒球中的投球动作），可使内侧副韧带拉伤。②桡侧副韧带：起自外上髁，分为两束纤维（桡侧副韧带和尺骨外侧副韧带）。外侧副韧带是拮抗肘部内翻力最主要的结构。严重的肘内翻会使此韧带拉断，造成肘关节后外侧旋转不稳定。③环状韧带：环状韧带的起止点都在尺骨桡切迹，紧贴桡骨头，将桡骨近侧相对于尺骨稳定住。环状韧带包绕 75% 桡骨头，内面有软骨，减少前臂旋前和旋后时桡骨头受到的摩擦。

肘关节囊内有一定压力，当关节屈曲 80° 左右时，关节内压力最小。因此关节发炎肿胀时，这一关节位置被认为是“最舒适位”。但长时间将肘关节固定在这一位置也是导致肘关节屈曲挛缩的诱因之一。肘关节的反复屈曲会引起尺神经的压迫，造成一些神经疾病。

桡骨和尺骨之间有前臂骨间膜连接在一起，骨间膜的主要纤维由尺骨斜向外上连接桡骨，与尺骨干成 20° 的交叉。其主要功能是把尺骨和桡骨连接在一起，同时将从手掌传来的力经桡骨传递到尺骨。这样，肱尺关节和肱桡关节都承受肘部的负荷，降低各关节独自承受的压力，减少长期磨损。但当前臂受到拉力时，骨间膜处于松弛的状态，如果此时的拉力过大，易导致桡骨头滑出环状韧带远端，儿童尤其易发生此症状。

三、动力学

1. *屈肘* 屈肘肌主要有肱二头肌、肱肌、肱桡肌和旋前圆肌（图 4-6）。

肱二头肌：分为长头和短头，长头起自盂上结节，短头起自肩胛骨喙突，向远端合为一束并止于桡骨粗隆。在肘关节做旋后屈曲时，肱二头肌产生最大的肌电信号，在前臂固定在旋前位时，肱二头肌产生的肌电信号相当小。

肱肌：位于肱二头肌深处，起自肱骨前面，止于尺骨近端。肱肌唯一的功能就是屈曲肘关节，可产生比其他屈肘肌都大的力。

肱桡肌：肘肌中最长的肌，起于肱骨外上髁嵴，止于桡骨茎突附近。肱桡肌在前臂中立位时能产生最大的收缩力，当前臂旋前时可有旋后的作用，当前臂旋后时可有旋前的作用。

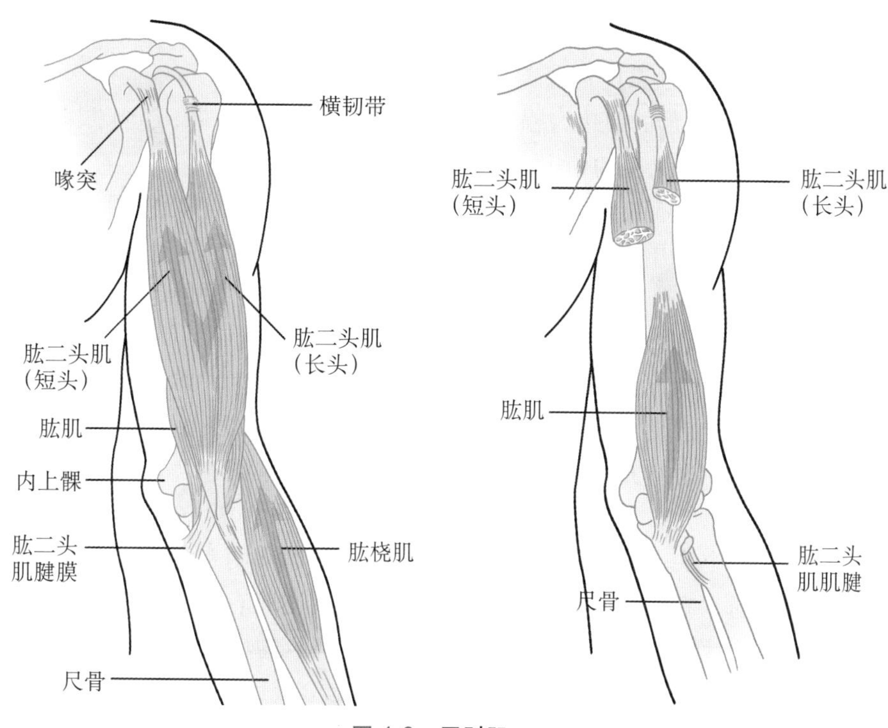

图 4-6 **屈肘肌**

2. 伸肘 伸肘肌主要有肱三头肌和肘肌（图 4-7）。

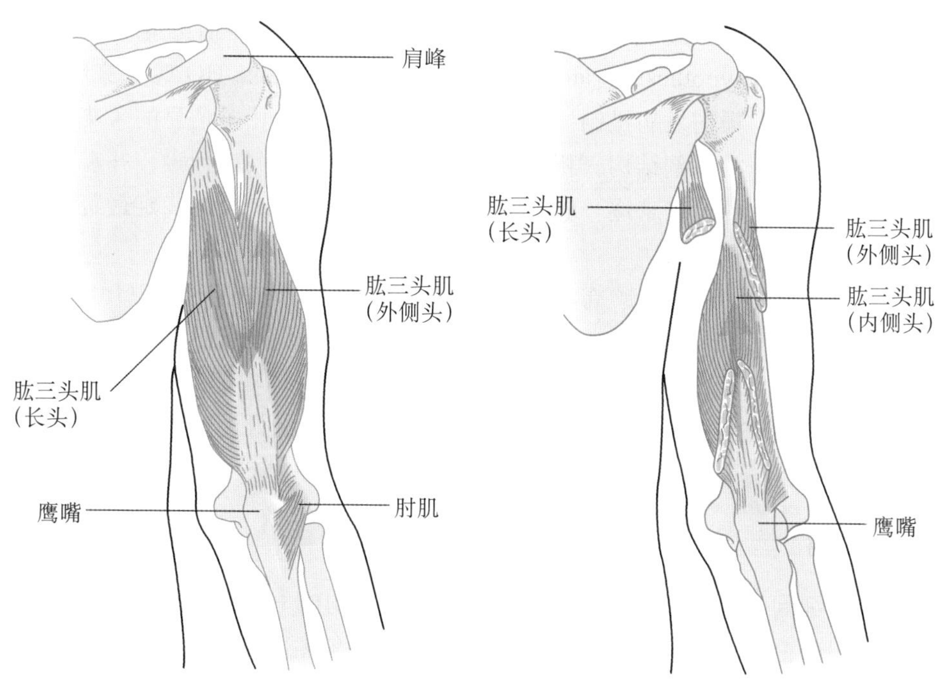

图 4-7 **伸肘肌**

肱三头肌：长头起自盂下结节，内侧头和外侧头位于肱骨两侧，沿着桡神经沟走行，3个肌腹合成一束肌腱，止于尺骨鹰嘴。

肘肌：是一小束三角形的肌肉，横跨肘后侧。起于肱骨外上髁，止于尺骨近端后侧面，主要作用是保持肱尺关节纵径的稳定。

3. *旋后* 旋后肌主要有旋后肌和肱二头肌。辅助旋后肌有桡侧腕伸肌、拇长伸肌、指伸肌和肱桡肌（从旋前位开始）。

旋后肌：浅层起于肱骨外上髁、桡侧副韧带、环状韧带，深层起于尺骨附近，向远端止于桡骨近端1/3处。无论肘关节运动的角度、速度和力量的大小，旋后肌的旋后作用都可以产生明显的肌电活动。肱二头肌的旋后作用主要伴随着肘关节的屈曲，而且在低功率的旋后时，通常调用旋后肌，中至大功率的旋后时才会调用肱二头肌。

4. *旋前* 旋前肌主要有旋前圆肌和旋前方肌，辅助旋前肌有桡侧腕屈肌、掌长肌和肱桡肌（从旋后位开始）。

旋前圆肌：有两个头——肱骨头和尺骨头，正中神经从两头之间穿过。旋前圆肌的主要作用是旋前和屈肘，在做较大功率的旋前动作时旋前圆肌有最大的肌电活动，但同时会有屈肘的动作产生，这时肱三头肌会收缩来拮抗旋前圆肌的屈肘作用。

旋前方肌：附于前臂远端尺骨和桡骨前表面，无论旋前的速度、角度和力量的大小，旋前方肌都能产生较强的肌电活动。

第二节　物理检查评估

评估的内容包括主观资料、客观资料和检查评估。物理检查评估可遵循以假设为导向的临床演算法的模式（hypothesis-oriented algorithm for clinicians, HOAC）来组织实施。通过主观检查时对病史、损伤发病机制、症状的特点，以及其他相关信息的采集，推断出可能产生相应症状和体征的解剖结构、相应的病理改变及演变的假设列表，并在下一步的客观检查中，安排针对性的检查来逐一验证或排除列表中的假设，最终确定最可能的功能障碍的原因并制订相应治疗计划。

随着2001年世界卫生组织颁布《国际功能、残疾和健康分类》(International Classification of Function, Disability and Health, ICF)，物理检查评估的思路也逐渐在HOAC的基础上整合了ICF的理念，将患者的功能障碍进行身体功能结构、活动和参与3个层面的评估，使得物理检查评估的结果更为全面系统，并为制订治疗计划提供科学有效的依据。

一、主观资料

在评估中应详细询问的患者病史包括主诉、现病史、功能史、既往史、系统回顾、个人史、社会史、职业史、家族史等，还应重点获取如下的信息。

（一）患者年龄与职业

患者为10岁以内的儿童时，主诉肘部疼痛，检查时发现患臂旋后受限，且有强力拉扯或成人牵儿童走路时儿童突然跌倒史时，应高度怀疑桡骨小头半脱位（扯肘症）。职业网球运动员或在日常活动中需要大量腕关节屈伸活动或要求腕部固定在功能位的 35 岁以上人群中，发现在用力抓握或提举物体时感到肘部外侧疼痛，应该是典型的网球肘的表现。

（二）疼痛与症状

和其他部位损伤一样，肘部疾病也伴有疼痛和相应的症状，肘部的疼痛一般与局部结构有关（表 4-1）。首先要了解疼痛的部位、疼痛的性质（钝痛、隐痛、牵扯痛、放射痛）、疼痛的时间性（昼重夜轻、昼轻夜重）；其次，要了解症状持续的时间、活动对症状的影响；最后，活动伴有摩擦声或咔嗒声，考虑可能是退变或关节面之间结构异常。网球肘常表现为肱骨外上髁部位的放射性隐痛，疼痛一般白天活动后减轻，夜间加重。尺侧副韧带损伤常在疼痛之后出现"砰"的一声，且伴有肘部内侧肿胀。当患者主诉上肢多个关节疼痛时，则应考虑多关节疾病，如类风湿关节炎、骨性关节炎、肩 - 手综合征。

表 4-1　肘部疼痛部位与病变关系表

疼痛部位	可能的病变
前侧	肱二头肌肌腱断裂 / 肌腱炎 肘关节脱位 肘前关节囊拉伤 旋前圆肌综合征
后侧	尺骨鹰嘴滑囊炎 尺骨鹰嘴骨折 肱三头肌肌腱炎
内侧	内上髁炎 尺神经炎 屈肌旋前圆肌拉伤
外侧	肱骨小头骨折 外上髁炎
桡骨小头骨折	桡管综合征 外侧副韧带扭伤

（三）其他

肘关节联系着上臂和手，有承上启下的作用。肘部出现问题，患者上肢功能尤其是手功能必然受到影响，要详细询问患者哪些活动受限，手部活动时是否有上臂的代偿，活动时是否伴有疼痛，对因肘关节功能障碍导致的 ADL 水平降低，患者是否有压力或抱怨，肘部功能障碍对左利手和右利手的影响是不同的，在评估时应注意。

二、客观资料

（一）视诊

嘱患者暴露检查部位，检查者观察肘关节外形、肤色，有无肿胀、畸形、瘢痕组织。必要时应检查健侧，增强对比。对发现的问题应着重检查。

1. 整体观　患者暴露被检查部位，检查者应注意观察患者是否有正常的提携角或肘过伸；肘关节皮肤是否有发红、发绀、色素沉着和脱屑；局部是否有肿胀和包块；肌肉是否有萎缩和肌纤维颤动；皮肤表面是否有未愈合伤口或创面；是否有瘢痕组织增生及其形状。

2. 提携角　当肘关节伸直、前臂处于旋后位时，上臂与前臂并不在一条直线上，前臂的远侧端偏向外侧，两者之间形成一向外开放的钝角，称为肘关节提携角。临床上一般记为互补角的度数，正常为 5°～15°。检查时让患者站立，上肢解剖位自然下垂，成年男性正常提携角为 5°～10°，女性正常提携角为 10°～15°。如果提携角＞15°，称为肘外翻；如果提携角＜5°，称为肘内翻（图 4-8）。显著的肘内翻或肘外翻可能是由于外伤导致，如肱骨远端骨折或骨骺损伤。肘关节过度外翻可导致尺神经因过度牵拉而损伤。

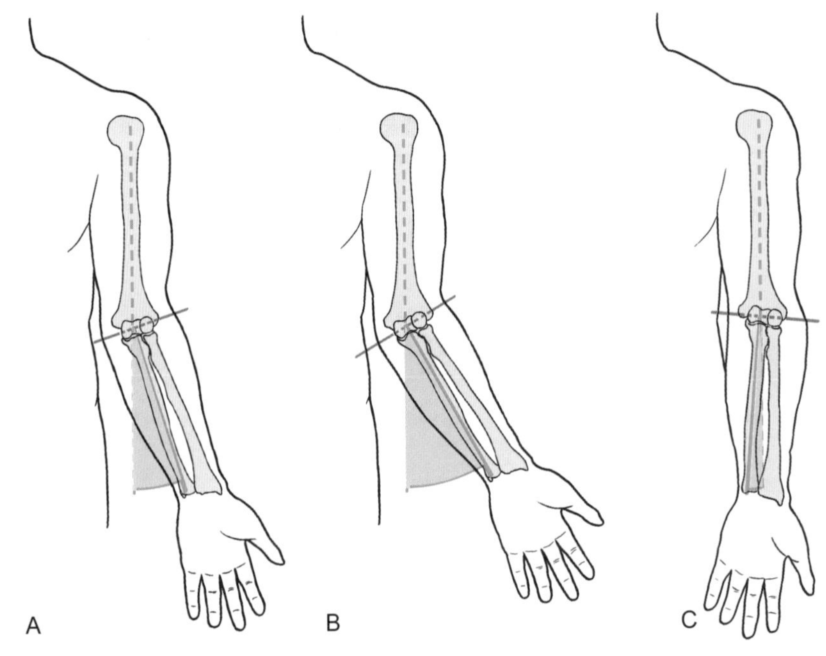

图 4-8　**肘外翻**

A. 正常肘外翻；B. 过度肘外翻；C. 肘内翻

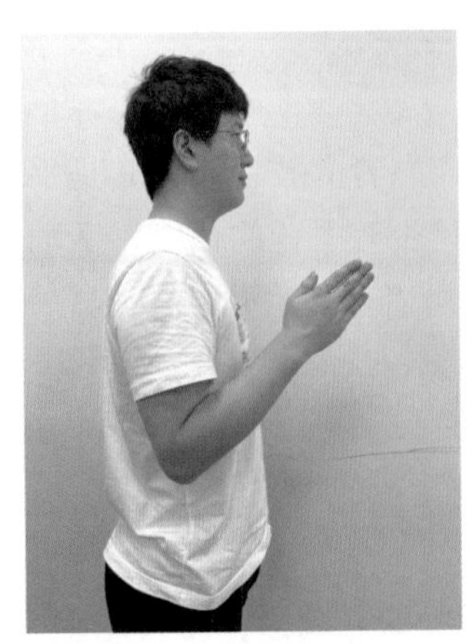

图 4-9　**肘部功能位**

3. 肘部功能位　肘部处于功能位置能很快做出不同动作，一般肘部功能位为肘部屈曲 90° 且前臂中立位，其最有用的活动范围是 60°～120°（图 4-9）。检查者应注意观察患者是否可以维持在正常的肘关节功能位。从功能方面考虑，肘关节的屈曲大于伸直。由于肘关节在多数情况下是固定在屈肘 90° 位，开始肘关节锻炼时，有些患者往往害怕肘关节伸不直，因此，很自然地把锻炼终点反复在伸肘方面，而忽略了更为重要且更难恢复的屈肘运动，加上体位和重力作用的自然趋势是伸肘，因而当肘关节功能不能完全恢复时，受限最多的是屈肘，而伸肘影响较小，就导致发挥作用的最有利活动范围丧失。

（二）触诊

1. 触诊要点　触诊时，检查者应查找有无反常的触痛、肿大、凸起或反常温度，肌肉软组织的软硬程度，瘢痕组织与正常组织之间是否有粘连、粘连的程度；关节活动时软组织给予的终末感或阻抗感。屈肘活动受限时应检查肘后侧肌群是否有粘连，伸肘受限时重点检查肱二头肌肌腱挛缩的情况，为下一步的治疗提供依据。肘部创伤的患者要注意检查有无软组织异位骨化。

2. 触诊流程 患者取坐位或仰卧位，检查者按照“肘部前方—内侧及外侧—后侧”的顺序依次进行触诊检查，需要注意的是，损伤一侧必须与未损伤的一侧进行对比。

3. 肘后三角 肘关节屈曲成90°时，肱骨内、外上髁和尺骨鹰嘴三点构成等腰三角形，称为肘后三角。三角的尖指向远端。当肘关节伸直时，上述三点成一条直线。肘关节脱位、肱骨髁上骨折或肘关节退行性病变时，三者的等腰关系发生改变。触诊检查时，要仔细观察肘后三角是否有变化。

三、功能评估

（一）主动运动

患者取坐位进行检查，先进行关节不引起疼痛的主动运动，最后再进行可能诱发疼痛的运动。肘关节的主动屈曲可达到140°～150°，伸直一般在0°位，但有部分人群尤其是女性可以有10°的过伸，如果两侧一致排除外伤史，我们可以认为这种过伸是正常的。主动的肘关节旋前或旋后范围是0°～90°，这个范围的意义在于可以使手掌相对或相背，使手的功能多样化。检查时应注意避免内收肩关节来增加旋前或外展肩关节来增加旋后。

如果在病史中患者抱怨疼痛是由组合活动、重复活动或持续活动引起的，在主动运动评价中应包括这些特殊运动，如果患者完成一个动作很困难或根本不能完成一个动作，但却不伴有疼痛，检查者必须考虑到可收缩组织严重的损伤如断裂或神经损伤，且必须进一步检查。

（二）被动运动

被动运动主要用来检查运动的终末端感觉和肌肉的长度。患者可以主动全范围活动，检查者可在运动的各个方向上轻柔地施加过度的重压来测试终末端感觉；如果患者无法主动完成全范围活动，则要小心地进行被动运动来测试终末端感觉及关节囊的状态。正常的终末端感觉与组织阻抗类似，肌肉萎缩明显或粘连比较严重的终末“骨对骨”的阻抗感强烈（表4-2）。

表4-2 肘部被动运动的正常终末端感觉

肘部被动运动	正常终末端感觉
肘部屈曲	组织靠近
肘部伸展	骨与骨
前臂旋后	组织拉紧
前臂旋前	组织拉紧

被动运动的另一个应用就是检查肌肉的长度和紧张度，以明确肌肉是否有短缩或僵硬。常见的肘关节肌肉长度检查方法如下。

1. 检查肱二头肌长度时，患者取坐位，将肩关节被动伸展到最大范围，并将肘关节伸展。被动伸展程度与主动伸展程度相同则正常（图 4-10）。

2. 检查肱三头肌长度时，患者取坐位，肘关节伸展，检查者将患者上肢被动外展至 180°，接着将被动屈肘置于头后最大范围。被动伸展程度与主动伸展程度相同则正常（图 4-11）。

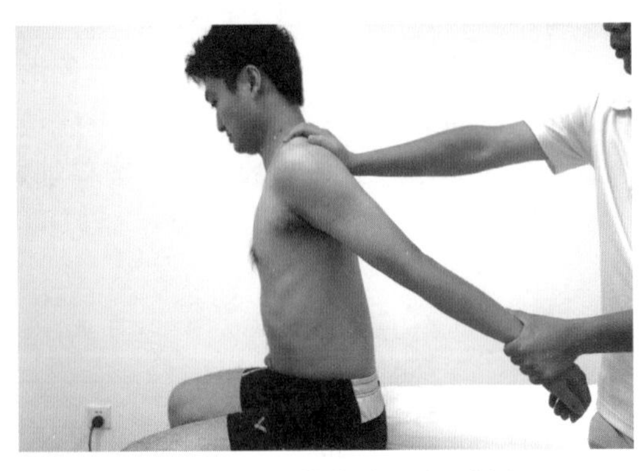

图 4-10　检查肱二头肌长度

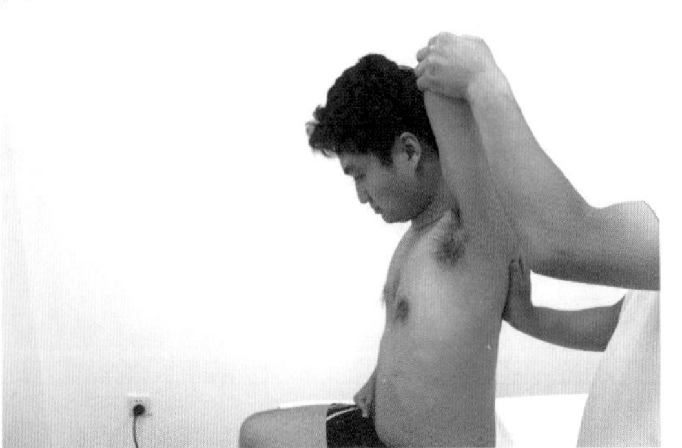

图 4-11　检查肱三头肌长度

3. 检查腕长伸肌时，患者仰卧，肘关节伸展，前臂呈旋前位。检查者被动弯曲患者手指，接着被动弯曲患者手腕。手指和手腕的被动屈曲程度与主动屈曲程度相同则正常（图 4-12）。

4. 检查腕长屈肌时，患者仰卧，肘关节伸展，前臂呈旋前位。检查者被动伸展患者手指，接着被动伸展患者手腕。手指和手腕的被动伸展程度与主动伸展程度相同则正常（图 4-13）。

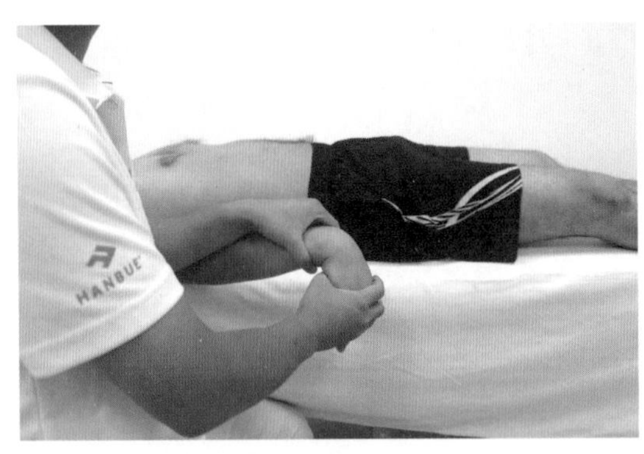

图 4-12　检查腕长伸肌

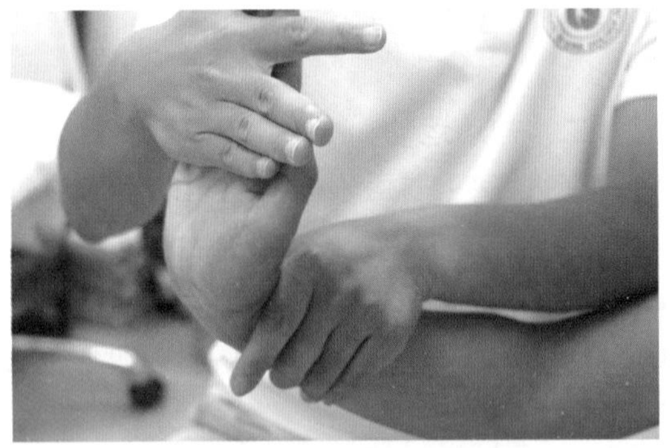

图 4-13　检查腕长屈肌

（三）等长抗阻运动

为了全面评估肘部肌肉的功能，应进行相应肌肉的等长抗阻运动，以正确评估肌肉的能力。研究表明，在等长抗阻情况下，前臂旋后时肘关节屈曲 90° ～ 110° 的力量最强，在 45° 和 135° 时肘关节屈曲力量是最大的 75%。伸展力量是屈曲力量的 60%，旋前力量是旋后力量的 85%。肘关节等长抗阻运动有屈肘、伸肘、旋后、旋前、屈腕、伸腕。

患者取坐位进行等长抗阻运动，由表 4-3 可以看出很多经过肘部的肌肉也经过腕部，肘部的等长抗阻运动也伴有腕部的伸展和屈曲。在进行等长抗阻运动时，也要考虑负重和体位对肌肉的影响。还有一种情况，如果等长抗阻收缩减弱且不伴有疼痛，检查者必须考虑可收缩组织严重损伤如肌腱断裂或神经损伤，具体的情况可以通过有选择性的肌肉和感觉分布检查（表 4-3）结合神经解剖学的知识来做出定位诊断。

表 4-3 肘部肌肉：运动、神经支配和神经根来源

运动	肌肉	神经支配	神经根来源
肘部屈曲	1. 肱肌	肌皮神经	C_5 ～ C_6（C_7）（后束）
	2. 肱二头肌	肌皮神经	C_5 ～ C_6（后束）
	3. 肱桡肌	桡神经	C_5 ～ C_6（C_7）（后束）
	4. 旋前圆肌	正中神经	C_6 ～ C_7（后束）
	5. 尺侧腕屈肌	尺神经	C_7 ～ C_8（后束）
肘部伸展	1. 肱三头肌	桡神经	C_6 ～ C_8（后束）
	2. 肘肌	桡神经	C_7 ～ C_8（T_1）（后束）
前臂旋后	1. 旋后肌	骨间后神经（桡）	C_5 ～ C_6（后束）
	2. 肱二头肌	肌皮神经	C_5 ～ C_6（后束）
前臂旋前	1. 旋前方肌	骨间前神经（正中）	C_8 ～ T_1（后束）
	2. 旋前圆肌	正中神经	C_6 ～ C_7（后束）
	3. 桡侧腕屈肌	正中神经	C_6 ～ C_7（后束）
屈腕	1. 桡侧腕屈肌	正中神经	C_6 ～ C_7（后束）
	2. 尺侧腕屈肌	尺神经	C_7 ～ C_8（后束）
伸腕	1. 桡侧腕长伸肌	桡神经	C_6 ～ C_7（后束）
	2. 桡侧腕短伸肌	骨间后神经（桡）	C_7 ～ C_8（后束）
	3. 尺侧腕伸肌	骨间后神经（桡）	C_7 ～ C_8（后束）

（四）功能检查

1. *关节活动度评估* 肘关节活动度评估包括主动关节活动度检查和被动关节活动度检查，具体的检查方法见表 4-4。

表 4-4 肘关节活动度评估表

动作名称	动作描述	参考值
屈曲和伸直	患者取坐位或仰卧位，上臂紧靠躯干，肘关节伸展，前臂旋后。评定者将角度尺中心置于肱骨外上髁，固定臂与肱骨纵轴相平行，移动臂与桡骨纵轴相平行，屈曲或伸展肘关节至最大范围	屈曲：0° ～ 145° 伸直：0°
旋前和旋后	患者取坐位，上臂紧靠躯干，肘关节屈曲 90°，前臂中立位。评定者将角度尺中心置于尺骨茎突外侧，固定臂垂直于地面，移动臂为桡骨茎突和尺骨茎突的连线，前臂旋前或旋后至最大范围	旋前：0° ～ 80° 旋后：0° ～ 80°

2. *肌力检查* 主要检查肱二头肌、肱三头肌、肱肌、肱桡肌、旋前肌群、旋后肌群的肌力，测定肘关节上下肌腹的周径，并和对侧进行比较。

（五）特殊检查

特殊检查具有针对性，相对于常规检查，只有当检查者确信这些特殊检查适当或有助

于诊断时才可进行特殊检查。同时应注意反复检查有可能加重患者的损伤。如果患者的病史没有提示任何外伤或同病情相关的重复运动，根据患者的情况，检查者可能要做一些神经根压迫检查，来排除肘关节的问题是颈椎源相关症状还是“双重挤压伤”的可能性。

1. 肘关节韧带的检查

（1）韧带不稳定性检查：用来检查肘内翻和肘外翻的不稳定。

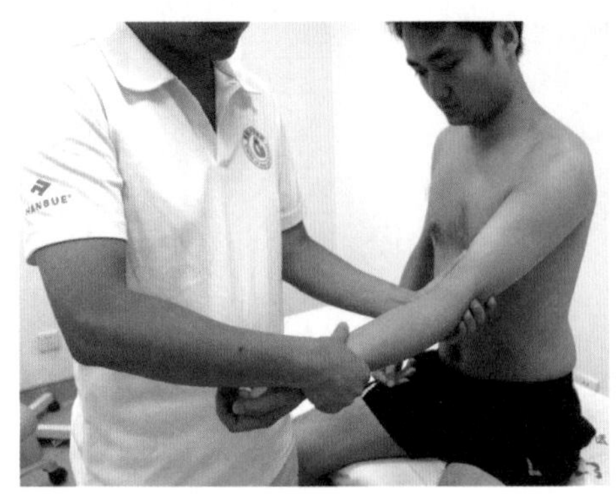

图 4-14　**桡侧副韧带稳定性检查**

1）桡侧副韧带稳定性的具体检查方法：患者取坐位，检查者的一只手固定住患者的上臂，另一手抓住患者的手腕。检查者用手把患者的肘部固定在轻度屈曲位（20°～30°）。触诊韧带时，检查者的前臂远端施加内翻或内收的力来检查桡侧副韧带（内翻稳定性）。正常情况下，施加力时检查者可感觉到韧带紧张（图 4-14）。只要患者疼痛状况和关节活动度没有任何改变，检查者可数次加力来增加压力。如果患者感到疼痛，检查者发现过度松弛或感到柔和的终末端感觉，提示韧带损伤（1 度、2 度、3 度），如果伴有 3 度扭伤则提示关节不稳定。

2）尺侧副韧带稳定性的具体检查方法：触诊韧带时检查者在同上条件下，对患者的前臂远端施加外翻或外收的力，来检查尺侧副韧带（外翻稳定性）（图 4-15）。与未加压的肘部进行比较，检查者观察到任何松弛、活动度减小或疼痛情况的改变，提示尺侧副韧带损伤，关节不稳定。

（2）后外侧轴移反应试验（后外侧旋转反应试验）：肘的后外侧失稳是肘部最多见的失稳形式。

具体检查方法：患者仰卧，上肢举过头，检查者紧握患者腕部并牵拉肘部，在腕部对前臂施加轻微的旋后力，对肘部加外翻压力时屈曲患者肘部。当屈曲肘部（20°～30°）时患者出现恐惧面容可被认为是患者以为后外侧将要脱位的证据，提示有肘部后外侧失稳。如果检查者继续屈曲患者肘关节 40°～70°，肘部会出现可触到和可见的关节缩短（图 4-16）。如果患者失去知觉，伸肘时可能发生半脱位且发出缩短时的沉闷的金属声，但这些症状在清醒的患者中很少见。

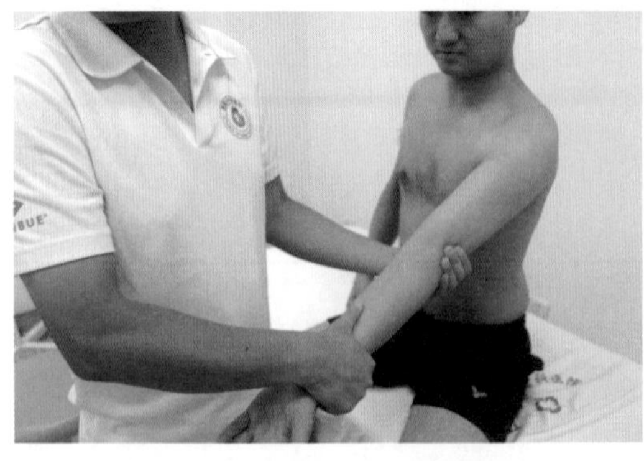

图 4-15　**尺侧副韧带稳定性检查**

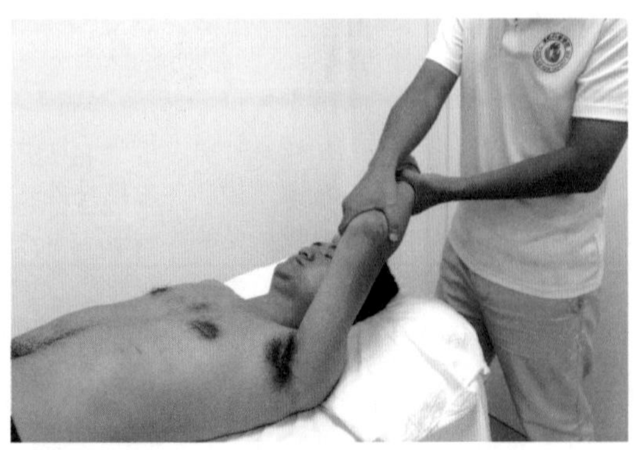

图 4-16　**后外侧轴移反应试验**

2. 上髁炎的检查　肌腱反复的微损伤导致肌腱内部结构的破坏和退变，从而产生伸肌腱的慢性过劳性损伤（网球肘或外上髁炎）或屈肌腱的慢性过劳性损伤（高尔夫肘或内上髁炎）。当韧带反复性的微外伤性损伤不能被适当修复时，就会表现为退化状态。

（1）外上髁炎检查：检查者都必须谨记可能会出现累及颈椎或外周神经的牵涉痛。如果上髁炎患者对治疗没有反应，检查者应明智地进行神经病理检查。

1）外上髁炎检查（一）（网球肘或 Cozen 检查，图 4-17）：检查者拇指放在患者外上髁部来固定患者肘部，患者伸腕、前臂旋前且桡偏，做与检查者对抗的伸腕运动。肱骨外上髁部突然剧烈疼痛为阳性，触诊可以确定疼痛点。

2）外上髁炎检查（二）（网球肘或 Mill 检查，图 4-18）：检查者拇指放在患者外上髁部来固定患者肘部。触诊外上髁时，检查者被动旋前患者的前臂，完全屈腕，同时伸肘。肱骨外上髁部疼痛为阳性。该运动对桡神经也产生压力，当桡神经上存在压力时产生的症状同网球肘十分相似，肌电诊断有助于区分这两种情况。

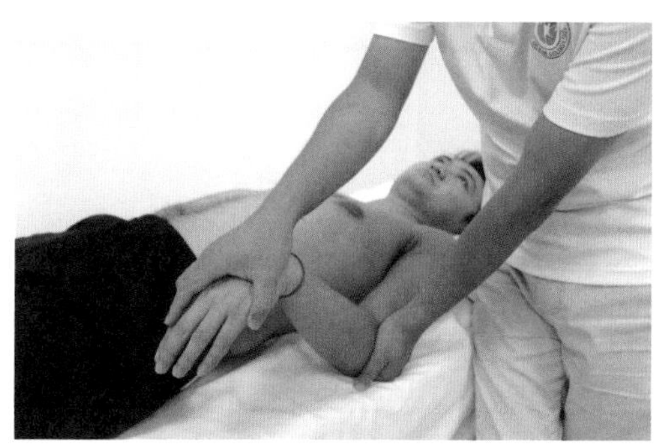

图 4-17　**外上髁炎检查（一）**

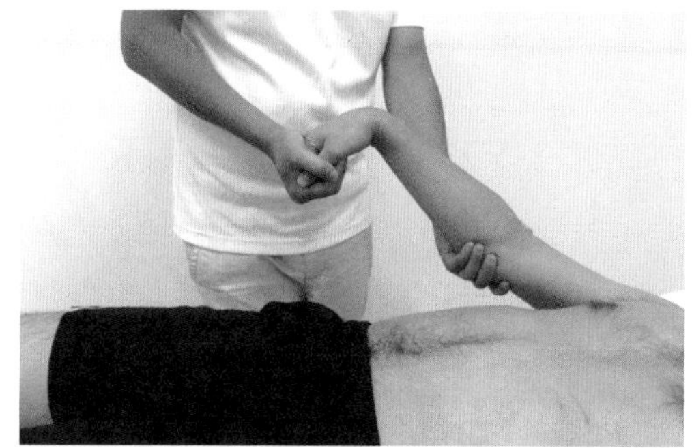

图 4-18　**外上髁炎检查（二）**

3）外上髁炎检查（三）（图 4-19）：检查者对抗手第 3 指远端到近端指骨间关节的伸展，压迫指伸肌和肌腱。肱骨外上髁部疼痛为阳性。

（2）内上髁炎检查（高尔夫球肘，图 4-20）：检查者触诊患者的内上髁时，被动旋后患者的前臂，患者完全伸腕，同时伸肘。肱骨内上髁部疼痛为阳性。

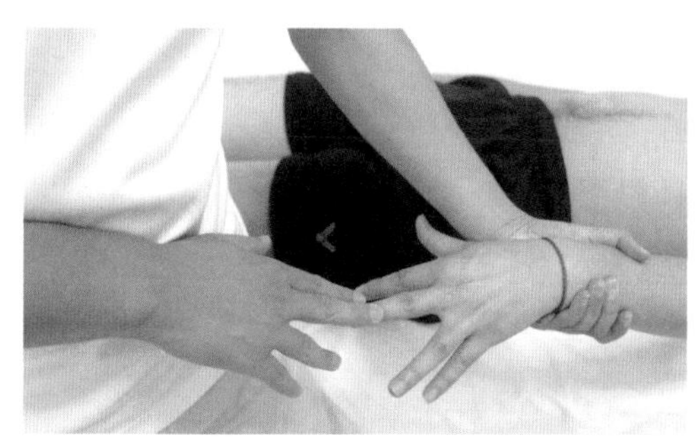

图 4-19　**外上髁炎检查（三）**

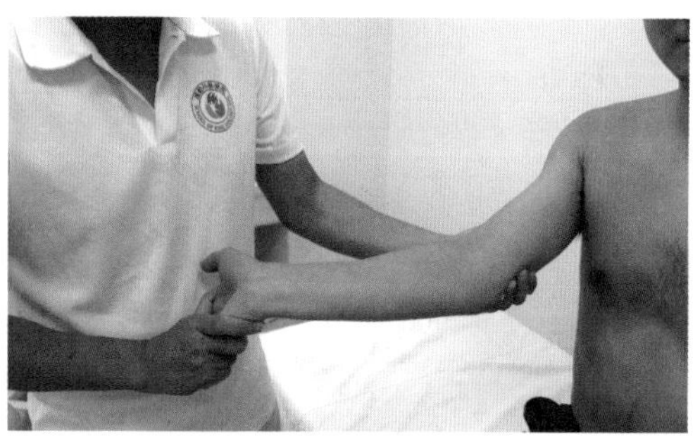

图 4-20　**内上髁炎检查**

3. 关节功能紊乱的检查　如果患者主诉肘关节疼痛（尤其是在肘部运动时），检查者能用两种检查来区分病变在肱桡关节还是肱尺关节。

检查肱桡关节时，检查者把患者肘部置于非疼痛位上，接着让其手腕桡偏，使桡骨头挤压肱骨，出现疼痛为阳性。

检查肱尺关节时，检查者把患者肘部置于非疼痛位上，接着让其手腕尺偏，使肱尺关节相互挤压，同样出现疼痛为阳性。

4. 神经功能障碍的检查

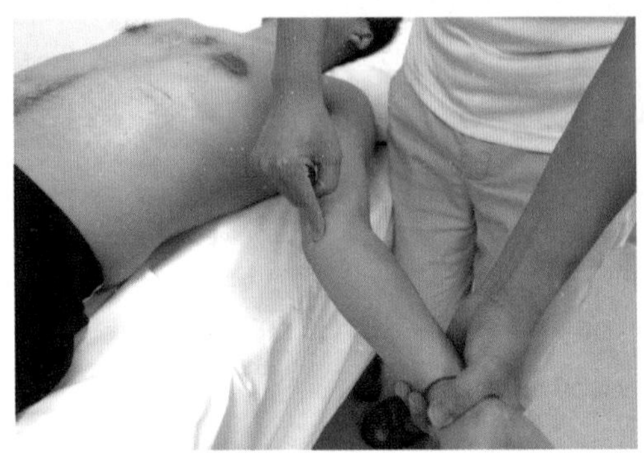

图 4-21　肘部 Tinel 征

(1) 肘部 Tinel 征（图 4-21）：轻敲在鹰嘴和内上髁之间的尺神经沟，在尺神经走行的区域出现刺痛感为阳性。该测试可以指出感觉神经纤维再生的区域。出现感觉异常的最远端那一点表示神经纤维再生区域的界线。

(2) Wartenberg 征（沃坦伯格综合征，图 4-22）：患者取坐位并将双手放在检查台上。检查者将患者的手指分开，然后嘱咐患者再合上。患者小指处于外展位，内收不能，提示尺神经病变阳性。

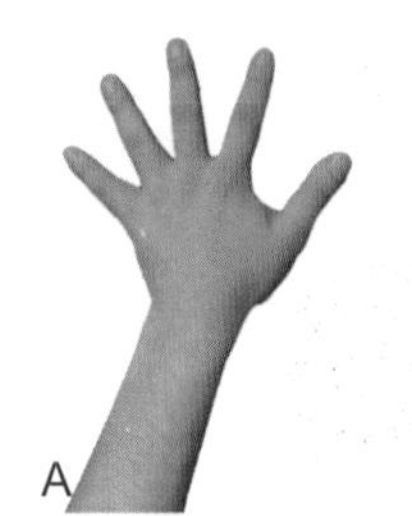

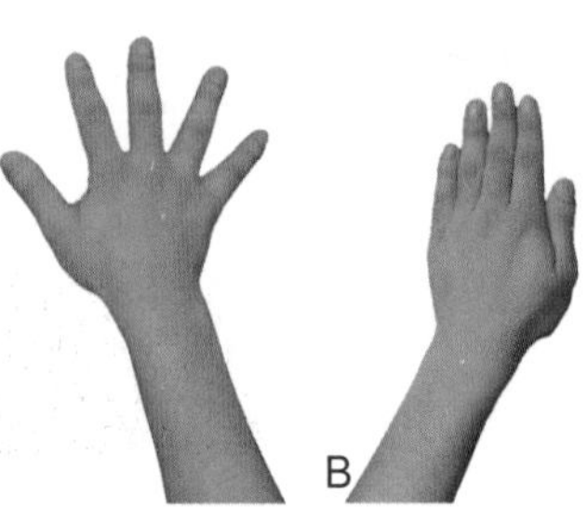

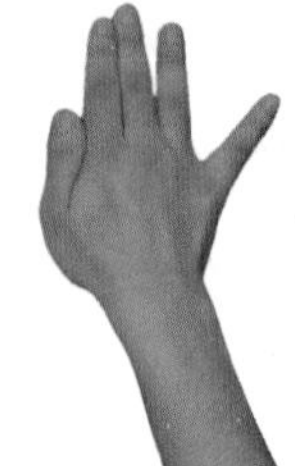

图 4-22　Wartenberg 征

(3) 肘部弯曲试验（图 4-23）：嘱咐患者将肘关节完全屈曲，腕关节伸展的同时肩关节下垂并外展，并保持 3 ～ 5 分钟。此时，在前臂和手的尺神经分布区，患者有针刺感或感觉异常为阳性。该试验可用来确定患者是否患有肘管综合征。

(4) 旋前圆肌综合征试验（图 4-24）：患者取坐位，并使肘部弯曲 90°。检查者用力内旋患者前臂并使肘部展开。若患者感到前臂和手的正中神经分布区有麻刺感或感觉异常为阳性。

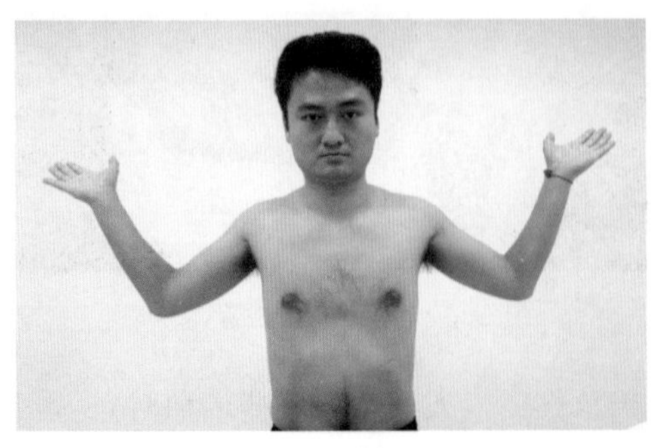

图 4-23　肘部弯曲试验

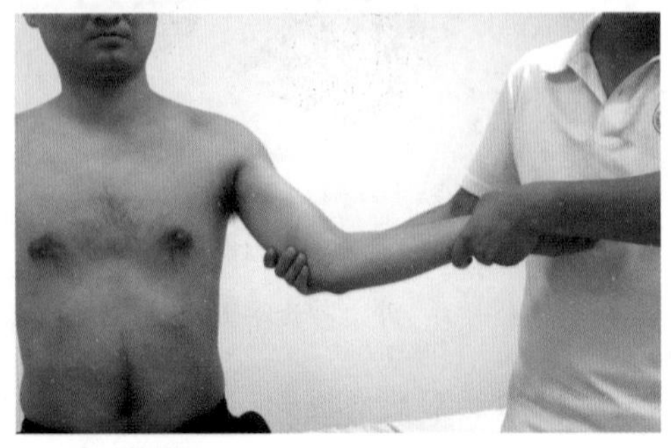

图 4-24　旋前圆肌综合征试验

(5) 捏抓试验（图 4-25）：嘱咐患者将其拇指和示指的指尖捏紧。正常情况下，应是指尖和指尖捏紧。如果患者不能做到，而用一种不正常的拇指与示指的指腹与指腹捏紧取代，则说明正中神经的一个分支——骨间前神经病理阳性体征的存在。这说明在骨间前神经通过旋前圆肌的两个头时被卡压。

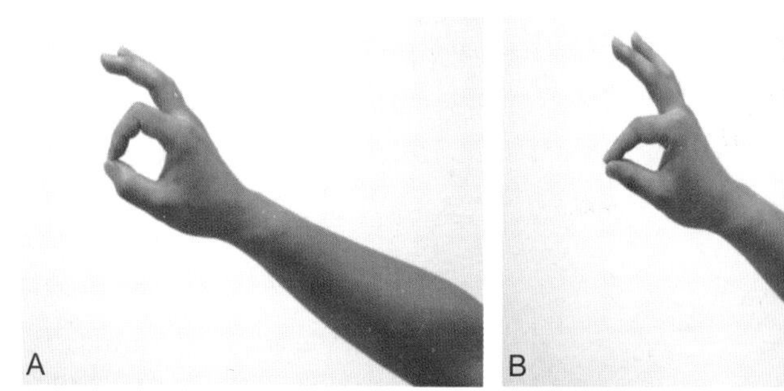

图 4-25 **捏抓试验**

（六）关节运动检查

当检查关节运动时，检查者必须将患侧与健侧进行对比检查。

进行尺骨和桡骨在肱骨上的桡偏和尺偏检查时，患者取坐位，伸肘，检查者一手固定患者的肘部，另一手放在患者的腕关节上，按住前臂的内收肌和外展肌，被动做桡偏或尺偏（图 4-26）。在做运动检查时，患者的肘部始终是直的，并感觉是骨头对着骨头。

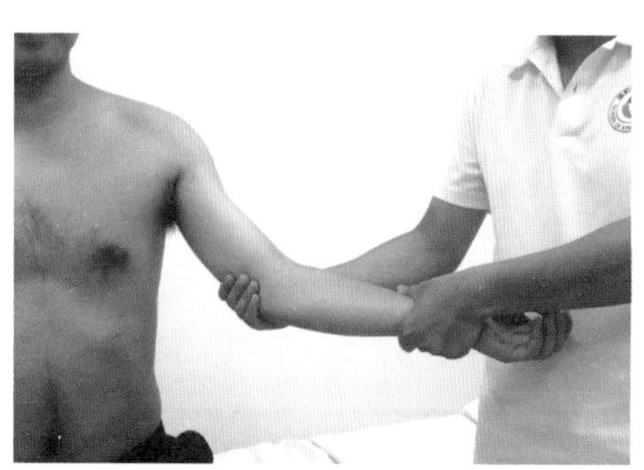

图 4-26 **关节运动检查**

检查从肱骨分离鹰嘴：患者取仰卧位，检查者将患者的肘关节屈曲 90°，检查者将双手握住患者前臂靠近肘部的地方，接着检查者对肘部施加分离力，但要确定没有扭转力，如果患者肩痛，检查者用一手在患者肱骨上施加与刚才相反的力（图 4-27A）。

检查桡骨在肱骨面的前后滑动：患者取坐位，检查者固定患者的肘部，将患者的上肢放在检查者的身上和下肢上，检查者将其拇指放在患者桡骨头前方，同时将弯曲的示指放在桡骨头后方。接下来检查者用拇指向后推桡骨头，用示指向前拉桡骨头（图 4-27B）。通常

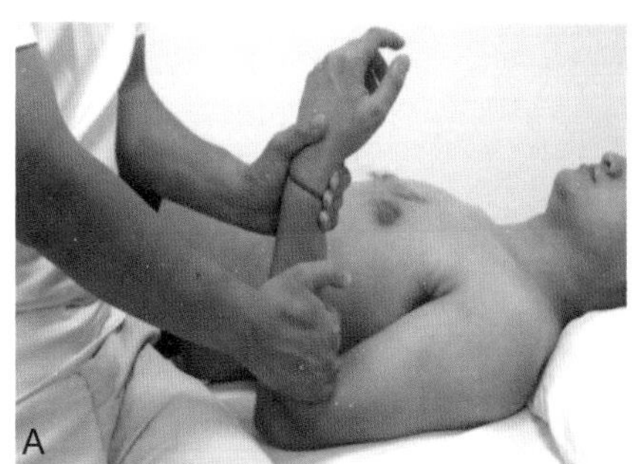

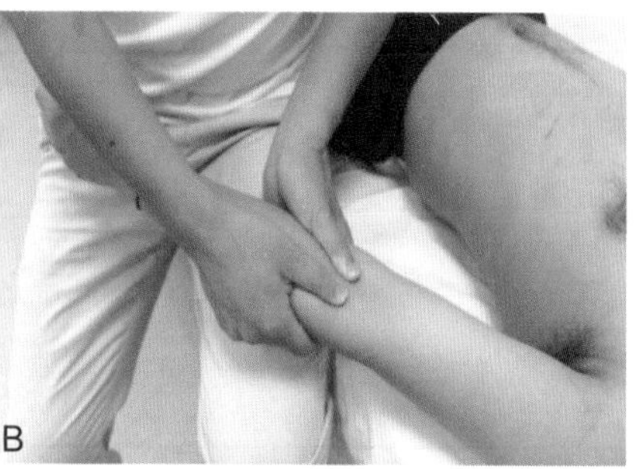

图 4-27 **关节运动检查**

A. 检查从肱骨分离鹰嘴；B. 检查桡骨有肱骨面的前后滑动

来说，比较容易获得向后的运动；正常情况下，这是桡骨头返回正常位置造成的，且伴随着组织拉伸终末端感觉。由于捏检查者手指和患者骨头间的皮肤时会很痛，所以必须小心进行此项检查。此外，对正常的上肢施加这种力也可能导致疼痛。

也可以用一种稍微不同的方法来检查桡骨在肱骨面的前后滑动。做桡骨在肱骨面的前后滑动时，患者取仰卧位，手臂放在侧面。检查者站在患者身旁，面对患者头部，握住患者的手臂并通过把手放在检查者的胸、肘之间而使患者肘部轻轻弯曲。检查者把拇指放在肱骨头上并在感觉运动程度和终末端感觉状态下，对肱骨头小心地施加前向后的力。做后前向滑动时，患者仰卧，手臂放在侧面，手放在腹部。检查者把拇指放在患者肱骨头后侧，小心地施加后向前的力（图 4-28）。

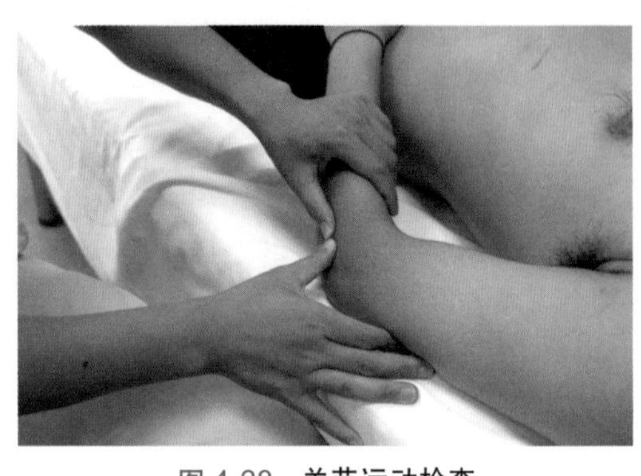

图 4-28　关节运动检查

（七）综合功能评定

肘关节功能评定尚缺少一个统一的评估方法。下面介绍目前使用的方法，供临床工作中选择使用。

1. 肘关节功能强度检查　见表 4-5。

表 4-5　肘关节功能强度评估

起始位置	运动	功能评估 *
坐位	把手向口部移动（举起重物）	举 2.3 ～ 2.7kg：正常 1.4 ～ 1.8kg：功能较差 0.5 ～ 0.9kg：功能差 0kg：无功能
站立距墙	向前推（屈肘）	重复 5 次或 6 次：正常 3 次或 4 次：功能较差 1 次或 2 次：功能差 0 次：无功能
站立，面对关着的门	开门，起始时手掌向下（前臂旋后）	重复 5 次或 6 次：正常 3 次或 4 次：功能较差 1 次或 2 次：功能差 0 次：无功能
站立，面对关着的门	开门，起始时手掌向下（前臂旋前）	重复 5 次或 6 次：正常 3 次或 4 次：功能较差 1 次或 2 次：功能差 0 次：无功能

* 年轻患者应举更重的物体（2.7 ～ 4.5kg），重复 6 ～ 10 次，对于老年患者，重量和重复次数都应相应减少

2. HSS 评分标准　美国特种外科医院（HSS）提出肘关节功能评定标准，主要用于肘关节术后评价，具体如下（表 4-6）。

表 4-6　美国特种外科医院肘关节评分表

标准	得分
疼痛（50 分）	
无或可被忽视	50
轻微疼痛，偶尔需服镇痛药	45
中度疼痛，每日需服镇痛药	35
中度疼痛，休息或夜间痛	15
严重疼痛，影响日常生活	0
功能（50 分）	
活动（30 分）	
不受限	30
轻微受限，但不影响日常生活	25
不能举起超过 4.5kg（10lb）物体	20
日常生活中度受限	10
不能梳头或触摸头部	5
不能自食	0
持久性（8 分）	
使用超过 30 分钟	8
使用超过 15 分钟	6
使用超过 5 分钟	4
不能使用肘关节	0
整体使用情况（12 分）	
使用不受限	12
娱乐时受限	10
家务及工作受限	8
生活自理受限	6
不能使用	0

评价标准：优，90 ～ 100 分；良，80 ～ 89 分；一般，70 ～ 79 分；较差，60 ～ 69 分；最差，< 60 分

3. Mayo 评分系统（MEPS）　MEPS 是由 Morrey 于 1992 年提出的，当时用于评价肘关节成形术治疗类风湿关节炎的效果，目前已广泛应用于肘关节周围骨折的疗效评价中（表 4-7）。

表 4-7　Mayo 评分系统（MEPS）

标准	得分
疼痛	
无痛	60
轻度疼痛（偶然痛，无须用药）	40
中度疼痛（偶然用药，活动受限）	20
严重疼痛（因疼痛丧失能力）	0

续表

标准	得分
活动	
伸屈度	
≥ 90°	30
60° ～ 89°	20
30° ～ 59°	10
＜ 30°	0
稳定性	
轻度不稳定（不限制活动）	10
中度不稳定（有一定功能损害）	5
严重不稳定（活动明显受限）	0
结果	
良好（满意）	≥ 90
一般	50 ～ 89
差	＜ 50

4. 肘关节功能评定（JOA） 肘关节 JOA 评分表是由日本骨科协会制订的一系列评价量表之一，主要用于肘关节置换术，目前也用于肘关节术后的评价（表 4-8）。

表 4-8 肘关节功能评价法

指标							分数（100 分满分）
1. 疼痛（30 分）							得分
无痛	30						
	25						
轻度	20						
	15						
中度	10						
	5						
重度	0						
2. 功能［（1）＋（2），20 分］							得分
（1）日常动作（12 分）				（2）肌力（8 分）（屈曲＋伸展）			
	容易	困难	不能	肌力	屈曲	伸展	
洗脸	2	1	0		5	3	
吃饭	2	1	0		4	3	
系衬衣扣	2	1	0		3	2	
往杯中倒水	2	1	0		2	1	
大小便	2	1	0		1	0	
穿或脱鞋	2	1	0		0	0	

续表

3. 活动度 [(1) + (2)，30 分]						得分
(1) 屈曲活动度 (22 分)			(2) 旋转度 (8 分)			
屈曲+伸展	136° 以上	22	内旋+外旋	151° 以上	8	
	121° ～ 135°	18		121° ～ 150°	6	
	91° ～ 120°	15		91° ～ 120°	4	
	61° ～ 90°	10		31° ～ 90°	2	
	31° ～ 60°	5		30° 以下	0	
	16° ～ 30°	3				
	15° 以下	0				

4. 关节动摇性 (10 分)		得分
正常	10	
10° 以下的动摇性	5	
11° 以上的动摇性	0	

5. 畸形状态 [(1) + (2)，10 分]					得分
内翻畸形	外翻畸形	得分	其他畸形		
无	15° 以下	10	无 (15° 以下)	0	
10° 以下	20° 以下	7	轻度 (16° ～ 30°)	－2	
15° 以下	30° 以下	4	中度 (31° ～ 45°)	－3	
16° 以上	31° 以上	0	高度 (46° 以上)	－5	

第三节　关节松动术

肘部关节由肱尺关节、肱桡关节、桡尺近端关节构成。其生理运动包括屈、伸；桡尺近端关节与远端关节共同作用，可以旋转 (包括旋前和旋后)。附属运动包括分离牵引、长轴牵引、前后向滑动、后前向滑动及侧方滑动等。

一、常规松动

(一) 肱尺关节

1. 分离牵引

[患者体位]　仰卧位，屈曲肘关节 90°，前臂呈旋后位。

[治疗师位置]　位于患侧，外侧手放在患侧肘窝，手掌接触前臂近端，掌根靠近尺侧，内侧手握住前臂远端和腕部背面尺侧。

[操作方法]　外侧手固定，内侧手向足侧推动尺骨。

[作用]　增加屈肘活动范围 (图 4-29)。

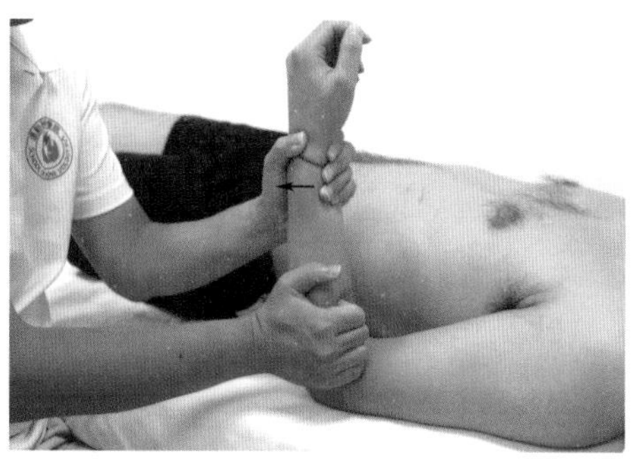

图 4-29　肱尺关节分离牵引

2. 长轴牵引

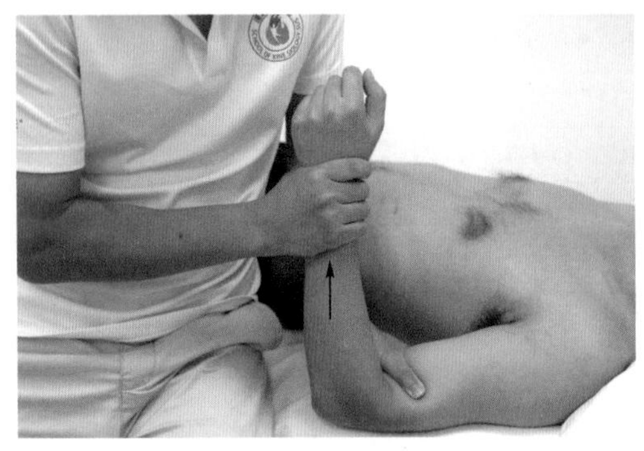

图 4-30 **肱尺关节长轴牵引**

[患者体位] 仰卧位，肩稍外展，屈曲肘关节 90°，前臂旋前。

[治疗师位置] 位于患侧，内侧手握住患侧肱骨近端内侧，外侧手握住前臂远端尺侧。

[操作方法] 内侧手固定，外侧手沿着长轴牵引尺骨。如果患者屈曲肘关节 90° 有困难，可以在屈曲肘关节终点处完成这一手法。治疗师一手固定肱骨远端内侧，一手握住前臂远端尺侧做长轴牵引。

[作用] 增加屈肘活动范围（图 4-30）。

3. 侧方滑动

[患者体位] 仰卧位，肩外展，伸肘，前臂旋后。

[治疗师位置] 位于患侧，外侧手放在患侧肱骨远端外侧，内侧手握住前臂近端尺侧。

[操作方法] 外侧手固定，内侧手向桡侧推动尺骨。

[作用] 增加肱尺关节的侧方活动（图 4-31）。

4. 屈肘摆动

[患者体位] 仰卧位，肩外展，屈肘，前臂旋前。

[治疗师位置] 位于患侧，内侧手放在患侧肘窝，外侧手握住前臂远端。

[操作方法] 内侧手固定，外侧手将前臂稍做长轴牵引后再屈曲肘关节。

[作用] 增加屈肘活动范围（图 4-32）。

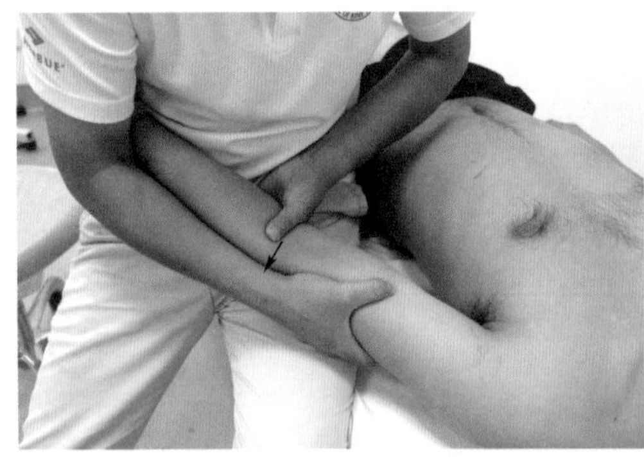

图 4-31 **肱尺关节侧方滑动**

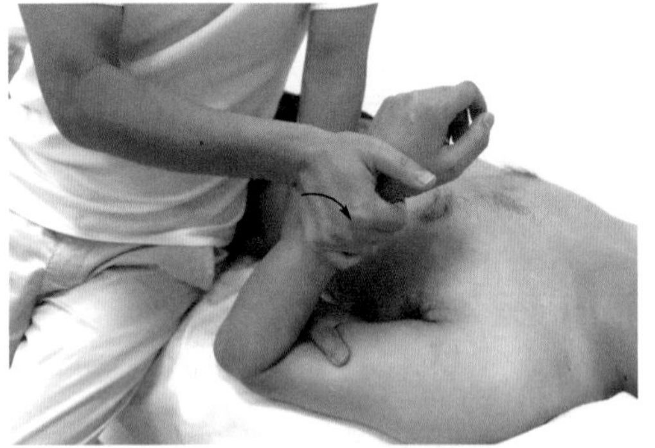

图 4-32 **屈肘摆动**

5. 伸肘摆动

[患者体位] 仰卧位，肩外展，前臂旋后。

[治疗师位置] 位于患侧，内侧手放在患侧肘窝，外侧手握住前臂远端尺侧。

[操作方法] 内侧手固定，外侧手将前臂稍做长轴牵引后在伸肘活动受限的终点摆动。

[作用] 增加伸肘活动范围（图 4-33）。

（二）肱桡关节

1. 分离牵引

[患者体位] 仰卧位，肩外展，肘关节屈曲90°，前臂中立位。

[治疗师位置] 站在患侧，内侧手放在患侧肘窝，外侧手握住前臂远端和手腕。

[操作方法] 内侧手固定，外侧手向外侧推动桡骨，使肱桡关节分离。如果肱关节比较僵硬，外侧手的手掌可以放在前臂近端桡侧，操作方法相同。

[作用] 增加肱桡关节的活动范围，增加屈肘和伸肘（图4-34）。

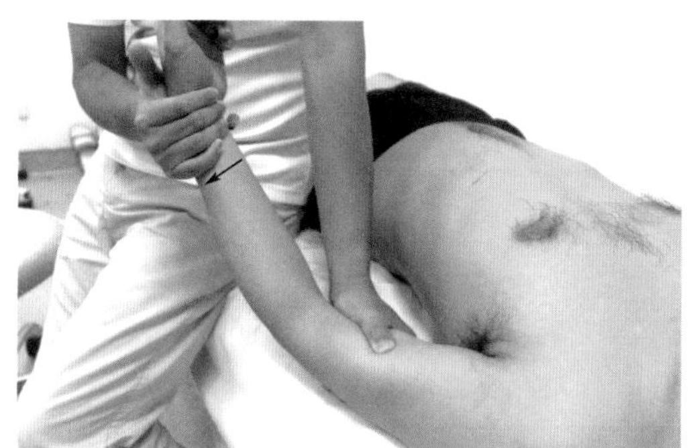

图4-33 **伸肘摆动**

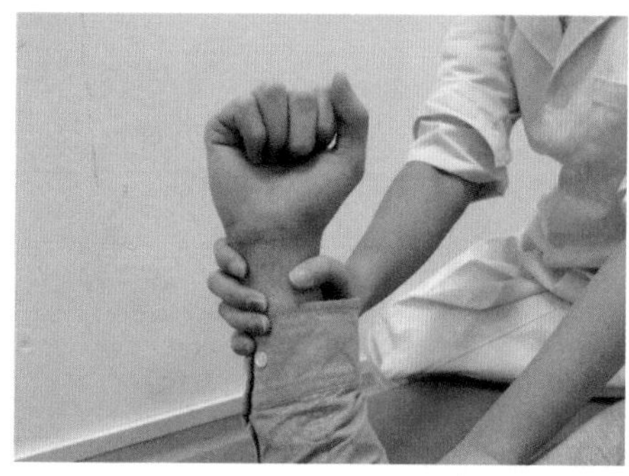

图4-34 **肱桡关节分离牵引**

2. 长轴牵引

[患者体位] 仰卧位，肩外展，肘关节在伸肘活动受限处，前臂旋后。

[治疗师位置] 站在患者外展上肢及躯干之间，内侧手握住肱骨远端，外侧手握住前臂远端桡侧。

[操作方法] 内侧手固定，外侧手沿桡骨长轴和远端牵拉。

[作用] 增加肱桡关节的活动范围，增加屈肘和伸肘（图4-35）。

3. 侧方摆动

[患者体位] 仰卧位，肩外展，伸肘，前臂旋后。

[治疗师位置] 位于患侧，内侧手放在患侧肱骨远端内侧，外侧手握住前臂远端桡侧及腕部。

[操作方法] 内侧手固定，外侧手将前臂向尺侧摆动。

[作用] 增加伸肘（图4-36）。

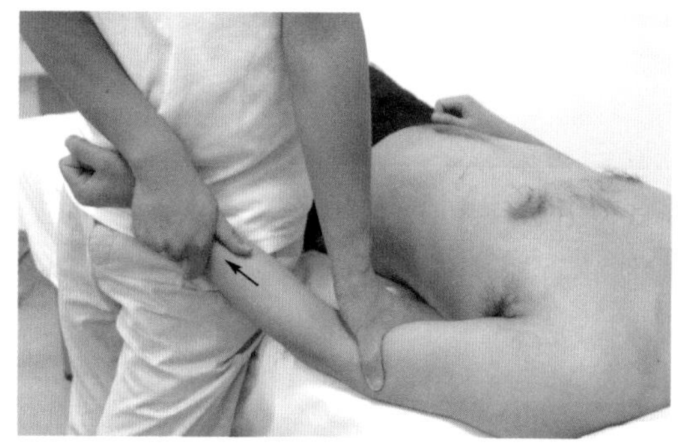

图4-35 **肱桡关节长轴牵引**

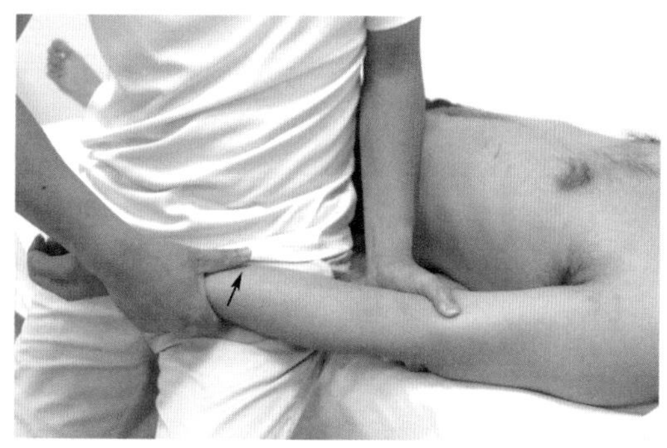

图4-36 **肱桡关节侧方摆动**

（三）桡尺近端关节

1. 长轴牵引

[患者体位] 仰卧位或坐位，屈肘，前臂旋后。

[治疗师位置] 面向患者站立，双手分别握住患侧桡骨和尺骨远端。

[操作方法] 一手固定，另一手将桡骨或尺骨沿长轴牵引。

[作用] 减轻疼痛，增加肘关节活动范围（图 4-37）。

2. 前后向滑动

[患者体位] 仰卧位或坐位，伸肘，前臂旋后。

[治疗师位置] 位于患侧，双手分别握住患侧桡骨和尺骨近端，拇指在上，四指在下。

[操作方法] 一手固定尺骨，另一手向背侧推动桡骨。

[作用] 增加前臂旋前的活动范围（图 4-38）。

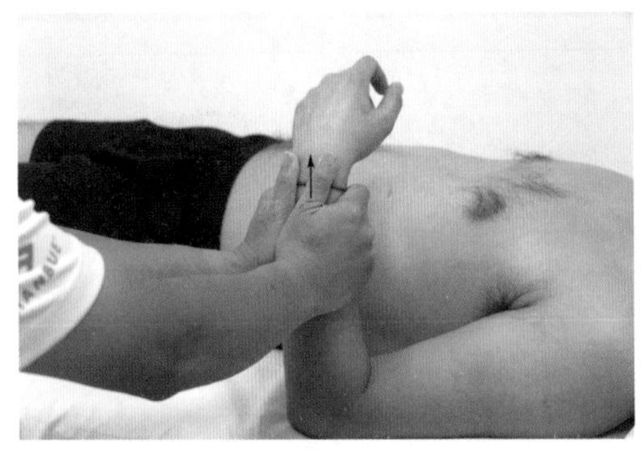

图 4-37 桡尺近端关节长轴牵引

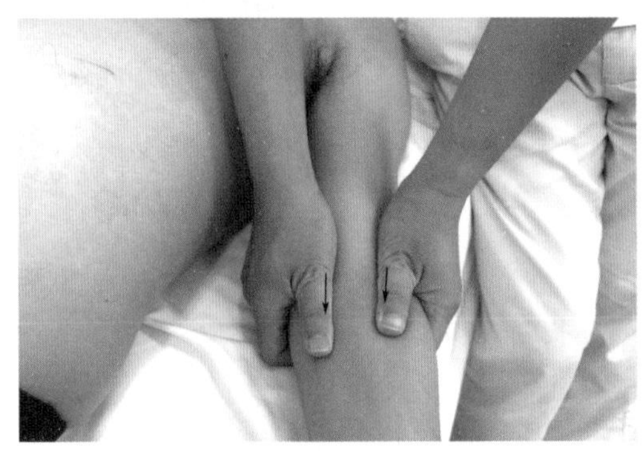

图 4-38 桡尺近端关节前向后滑动

3. 后前向滑动

[患者体位] 仰卧位稍屈肘，前臂中立位。

[治疗师位置] 面向患者站立，内侧手拇指放在患侧桡骨小头处，四指放在肘窝，外侧手握住前臂远端及腕部（图 4-39）。

[操作方法] 外侧手向掌侧推桡骨小头。

上述手法也可以在坐位操作。患者坐在治疗床一侧，肩关节稍外展，屈肘，前臂旋前放在治疗床上。治疗者站在患者对侧，一手握住患侧肘部固定，另一手放在桡骨近端，掌根部放在桡骨小头处向掌侧推动桡骨。坐位手法强度比卧位大，常用于关节明显僵硬的患者。

[作用] 增加前臂旋后活动范围。

4. 前臂转动

[患者体位] 仰卧位或坐位，肘关节屈曲 90°，前臂中立位。

[治疗师位置] 位于患侧，内侧手放在患侧肱骨远端，外侧手握住前臂远端掌侧。

[操作方法] 内侧手固定，外侧手将前臂旋前或旋后摆动（图 4-40）。

[作用] 增加前臂旋转活动范围。

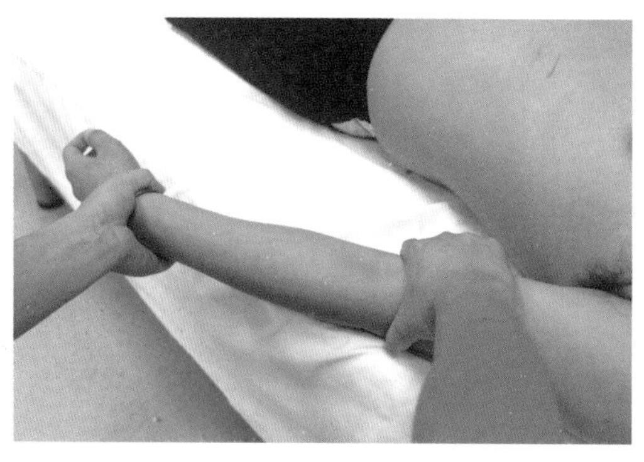

图 4-39 桡尺近端关节后前向滑动

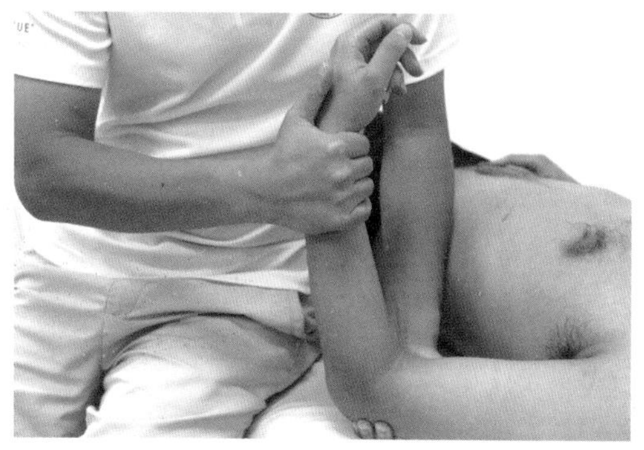

图 4-40 前臂转动

二、动态松动

（一）分离牵引 + 主动屈伸

[患者体位] 仰卧位，肩关节稍外展，前臂中立位。

[治疗师体位] 位于患侧外侧，松动带固定肘关节。

[操作方法] 利用松动带分离牵引肘关节的同时，嘱患者主动屈伸肘关节（图 4-41）。

[作用] 缓解疼痛，增加肘关节屈伸活动范围。

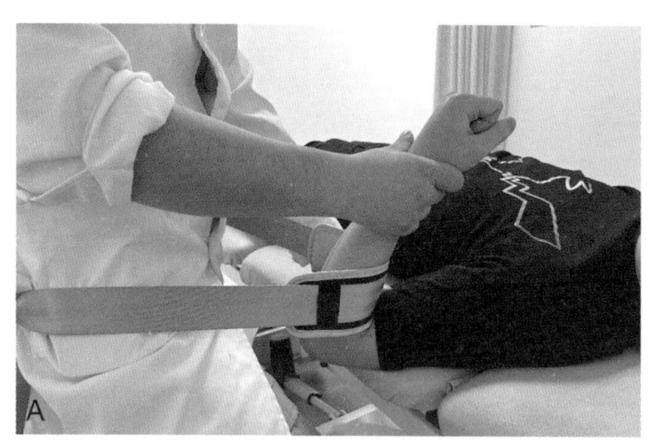

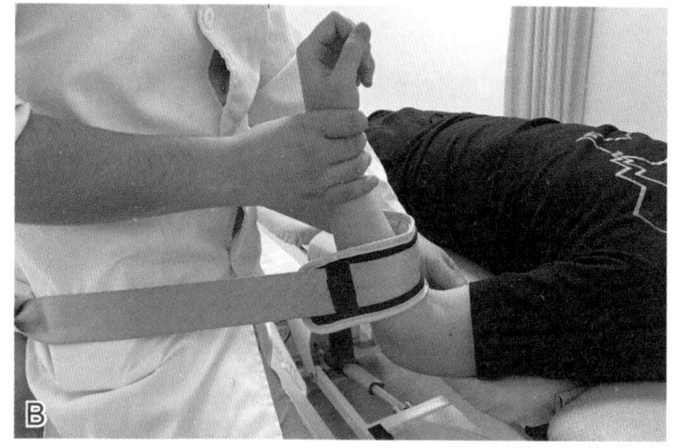

图 4-41 分离牵引 + 主动屈伸

A. 患者主动屈曲肘关节；B. 患者主动伸展肘关节

（二）长轴牵引 + 主动屈伸

[患者体位] 仰卧位，肩关节稍外展，前臂中立位。

[治疗师体位] 立于患侧外侧，一手固定肘关节，另一手做长轴牵引。

[操作方法] 分离牵引肘关节的同时，嘱患者主动屈伸肘关节（图 4-42）。

[作用] 缓解疼痛，增加肘关节活动范围。

（三）桡侧滑动 + 主动屈伸

[患者体位] 仰卧位，肩关节稍外展，前臂中立位。

[治疗师体位] 立于患侧外侧，松动带固定在患者前臂近端，一手固定上臂，另一手握住远端桡尺关节。

[操作方法] 利用松动带做前臂的桡侧滑动，同时嘱患者主动屈伸肘关节（图 4-43）。

[作用] 缓解疼痛，增加肘关节活动范围。

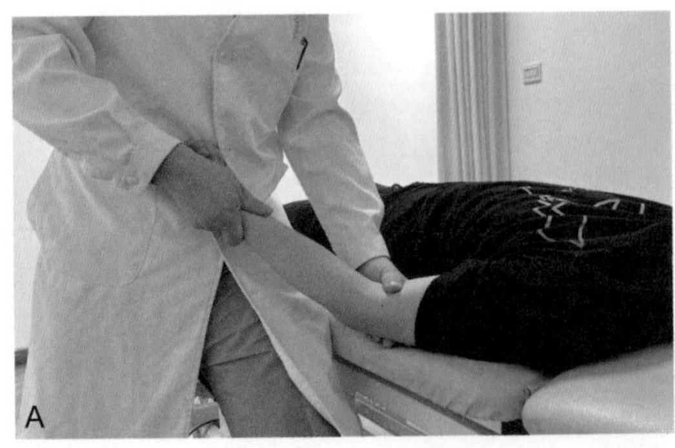

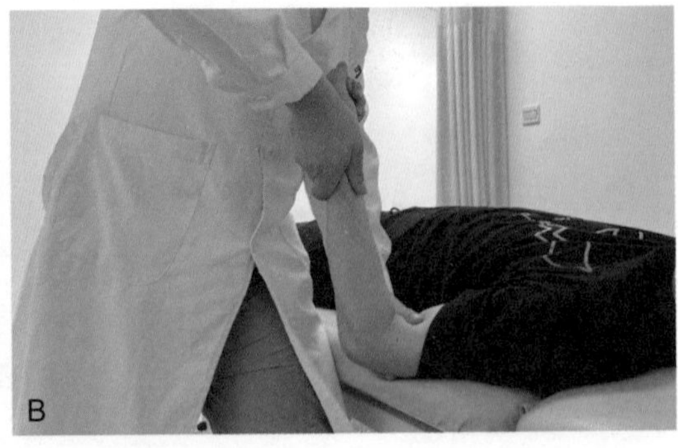

图 4-42　**长轴牵引 + 主动屈伸**

A. 患者主动伸展肘关节；B. 患者主动屈曲肘关节

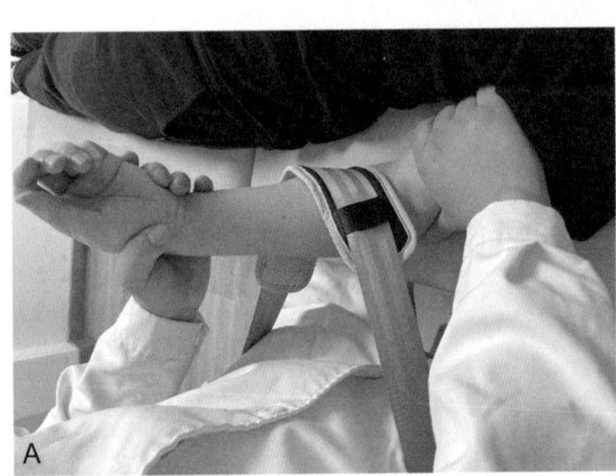

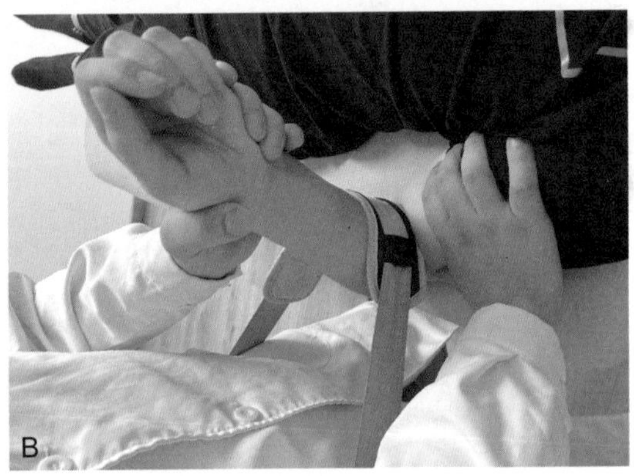

图 4-43　**桡侧滑动 + 主动屈伸**

A 和 B. 利用松动带做前臂的桡侧滑动，同时嘱患者主动屈伸肘关节

（四）尺侧滑动 + 主动屈伸

[患者体位]　仰卧位，肩关节外展，前臂中立位。

[治疗师体位]　立于患侧外侧，内侧手握住患侧肱骨远端，外侧手握住前臂近端尺侧。

[操作方法]　内侧手固定，外侧手向尺侧滑动。嘱患者主动屈伸肘关节（图 4-44）。

[作用]　缓解疼痛，增加肘关节活动范围。

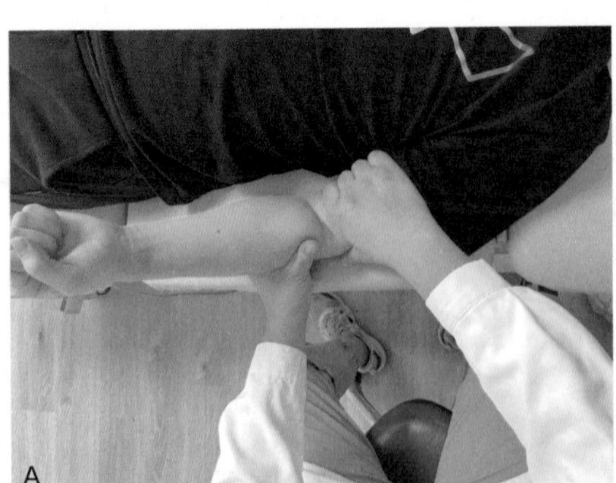

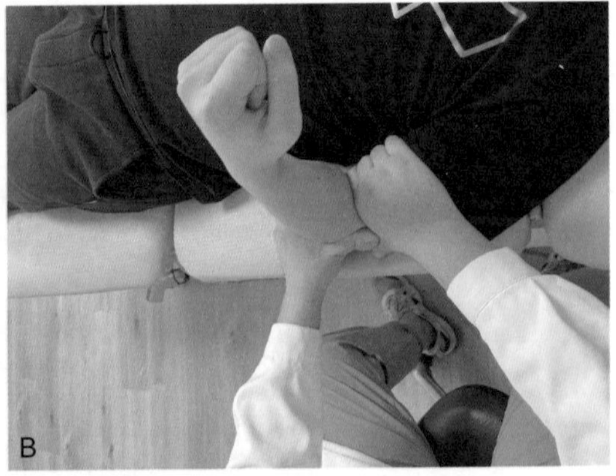

图 4-44　**尺侧滑动 + 主动屈伸**

A. 治疗师内侧手固定，外侧手向尺侧滑动；B. 患者主动屈伸肘关节

三、组合松动

（一）肱尺关节分离＋长轴组合牵引

［患者体位］ 仰卧位，肩关节外展，肘关节屈曲 90°。

［治疗师体位］ 位于患侧，外侧手放在患侧肘窝并握住肱骨远端，内侧手握住前臂近端尺骨。

［操作方法］ 外侧手固定，内侧手先向足侧分离肱尺关节，再沿长轴牵引尺骨（图 4-45）。

［作用］ 增加屈肘活动范围。

（二）长轴牵引＋侧方滑动

［患者体位］ 仰卧位，肩关节外展，肘关节屈曲 90°。

［治疗师体位］ 治疗师位于患侧，一手固定患侧肱骨远端，另一手握住前臂远端。将关节松动带固定在前臂处（图 4-46）。

［操作方法］ 将前臂先沿尺骨长轴远端牵拉，同时身体后倾利用松动带带动前臂做侧方滑动。

［作用］ 增加屈肘及侧方滑动活动范围。

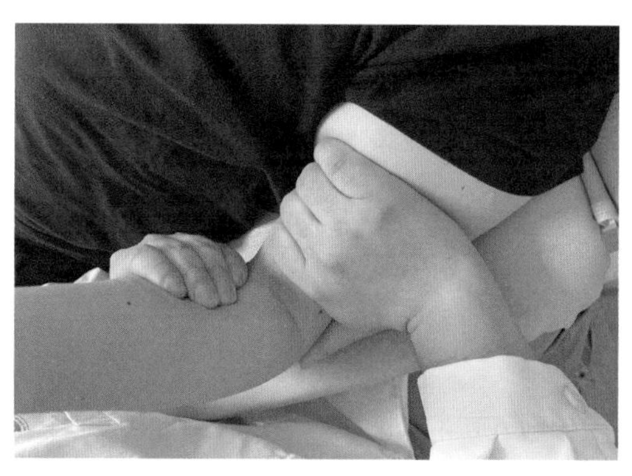

图 4-45 肱尺关节分离＋长轴组合牵引

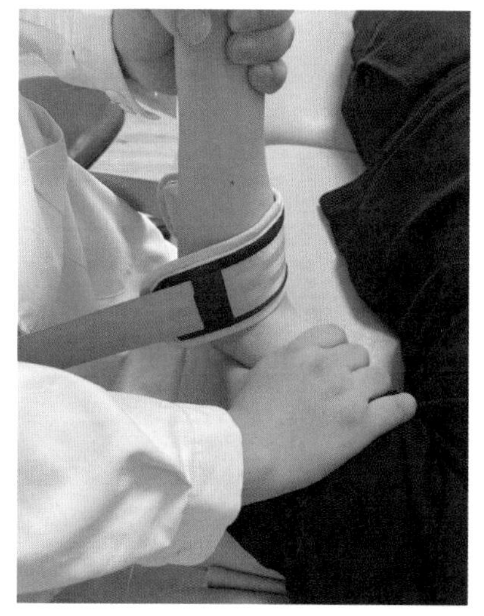

图 4-46 肱尺关节长轴牵引＋侧方滑动

四、自我松动

（一）侧方滑动（尺侧向桡侧滑动）

［患者体位］ 坐位。

［操作方法］ 将关节松动带等置于患侧桡尺近端关节，固定上臂远端后，向桡侧用力拉动（图 4-47）。

［作用］ 改善肘关节活动度。

（二）侧方滑动（桡侧向尺侧滑动）

[患者体位]　坐位。

[操作方法]　将关节松动带置于患侧桡尺近端关节，固定上臂远端后，向尺侧用力拉动（图 4-48）。

[作用]　改善肘关节活动度。

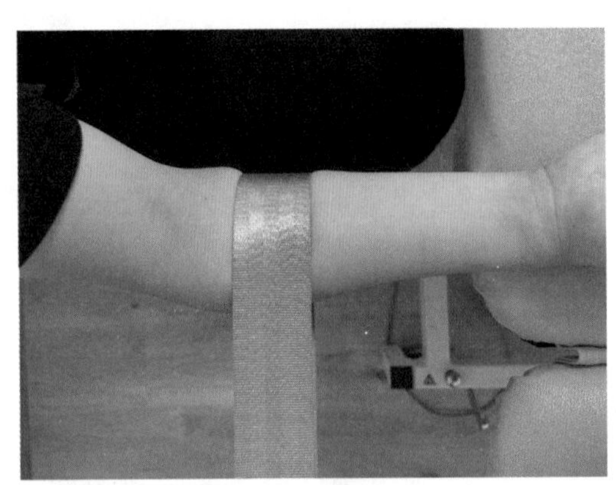

图 4-47　侧方滑动（尺侧向桡侧滑动）

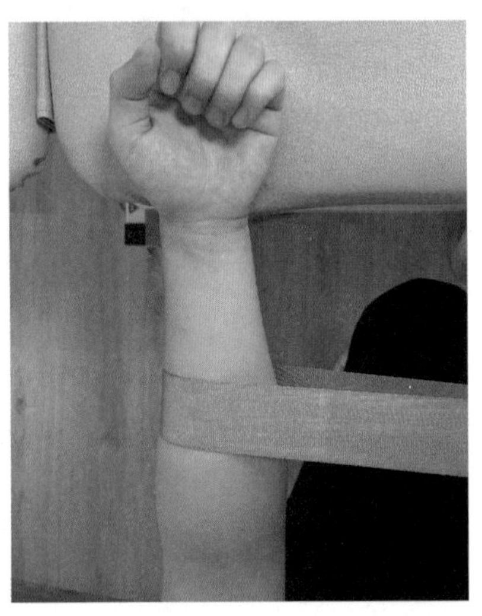

图 4-48　侧方滑动（桡侧向尺侧滑动）

第四节　循证实践

澳大利亚学者 Bisset 及其同事在医学期刊《英国医学杂志》上发表关节松动术对网球肘的疗效，该研究将 198 例网球肘患者随机分为 3 组，一组进行关节松动术和运动疗法，一组进行类固醇注射，一组为等待治疗组。结果证实关节松动术组在前 6 周的治疗效果明显优于等待治疗组。尽管短期疗效中类固醇注射组的疗效优于关节松动术组，但在治疗 6 周后，关节松动术组在改善疼痛和功能方面的疗效显著优于类固醇注射组。2013 年 Heiser 及其同事发表一篇关节松动术对于改善肘关节、腕关节和手指关节疼痛和运动功能的系统评价，共纳入 21 篇临床对照试验，其中有 16 篇临床试验是有关关节松动术与肘关节，结果发现关节松动术可以改善肘关节功能障碍患者疼痛和运动功能，尤其是动态关节松动术改善网球肘患者的疗效更佳。

国内物理治疗师万里于 2012 年报道关节内牵引结合滑动牵张术对肘关节功能障碍康复的影响，将 110 例肘关节创伤术后功能障碍患者随机分为 2 组，对照组和治疗组各 55 例。对照组进行物理治疗、运动疗法及手法治疗，总的治疗时间为每天 1 小时，10 天为 1 个疗程，共进行 4 个疗程。治疗组增加肘关节滑动牵张及关节内牵引治疗，每次治疗时间为 20 分钟，每日 1 次。结果显示关节松动术组在改善关节活动范围和日常生活自理能力显著优于对照组。国内李洁于 2010 年在《中华物理医学与康复杂志》上报道肱尺关节分离技术对上肢骨折后肘关节功能障碍的疗效，选取因上肢骨折固定制动造成肘关节功能障碍的患者 27 例，分为对照组（14 例）和观察组（13 例）。对照组采用多种关节松动术与被动牵伸技术相结合的综合治疗方法；观察组则单纯采用肱尺关节分离技术并辅以无痛且无负重的主动运动训练进行治疗。两组患者均于治疗前和治疗1周、2周、4周后采用关节活动度（ROM）与Mayo肘关节功能评分（MEPS）对疗效进行评估。治疗4周后，两组患者肘关节屈曲的ROM值与组内治疗前比较，差异有统计学意义（$P < 0.05$），观察组肘关节屈曲的ROM值为110.00°±20.00°，显著优于对照组的80.36°±23.57°，且差异有统计学意义（$P < 0.05$）。该作者认为单纯的肱尺关节分离技术治疗肘关节功能障碍所取得的疗效明显优于多种关节松动术结合被动牵伸技术的综合治疗方法。

（李 艳 邓 泰）

主要参考文献

[1] Neumann DA. Kinesiology of the Musculoskeletal System-Foundations for Rehabilitation. 2nd ed. Elsevier Health Sciences, 2009.

[2] Magee DJ. Orthopedic Physical Assessment. 6th ed. Elsevier Health Sciences, 2013.

[3] Bisset L, Beller E, Jull G, et al. Mobilisation with movement and exercise, corticosteroid injection, or wait and see for tennis elbow：randomised trial. BMJ, 2006, 333(7575):939.

[4] Heiser R, O' Brien VH, Schwartz DA. The use of joint mobilization to improve clinical outcomes in hand therapy：a systematic review of the literature. J Hand Ther, 2013, 26(4):297-311.

[5] 万里，卞荣，朱奕，等. 关节内牵引结合滑动牵张术对肘关节功能障碍康复的影响. 中国伤残医学，2012, 4:1-3.

[6] 李洁，李云飞. 肱尺关节分离技术对上肢骨折后肘关节功能障碍的疗效. 中华物理医学与康复杂志，2010, 32(7):527-530.

第 5 章

腕关节

第一节 功能解剖

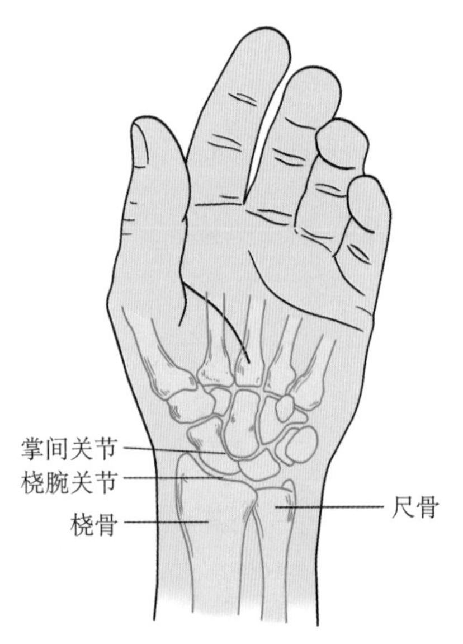

图 5-1 手腕的主要关节与骨骼

腕和手是上肢最灵活和最复杂的部分，由 27 块骨、19 块内部肌肉和 20 块外部肌肉组成（图 5-1）。手作为运动和感觉器官，能感知物体的温度、厚度、深度、质地、形状及运动等信息；同时作为与人交流时的表达器官，也能做出各类姿势与动作。

前臂、腕和手虽关节众多，但在功能上却是一个整体。任何一个关节的位置异常即有可能影响其他关节的位置和运动（图 5-1）。

远侧桡尺关节是一个单轴关节，关节面介于尺骨远侧头的凸面和桡骨尺切迹的凹面之间，通过关节盘连接。中间有滑膜囊，起到稳定关节旋转的作用。运动时，桡骨绕尺骨移动，尺骨也产生部分位移。旋前时，尺骨向后外侧移动；旋后时，尺骨向前内侧移动。

桡腕关节是一个双轴椭圆形滑膜关节，由桡骨远端关节面和三角软骨盘与手舟骨、月骨及三角骨形成（图 5-1 ～图 5-3）。三角骨只有在腕关节完全内收时才会与关节盘相对。桡骨面与远端关节盘的关节面形成一个拱形结构。月骨与三角骨及三角软骨盘直接形成关节（三角纤维软骨复合体，triangular fibrocartilage complex，TFCC）。软骨盘从桡骨尺侧缘延伸并固定于尺骨茎突，增加腕关节的稳定性，也稳固桡尺骨的末端。TFCC 在腕关节中起到缓冲垫的作用，在远端桡尺关节中起到固定作用。关节过伸和过度旋前均导致其受损。腕关节的稳定性主要依靠韧带的复合结构来加强。其中，手舟骨、月骨间韧带最为重要，也容易受损。总体而言，掌侧的韧带结构强于背侧韧带。

腕骨间关节包括近侧腕骨间连接（手舟骨、月骨、三角骨）和远侧腕骨间连接（大多角骨、小多角骨、头状骨、钩骨）。由于豌豆骨附在三角骨上，是相对独立的关节，不直接参与腕的运动。各腕骨通过掌侧、背侧和骨间韧带连接成一个整体，骨与骨之间仅做轻微的滑动和转动（图 5-2 和图 5-3）。

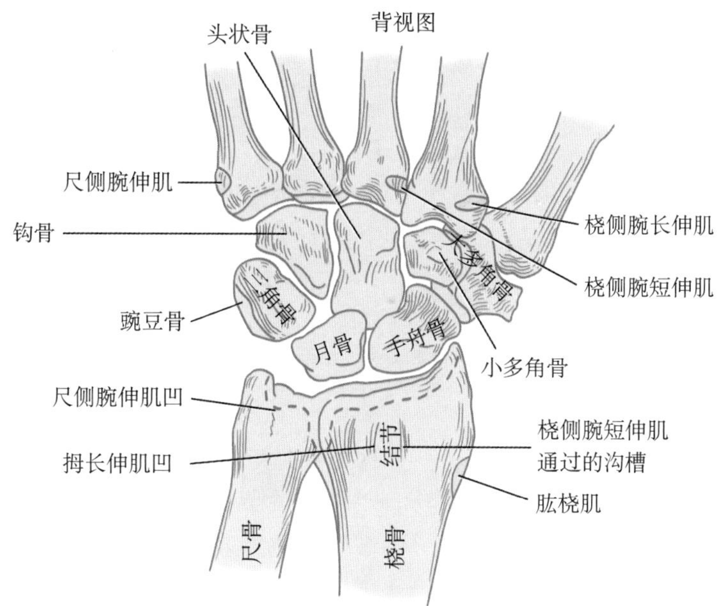

图 5-2　**右手腕背侧的主要骨骼**

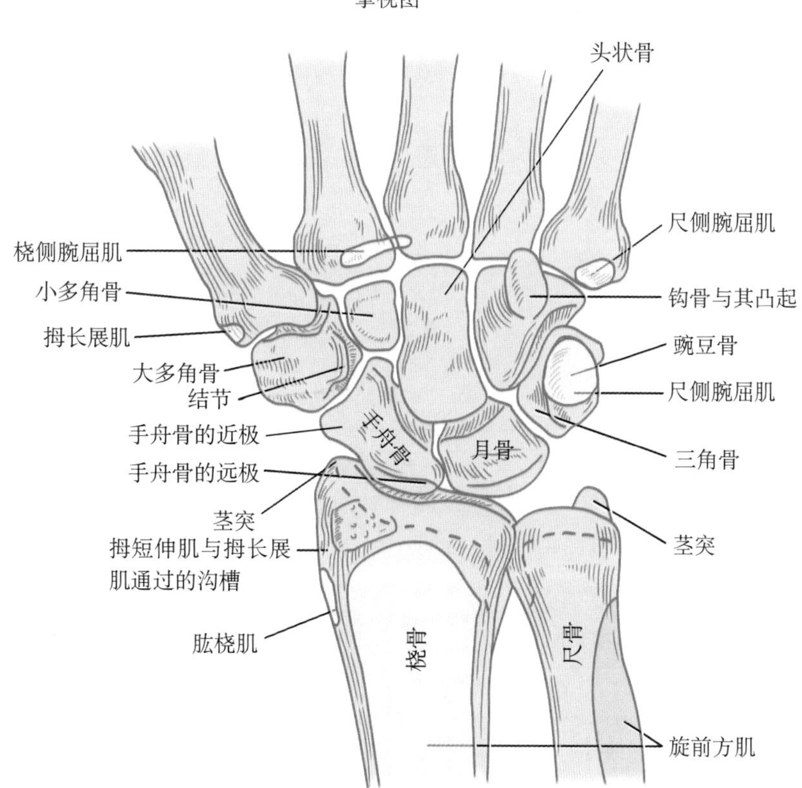

图 5-3　**右手腕骨骼掌侧视图**

腕中关节是除豌豆骨外的近侧腕骨序列和远侧腕骨序列之间形成的鞍状关节。另外，手舟骨和大多角骨、小多角骨之间形成另一个鞍状关节。腕中关节通过掌侧和背侧韧带加强，但无骨间韧带。所以，比单独腕骨间的关节活动度更大。

腕掌关节在拇指是鞍状关节，可做 3 组不同的运动（屈伸，外展、内收和旋转运动），拇指可到达手掌的各个方向。拇指腕掌关节囊的结构决定其外展运动相对最为受限，其次是伸拇运动受限。腕掌关节的掌侧和背侧都有相应的韧带加强。另外，拇指腕掌关节有一条侧韧带较强大，从大多角骨的侧面经过并止于第 1 掌骨末端。而第 2 ～ 5 腕掌关节是滑膜椭圆形关节，具有类似于腕骨关节的内侧骨间韧带加强。其中，第 2、第 3 腕掌关节由于结构导致活动度较差，是手的主要稳定关节。而第 4、第 5 腕掌关节相对活动度较大，使手在抓握时能适应不同物体的形状。

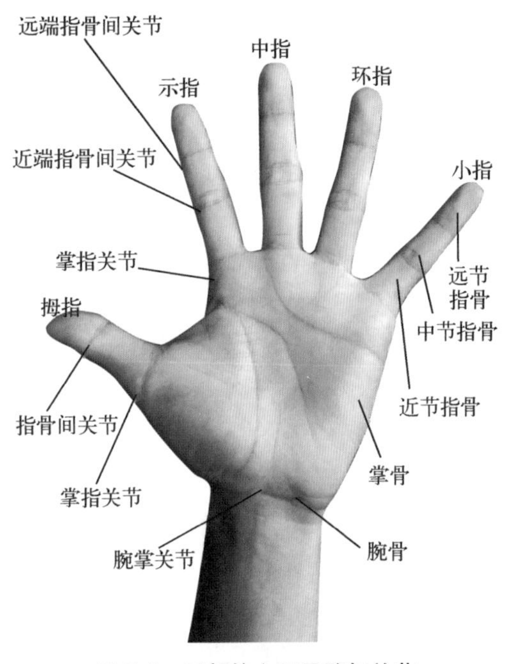

图 5-4　手部的主要骨骼与关节

掌间关节（除拇指外）均为平面关节，仅可做轻微的滑动。它们有相应的掌侧韧带、背侧韧带和骨间韧带加强。

掌指关节是椭圆形关节。每一个掌指关节都有一条掌侧副韧带和两条侧副韧带加强。第 2 ～ 5 掌指关节间还有掌深横韧带加强。第 1 掌指关节可做 3 组运动，其余 4 个关节都可做 2 组运动。

指骨间关节是单轴的铰链关节，仅可做 1 组运动。关节由关节囊连接，并有掌侧韧带和背侧韧带加强。如果掌指关节和近侧掌间关节屈曲，各指的轴线都指向手舟骨，这个现象被称为级联现象。如果个别指的轴线无法汇聚，常提示有指部损伤（如骨折）（图 5-4，表 5-1）。

表 5-1　手部的关节

	静息位	最紧张位置	关节囊结构
远侧桡尺关节	旋后 10°	旋后 5°	过度旋转疼痛
桡腕关节（腕关节）	略偏尺侧的中间位	伸位	屈伸均受限
腕骨间关节	中间位或微屈	伸位	无
腕中关节	中间位或略偏尺侧	偏尺侧的中间位	屈伸均受限
腕掌关节	拇指，半外展、半内收；其余四指，半屈半伸位	拇指，完全对掌位；其余四指，完全屈曲位	拇指，外展受限，其次伸指运动受限；其余四指，各向限制相对一致
掌指关节	微屈	拇指，完全对掌位；其余四指，完全屈曲位	屈比伸更受限
指骨间关节	微屈位	完全伸指位	屈比伸更受限

第二节　物理检查评估

一、主观资料

病史

除肌肉骨骼评估中应询问的病史外（主诉、现病史、功能史、既往史、系统回顾、个人史、社会史、职业史、家族史），检查者还应获得以下信息。

1. 损伤力的方向　例如，手臂在伸展的情况下向前跌倒常会导致月骨脱位；手指过伸会导致指骨间关节脱位；腕部或其邻近部位在旋转力的作用下会导致桡骨骨折并伴有尺骨远端脱位，造成盖氏骨折。

2. 损伤的原因　某些特定职业或动作会对腕和手部产生特有的影响。例如，打字员常会反复出现劳损，汽车修理工则常会出现外伤。损伤后常导致活动受限和功能障碍。

3. 损伤的部位　不同的损伤部位对预后的影响也不同，屈肌腱受损时，修复后恢复情况普遍比伸肌腱差。在手部，远侧掌横纹和中节指骨中部之间的区域内屈肌腱受损需要外科修复，且易造成粘连，影响肌腱滑动。此外，肌腱局部缺血，产生瘢痕修复，总体预后不良。

4. 优势手　优势手的损伤，即使程度较轻，也会对功能造成很多障碍。

二、客观资料

（一）视诊

视诊时，检查手的前面和后面，并记录患者使用该手的意愿和能力。通常，当手处于静息位、处在正常位置时，从桡侧到尺侧手指弯曲程度逐渐增大。如果不符，则提示手部有病理学改变，如肌腱断裂或手部挛缩。

检查时，对双侧前臂、腕和手部的骨骼和软组织按顺序进行对照。手在静息状态下的姿势常提示一些常见的畸形。观察手部的掌纹是否正常。观察手部肌肉是否正常，如大鱼际肌（正中神经支配）、第 1 骨间背侧肌（C_7 神经根）或小鱼际肌（尺神经支配）的异常可提示相应周围神经或神经根的损伤。

观察手背部的任何局限性肿胀（如腱鞘囊肿），如有腕和手部的滑液渗出，背侧和桡侧会更明显。

优势手常比非优势手稍大。观察患者异常的动作模式，往往可提示相应的病理改变。

血管舒缩、出汗、毛发和营养状况的改变可提示外周神经损伤、外周血管病变、糖尿病、雷诺现象或肩手综合征等。

注意手指的旋转或成角畸形，可能提示有骨折史。肢体上如有瘢痕或伤口，观察愈合是否良好，瘢痕颜色是红色（新鲜）还是白色（陈旧），是否可移动，是否有增生甚至疙瘩，掌侧的瘢痕可以影响伸指运动。指蹼间的瘢痕会使五指分开受限并影响掌指关节屈曲。

手作为上肢的末端，许多器质性疾病在手部也会有相应的表现。这时需要检查者结合身体其他部位的疾病一起考虑。

常见的腕/手部障碍如下。

1. 肌腱（韧带）损伤：肌腱损伤、韧带扭伤、掌腱膜挛缩（常见于术后）。

2. 关节疾病：骨关节炎（多见于第1掌指关节）、风湿性关节炎。

3. 骨性疾病（月骨软骨炎）。

4. 神经卡压（正中神经、桡神经、尺神经的卡压）。

5. 骨折（Colles骨折、Smith骨折、手舟骨及掌指的骨折）。

6. 大型创伤。

7. 与工作相关的上肢障碍。

（二）触诊

触诊腕和手部时，检查者按由近及远、先背侧后掌侧的顺序进行。先从前臂的肌肉有无触痛或病变开始检查。

1. 背面　背面的触诊从手的拇指侧开始，依次检查“鼻烟壶”、腕骨、掌骨及指骨。

（1）解剖学鼻烟壶：鼻烟壶在充分伸展拇指时可以清晰看到，位于拇长伸肌腱和拇短伸肌腱之间。鼻烟壶内能被触到的是手舟骨。如有触痛，应立即做X线检查，因为手舟骨较易发生缺血性坏死。腕关节近侧触诊从外到内，可分别触及桡骨茎突和桡骨结节。拇长伸肌腱跨过桡骨结节进入拇指，产生与拇短伸肌腱之间的不同牵拉角。在腕关节背面触诊时，横跨尺、桡骨，检查者应触诊6个伸肌腱通道，注意任何捻发音或活动受限，并进行内、外侧移动。

通道1：拇长展肌和拇短伸肌。

通道2：桡侧腕长伸肌、桡侧腕短伸肌。

通道3：拇长伸肌。

通道4：指伸肌和示指伸肌。

通道5：小指伸肌。

通道6：尺侧腕伸肌。

（2）腕骨：检查从近排腕骨开始，由外向内，依次是手舟骨、月骨、三角骨和豌豆骨。通常用前后位的关节活动来触诊腕骨的前侧、后侧表面。

在前侧，应确认月骨的位置是否正常。如果月骨出现脱位或半脱位，它会有向腕管移动的趋势，从而引起腕管综合征。腕关节屈曲时豌豆骨容易触及，检查者可触及尺侧腕屈肌腱末端。

从鼻烟壶向远侧移动，可触及大多角骨。触诊大多角骨时，通常可在鼻烟壶内触到桡侧动脉脉搏，远侧腕骨由外向内逐个触诊，依次是大多角骨、小多角骨、头状骨和钩骨。

当检查者将手指放在第3掌骨上，沿着它向近侧滑动至一个凹窝，即为头状骨的位置。继续向内侧（钩骨）和外侧（大多角骨、小多角骨）移动，做关节前后向运动。从头状骨向近侧移动，手指会触及月骨，再继续向内侧移动为三角骨，向外侧移动为手舟骨，同样做前后向运动。

（3）掌骨和指骨：手指从大多角骨继续向远侧移动，可触及第1腕掌关节和第1掌骨。向内侧移动，可依次触及其余掌骨、掌指关节、指骨间关节和指骨。对其触痛、肿胀、皮温和其他病变体征进行检查。

2. 前面

（1）肌腱：在腕关节前面，由外向内，分别触及桡侧腕屈肌肌腱、拇长屈肌肌腱、指浅屈肌肌腱、指深屈肌肌腱、掌长肌肌腱和尺侧腕屈肌肌腱。另外，还应触诊尺侧腕屈肌、豌豆骨和尺骨茎突之间的间隙，此间隙内有三角纤维软骨复合体（TFCC）。

（2）掌筋膜和内在肌：检查者的手指向远端移动分别触诊大、小鱼际的掌筋膜和内在肌的病变体征。

（3）皮肤屈曲皱褶：注意腕、手及手指的各种皮肤皱褶，它会提示皮肤和筋膜之间的粘连线，中间无脂肪组织。

（4）手部弓的存在：腕横弓是腕管的一部分，是基于腕骨的轮廓形成的，由屈肌支持带构成腕管的顶。掌腕横弓由掌骨形成，具有较大变异性。当手掌半握时，此弓最明显。纵弓由腕骨、掌骨和指骨构成，弓的拱顶是掌指关节。当手内在肌萎缩时，会导致这些弓的消失。

三、功能评估

（一）主动运动

患者采取坐位。主动运动按由易到难的顺序进行，最痛的运动放在最后。做手部运动时，中指可作为手的中线。屈腕时手指的屈曲程度减小；同样，手指屈曲时屈腕程度也减小。关节以外的组织病变也可导致运动范围受限，如肌肉痉挛、韧带或滑膜囊过度紧张。此时，可借助终末端感觉加以区别。请患者反复做握拳和展开动作，注意是否有动作受限、偏位或疼痛。根据结果，做进一步针对性的检查。

做前臂、腕和手部的主动运动时，注意与另一侧肢体的对比。具体各动作的活动范围详见表 5-2。

如果患者称旋后时疼痛，需区分是远侧桡尺关节还是桡腕关节病变，方法见被动运动。

表 5-2　前臂、腕和手的主动运动范围

部位	动作	角度
前臂	旋前	85°～90°
	旋后	85°～90°
腕	桡偏	15°
	尺偏	30°～45°
	屈	80°～90°
	伸	70°～90°
指	屈	掌指：85°～90°；近侧指骨间：100°～115°；远侧指骨间：80°～90°
	伸	掌指：30°～45°；近侧指骨间：0°；远侧指骨间：20°
	外展	20°～30°
	内收	0°

续表

部位	动作	角度
拇指	屈	腕掌：45°～50°；掌指：50°～55°；指骨间：85°～90°
	伸	掌指：30°～45°；近侧指骨间：0°～5°
	外展	60°～70°
	内收	30°
拇指与小指	对掌	指尖对指尖

（二）被动运动

如果主动运动范围正常，检查者可以施加轻柔的力量来检查其终末端感觉（表 5-3）。如果主动运动范围异常时，被动运动应格外谨慎，同时也要注意各关节的关节囊紧张位。同主动运动类似，检查者需注意每一个单独的关节。

表 5-3　被动运动及其对应的终末端感觉

前臂、腕和手被动运动	正常终末端感觉
旋前	组织拉紧感
旋后	组织拉紧感
桡偏	骨与骨
尺偏	骨与骨
屈腕	组织拉紧感
伸腕	组织拉紧感
屈指	组织拉紧感
伸指	组织拉紧感
指外展	组织拉紧感
屈拇	组织拉紧感
伸拇	组织拉紧感
拇指外展	组织拉紧感
拇指内收	组织靠近
对掌	组织拉紧感

有些情况下，需检查腕长伸肌和腕长屈肌长度。如果长度正常，被动运动的关节活动度正常，终末端感觉是正常关节组织的牵张。如果肌肉过于紧张，终末端感觉是肌肉拉紧感，同时关节活动度也会受限。

检查腕长伸肌时，患者取仰卧位，伸直肘关节。使患者被动弯曲各指并屈腕。如果肌肉过紧，腕被动屈曲受限。

检查腕长屈肌时，患者取仰卧位，伸直肘关节。使患者被动伸指、伸腕。如果肌肉过紧，腕被动伸直受限。

区分远侧桡尺关节和桡腕关节病变。方法：使患者被动旋后远侧桡尺关节，桡腕关节不受力，如有疼痛，则病变位置在远侧桡尺关节而非桡腕关节。

（三）等长抗阻运动

检查等长抗阻运动时，患者采取坐位。由于手指和腕是由非固有肌和固有肌共同控制的，所以损伤时需检查相应的肌肉（表 5-4）。做等长抗阻运动时必须处于中立位。如果病史提示患者在做向心或离心运动时引起相应症状，则在等长运动之后再进行其他向心或离心的抗阻运动。

表 5-4 等长抗阻运动及其对应的肌肉、神经

运动	肌肉	神经支配	神经来源
前臂旋后	1. 旋后肌	骨间背神经（桡）	$C_5 \sim C_6$
	2. 肱二头肌	肌皮神经	$C_5 \sim C_6$
前臂旋前	1. 旋前方肌	骨间前神经（正中）	C_8，T_1
	2. 旋前圆肌	正中神经	$C_6 \sim C_7$
	3. 桡侧腕屈肌	正中神经	$C_6 \sim C_7$
伸腕	1. 桡侧腕长伸肌	桡神经	$C_6 \sim C_7$
	2. 桡侧腕短伸肌	骨间背神经（桡）	$C_7 \sim C_8$
	3. 尺侧腕伸肌	骨间背神经（桡）	$C_7 \sim C_8$
屈腕	1. 桡侧腕屈肌	正中神经	$C_6 \sim C_7$
	2. 尺侧腕屈肌	尺神经	$C_7 \sim C_8$
尺偏	1. 尺侧腕屈肌	尺神经	$C_7 \sim C_8$
	2. 尺侧腕伸肌	骨间背神经（桡）	$C_7 \sim C_8$
桡偏	1. 桡侧腕屈肌	正中神经	$C_6 \sim C_7$
	2. 桡侧腕长伸肌	桡神经	$C_6 \sim C_7$
	3. 拇长展肌	骨间背神经（桡）	$C_7 \sim C_8$
	4. 拇短伸肌	骨间背神经（桡）	$C_7 \sim C_8$
伸指	1. 指总伸肌	骨间背神经（桡）	$C_7 \sim C_8$
	2. 示指伸肌	骨间背神经（桡）	$C_7 \sim C_8$
	3. 小指伸肌	骨间背神经（桡）	$C_7 \sim C_8$
屈指	1. 指深屈肌	骨间前神经（正中）	C_8，T_1
		骨间前神经（正中）：第 2、第 5 指	C_8，T_1
		尺神经：第 3、第 4 指	C_8，T_1
	2. 指浅屈肌	正中神经	$C_7 \sim C_8$，T_1
	3. 蚓状肌	第 1、第 2 指：正中神经；第 3、第 4 指：尺神经（深支）	C_8，T_1
	4. 骨间肌	尺神经（深支）	C_8，T_1
	5. 小指屈肌	尺神经（深支）	C_8，T_1
指外展	1. 骨间背侧肌	尺神经（深支）	C_8，T_1
	2. 小指展肌	尺神经（深支）	C_8，T_1
指内收	骨间掌侧肌	尺神经（深支）	C_8，T_1

续表

运动	肌肉	神经支配	神经来源
伸拇	1. 拇长伸肌	骨间背神经（桡）	$C_7 \sim C_8$
	2. 拇短伸肌	骨间背神经（桡）	$C_7 \sim C_8$
	3. 拇长展肌	骨间背神经（桡）	$C_7 \sim C_8$
屈拇	1. 拇短屈肌	浅头：正中神经（侧支）；深头：尺神经	C_8，T_1
	2. 拇长屈肌	骨间前神经（正中）	C_8，T_1
	3. 拇指对掌肌	正中神经（侧支）	C_8，T_1
拇指外展	1. 拇长展肌	骨间背神经（桡）	$C_7 \sim C_8$
	2. 拇短展肌	正中神经（侧支）	C_8，T_1
拇指内收	拇收肌	尺神经（深支）	C_8，T_1
拇指和小指对掌	1. 拇指对掌肌	正中神经（侧支）	C_8，T_1
	2. 拇短屈肌	浅头：正中神经（侧支）	C_8，T_1
	3. 拇短展肌	正中神经（侧支）	C_8，T_1
	4. 小指对掌肌	尺神经（深支）	C_8，T_1

（四）功能检查

从功能的角度，拇指最为重要，示指次之。屈指时，中指对精确地用力抓握也很重要。小指虽处边缘位置，但在抓握时能极大地增加力度和稳定性。

手部的神经分布和手指功能协调一致。尺侧手指的屈曲和感觉由尺神经控制，和用力抓握密切相关。桡侧手指的屈曲和感觉由正中神经支配，和精确抓握关系密切。拇指的肌肉参与用力抓握和精确抓握，其神经支配是双重的。在各种抓握中，张开手或松手都由桡神经控制。

1. *用力抓握* 见图 5-5。

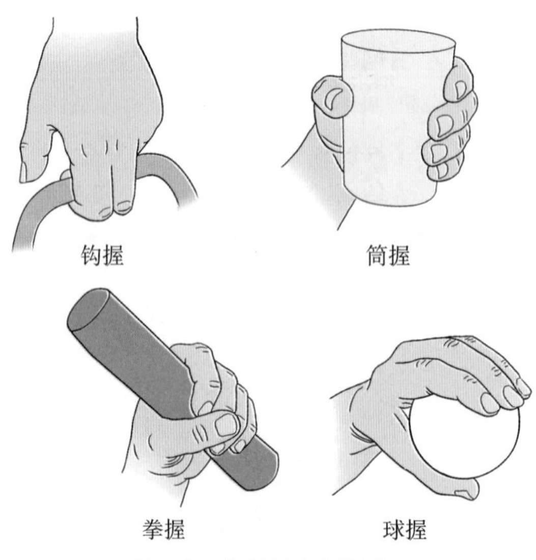

图 5-5 **各种用力抓握法**

2. **精确抓握** 见图 5-6。

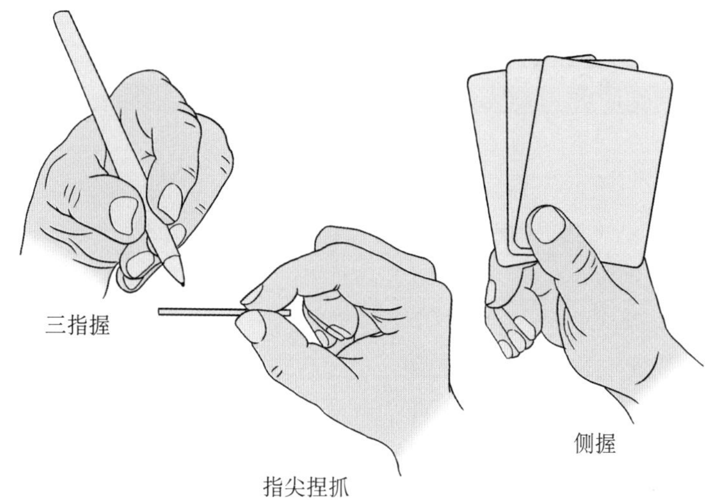

图 5-6 **各种精确抓握或捏**

3. **握力测试** 使用握力计来检测握力。使用握力计时，要保证用最大力握时各手指是紧连的。双手轮流测试，记录每次结果。避免患者在疲劳状态下检测。一般而言，用检测的结果数据可以绘出一个钟形曲线。

一般优势手与非优势手之间有 5% ～ 10% 的差别。如果手部受伤，检测结果也应仍是钟形，只是力会减小。如果检测时患者没有用最大力抓握，那就无法形成典型的钟形曲线，结果也就没有意义。

4. **捏力测试** 使用捏力计检测。一般都测量 3 次，取平均值并进行双手对比。各个手指与拇指（指腹与指腹间）捏力和不同职业的捏力见表 5-5 和表 5-6。

5. **其他功能检查法** 除握、捏力检查，如需得到更全面的手部功能评估结果，可使用特定的量表进行。

表 5-5 **各指平均捏力（100 例）**

手指	各个手指与拇指间捏力（kg）			
	男		女	
	年长	年少	年长	年少
示指	5.3	4.8	3.6	3.3
中指	5.6	5.7	3.8	3.4
环指	3.8	3.6	2.5	2.4
小指	2.3	2.2	1.7	1.6

表 5-6　不同职业平均侧捏力（100 例）

职业	侧捏力（kg）			
	男		女	
	年长	年少	年长	年少
技术	6.6	6.4	4.4	4.3
文案	6.3	6.1	4.1	3.9
手工	8.5	7.7	6.0	5.5
平均	7.5	7.1	4.9	4.7

（五）韧带、关节囊、关节稳定性检查

1. 指骨间关节韧带稳定性试验　检查者用双手分别固定要检查的关节的近侧和远侧。然后用远侧的手施加一个向内或向外的力来检查关节的侧韧带是否受损，先做健侧关节，再做患侧，进行比较。

2. 拇指尺侧韧带稳定性试验　患者取坐位，检查者固定患者的患侧手部，用另一手将其拇指伸直，对其拇指的掌指关节施加向外的压力，使尺侧韧带和侧副韧带受力。如果拇指向外移动＞30°～35°，则提示尺侧韧带和侧副韧带的完全断裂。如果韧带只有部分撕裂，活动度则＜30°～35°，但仍大于健侧（正常约是 15°）。如果单独检查侧副韧带，则需把拇指掌指关节屈曲 30°后向外施加压力。这个检查多用于滑雪者或猎场看守者。

3. 月三角韧带冲击试验　用来检查月三角韧带的完整性。检查者用双手的拇指和示指分别按住患侧手的月骨和三角骨。然后对月骨做上下移动，如出现松动、捻发音或疼痛，则提示阳性（图 5-7）。

4. 月三角韧带剪切试验　同样用来检查月三角韧带的完整性。检查者握住患侧手，拇指按于其掌心，其余四指跨过其近侧腕骨顶住月骨。另一手拇指放在豆三角关节掌侧，对月三角关节施加剪切力。如出现疼痛、捻发音或异常动度则为阳性（图 5-8）。

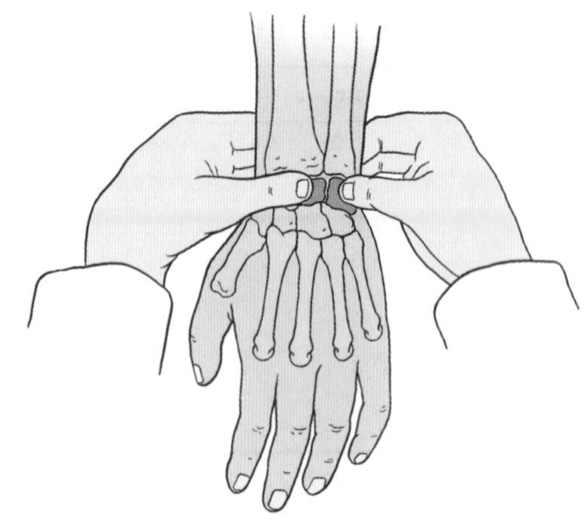

图 5-7　月三角韧带冲击试验

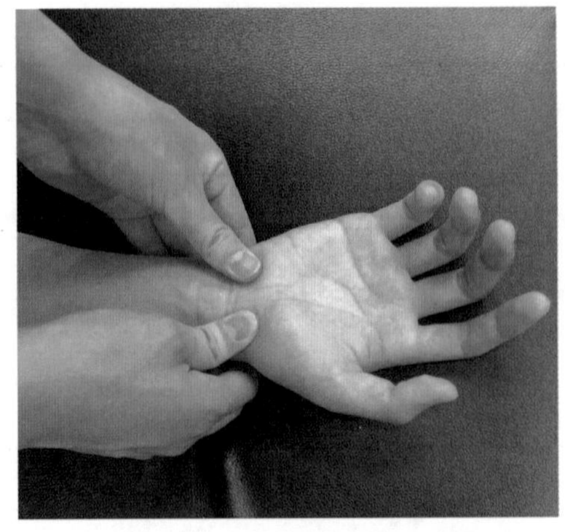

图 5-8　月三角韧带剪切试验

5. *伸指试验* 患者取坐位。检查者一手握住患者腕部，另一手压其指背，令患者对抗阻力伸指。如果出现疼痛，则提示可能桡腕关节或腕中关节不稳定、手舟骨不稳定、炎症或 Kienbock 病。

6. *支持韧带紧张试验* 用来检查近端指骨间关节周围结构。使患者近端指骨间关节摆在中立位，弯曲其远侧关节。如果远侧关节不能屈曲，提示支持韧带或近端指骨间关节囊紧张。如果近侧关节屈曲后远侧关节可以屈曲，提示支持韧带过紧而关节囊正常。整个检查过程患者只做被动运动（图 5-9）。

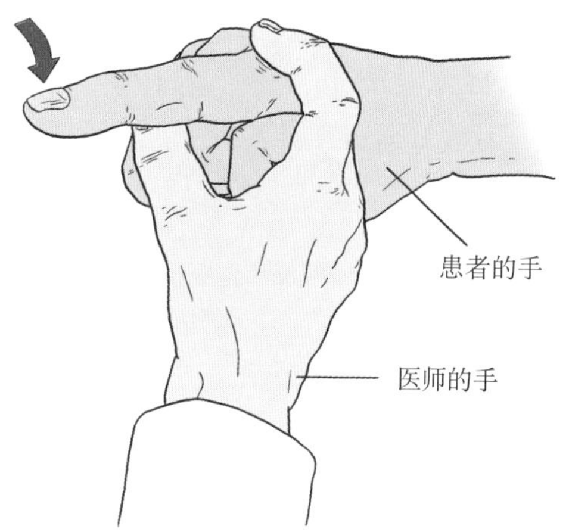

图 5-9 支持韧带紧张试验

7. *Murphy 征* 令患者握拳。若第 3 掌骨头与第 2、第 4 掌骨头平齐为阳性，提示有月骨脱位。正常情况下，第 3 掌骨应比第 2、第 4 掌骨突出。

8. *Watson（手舟骨移位）试验* 患者坐在桌前，肘部支撑于桌面，前臂旋前。检查者面对患者，一手握住患侧手掌骨，使其腕部充分内收伴轻度背伸。另一手的拇指压住手舟骨的掌侧，防止其向前突出，其余四指从背部提供反方向压力。然后使其手逐渐外展和轻微屈曲，维持对手舟骨的压力。如果手舟骨不稳定，则会向背侧半脱位或移位，且患者有疼痛感。此时为阳性。

9. *手舟骨压迫试验* 作为 Watson 试验的改进试验。试验中患者主动运动手部。检查者一手握住其腕部，拇指按压其手舟骨掌侧远端，然后患者主动外展其腕关节。正常情况下，患者腕关节不能外展。但如果有周围组织松弛，手舟骨将会向背侧脱位伴弹响和疼痛，则提示试验阳性（图 5-10）。

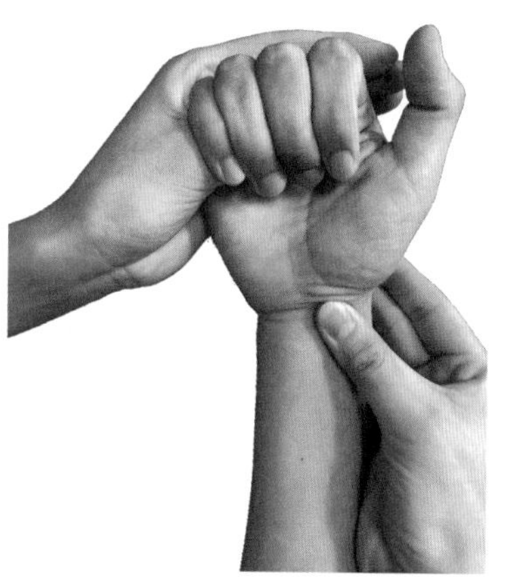
图 5-10 手舟骨压迫试

10. *头状骨背侧移位试验* 用于检查头状骨的稳定性。检查者面对患者，一手握住其前臂，另一手拇指按压其头状骨掌侧，另外四指配合使其手处于中位，然后用拇指将其头状骨向后推。患者若出现恐惧或疼痛即为试验阳性。有时也可听到弹响声。

11. *旋后抬举试验* 用于检查三角纤维软骨复合体（TFCC）。患者取坐位，双肘屈曲 90°，前臂旋前，与地面平行。令患者将手置于检查者双手掌下，尝试用力抬起检查者双手。腕部尺侧局限性的疼痛和用力困难为试验阳性，提示有 TFCC 撕裂。

12. *轴位加压试验* 检查者一手固定患者腕部，另一手抓住其拇指，顺拇指方向施加一个轴向的力。出现疼痛和劈裂音为试验阳性，提示有掌骨或周围腕骨骨折，或是关节病变。该试验也可用于其他手指。

13. *腕中关节支点移位试验* 患者取坐位，肘关节屈曲 90°，前臂旋后，双上臂置于桌面。检查者一手固定前臂，另一手使其手外展，腕部不动。固定其前臂不动后再使其手内收。

若出现头状骨和月骨的移位则为试验阳性，提示有前部关节囊或骨间韧带的损伤。

14. *研磨试验* 检查者一手握住患者的手，另一手从拇指腕掌关节以下抓住其拇指，像研磨东西一样施加一个轴向的压力并旋转。如果引发疼痛则为试验阳性，提示掌指关节或掌骨大多角骨间关节退行性变。

15. Linscheid *试验* 用于检查第 2、第 3 腕掌关节的稳定性。检查者一手握住其掌骨体，另一手从手背推压其掌骨头，然后再从手掌侧推压。腕掌关节出现疼痛即为阳性（图 5-11）。

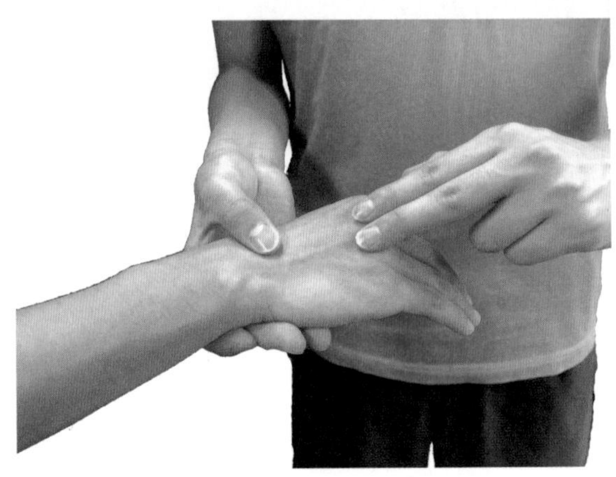

图 5-11 Linscheid 试验

（六）肌肉和肌腱检查

1. Finkelstein *征* 用于检查 de Quervain 病或 Hoffmann 征。令患者握拳，四指把拇指包于其内。检查者固定患者前臂并将其手尺偏。如果腕部拇长展肌腱和拇短屈肌腱出现疼痛为阳性，提示这两个肌腱的腱旁组织炎症。由于正常人做此检查时也有不适，所以要双侧检查对比；对比后如果患者确实有相应的体征，才为阳性（图 5-12）。

2. *指* Sweater *征* 令患者握拳。如果某个手指的末节指骨无法弯曲则为阳性，提示指深屈肌腱断裂。大多见于环指（图 5-13）。

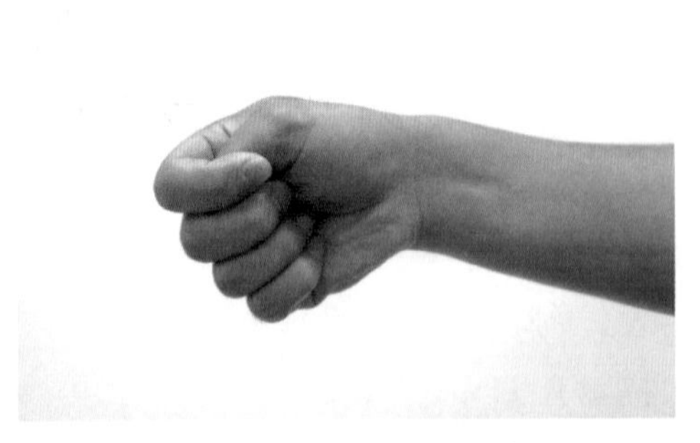

图 5-12 Finkelstein 征

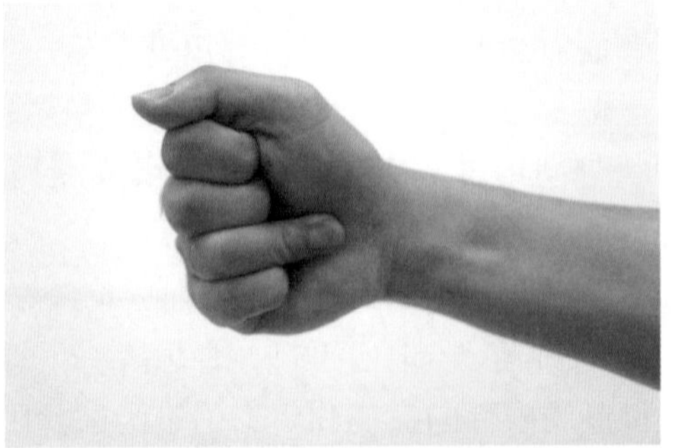

图 5-13 指 Sweater 征

3. Bunnel-Littler *试验* 用于检查掌指关节周围结构。使患者掌指关节背伸，然后屈曲其近端指骨间关节。如果固有肌紧张或关节囊挛缩而不能屈曲近端指骨间关节则为阳性。在掌指关节轻度屈曲情况下，如果近端指骨间关节能够屈曲，则说明固有肌紧张，不能充分屈曲则是关节囊紧张。此检查均采用被动运动。该试验也称为固有加成试验。

（七）神经功能异常检查

对于神经损伤，检查出神经功能异常的意义很大，但如果检查结果阴性并不能排除病变的可能。实际上即使有病变，现有的神经检查结果也有约 50% 或更多阴性。神经电生理检查更有确诊价值。

1. Tinel 征　检查者用指尖在患者腕管上部轻轻叩击。如引起拇指、示指、中指和环指桡侧麻木、刺痛或异常感觉，则为阳性。腕部的 Tinel 征多提示腕管综合征。能感觉到麻木、刺痛的位置，一定是在神经末端，这可以提示正中神经感觉纤维的再生情况，有异常感觉的最远点就是神经纤维再生的最远端。

2. Phalen（屈腕）试验　使患者腕关节最大限度屈曲，并将两腕相对，保持此姿势 1 分钟。如出现拇指、示指、中指和环指桡侧麻木刺痛则为阳性，提示正中神经受压、腕管综合征（图 5-14）。

3. 腕管加压试验　检查者将患者手旋后，然后用两拇指对其腕管的正中神经加压至少 30 秒，如出现拇指、示指、中指和环指桡侧麻木刺痛则为阳性。该检查法是反 Phalen 试验的改进方法（图 5-15）。

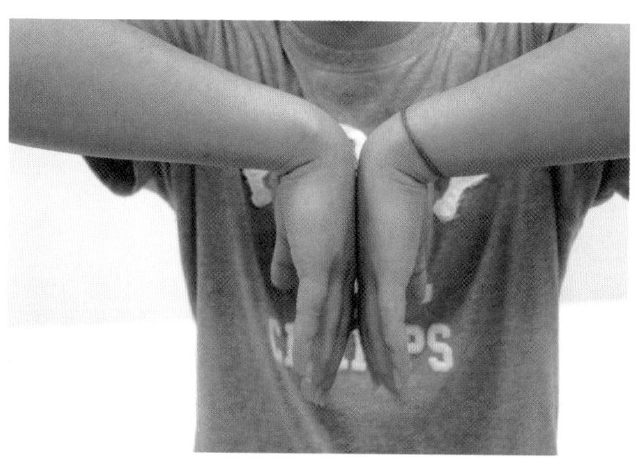

图 5-14　Phalen（屈腕）试验

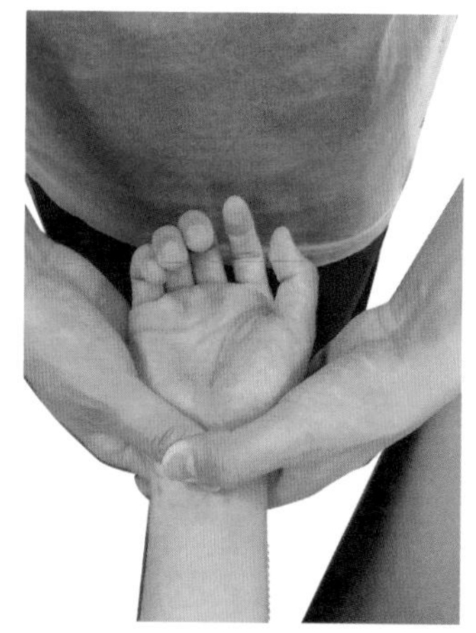

图 5-15　腕管加压试验

4. Froment 征　令患者用拇指和示指捏住一张纸。检查者试图从患者手中将纸抽出，如果患者拇指末节因为拇收肌瘫痪而屈曲，则试验为阳性。如果同时伴有拇指掌指关节过度背伸，则称为 Jeanne 征。这两个体征都提示尺神经瘫痪。

5. 起皱试验　该试验只在神经损伤后的最初几个月内有意义。将患者的手置于温水中 5 ～ 20 分钟后取出，观察患者的手指指腹皮肤是否起皱。正常手指指腹皮肤应该起皱，无神经支配的皮肤则不会。

6. Weber（Moberg）两点辨别觉试验　用一个曲别针、两点辨别器或卡尺沿纵向或横向同时接触患者手指皮肤的两点，从近侧向远侧检查，找出患者能辨别出的最小两点距离，这个距离就叫作两点辨别阈值。检查时患者必须仔细感觉，避免用眼看。患者的手要静置在桌面上，检查者只检查指尖部。为使结果更准确，检查者必须把两点同时接触到患者的皮肤。接触时不能用力过大致皮肤颜色变白。检查从患者可以轻易分辨出来的距离开始逐渐缩短。如果患者不确定，则需反复多次至确定为止，然后再继续缩短距离。

（八）循环和肿胀检查

1. Allen 试验　令患者快速重复握拳—张开手指的动作后握紧拳头，检查者再用拇指和示指分别紧紧地压迫患者的尺、桡动脉。或者检查者也可以用双手的拇指同时压迫患者的尺、桡动脉，其余手指放置于背侧以稳定手臂；在压迫时患者张开手指。检查者放开一侧动脉，检查患者的手是否变充盈、红润（图 5-16）。双手动脉都用此法检查，进行对比。该试验用来检查尺、桡动脉中哪个是手部主要的供血血管。

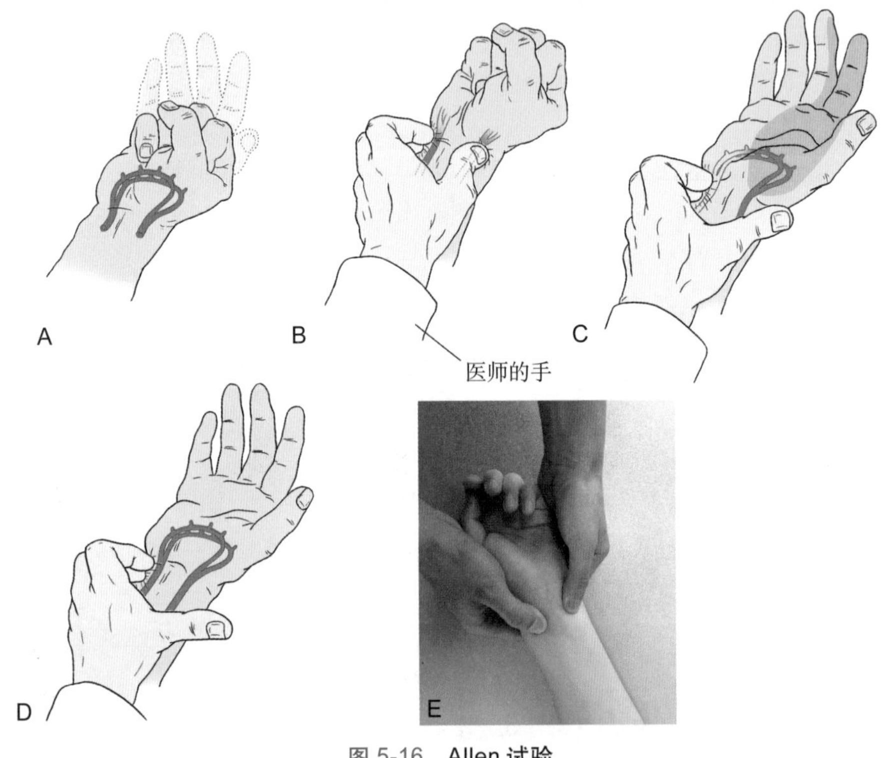

图 5-16　Allen 试验

2. 手指血供检查　检查者压迫患者甲床，放开后记录甲床颜色恢复时间。正常情况下，当压力去除后，甲床颜色会在 3 秒内恢复。如果时间延长，则要怀疑手指的动脉血供不足。与健侧对比可能会提示血流闭塞的病变。

3. 手体积检查　用容量器来检查患者手的大小。这个装置可以用来测量手因局部肿胀、广泛水肿或萎缩而引起的体积变化。与健侧手对比，并要保证读数的准确性。通常情况下，左、右手或优势手和非优势手有 10ml 的体积差异，而如果有肿胀的问题，体积差异就会上升到 30 ～ 50ml。

4. 测量局部肿胀　用卷尺来测量局部的肿胀。检查时，一般单独测量近端指骨间关节，统一测量掌指关节，还有腕掌关节。对比健侧与患侧的数值。

第三节 关节松动术

一、常规松动

（一）全腕关节

1. 生理运动的一般松动技术

（1）屈曲（图 5-17）

[患者体位] 仰卧位，肘关节屈曲 90°。

[治疗师位置及操作方法] 面向患者，位于患侧肘部旁。一手固定患侧前臂，另一手紧握患者手部并用拇指固定掌指，使患者手部做被动节律性屈曲。

[作用] 一般松动，缓解疼痛，增加腕关节屈曲活动范围。

（2）伸展（图 5-18）

[患者体位] 仰卧位，肘关节屈曲 90°。

[治疗师位置及操作方法] 面向患者，位于患侧肘关节旁。一手固定患侧前臂，另一手紧握患者手腕并用拇指固定掌指，使患者手部做被动节律性伸展（允许指屈）。

[作用] 一般松动，缓解疼痛，增加腕关节背伸活动范围。

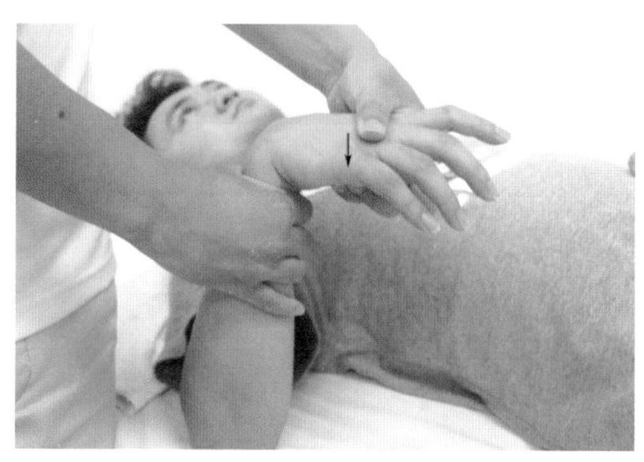

图 5-17 **腕关节屈曲**

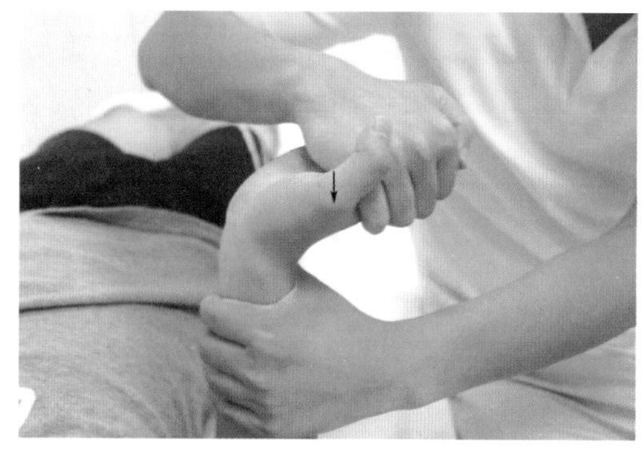

图 5-18 **腕关节伸展**

（3）尺偏（图 5-19）

[患者体位] 仰卧位，肘关节屈曲 90°。

[治疗师位置及操作方法] 面向患者的足部，位于患侧前臂旁。一手固定患侧前臂远端，另一手紧握患者手掌，使患者手部做被动节律性尺偏（允许指屈）。

[作用] 一般松动，缓解疼痛，增加腕关节尺偏活动范围。

（4）桡偏（图 5-20）

[患者体位] 仰卧位，肘关节屈曲 90°。

[治疗师位置及操作方法] 面向患者足部，位于患侧肘关节旁。一手固定患侧前臂远端，另一手紧握患者手掌，使患者手部做被动节律性桡偏（允许指屈）。

[作用] 一般松动，缓解疼痛，增加腕关节桡偏活动范围。

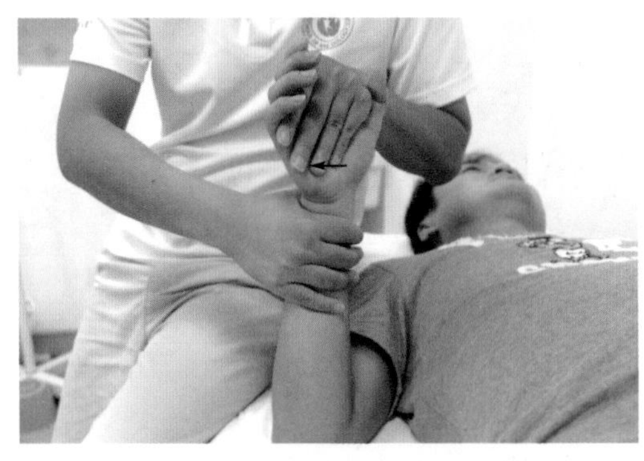
图 5-19 **腕关节尺偏**

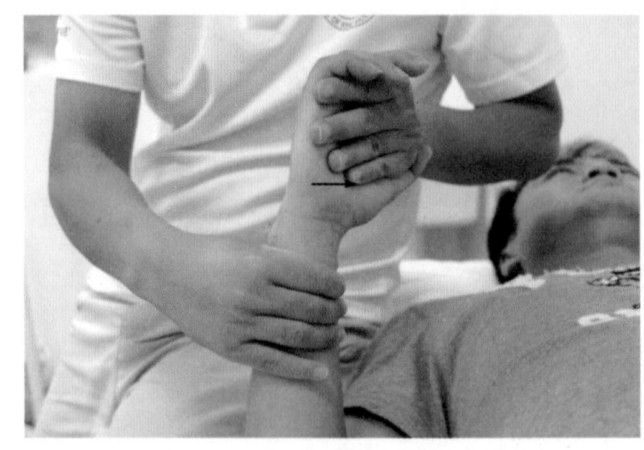
图 5-20 **腕关节桡偏**

（5）旋前（图 5-21）

[患者体位] 仰卧位，肩关节外展 30°，肘关节屈曲 90°。

[治疗师位置及操作方法] 面向患者，位于患侧肘关节旁。一手固定肱骨远端，另一手握紧患者手部，使患者前臂做节律性旋前动作。

[作用] 缓解疼痛，增加腕关节旋前活动范围。

（6）旋后（图 5-22）

[患者体位] 仰卧位，肩关节外展 30°，肘关节屈曲 90°。

[治疗师位置及操作方法] 面向患者，位于患侧肘关节旁。一手固定肱骨远端，另一手握紧患者手部，使患者前臂做节律性旋后动作。

[作用] 缓解疼痛，增加腕关节旋后活动范围。

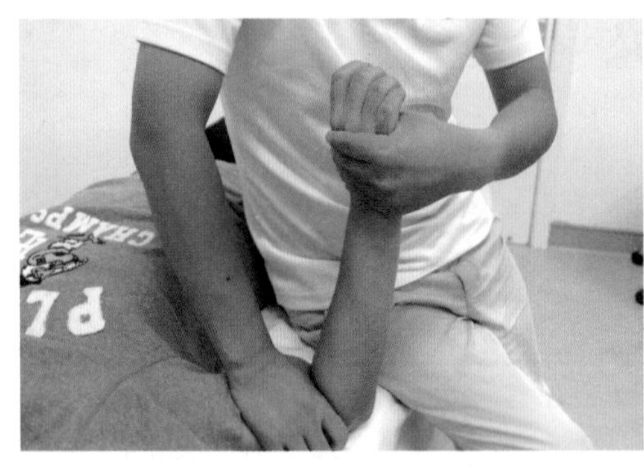
图 5-21 **腕关节旋前**

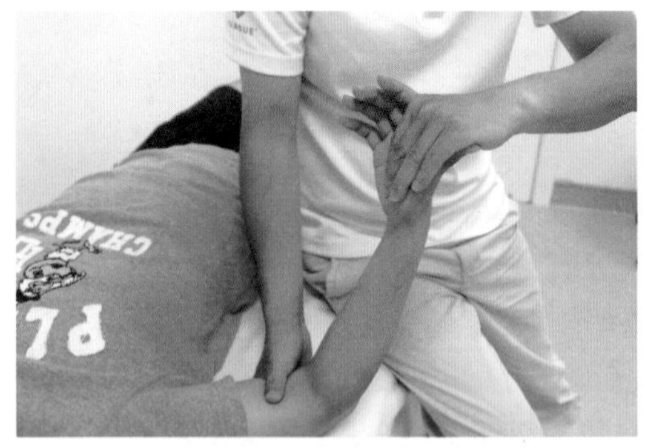
图 5-22 **腕关节旋后**

2. 附属运动的一般松动

纵轴牵引及挤压

[患者体位] 仰卧位，肘关节屈曲 90°，前臂中立位，腕关节正中位。

[治疗师位置] 面朝患者肩部，位于患侧肘关节旁。

[操作方法]

（1）纵轴头尾向操作方法：一手从后侧握住患者肱骨远端，另一手与患者呈握手状，紧握患者各掌指，并且示指伸直、压住患者前臂以保持其腕关节的正中位。治疗师在患者桡、尺骨和掌骨的直线上做牵拉状的分离动作（图 5-23）。

（2）纵轴尾头向操作方法：一手从后侧握住患者肱骨远端。另一手与患者呈握手状，紧握患者各掌指，并且示指伸直、压住患者前臂以保持其腕关节的正中位。治疗师在患者桡尺骨和掌骨的直线上做挤压状的加压动作（图 5-24）。

[作用] 缓解疼痛，增加腕关节活动范围。

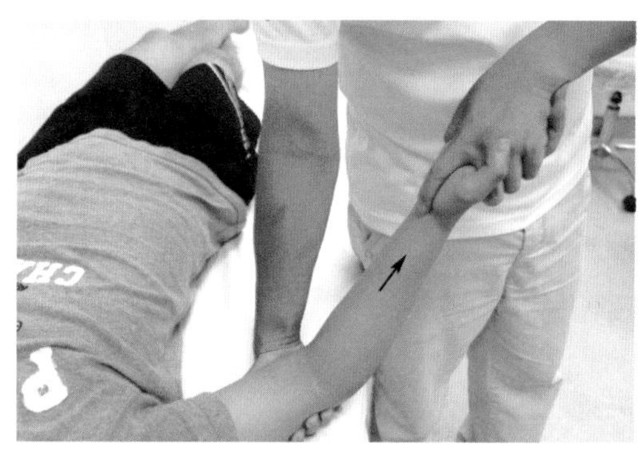

图 5-23 **纵轴头尾向**

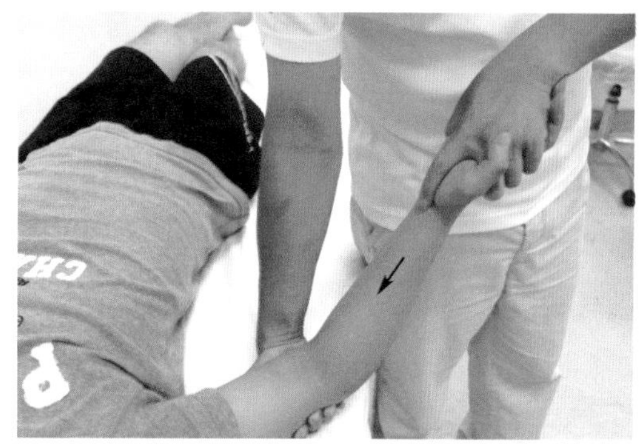

图 5-24 **纵轴尾头向**

（二）远侧桡尺关节

1. 生理运动的一般松动技术

（1）旋前

[患者体位] 仰卧位，肩关节外展 30°，肘关节屈曲 90°。

[治疗师位置] 面向患者，位于患侧肘关节旁。

[操作方法] 一手固定肱骨远端，另一手握紧患者腕部，使患者前臂做节律性旋前动作（图 5-25）。

Ⅳ + 级操作手法：一手固定患者桡腕关节，另一手紧握其尺骨远端，进行尺骨相对于桡骨的旋前滑动（图 5-26）。

[作用] 缓解疼痛，增加腕部旋前活动范围。

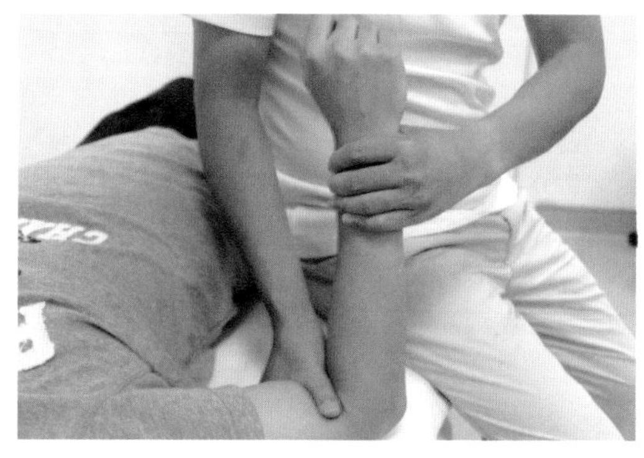

图 5-25 **远侧桡尺关节旋前**

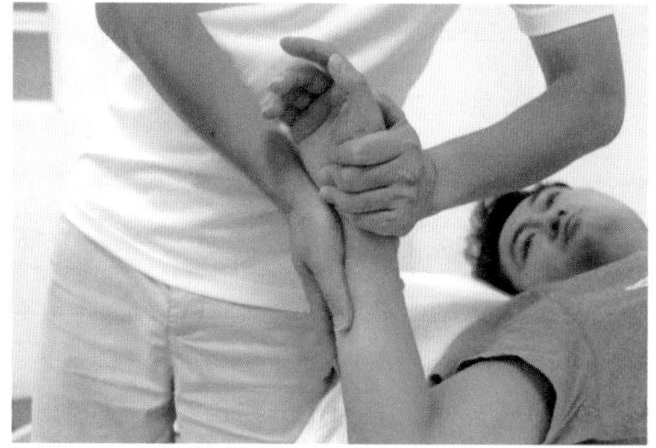

图 5-26 **远侧桡尺关节旋前（Ⅳ + 级操作手法）**

（2）旋后

[患者体位] 仰卧位，肩关节外展 30°，肘关节屈曲 90°。

[治疗师位置] 面向患者，站在患侧肘关节旁。

[操作方法] 一手固定肱骨远端，另一手握紧患者腕部或掌部，使患者前臂做节律性旋后动作（图 5-27）。

Ⅳ + 级操作手法：一手固定患者尺侧腕部，另一手紧握前臂远端桡侧，进行桡骨相对于尺骨的滑动（图 5-28）。

[作用] 缓解疼痛，增加腕部旋后活动范围。

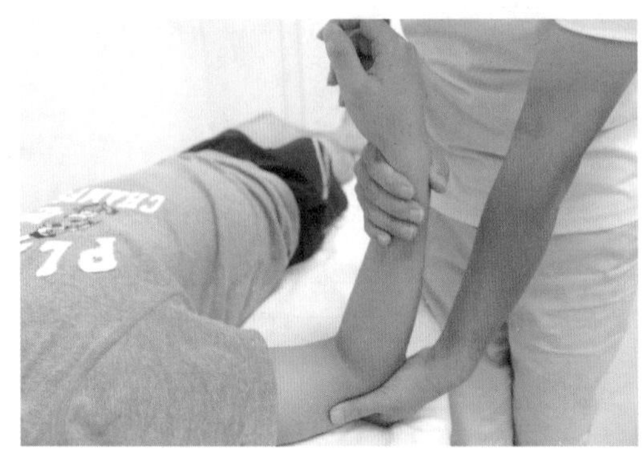

图 5-27 远侧桡尺关节旋后

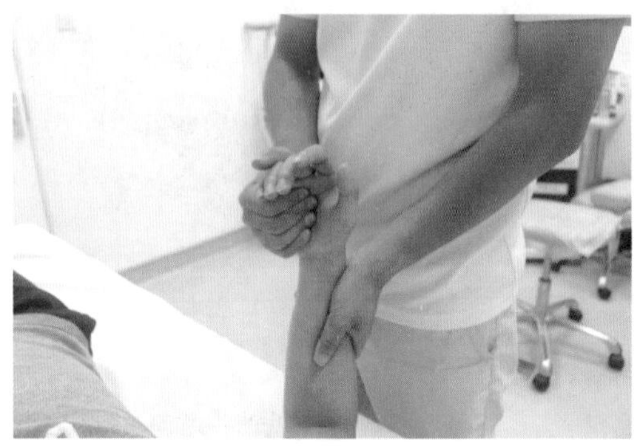

图 5-28 远侧桡尺关节旋后（Ⅳ + 级操作手法）

2. 附属运动的一般松动

（1）后向前和前向后的滑动（图 5-29）

[患者体位] 仰卧位，肩关节外展 30°，肘关节屈曲 90°。

[治疗师位置及操作方法] 位于患侧前臂旁。双手的拇指和示指弯曲，分别固定患者前臂的桡骨和尺骨，使其保持正中位。尺骨后向前滑动时，固定患者尺骨的拇指与固定桡骨的示指做相互施压，使患者的桡尺关节进行滑动。尺骨前向后滑动则相反。

[作用] 缓解疼痛，增加腕部活动范围。

（2）加压（图 5-30）

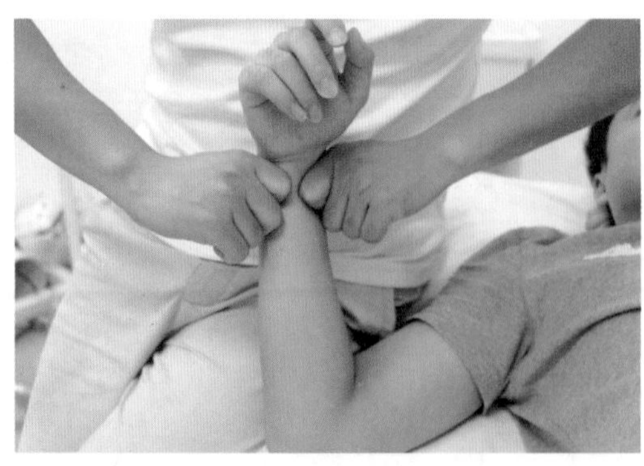

图 5-29 远侧桡尺关节后向前和前向后的滑动

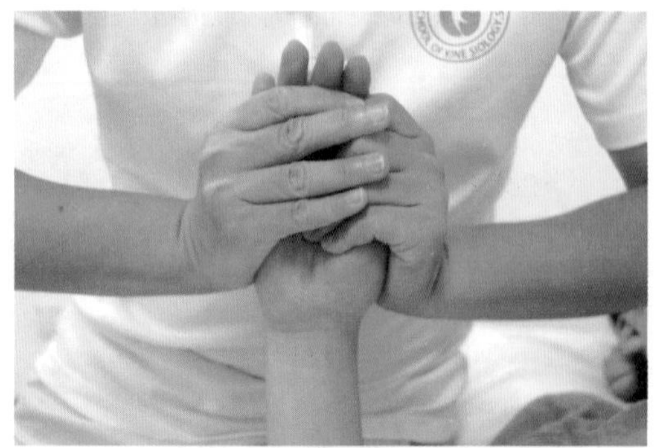

图 5-30 远侧桡尺关节加压

[患者体位] 仰卧位，肘关节屈曲 90°。

[治疗师位置及操作方法] 位于患侧前臂旁。双手拇指与鱼际紧贴患者手部背侧，从后向前将其手部包住，手指方向与患者的手指垂直。两侧手臂相对形成直角，对患者的前

臂施加压力。

[作用] 缓解疼痛，增加远侧桡尺关节活动范围。

(3) 纵轴牵引及挤压

[患者体位] 仰卧位，肘关节屈曲 90°，腕关节正中位。

[治疗师位置] 面向患者肩部，站在患侧肘部旁。

1) 纵轴头尾向操作方法：一手从后侧握住患者肱骨远端，拇指固定于肱二头肌处。另一手与患者呈握手状，紧握患者各掌指，并且示指伸直、压住患者前臂以保持其腕关节的正中位。治疗师在患者桡尺骨和掌骨的直线上做牵拉状的分离动作（图 5-31）。

2) 纵轴尾头向操作方法：一手从后侧握住患者肱骨远端，拇指固定于外侧。另一手与患者呈握手状，紧握患者各掌指，并且示指伸直、压住患者前臂以保持其腕关节的正中位。治疗师在患者桡尺骨和掌骨的直线上做挤压状的加压动作（图 5-32）。

[作用] 缓解疼痛，增加腕关节活动范围。

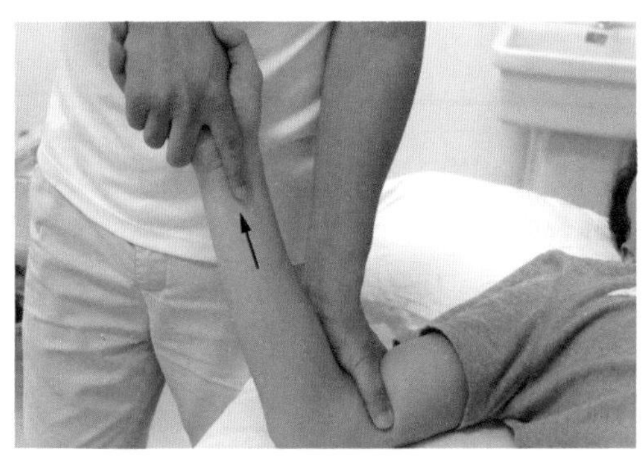

图 5-31 **纵轴头尾向**

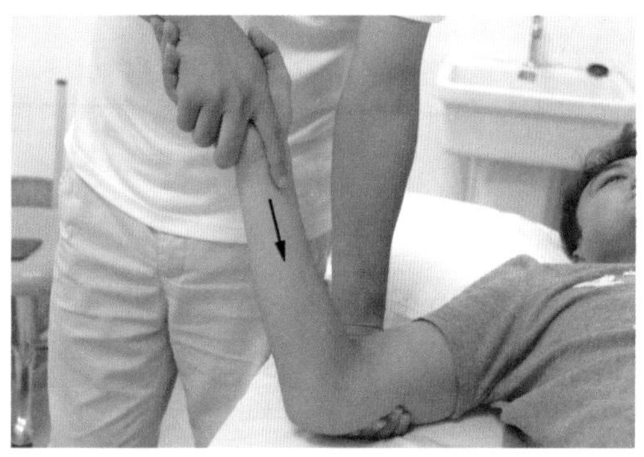

图 5-32 **纵轴尾头向**

3. 附属运动的动态松动技术

(1) 旋后（图 5-33）

[患者体位] 坐位，肘关节屈曲 90°。

[治疗师位置及操作方法] 面向患者前臂，站在患侧手腕旁。外侧手固定桡骨的尺侧面，内侧手拇指放于尺骨末端，外侧手的拇指放于内侧手拇指上，给尺骨一个向下的推力，外侧手指包覆在内侧手指上，若尺骨已复位，请患者做旋后动作再加压。如果会产生疼痛，则改做桡骨对着尺骨的背侧滑动。

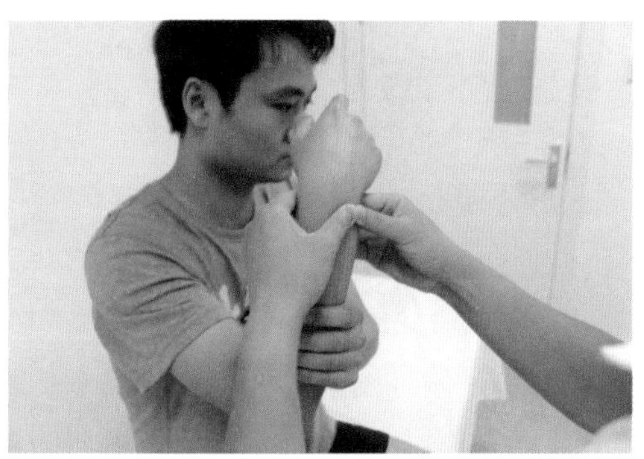

图 5-33 **远侧桡尺关节旋后**

[作用] 缓解疼痛，增加腕关节旋后活动范围。

(2) 旋前

[患者体位] 坐位，肘关节屈曲 90°。

[治疗师位置及操作方法] 面向患者前臂，站在患侧手部远端。外侧手固定桡骨的尺

侧面，内侧手拇指放于尺骨末端，外侧手的拇指放于内侧手拇指上，给尺骨一个向下的推力，外侧手指包覆在内侧手指上，若尺骨已复位，请患者做旋前动作再加压。如果会产生疼痛，则改做桡骨对着尺骨的背侧滑动。

[作用] 缓解疼痛，增加腕关节旋前活动范围。

（三）桡腕关节

1. 生理运动的一般松动技术

（1）屈曲（图 5-34）

[患者体位] 仰卧位，前臂及腕部旋后位。

[治疗师位置及操作方法] 位于患者患侧旁，面向其对侧肩部。双手握住患者手腕，两拇指在前面固定近排腕骨。其余手指固定腕骨后面（示指屈曲，与拇指前后对应），使其前臂旋后并伸展。两侧拇指和示指分别固定于手舟骨、月骨或大多角骨附近。治疗师向下施压，使患者腕关节进行节律性屈曲。

[作用] 缓解疼痛，增加腕关节的活动范围。

（2）伸展（图 5-35）

[患者体位] 仰卧位，前臂部分旋前位。

[治疗师位置及操作方法] 位于患者患侧旁，面向其同侧肩部。双手握住患者手腕，两拇指在前面固定近排腕骨。其余手指固定腕骨后面（示指屈曲，与拇指前后对应），使其前臂旋前并伸展。两侧拇指和示指分别固定于手舟骨、月骨或大多角骨附近。治疗师向上施压，使患者腕关节进行节律性伸展。

[作用] 缓解疼痛，增加腕关节的活动范围。

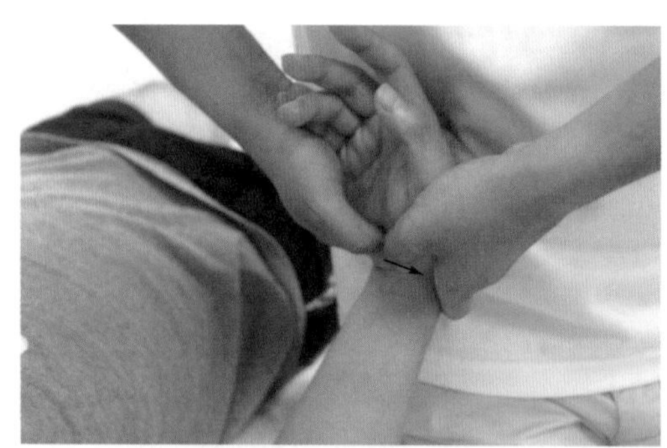

图 5-34 **桡腕关节屈曲**

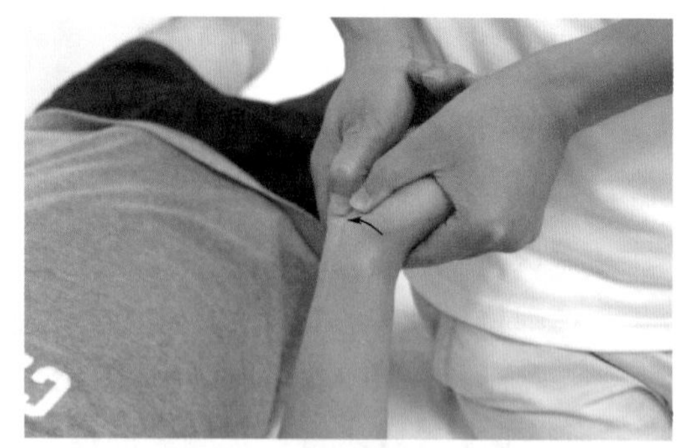

图 5-35 **桡腕关节伸展**

（3）尺偏（图 5-36）

[患者体位] 仰卧位，肘关节屈曲 90°。

[治疗师位置及操作方法] 位于患侧前臂旁。一手固定远端桡骨，另一手紧握患者手部，拇指固定于患者手舟骨（及部分大多角骨），使患者手部做被动节律性尺偏（允许指屈）。

[作用] 缓解疼痛，增加腕关节的活动范围。

（4）桡偏（图 5-37）

[患者体位] 仰卧位，肘关节屈曲 90°。

［治疗师位置及操作方法］ 位于患侧前臂旁。一手固定远端桡骨，另一手紧握患者手部，拇指固定于患者手舟骨(及部分大多角骨)，使患者手部做被动节律性桡偏(允许指屈)。

［作用］ 缓解疼痛，增加腕关节的活动范围。

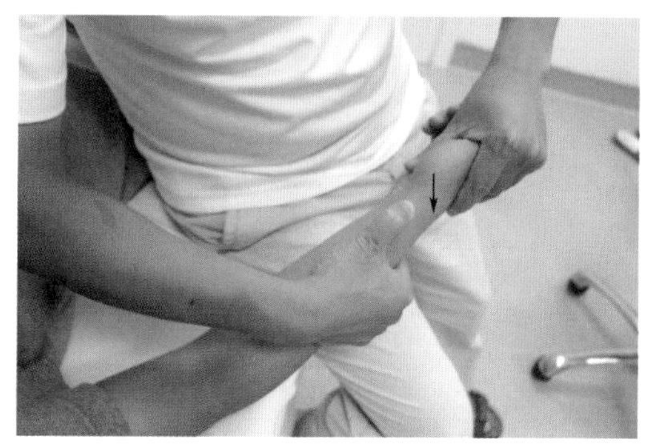

图 5-36 **桡腕关节尺偏**

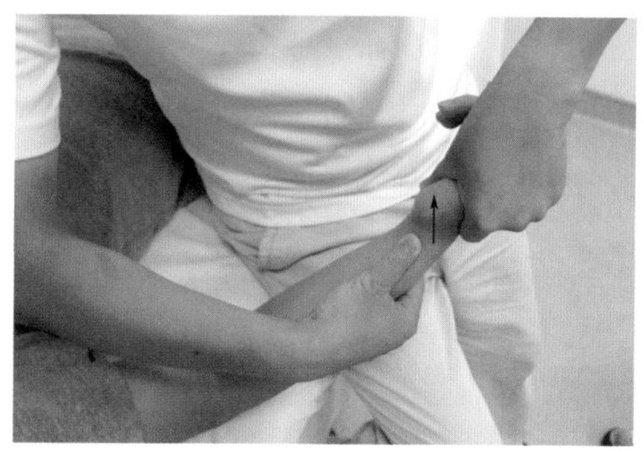

图 5-37 **桡腕关节桡偏**

(5) 旋后（外旋）(图 5-38)

［患者体位］ 仰卧位，肘关节屈曲。

［治疗师位置及操作方法］ 位于患者前臂旁。一手握住前臂远端，拇指绕过桡骨远端外侧缘，固定于桡骨背侧。另一手卡住近侧腕骨，使桡腕关节做节律性旋后运动。

［作用］ 缓解疼痛，增加桡腕关节的旋后范围。

(6) 旋前（内旋）(图 5-39)

［患者体位］ 仰卧位，肘关节屈曲。

［治疗师位置及操作方法］ 位于患者前臂旁。一手握住前臂远端，拇指绕过桡骨远端外侧缘，固定于桡骨背侧。另一手卡住近侧腕骨，使桡腕关节做节律性旋前运动。

［作用］ 缓解疼痛，增加桡腕关节的旋前范围。

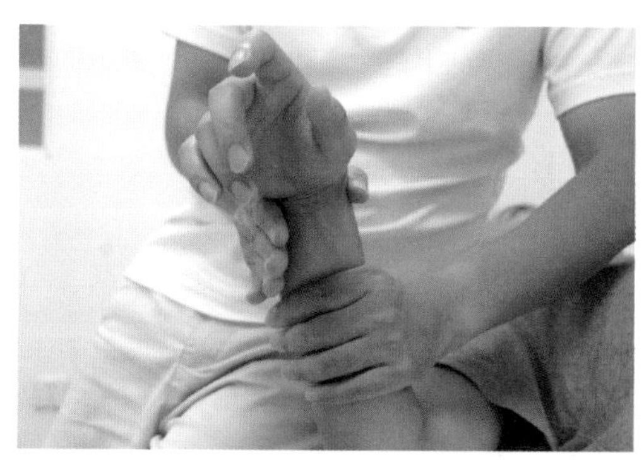

图 5-38 **桡腕关节旋后**

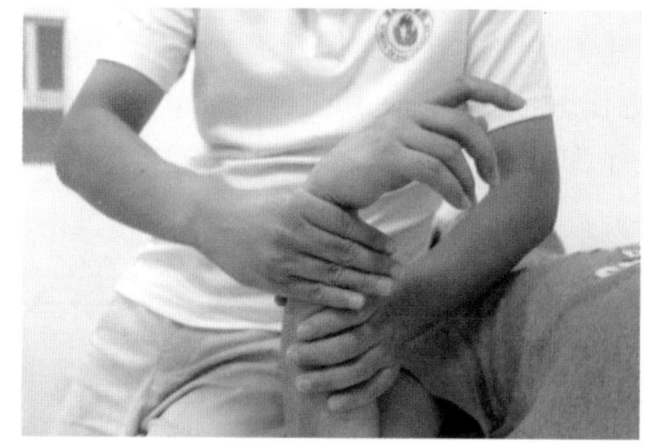

图 5-39 **桡腕关节旋前**

2. 附属运动的一般松动

(1) 后向前滑动 (图 5-40)

［患者体位］ 仰卧位，肘关节屈曲 90°，前臂旋后位。

［治疗师位置及操作方法］ 面向患者头部，站在患侧。外侧手手指与患者手指垂直，

从患者手背部固定其拇指及各腕骨、掌骨、指骨，内侧手手指朝向患侧近端，用手掌顶住患者桡、尺骨末端的前面，手指紧握患者前臂。双手分别向对侧施加压力，使患者的腕部和手部进行抽屉式松动。

[作用] 缓解疼痛，增加腕关节活动范围。

(2) 前向后滑动（图 5-41）

[患者体位] 仰卧位，肘关节屈曲。

[治疗师位置及操作方法] 背对患者，站于患侧肘部与身体之间。外侧手从前面握住患者手掌，拇指握住患者手部的尺侧缘，其余手指握住手部的桡侧缘。患者拇指处于治疗师中指和环指的下面。治疗师右手根部顶住患者腕骨前面。内侧手拇指固定于桡骨，其余手指紧握尺骨。双手分别向对侧施加压力，使患者的腕部和手部进行抽屉式松动。

[作用] 缓解疼痛，增加腕关节活动范围。

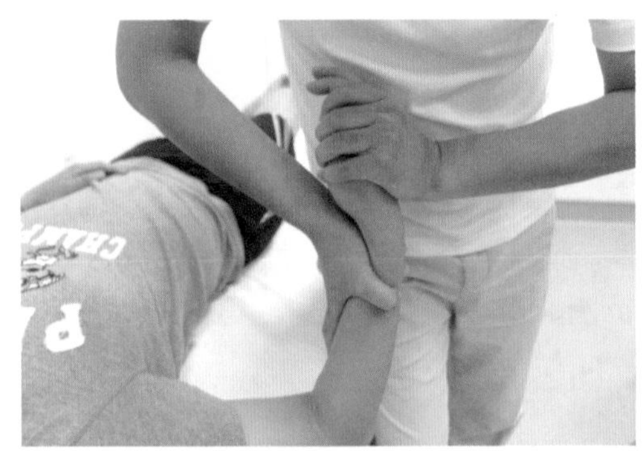

图 5-40 **桡腕关节后向前滑动**

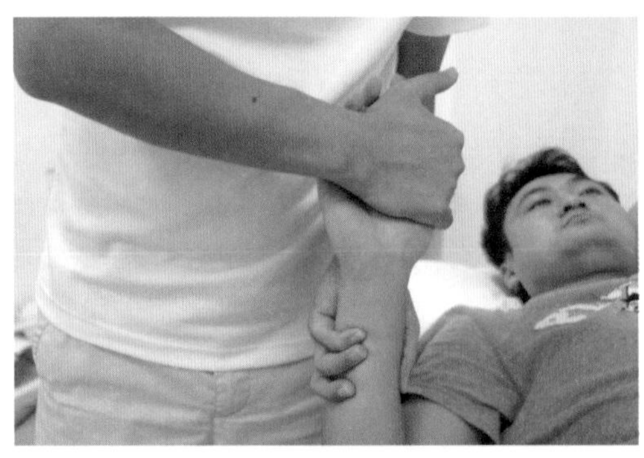

图 5-41 **桡腕关节前向后滑动**

(3) 向外的横向滑动（图 5-42 和图 5-43）

[患者体位] 仰卧位，上臂外展至手腕沿治疗床沿下垂，拇指朝向天花板。

[治疗师位置及操作方法] 站在患侧手腕旁。近侧手固定远端桡尺关节，远侧手从背面握住患者手部，使其向尺侧做节律性滑动。

[作用] 缓解疼痛，增加腕关节尺偏的活动范围。

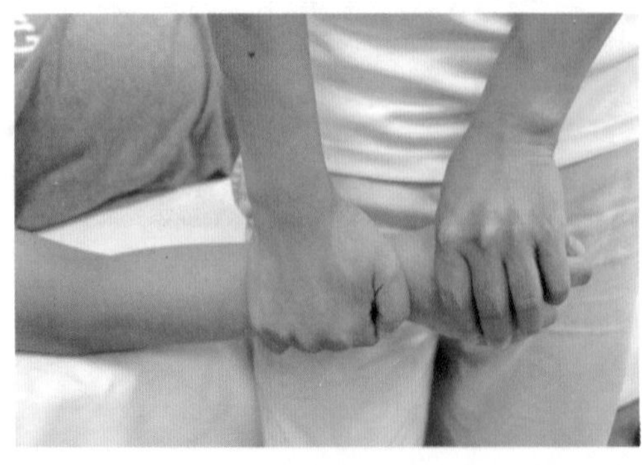

图 5-42 **桡腕关节向外的横向滑动（一）**

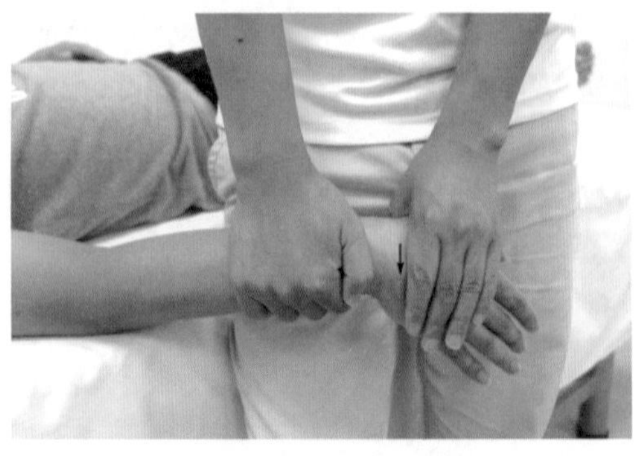

图 5-43 **桡腕关节向外的横向滑动（二）**

（4）向内的横向滑动（图 5-44 和图 5-45）

[患者体位]　仰卧位，上臂外展至手腕沿治疗床沿下垂，拇指朝向地板。

[治疗师位置及操作方法]　面向患者足部，站在患侧手腕旁。近侧手固定远端桡尺关节，远侧手从背面握住患者手部，使其向尺侧做节律性滑动。

[作用]　缓解疼痛，增加腕关节桡偏的活动范围。

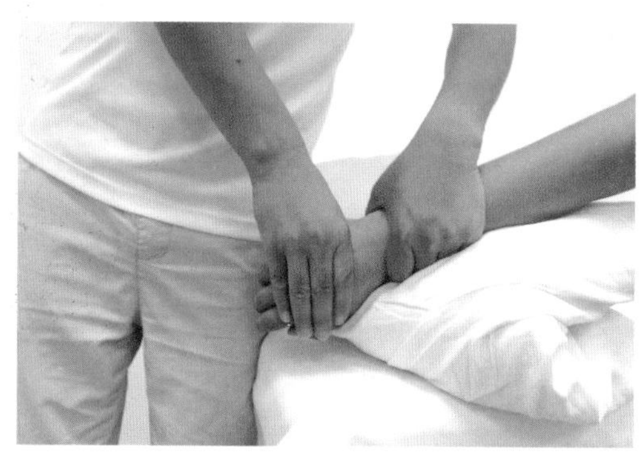

图 5-44　**桡腕关节向内的横向滑动（一）**

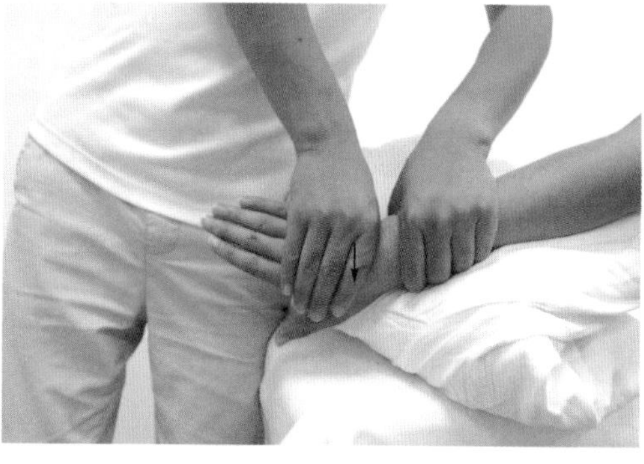

图 5-45　**桡腕关节向内的横向滑动（二）**

3. 附属运动的动态松动技术

横向（向内侧和向外侧）滑动（图 5-46）。

[患者体位]　坐位。

[治疗师位置及操作方法]　治疗师站在近端，一手拇指和示指卡在患者桡骨远端，另一手的虎口卡在近端腕骨的内侧，其余手指紧握患者前臂，将腕骨往外侧方向滑动，从无疼痛的方向开始滑动，尝试不同的方向。并加入患者主动运动（屈曲和伸直）。

[作用]　缓解疼痛，增加腕关节活动范围。

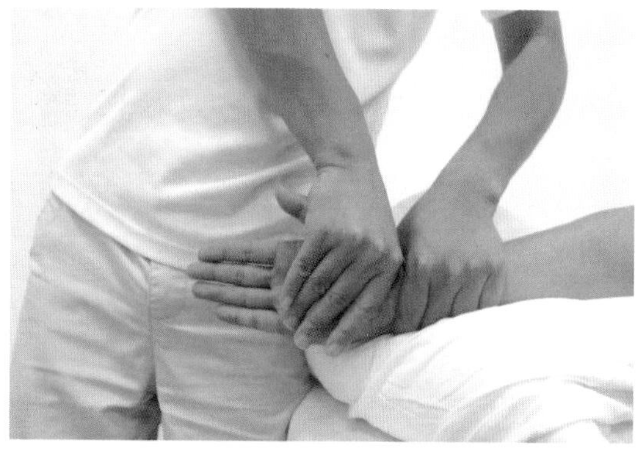

图 5-46　**桡腕关节横向滑动**

（四）腕中关节

生理运动的一般松动技术

（1）屈曲（图 5-47）

[患者体位]　坐位，上臂及腕部旋后位。

[治疗师位置及操作方法]　面对患者患侧腕部，站在患侧。两拇指指尖固定于远排腕骨，两示指分别固定前臂远端的桡侧和尺侧，两中指抵住近排腕骨的背面，施加压力使患者腕中关节做节律性小幅度的掌屈。

[作用]　缓解疼痛，增加腕骨关节活动范围。

（2）伸展（图 5-48）

[患者体位]　坐位，上臂及腕部旋前位。

[治疗师位置及操作方法]　面对患侧腕部，站在患侧。两拇指的远端指骨的近节紧贴

患者近排腕骨远侧缘的后面。示指固定于远排腕骨的前面施压，使患者腕关节做节律性小幅度的背屈。

[作用] 缓解疼痛，增加腕骨关节活动范围。

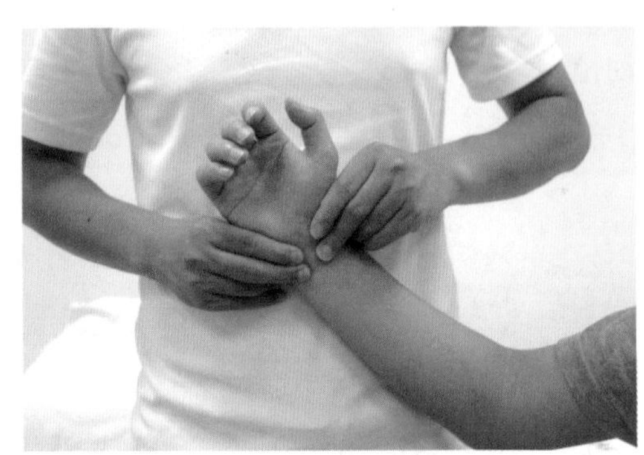
图 5-47 **腕中关节屈曲**

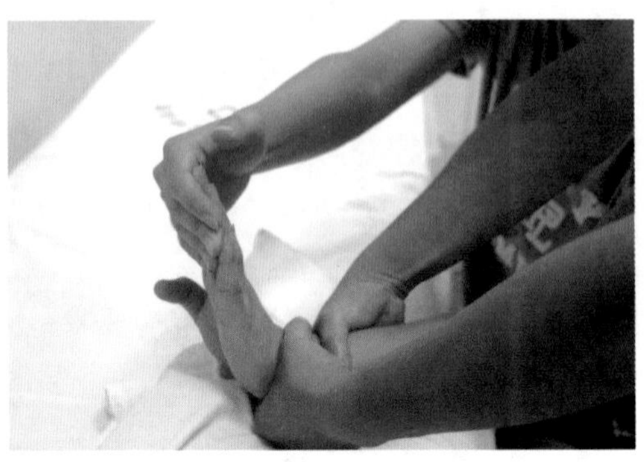
图 5-48 **腕中关节伸展**

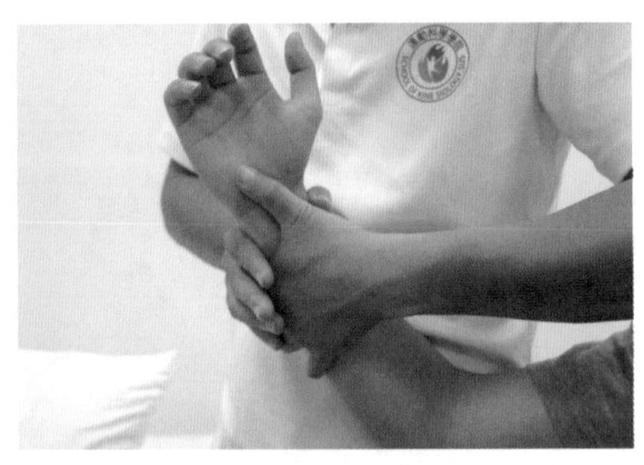
图 5-49 **腕中关节尺偏**

(3) 尺偏（图 5-49）

[患者体位] 坐位，肘关节屈曲 90°。

[治疗师位置及操作方法] 站在患侧前臂旁，面向患者的足部。一手紧握患者远端尺骨，拇指固定于患者近排腕骨，另一手握住患者手部，拇指固定于患者远排腕骨，做被动节律性尺偏（允许指屈）。

[作用] 缓解疼痛，增加腕中关节的活动范围。

（五）腕骨间关节

附属运动的一般松动

(1) 水平伸展（图 5-50）

[患者体位] 仰卧位，肘关节屈曲 90°，前臂旋前位。

[治疗师位置及操作方法] 面向患者，两拇指指腹固定于腕骨中部的后侧，双手的示指和中指一起分别固定于内侧豌豆骨和拇指外侧的腕掌关节。拇指从后向掌侧推动。

[作用] 缓解疼痛，增加腕关节活动范围，减少腕管正中神经卡压症状。

(2) 水平屈曲（图 5-51）

[患者体位] 仰卧位，肘关节屈曲 90°，前臂旋后位。

[治疗师位置及操作方法] 面向患者身体，远侧手从手背部紧握患者手部，紧贴其腕骨的内侧缘和外侧缘，手指朝向远端。近侧手手指顶住腕骨的掌面，施于腕骨前后向的压力。

[作用] 缓解疼痛，增加腕关节活动范围，减少腕管正中神经卡压症状。

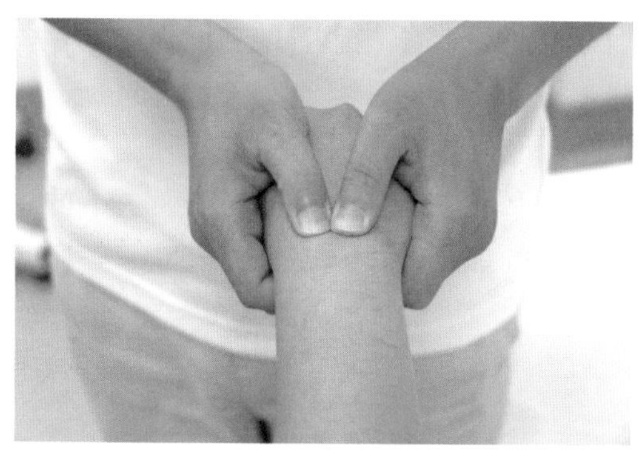
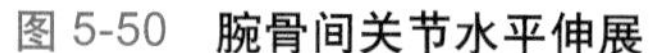

图 5-50 **腕骨间关节水平伸展**

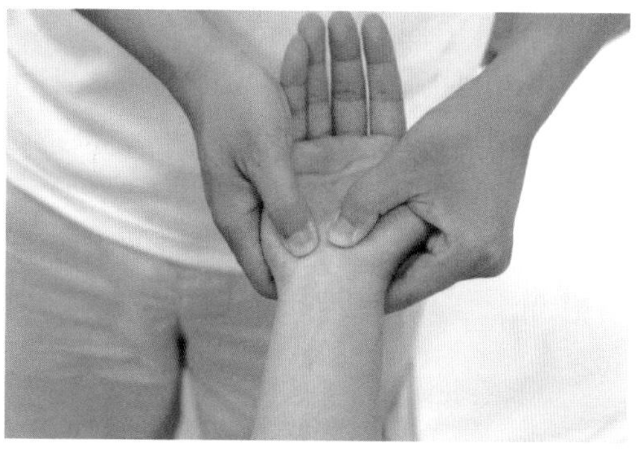

图 5-51 **腕骨间关节水平屈曲**

（3）后向前滑动（图 5-52）

[患者体位] 仰卧位，肩关节外展 30°，肘关节屈曲，前臂呈旋前位。

[治疗师位置及操作方法] 面向患者足部，站在患者前臂外侧。双手拇指固定腕骨的背侧，其余手指托住患者手部的掌面。拇指在各腕骨和腕骨间关节中移动，联合手臂向下施压。

[作用] 缓解疼痛，增加腕关节活动范围。

（4）前向后滑动（图 5-53）

[患者体位] 仰卧位，肩关节外展 30°，肘关节屈曲，前臂旋后位。

[治疗师位置及操作方法] 面向患者足部，位于患者前臂外侧。双手拇指固定腕骨的掌侧，其余手指托住患者手部的背面。拇指在各腕骨和腕骨间关节中移动，联合手臂向下施压。

[作用] 缓解疼痛，增加腕关节活动范围。

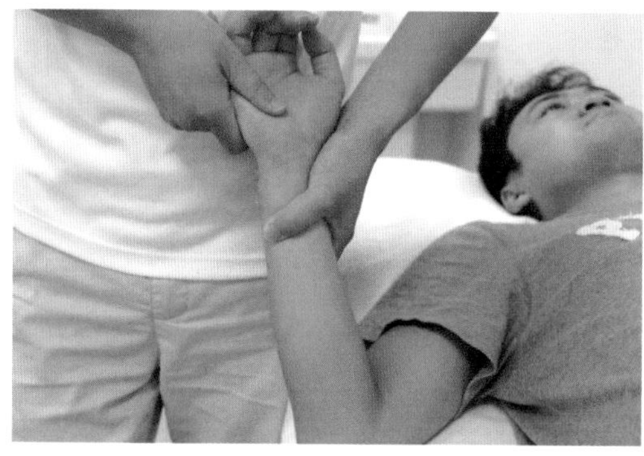

图 5-52 **腕骨间关节后向前滑动**

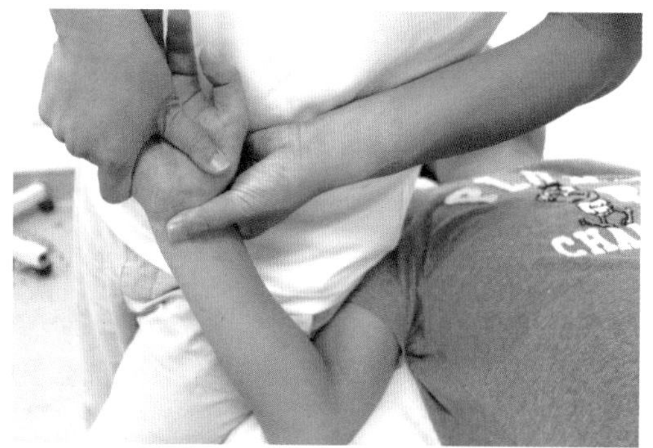

图 5-53 **腕骨间关节前向后滑动**

（5）纵轴牵引及挤压

[患者体位] 仰卧位，肘关节屈曲 90°，腕关节呈正中位。

[治疗师位置] 面朝患者，站在患侧肘关节旁。

[操作方法]

1）纵轴头尾向操作方法：一手从后侧握住患者肱骨远端，拇指固定于肱二头肌处。

另一手与患者呈握手状，紧握患者各掌指，并且示指伸直、压住患者前臂以保持其腕关节的正中位。治疗师在患者桡、尺骨和掌骨的直线上做牵拉状的分离动作（图 5-54）。

2）纵轴尾头向操作方法：一手从后侧握住患者肱骨远端，拇指固定于外侧。另一手与患者呈握手状，紧握患者各掌指，并且示指伸直、压住患者前臂以保持其腕关节的正中位。治疗师在患者桡、尺骨和掌骨的直线上做挤压状的加压动作（图 5-55）。

[作用] 缓解疼痛，增加腕关节活动范围。

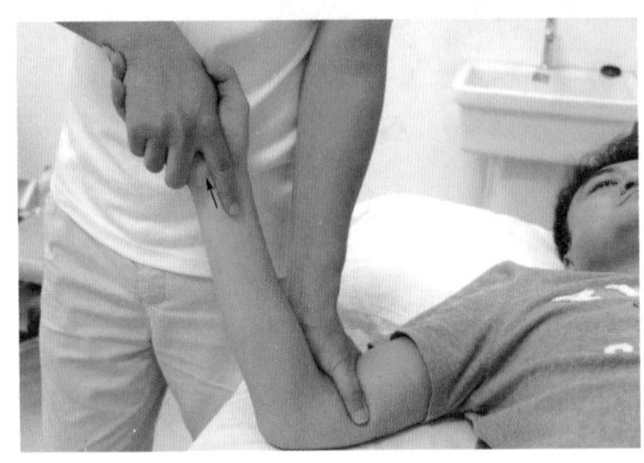

图 5-54 **纵轴头尾向**

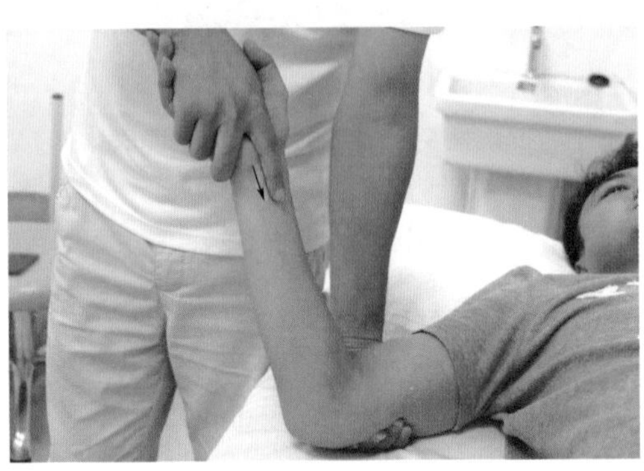

图 5-55 **纵轴尾头向**

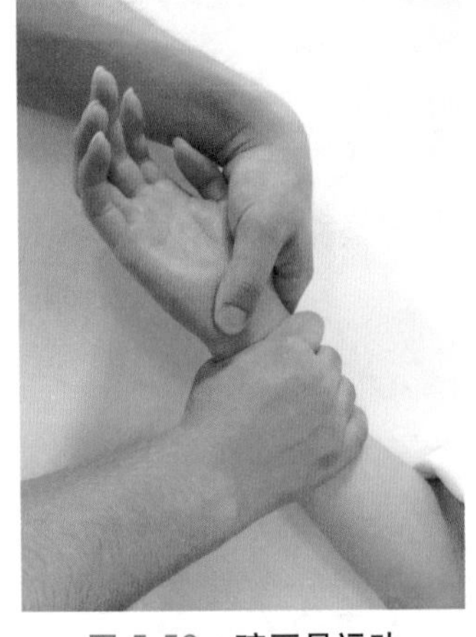

图 5-56 **豌豆骨运动**

（六）豌豆骨

附属运动的一般松动

豌豆骨运动见图 5-56。

[患者体位] 仰卧位，肘关节屈曲，前臂呈旋后位，患侧手的背面靠在治疗床边或治疗师身上。

[治疗师位置及操作方法] 面向患者，一手固定前臂远端，另一手的拇指指腹在各个角度向豌豆骨施压。

[作用] 缓解疼痛，增加腕骨活动范围，减轻尺神经卡压症状。

（七）腕掌关节

生理运动的一般松动技术

（1）伸展

[患者体位] 仰卧位，肘关节微曲，前臂旋前，靠近治疗师身体。

[治疗师位置] 面向患者足部，站在患侧前臂旁。

[操作方法]

1）外侧腕掌关节的操作方法：双手从外侧握住患者手部，一手握住相应腕骨，另一手从第 1 指骨间隙穿过握住对应的掌骨，并用拇指指尖顶住掌骨后侧底部。使患者做手部伸展动作（图 5-57）。

2）第 5 腕掌关节操作方法：双手从外侧握住患者手部，一手握住钩骨，另一手通过握住尺侧缘来固定第 5 掌骨，并用拇指指尖顶住第 5 掌骨后侧底部。使患者做手部伸展动作。

[作用] 缓解疼痛，增加腕掌关节活动范围。

（2）屈曲

[患者体位] 仰卧位，肘关节微曲，前臂旋前，靠近治疗师身体。

[治疗师位置] 面向患者足部，站在患侧上臂旁。

[操作方法]

1）双手握住患者手部，一手握住腕部的内侧缘，拇指指尖顶住相应腕骨的掌面，另一手拇指固定于对应掌骨。使患者做手部屈曲动作（图 5-58）。

2）第 2 腕掌关节操作方法：一手从第 1 指骨间隙穿过并握住第 2 掌骨，拇指指尖顶住掌骨底部的前面。示指弯曲，从后面顶住掌骨远末端。

[作用] 缓解疼痛，增加腕掌关节活动范围。

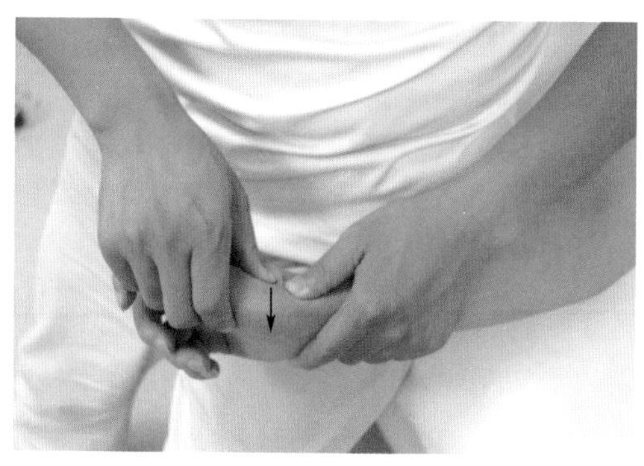

图 5-57 **腕掌关节伸展**

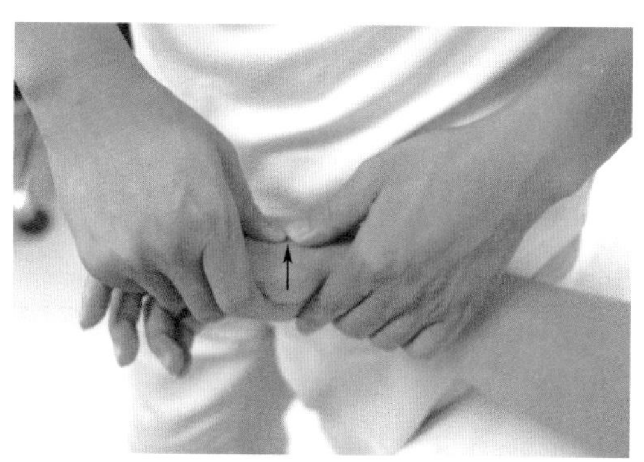

图 5-58 **腕掌关节屈曲**

（3）尺偏

[患者体位] 仰卧位，肘关节屈曲 90°。

[治疗师位置及操作方法] 站在患侧前臂旁，面向患者的足部。一手紧握远端桡骨，拇指固定于远排腕骨，另一手握住患者手部，拇指固定于患者掌骨，做被动节律性尺偏（允许指屈）。

[作用] 缓解疼痛，增加腕掌关节的活动范围。

（八）掌骨间关节

1. 生理运动的一般松动技术

（1）水平屈曲（图 5-59）

[患者体位] 仰卧位，肘关节屈曲 90°，前臂旋后并靠近治疗师身体。

[治疗师位置及操作方法] 面向患者前臂背侧，站在患侧旁。一手拇指指腹顶住第 3 掌骨远端的掌面。另一手从后握住所有掌骨远端，拇指向第 2 掌骨的背侧表面施压，其余手指（尤其示指）向第 5 掌骨的背侧表面施压。

[作用] 缓解疼痛，增加掌骨间的活动范围。

（2）水平伸展（图 5-60）

[患者体位] 仰卧位，肘关节屈曲 90°，前臂旋后并靠近治疗师身体。

[治疗师位置及操作方法] 面向患者手背部，站在患侧前臂后侧。双手握住患者手部，两侧拇指指腹顶住第 3 掌骨远末端背侧表面，双手手指握住患者手部内、外侧边缘，分别

固定于第 2 掌骨和第 5 掌骨远端。

[作用] 缓解疼痛，增加掌骨间的活动范围。

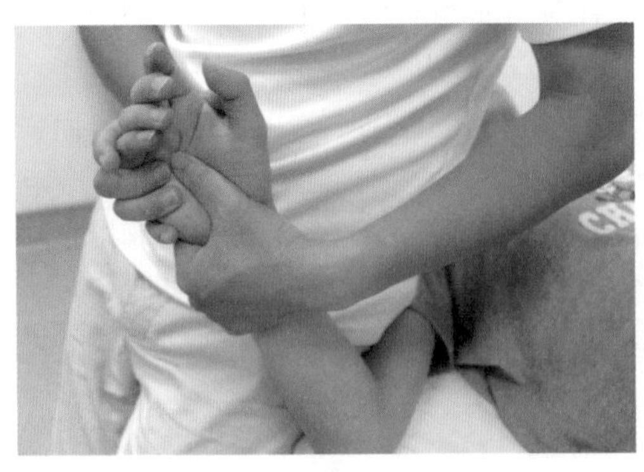

图 5-59 **腕掌关节水平屈曲**

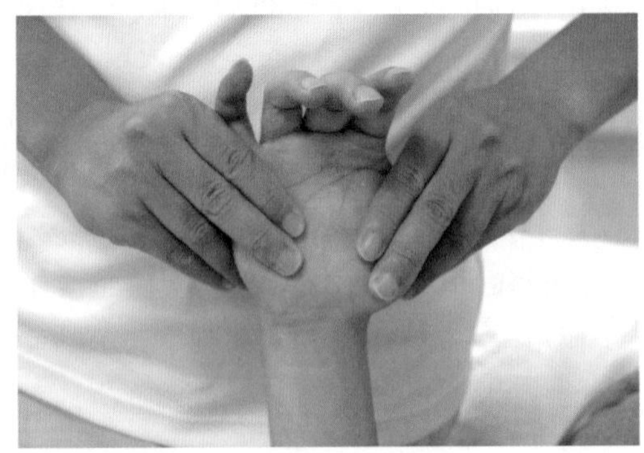

图 5-60 **腕掌关节水平伸展**

2. 附属运动的一般松动

(1) 前后向（后前向）滑动

[患者体位] 仰卧位，肘关节屈曲 90°，前臂旋后并靠近治疗师身体。

[治疗师位置及操作方法] 面向患者前臂背部，站在患侧旁。一手拇指指腹顶住第 3 掌骨远端的掌面。另一手从后握住所有掌骨远端，拇指向第 2 掌骨的背侧表面施压，其余手指（尤其示指）向第 5 掌骨的背侧表面施压。

[作用] 缓解疼痛，增加掌骨间的活动范围。

(2) 横向加压

[患者体位] 仰卧位，肘关节屈曲 90°，前臂旋后并靠近治疗师身体。

[治疗师位置及操作方法] 面向患者手背部，站在前臂后侧。与患者手形成握手状，一手握紧掌骨近端，另一手固定住各掌骨近端，使其连线从桡侧到尺侧始终呈直线。

[作用] 缓解疼痛，增加掌骨间的活动范围。

（九）掌指关节

1. 生理运动的一般松动技术

(1) 屈曲（伸展）（图 5-61）

[患者体位] 仰卧位，肘关节屈曲，前臂呈旋前位。

[治疗师位置及操作方法]（以示指为例） 面向患者屈曲的肘关节，站在患侧旁。用一手的拇指和示指握住患者示指的近端指骨，另一手固定住手部，用拇指和示指固定其第 2 掌骨。向患者手指在屈曲（伸展）方向施压。

[作用] 缓解疼痛，增加指骨的活动范围。

(2) 外展（图 5-62）

[患者体位] 仰卧位，肘关节屈曲，前臂旋前位。

[治疗师位置及操作方法]（以示指为例） 面向患者身体，站在患侧肘部旁。一手从桡侧握住患者手背部，拇指远端顶住第 2 掌指远端的外侧表面，其余手指紧握患者手部的桡侧边缘。另一手用拇指指腹近端向其底部方向牵拉近端指骨的外侧表面。

[作用] 缓解疼痛，增加指骨的活动范围。

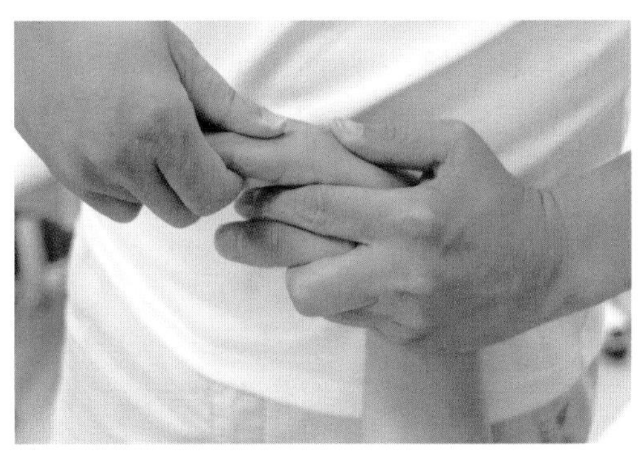

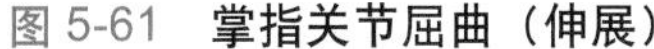

图 5-61 **掌指关节屈曲（伸展）**

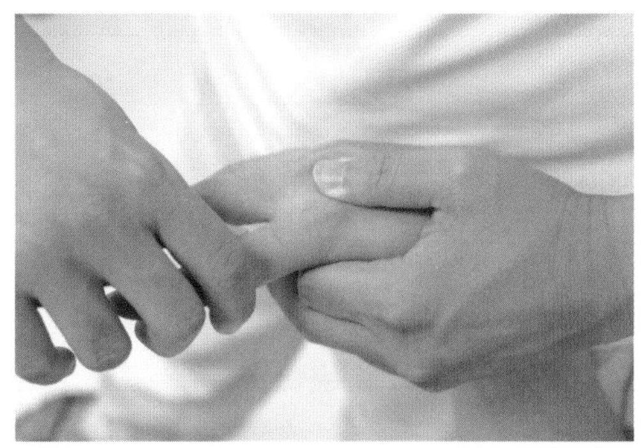

图 5-62 **掌指关节外展**

（3）内收（图 5-63）

[患者体位] 仰卧位，肘关节屈曲，前臂呈旋前位。

[治疗师位置及操作方法]（以示指为例） 面向患者身体，站在患侧肘关节旁。一手握住患者手部背面的桡侧缘，拇指尽量楔入示指和中指间，其余手指接触患者示指，并通过虎口稳定整个手部。另一手紧握患者示指，拇指指腹顶住近端指节的内侧表面。向示指的内收方向施压。

[作用] 缓解疼痛，增加指骨的活动范围。

（4）旋内（图 5-64）

[患者体位] 仰卧位，肘关节屈曲。

[治疗师位置及操作方法]（以示指为例） 面向患者身体，站在患侧肘关节旁。一手通过牢握拇指后侧和其余四指前侧来固定第 2 掌骨，另一手握住示指使示指微屈（掌指关节屈曲 10°，近端指骨间关节屈曲 80°）。使示指近节指骨做旋内的动作（当掌指关节微屈，处于半屈半伸时，内旋角度最大。但治疗中屈伸角度的使用多由疼痛和紧绷程度决定）。

[作用] 缓解疼痛，增加指骨的活动范围。

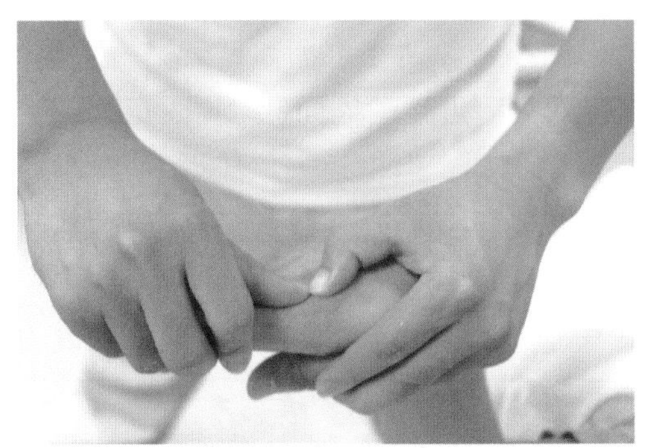

图 5-63 **掌指关节内收**

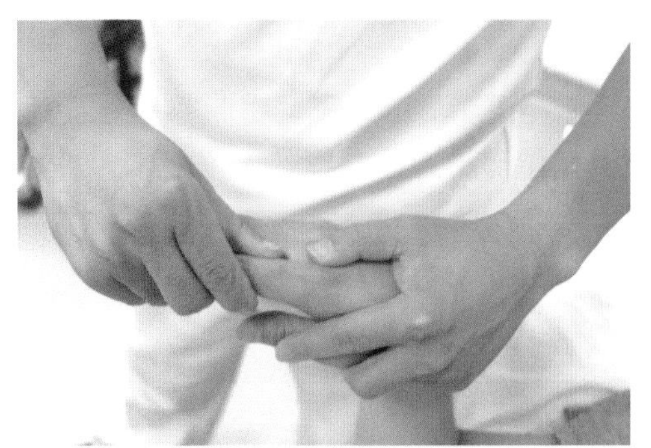

图 5-64 **掌指关节旋内**

（5）旋外（图 5-65）

[患者体位] 仰卧位，肘关节屈曲。

[治疗师位置及操作方法]（以示指为例） 面向患者身体，站在患侧肘关节旁。一手

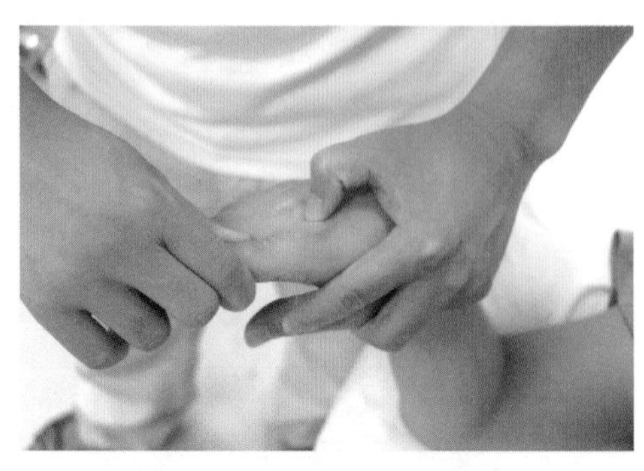

图 5-65　掌指关节旋外

握住患者手部的背侧，手指穿过手部外侧缘，示指穿过虎口并触及患者手部，其余手指紧握鱼际隆起。另一手握住患者手指，拇指抵住近节指骨的外侧表面，示指顶住远端指骨间关节的内侧表面。

[作用]　缓解疼痛，增加指骨的活动范围。

（6）环转运动

[患者体位]　仰卧位，肘关节屈曲 90°。

[治疗师位置及操作方法]　面向患者，站在患侧前臂旁。一手从内侧握住患者手的背部，手指包握住虎口到手掌。另一手的鱼际和拇指握住患者手的背部，从手指前面和鱼际后面之间的内侧握住患者的 4 个手指，施压使指骨进行环转动作。

[作用]　缓解疼痛，增加指骨的活动范围。

2. 附属运动的一般松动

（1）纵轴牵引及挤压（以示指为例）

[患者体位]　仰卧位，肘关节屈曲 90°。

[治疗师位置]　面向患者，站在患侧前臂和手部旁。

[操作方法]

1）纵轴头尾向操作方法：一手紧握患者手部的外侧缘固定，从弯曲的示指和拇指间托住第 2 掌骨，示指的近端指骨间关节托住患者掌骨远端的前面，拇指顶住其掌骨骨干后侧。另一手用类似方法握住患者的示指。为了最大范围地牵引，患者的掌指关节应正中位摆放。

2）纵轴尾头向操作方法：手指和掌面握住患者的整个示指，每一指骨间关节微曲，进行关节纵轴的挤压。

[作用]　缓解疼痛，增加指骨的活动范围。

（2）后向前和前向后滑动

[患者体位]　仰卧位，肘关节屈曲 90°。

[治疗师位置及操作方法]（以示指为例）　面向患者，站在患侧前臂旁。一手握住患者第 2 掌指关节，示指完全屈曲并用近节指骨固定其关节近端前侧面，拇指固定其背侧面。另一手握住示指的近节指骨，用手指包住患者指骨前侧面，拇指指尖顶住近节指骨近侧的前面。位于患者远端的手施压做后向前（前向后）滑动。

[作用]　缓解疼痛，增加指骨的活动范围。

（十）指骨间关节

1. 生理运动的一般松动技术

（1）屈曲（伸展）（图 5-66）

[患者体位]　仰卧位，肘关节屈曲，前臂旋前位。

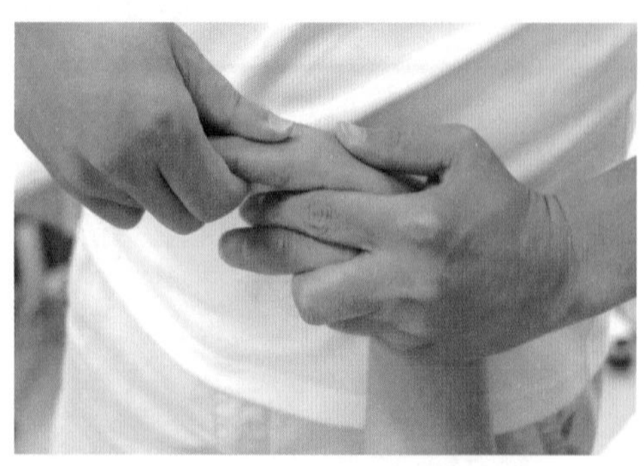

图 5-66　指骨间关节屈曲 / 伸展

[治疗师位置及操作方法]（以示指近节指骨

为例） 面向患者屈曲的肘部，站在患侧。用一手的拇指和示指握住患者示指的中节指骨，另一手固定住手部，用拇指和示指固定其示指的近节指骨。向患者手指在屈曲（伸展）方向施压。

[作用] 缓解疼痛，增加指骨的活动范围。

（2）外展（图 5-67）

[患者体位] 仰卧位，肘关节屈曲，前臂呈旋前位。

[治疗师位置及操作方法]（以示指近节指骨为例） 面向患者身体，站在患侧肘关节旁。一手从桡侧握住患者手背部，拇指远端顶住第 2 指骨近节指骨的外侧表面，其余手指紧握患者手部的桡侧边缘。另一手用拇指指腹近端向其底部方向牵拉中节指骨的外侧表面。

[作用] 缓解疼痛，增加指骨的活动范围。

（3）内收（图 5-68）

[患者体位] 仰卧位，肘关节屈曲，前臂呈旋前位。

[治疗师位置及操作方法]（以示指近节指骨为例） 面向患者身体，站在患侧肘关节旁。一手握住患者手部背面的桡侧缘，拇指和其余手指固定患者示指近节指骨的远端，并通过第 1 指骨和第 2 指骨间隙稳定整个手部。另一手紧握患者示指中节指骨，拇指指腹顶住中节指骨的内侧表面。向示指的内收方向施压。

[作用] 缓解疼痛，增加指骨的活动范围。

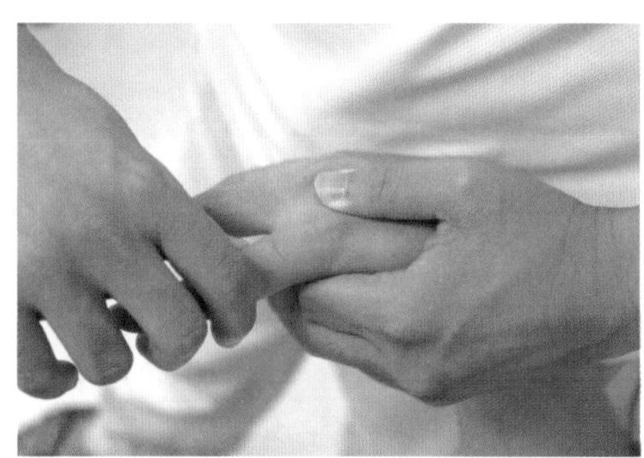

图 5-67 **指骨间关节外展**

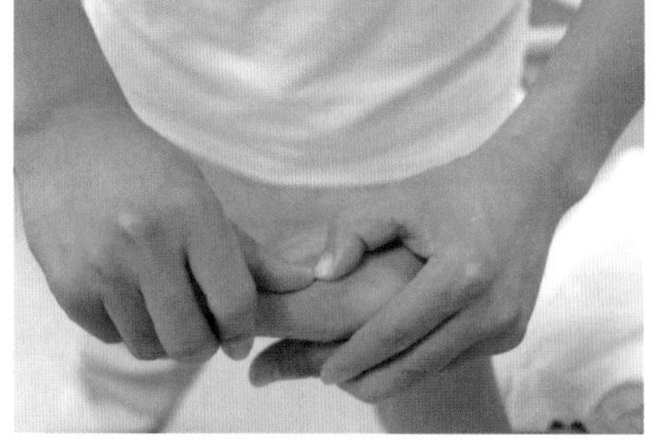

图 5-68 **指骨间关节内收**

（4）旋内（图 5-69）

[患者体位] 仰卧位，肘关节屈曲。

[治疗师位置及操作方法]（以示指近节指骨为例） 面向患者身体，站在患侧肘关节旁。一手通过紧握患者手指前侧和拇指后侧来固定示指近节指骨，另一手握住示指中节指骨使示指微屈。使示指中节指骨做旋内的动作。

[作用] 缓解疼痛，增加指骨的活动范围。

（5）旋外（图 5-70）

[患者体位] 仰卧位，肘关节屈曲。

[治疗师位置及操作方法]（以示指为例） 面向患者，站在患侧肘关节旁。一手握住患者手部的背侧，手指穿过手部外侧缘，示指穿过虎口触及患者手部，其余手指紧握鱼际隆起。另一手握住患者手指使其屈曲，拇指抵住近指骨间关节的外侧面，示指抵住远端指

骨间关节的内侧面。使示指中节指骨做旋外的动作。

[作用] 缓解疼痛，增加指骨的活动范围。

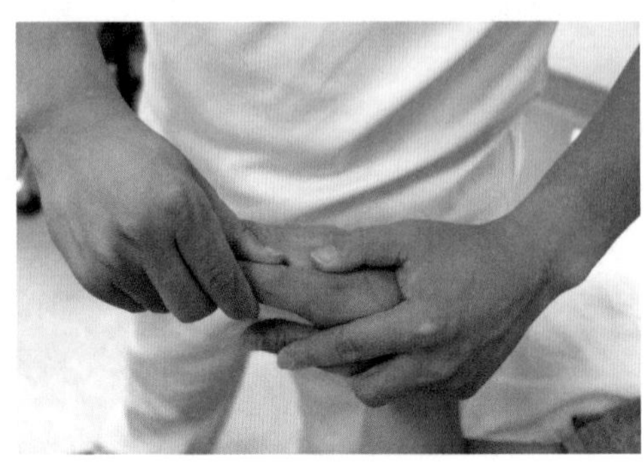

图 5-69 **指骨间关节旋内**

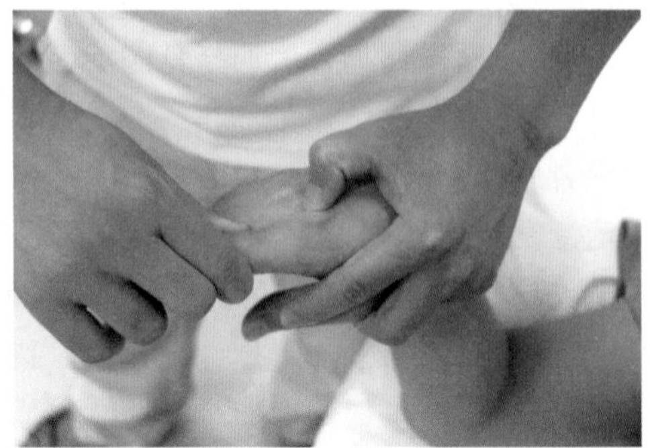

图 5-70 **指骨间关节旋外**

（6）环转运动

[患者体位] 仰卧位，肘关节屈曲 90°。

[治疗师位置及操作方法] 面向患者，站在患侧前臂旁。一手从内侧握住患者手的背部，手指握住虎口到手掌。另一手的鱼际和拇指握住患者手的背部，从手指前面和鱼际后面之间的内侧握住患者的 4 个手指，施压使指骨进行环转动作。

[作用] 缓解疼痛，增加指骨的活动范围。

2. 附属运动的一般松动

（1）纵轴牵引及挤压（向头部和向尾部）（以示指为例）。

[患者体位] 仰卧位，肘关节屈曲 90°。

[治疗师位置] 面向患者，站在患侧前臂和手部旁。

[操作方法]

1）纵轴头尾向操作方法：一手紧握患者手部的外侧缘固定，从弯曲的示指和拇指间托住第 2 掌骨，示指的近端指骨间关节托住患者掌骨远端的前面，拇指顶住其掌骨骨干后侧。另一手用类似方法握住患者的示指。为了最大范围地牵引，患者的掌指关节应正中位摆放。

2）纵轴尾头向操作方法：手指和掌面握住患者的整个示指，每一指骨间关节微曲，进行关节纵轴的挤压。

[作用] 缓解疼痛，增加指骨的活动范围。

（2）后前向和前后向滑动

[患者体位] 仰卧位，肘关节屈曲 90°。

[治疗师位置及操作方法]（以示指为例） 面向患者，站在患侧前臂旁。一手握住患者第 2 掌指关节，示指完全屈曲并用近节指骨固定其关节近端前侧面，拇指固定其背侧面。另一手握住示指的近节指骨，用手指包住患者指骨前侧面，拇指指尖顶住近节指骨近侧的前面。位于患者远端的手施压做后向前（前向后）滑动。

[作用] 缓解疼痛，增加指骨的活动范围。

3. 附属运动的动态松动技术

[患者体位] 坐位。

[治疗师位置及操作方法] 面向患者身体，站在患侧手部旁。一手拇指和示指指腹摆在患者僵硬且肿胀的指骨间关节的近端关节面内、外侧来固定，另一手拇指和示指放在远端的关节面内、外侧。然后做远端关节的内侧与外侧滑动。先做无痛方向的滑动，并嘱患者做手指屈曲动作。

[作用] 缓解疼痛，增加指骨间关节的活动范围。

（十一）拇指

1. 生理运动的一般松动技术

（1）屈曲

[患者体位] 仰卧位，肘关节屈曲 90°。

[治疗师位置及操作方法] 面向患者，站在患侧肘关节旁。一手固定患者手腕，手指绕过腕前侧和拇指后侧，当患者拇指屈曲时，示指必须穿过大多角骨的前面来稳定而不阻碍掌骨的运动。另一手拇指穿过掌骨的后侧面，示指穿过其前侧面来握紧患者拇指。

[作用] 缓解疼痛，增加拇指掌指关节的活动范围。

（2）伸展

[患者体位] 仰卧位，肘关节屈曲 90°。

[治疗师位置及操作方法] 面向患者，站在患侧肘关节旁。除了用拇指指尖抵住大多角骨和小多角骨的背侧面，其他手位基本同上。

[作用] 缓解疼痛，增加拇指掌指关节的活动范围。

（3）外展（内收）

[患者体位] 仰卧位，肘关节屈曲 90°。

[治疗师位置及操作方法] 面向患者，站在患侧肘关节旁。一手固定于大多角骨和小多角骨，另一手施压使掌骨运动到理想角度。

[作用] 缓解疼痛，增加拇指掌指关节的活动范围。

（4）旋转

[患者体位] 仰卧位，肘关节屈曲 90°。

[治疗师位置及操作方法] 面向患者，站在患侧肘关节旁。一手从内侧握住患者手的背部，手指包握住虎口到手掌。另一手的鱼际和拇指握住患者手的背部，从手指前面和鱼际后面之间的内侧握住患者的拇指，施压使指骨进行环转动作。

[作用] 缓解疼痛，增加拇指掌指关节的活动范围。

2. 附属运动的一般松动

（1）纵轴牵引及挤压（向头部和向尾部）

[患者体位] 仰卧位，肘关节屈曲 90°。

[治疗师位置] 面向患者，站在患侧肘关节旁。

[操作方法]

1）纵轴头尾向操作方法：一手紧握患者手部的外侧缘固定，从弯曲的示指和拇指间托住第 1 掌骨，示指的近端指骨间关节托住患者掌骨远端的前面，拇指顶住其掌骨骨干后侧。另一手用类似方法握住患者的拇指。为了最大范围地牵引，患者的掌指关节应正中位摆放。

2）纵轴尾头向操作方法：手指和掌面握住患者的整个拇指，每一指骨间关节微曲，进行关节纵轴的挤压。

[作用] 缓解疼痛，增加拇指掌指关节的活动范围。

(2) 后向前滑动（包括前向后、横向内外侧滑动）

[患者体位] 仰卧位，肘关节屈曲 90°。

[治疗师位置及操作方法] 面向患者，站在患侧肘关节旁。一手紧握患者腕部的桡侧缘，另一手紧握其拇指，治疗师的两拇指指尖应分别抵住第 1 掌骨的后侧面和抵住大多角骨，在关节线上。

[作用] 缓解疼痛，增加拇指掌指关节的活动范围。

二、动态松动

（一）腕关节分离 + 主动屈伸

[患者体位] 患者卧位或坐位，前臂呈旋后位。

[治疗师位置及操作方法] 治疗师此时双手固定手部，施加腕关节分离牵引的力，嘱患者主动屈伸腕关节（图 5-71）。

[作用] 缓解疼痛，改善腕关节屈伸。

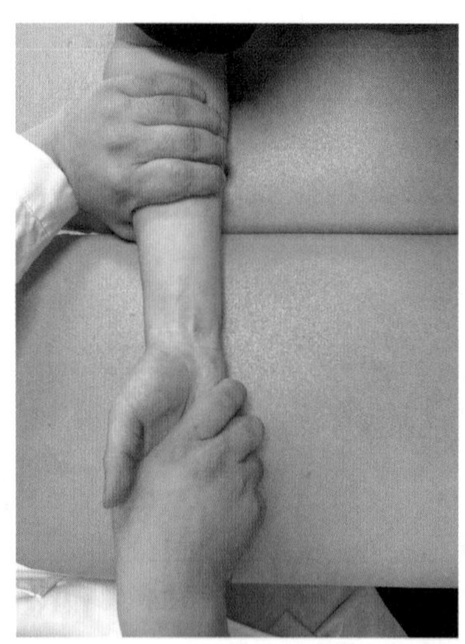
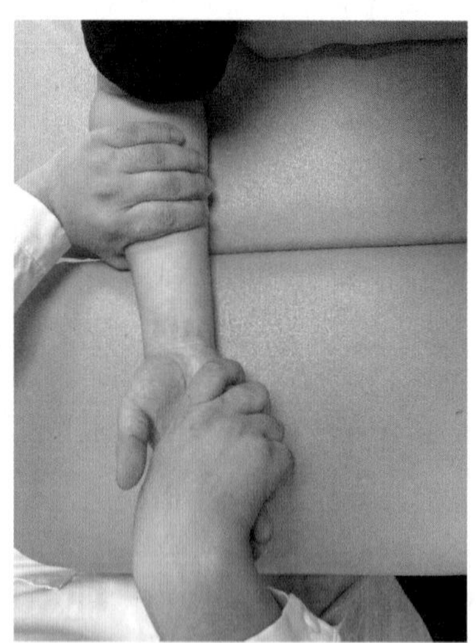

图 5-71 **腕关节分离 + 主动屈伸**

（二）腕关节分离 + 主动尺桡偏

[患者体位] 患者取卧位或坐位，前臂呈旋后位。

[治疗师位置] 坐位，双手固定患侧手部。

[操作方法] 治疗师施加腕关节分离牵引的力，嘱患者腕关节主动尺、桡偏运动（图 5-72）。

[作用] 缓解疼痛，改善腕关节尺、桡偏。

（三）腕关节屈伸 + 掌侧向背侧滑动

[患者体位] 患者站立,选择合适高度的平面,将手掌贴于平面,做腕关节的屈伸运动。

[治疗师位置] 坐位。

[操作方法] 治疗师坐在患者侧方，在其掌侧腕横纹上一指处，利用松动带施加一个从掌侧向背侧的力，同时嘱患者做主动腕关节屈伸，注意施力方向始终与桡骨和尺骨保持垂直（图 5-73）。

[作用] 改善腕关节屈伸活动度。

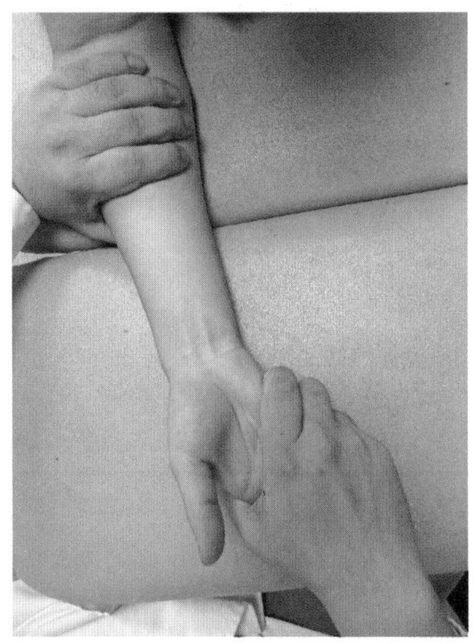
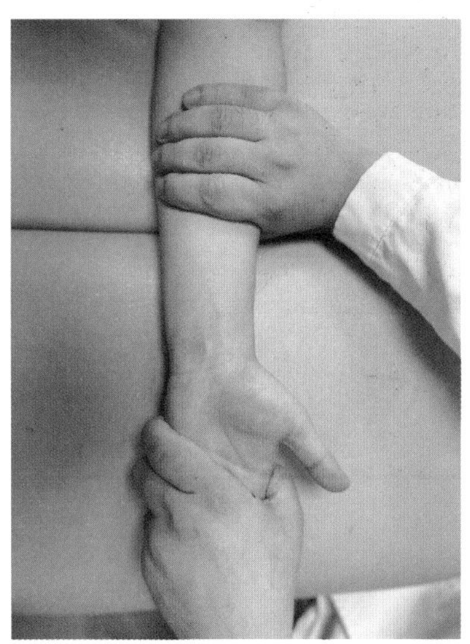

图 5-72 **腕关节分离 + 主动尺桡偏**

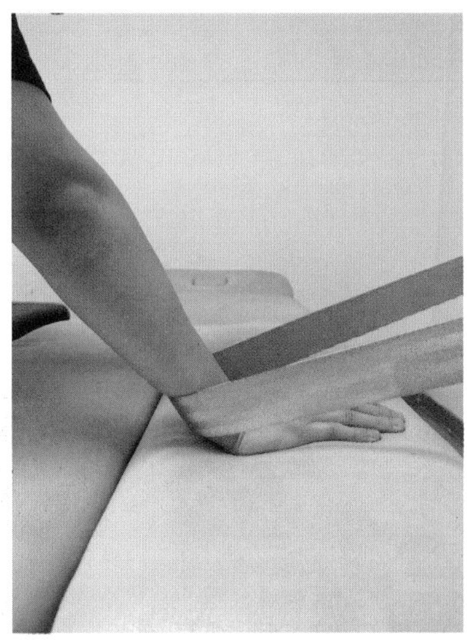
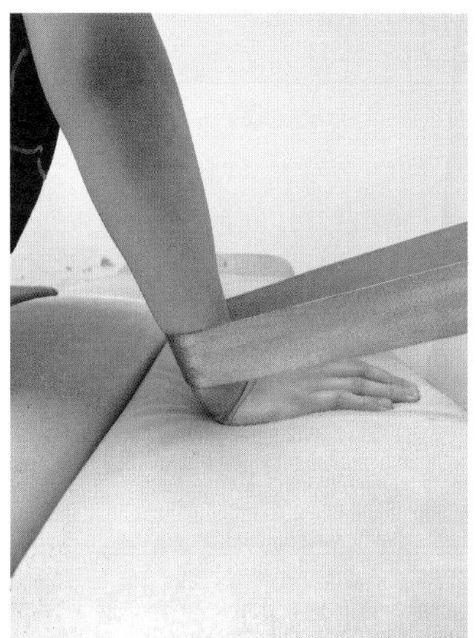

图 5-73 **腕关节屈伸 + 掌侧向背侧滑动**

（四）腕关节屈伸 + 背侧向掌侧滑动

[患者体位] 患者站立，选择合适高度的平面，将手掌贴于平面，做腕关节的屈伸运动。

[治疗师位置] 坐位。

[操作方法] 治疗师站在患者侧方，在其背侧腕横纹上一指处，利用松动带施加一个从背侧向掌侧的力，同时嘱患者做主动腕关节屈伸，注意施力方向始终与桡骨和尺骨保持垂直（图5-74）。

[作用] 改善腕关节屈伸活动度。

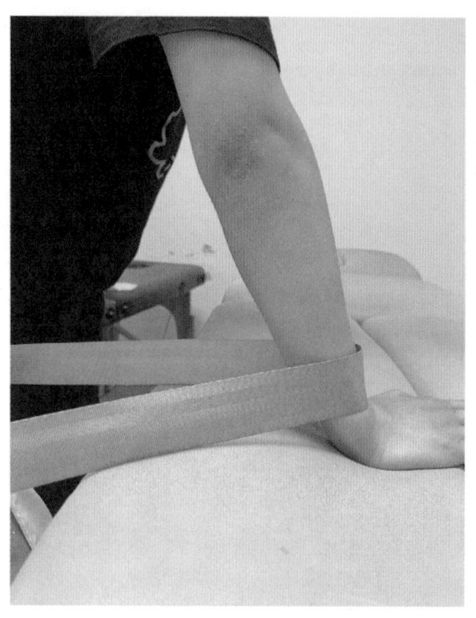
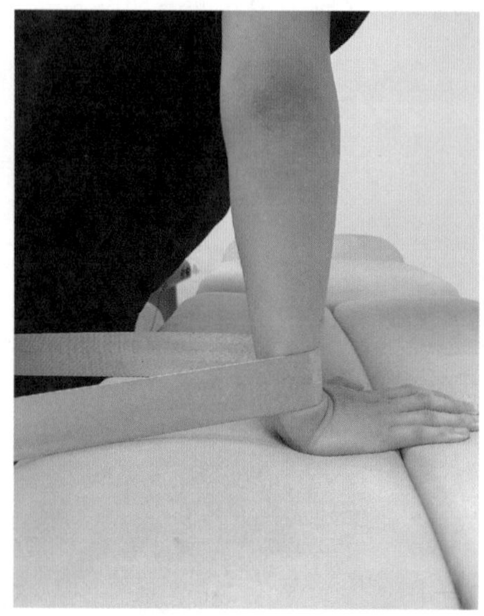

图5-74 **腕关节屈伸＋背侧向掌侧滑动**

（五）腕关节屈伸＋桡侧向尺侧滑动

[患者体位] 患者站立,选择合适高度的平面,将手掌贴于平面,做腕关节的屈伸运动。

[治疗师位置] 站立位。

[操作方法] 治疗师站在患者侧方，在其背侧腕横纹上一指处，利用松动带施加一个从桡侧向尺侧的力，同时嘱患者做主动腕关节屈伸，注意施力方向始终平行于地面（图5-75）。

[作用] 改善腕关节尺偏活动度。

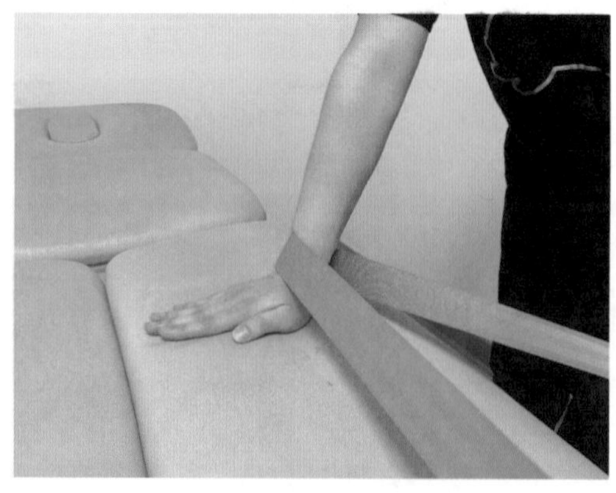
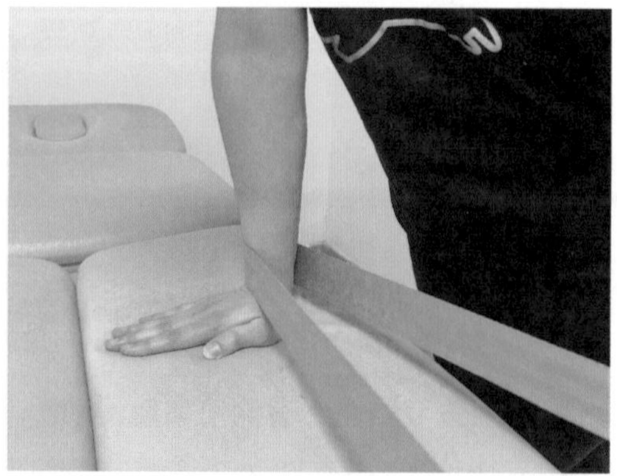

图5-75 **腕关节屈伸＋桡侧向尺侧滑动**

（六）腕关节屈伸 + 尺侧向桡侧滑动

[患者体位] 患者站立位，选择合适高度的平面，将手掌贴于平面，做腕关节的屈伸运动。

[治疗师位置] 站立位。

[操作方法] 治疗师站在患者侧方，在其背侧腕横纹上一指处，利用松动带施加一个从尺侧向桡侧的力，同时嘱患者做主动腕关节屈伸，注意施力方向始终平行于地面（图 5-76）。

[作用] 改善腕关节桡偏活动度。

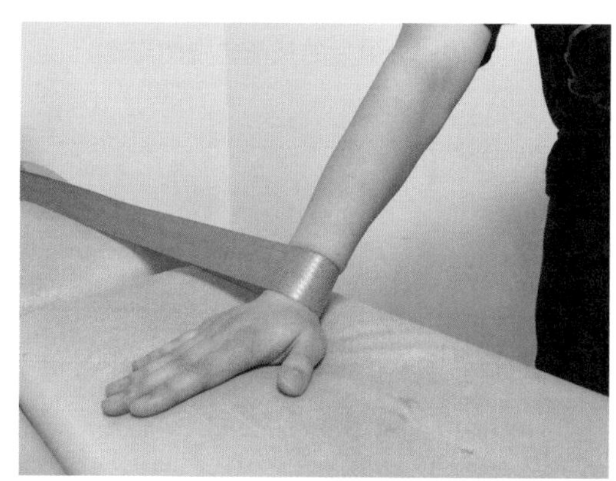
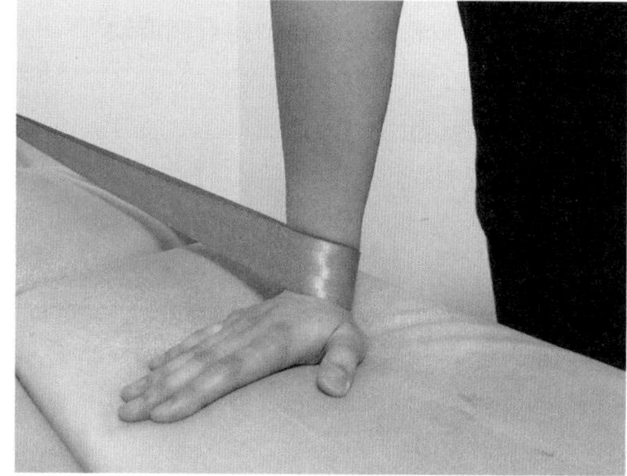

图 5-76 **腕关节屈伸 + 尺侧向桡侧滑动**

三、组合松动

（一）分离基础上做各方向滑动

[患者体位] 取仰卧位或坐位。

[治疗师位置] 坐位。

[操作方法] 患者放松，治疗师一手固定远端桡尺关节，另一手握住近侧腕骨间连接，进行桡腕关节分离。并在此基础上进行各向滑动（图 5-77 ～图 5-80）。

[作用] 增加腕关节活动度。

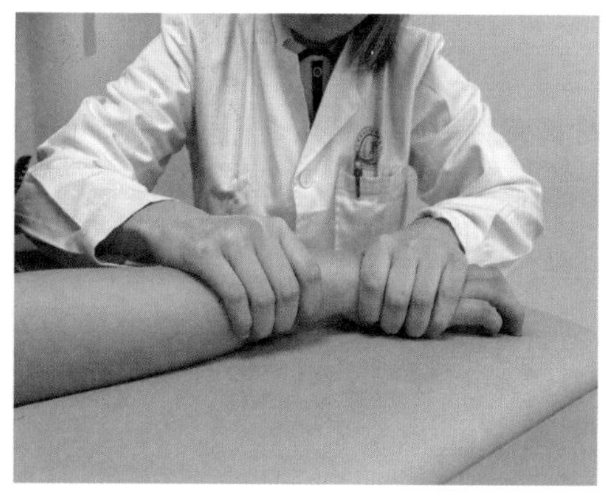

图 5-77 **分离后的背侧向掌侧滑动**

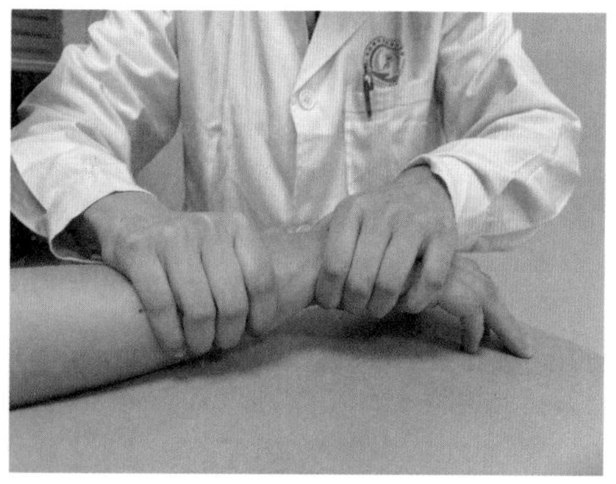

图 5-78 **分离后的掌侧向背侧滑动**

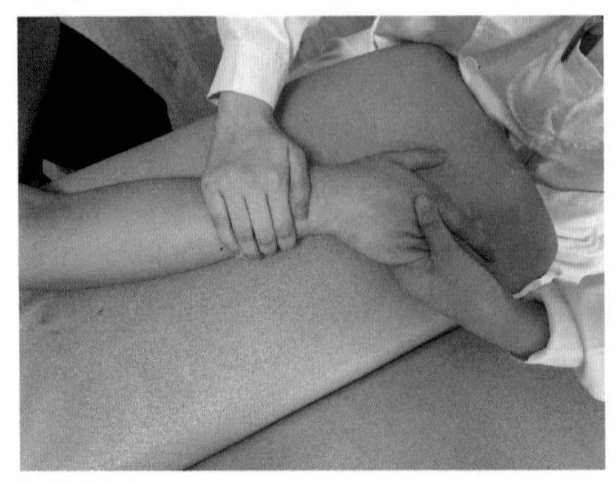

图 5-79　分离后的桡侧向尺侧滑动

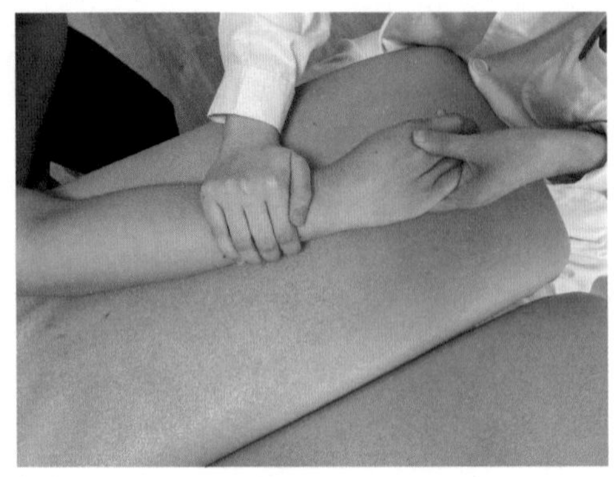

图 5-80　分离后的尺侧向桡侧滑动

第四节　循证实践

2013 年 Heiser 及其同事发表一篇关节松动术对于改善肘关节、腕关节和手指关节疼痛和运动功能的系统评价，共纳入 21 篇临床对照试验，其中 6 篇临床试验是有关关节松动术与腕关节、手关节，结果发现关节松动术可以改善腕关节、手关节功能障碍患者的疼痛和运动功能。英国学者 Tal-Akabi 在 *Manual therapy* 上报道关节松动术对腕管综合征患者的疗效，将 21 名腕管综合征患者分为 3 组，一组进行动态松动术，一组进行腕关节的松动术，一组作为空白对照组，受试者年龄为 29 ～ 85 岁，结果发现动态神经松动术和腕部的关节松动术治疗后在改善疼痛、关节活动范围、腕部功能上都明显优于治疗前，但空白对照组并没有改善。意大利学者 Villafañe 于 2011 年在 *Journal of manipulative and physiological therapeutics* 报道 Kaltenborn 关节松动术对老年腕掌关节骨性关节炎患者运动功能的临床随机对照试验，将 29 名老年腕掌关节骨性关节炎患者分为 Kaltenborn 关节松动术组和安慰剂组，受试者年龄为 70 ～ 90 岁，干预 2 周，结果发现 Kaltenborn 关节松动术组在减轻疼痛和增加腕掌关节的关节活动范围方面显著优于安慰剂组。

国内何浩森于 2012 年报道关节松动结合推拿法治疗骨折后腕关节僵硬的临床观察，该研究将 64 例骨折后腕关节僵硬患者随机分为对照组和治疗组，各 32 例。对照组采用功能锻炼加中药熏洗常规疗法；治疗组在常规治疗基础上加用关节松动结合推拿法治疗，疗程结束后对两组症状评分比较。结果：治疗组患者腕关节症状改善评分优于对照组。张虹于 2012 年报道蜡疗配合关节松动疗法对 Colles 骨折患者手功能的疗效观察，将 68 例腕关节骨折的患者按随机配对原则分为治疗组和对照组各 34 例，治疗组采用蜡疗、关节松动疗法；对照组仅采用蜡疗方法，跟踪治疗 2 个疗程，蜡疗结合关节松动疗法对 Colles 骨折后腕部关节活动的恢复有较为显著的作用。

（祁　奇　乔　钧　徐丽萍　瞿　强）

主要参考文献

[1] Neumann DA. Kinesiology of the Musculoskeletal System-Foundations for Rehabilitation. 2nd ed. Elsevier Health Sciences, 2009.

[2] Magee DJ. Orthopedic Physical Assessment. 6th ed. Elsevier Health Sciences, 2013.

[3] Heiser R, O'Brien VH, Schwartz DA. The use of joint mobilization to improve clinical outcomes in hand therapy：a systematic review of the literature. J Hand Ther, 2013, 26(4):297-311.

[4] Tal-Akabi A, Rushton A. An investigation to compare the effectiveness of carpal bone mobilisation and neurodynamic mobilisation as methods of treatment for carpal tunnel syndrome. Man Ther, 2000, 5(4):214-222.

[5] Villafañe JH, Silva GB, Diaz-Parreño SA, et al. Hypoalgesic and motor effects of Kaltenborn mobilization on elderly patients with secondary thumb carpometacarpal osteoarthritis: a randomized controlled trial. J Manipulative Physiol Ther, 2011, 34(8):547-556.

[6] 何浩森 . 关节松动结合推拿法治疗骨折后腕关节僵硬的临床观察 . 按摩与康复医学 , 2012, 3(35):72-73.

[7] 张虹 . 蜡疗配合关节松动疗法对 Colles 骨折患者手功能的疗效观察 . 中国医药指南 , 2013(7):294-295.

第 6 章

髋 关 节

第一节 功能解剖

髋关节是多轴性球窝状关节，由股骨的股骨头和髋骨的髋臼两部分组成（图 6-1）。股骨头成球形，借由关节囊、韧带等与髋臼紧密相连，形成髋关节。股骨头是髋关节球臼结构中的凸出部分，与髋臼相比，股骨头的关节面较大，以便增加髋关节的活动范围，而髋臼周边有软骨性且呈马蹄形的髋臼唇使之加宽加深，增加关节的稳定性，以防脱位。关节面相互呈曲面状，但大小不等，也不完全适应，只在完全伸展并轻度外展、内旋时紧密对合。

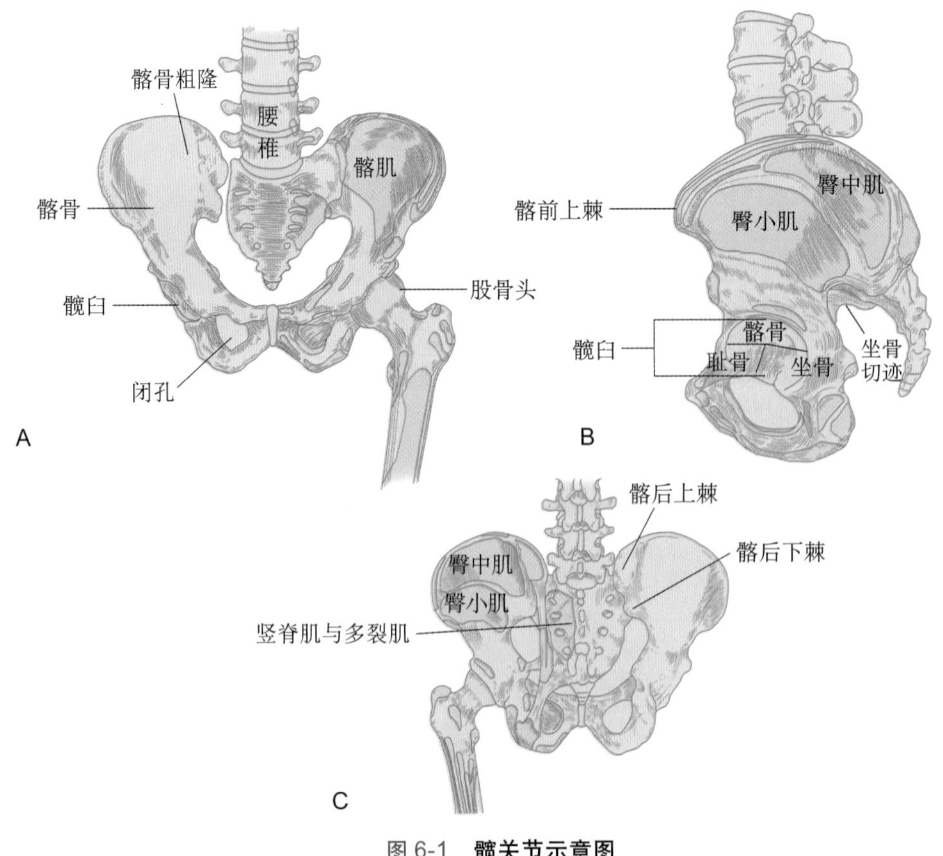

图 6-1 **髋关节示意图**

A. 前面观；B. 侧面观；C. 后面观

股骨头凹处有圆韧带（图 6-2）与髋臼相连，内有血管可为股骨头提供营养。股骨颈狭长，与股骨干成角度，具有力学意义及增加髋的活动范围的作用。髋关节关节囊厚而坚韧，髋臼的上 1/3 是髋关节主要负重区，厚而坚强；髋臼后 1/3 能维持关节稳定，较厚，髋臼下 1/3（或内壁）与上、后部比较显得较薄。髋关节周围有丰富的肌肉覆盖，形成强大的外层支持结构，进一步保证髋关节的稳定性。

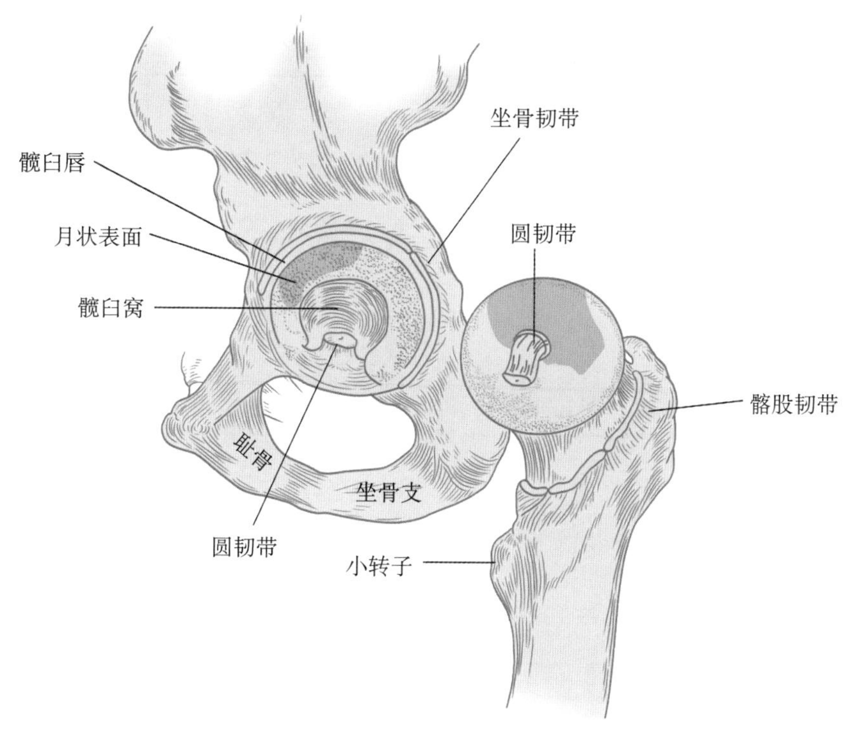

图 6-2 **髋关节的内在构造**

髋关节是连接躯干与下肢的重要关节，不仅需要负荷体重和完成站立动作（图 6-3），还在走、跑、跳、坐、蹲等大范围运动中起着关键作用（表 6-1 和表 6-2）。因此，为了满足这一系列需求，其解剖结构使它成为人体既稳定又具有很大活动幅度的关节，并配有精确的对合装置和控制系统使之完成这一切。

表 6-1 **髋关节的应力**

不同姿势或运动	髋关节的应力
站立	体重的 0.3 倍
单腿站立	体重的 2.4 ～ 2.6 倍
行走	体重的 1.3 ～ 5.8 倍
下楼梯	体重的 3 倍
跑步	体重的 4.5 倍以上

表 6-2　髋关节各种体位

髋关节体位	髋关节角度
静息位	屈曲 30°，外展 30°，轻度外旋
最紧张位	后伸，内旋，外展
关节囊紧张	屈曲，外展，内旋（顺序可变）

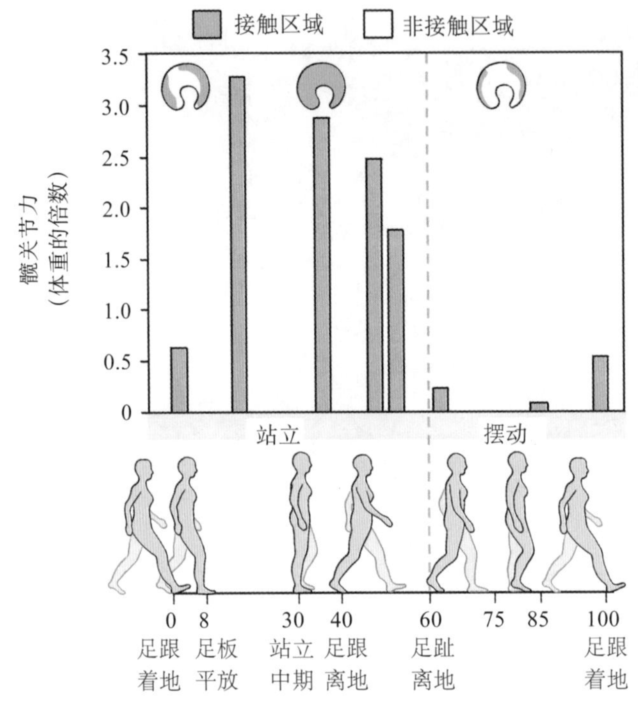

图 6-3　步态周期的比例

第二节　物理检查评估

一、主观资料

病史

除肌肉骨骼评估中应询问的病史外（主诉、现病史、功能史、既往史、系统回顾、个人史、社会史、职业史、家族史），检查者还应获得以下信息。

1. *损伤的机制*　了解患者受伤时的情况，例如，是否髋部外侧着地或膝部着地，因撞击地面而造成髋关节损伤；询问生活中是否存在长时间负重活动或长时间保持同一姿势，这些都对病情判断具有一定提示作用。

2. *疼痛的部位和性质*　髋部疼痛主要位于腹股沟区和股内侧。髋外侧疼痛可能是转子滑囊炎或臀中肌肌腱的撕裂所导致。髋部疼痛也常与膝关节和背部相联系，并且可能在行走时加重，转子滑囊炎通常由异常的跑步机制引起，如足过中线（内收增加）、膝外翻或跑步中没有倾斜转弯等。

3. *髋部弹响* 髋部内侧和周围的弹响有多种原因。首先，最常见的是髂腰肌腱在小转子和髋臼前部骨性边缘的滑动，或髂骨韧带骑跨在股骨头上。有学者称之为髋关节内弹响。如果是由髂腰肌腱和髂骨韧带造成的，则弹响通常发生于髋关节从屈曲到伸直的运动中，约在屈曲45°的位置时发生。其次，弹响可由紧张的髂胫束或臀大肌肌腱骑跨于股骨大转子上造成，这常被称为外侧弹响。再次，髋部弹响也可由于髋臼唇的撕裂或关节松动造成，这种情况通常由创伤和退变引起，常被称为关节内弹响。上述的每种情况都可被称为弹响髋。

二、客观资料

（一）视诊

一般检查项目包括是否骨盆倾斜，双下肢不等长，肌肉收缩不平衡或脊柱侧弯；是否平衡及关节本体控制力异常；是否软组织肿胀、肥大、瘢痕和颜色异常；是否肌肉萎缩、肥大和轮廓异常。另外，还应检查髋关节下列变化。

1. *静态*（图6-4）

（1）前面观：注意观察任何骨与软组织轮廓的异常，若不细心观察，腰大肌或转子滑囊炎引起的肿胀很容易被忽略。

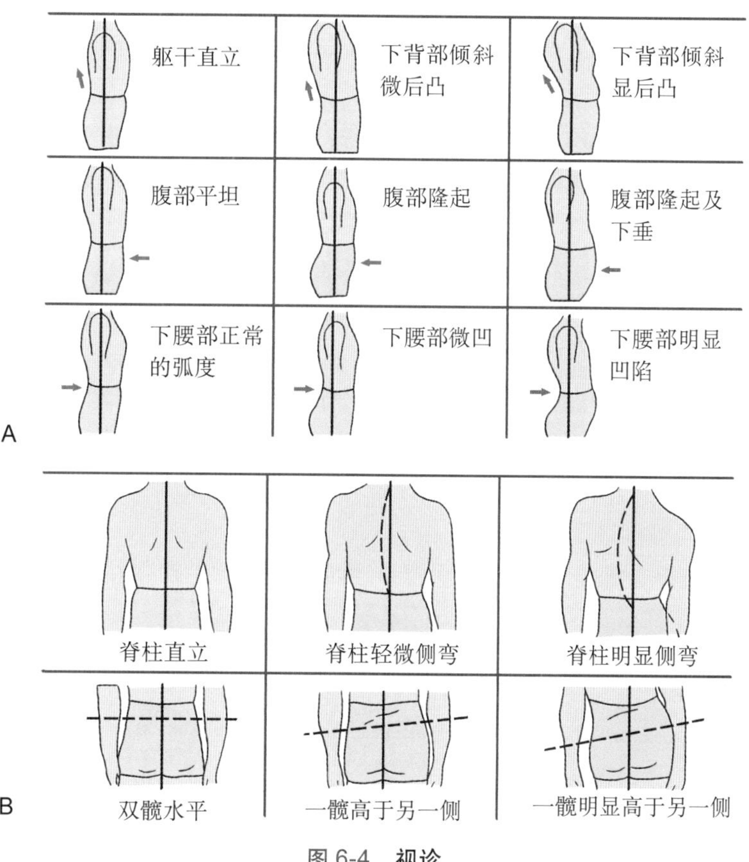

图6-4 视诊

A. 侧面观；B. 后面观

(2) 侧面观：注意观察臀部轮廓有无异常（臀大肌萎缩或松弛），髋部屈曲是否存在畸形。

(3) 后面观：注意观察髋关节的姿势及其对脊柱姿势的影响。

2. 动态（步态） 如果髋部受影响，患者会无意间减少患侧负重，此时膝部便会稍屈曲以吸收震荡。患侧的步长也较正常时变短，以减少患侧下肢的负重时间，迅速完成整个过程。如果髋部僵硬，则整个躯体和患侧下肢会一起向前摆动。如果在矢状面存在屈肌和伸肌的肌力不平衡，则躯干的前后向运动会发生改变，以帮助维持平衡。如果外旋肌明显强于内旋肌（当然也可能出现在正常情况中），那么就会出现足趾过度向外，并可能出现髌骨"蛙眼"外观（外旋）。

3. 动态（"拄拐"步态） 如果患者使用拐杖，由于拐杖的使用可以使髋部负荷减少40%，应重新注意观察患髋的应力，以及其对体重减轻后姿势、行走步态的影响。

（二）触诊

在髋关节和相关肌肉的触诊中，应注意这些位置是否有触痛、温度的变化、肌肉的痉挛或其他体征和症状。

1. 前面触诊

(1) 髂嵴、大转子、髂前上棘：髂嵴比较容易触诊，髂嵴触诊应注意有无任何触痛。髂骨结节可沿髂嵴外侧触及，髂前上棘位于髂嵴的前端。大转子可在距髂骨结节约10cm处触及。手指可自然沿着股外侧面，然后可触及每侧的大转子。如果转子滑囊肿胀，也可在大转子表面触及。

(2) 腹股沟韧带、股三角、髋关节和耻骨联合：检查者手指置于髂前上棘上，沿着腹股沟韧带触诊至耻骨结节（耻骨联合）。向腹股沟韧带以远触诊，检查者可触及股三角，其为上方界线腹股沟韧带，外侧是缝匠肌，内侧为长收肌。然后触诊股骨头，虽然髋关节较深在，不容易触及，但周围结构可提供病变体征。

2. 后面触诊

(1) 髂嵴、髂后上棘、坐骨结节、大转子：由于髂嵴较易触及，检查者沿着髂嵴进行后方的触诊，直至髂后上棘。向尾侧触诊时，位于臀部褶皱水平的坐骨结节可被触及。坐骨结节触诊时应注意是否存在腘绳肌附着点的压痛。向外侧面，可触及大转子后面。如果将坐骨结节和大转子间的距离一分为二，检查者从中点向上触诊以确定是否存在髋部外旋肌的压痛，特别是梨状肌。

(2) 骶髂关节、腰骶关节和骶尾关节：如怀疑这些关节存在病变，应进行触诊以排除。

三、功能评估

（一）主动运动

进行主动运动（图6-5）检查时，最可能导致严重疼痛的运动应放在最后。如果病史提示有重复性运动、持续性姿势或伴随运动引起的症状，确保这些运动也要被检查。

髋关节屈曲通常于仰卧屈膝位测定，活动范围为110°～120°。如果髂前上棘活动，则髋部屈曲活动将停止而代之以骨盆的旋转。检查中患者的膝关节屈曲用来防止腘绳肌紧张引起的髋关节活动受限。

髋关节后伸范围通常为 0°～15°。患者取俯卧位，检查时必须分清髋部后伸和脊柱的伸展。患者在伸髋的同时，通常有伸展腰椎的倾向，从而呈现髋部后伸增加的现象。骨盆上升或髂后上棘的向上移动提示患者超过了髋部后伸的极限。

髋部外展活动范围为 30°～50°，在做髋部外展和内收运动前，检查者需要确保患者的骨盆是平衡或水平的，髂前上棘的连线也是水平的，双下肢垂直于双侧髂前上棘的连线。检查时患者取仰卧位，然后让患者外展一侧下肢。当骨盆开始有活动时，停止外展。

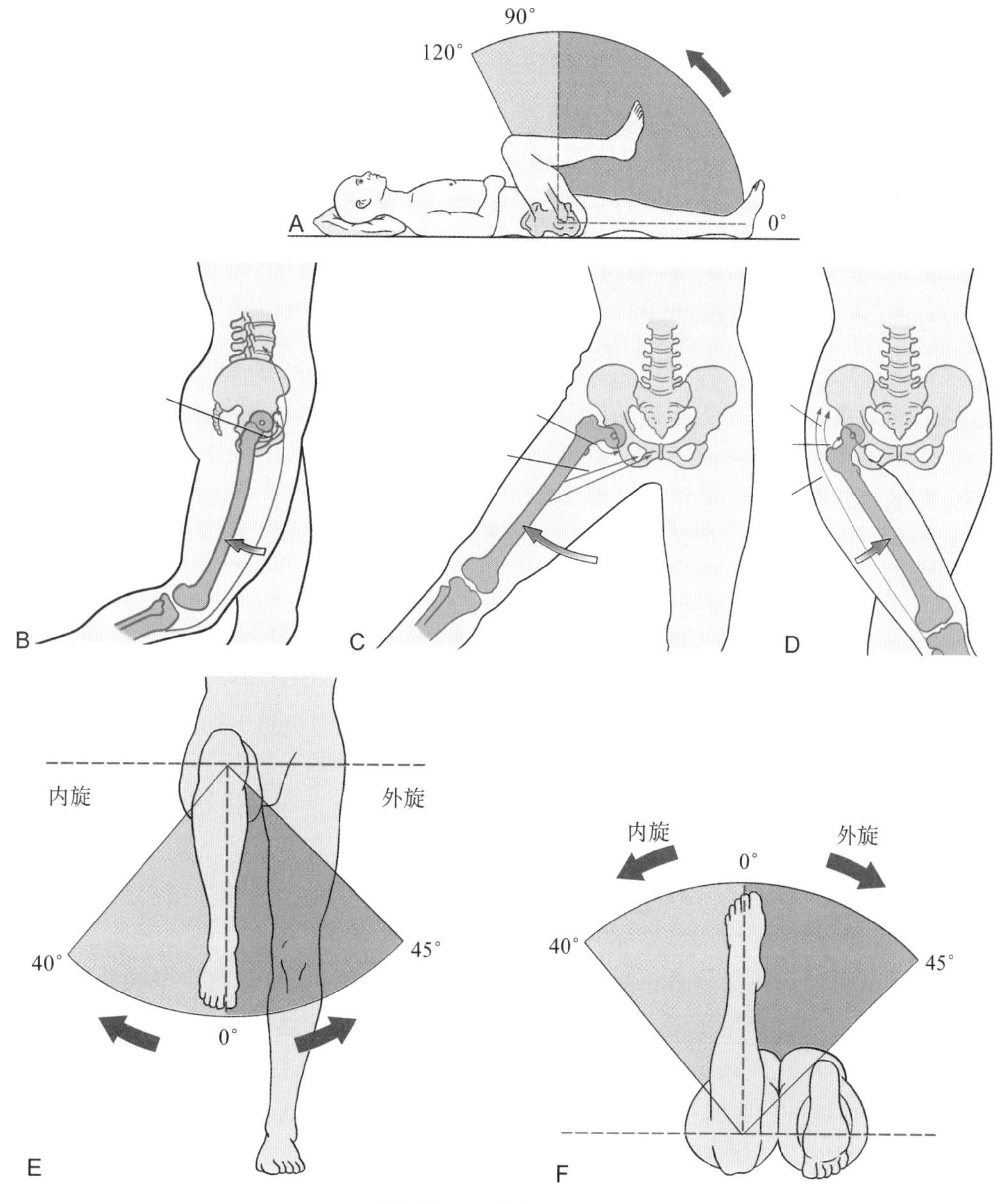

图 6-5 **髋关节主动运动**

A. 屈曲；B. 后伸；C. 外展；D. 内收；E 和 F. 内外旋

髋关节的内收一般为30°。患者取仰卧位，让患者内收一侧下肢并超过另一条腿，同时确保骨盆不伴有活动。内收活动范围的测定也可以通过让患者外展一侧下肢并保持外展位，然后测定另一条腿内收程度。这种方法的优点在于在进行内收活动之前被检查的腿不需要屈曲以超过另一条腿。

髋关节内旋的正常范围为30°～40°，外旋为40°～60°。在仰卧位、俯卧位或坐位都可进行测量。在仰卧位，患者保持骨盆平衡的同时简单地旋转伸直的下肢。足或腿转向外侧检查外旋，转向内侧检查内旋。另一种卧位测量的方式是，让患者屈曲双侧髋关节和膝关节90°，就像患者坐位检查时一样。用这种方法检查时，必须意识到患者小腿向外旋转检查的就是内旋，而小腿向内旋转检查的就是外旋。当患者俯卧位测量时，通过将下肢对线至垂直于髂前上棘的连线来确保骨盆的平衡。同样，小腿向外旋转检查内旋，小腿向内旋转检查外旋。一般来讲，这两种方法中的任何一种（俯卧位或坐位）最后都是被用来测试髋关节旋转运动的，因为检查时容易测定角度。然而，俯卧位检查的是下肢伸直时的活动度，而坐位或仰卧位检查的是屈髋90°，是髋关节的旋转活动度。已经发现外旋活动度在轻度屈髋位和伸髋位存在差异，而内旋活动度在这两种体位测量时无显著差异。

（二）被动活动

如果在主动运动中，活动范围减小，检查者无法测定患者在极限位置的感觉时，需要进行被动运动来确定极限感觉和被动活动度。进行被动运动与主动运动相同，所有活动除了后伸，均可以在患者仰卧位下进行测量。

髋关节的活动模式是屈曲、外展和内旋，这些活动最容易被关节囊所限制，但限制的程度各不相同。例如，内旋可能会受到最大限制，继而是屈曲和外展。髋关节是唯一可以展示这种相同活动模式转换的关节。

在髋关节活动时骨盆要保持静止。腹股沟区的不适和内旋活动受限是髋关节出现问题的很好提示。被动的髋关节屈曲、内收和内旋，并伴有疼痛，可能提示髋臼边缘存在问题或髋臼唇撕裂，特别是在引出腹股沟区弹响声和疼痛时。

（三）等长抗阻

患者仰卧位可进行等长抗阻运动（图6-6）。由于髋部肌肉非常强壮，检查者应摆正患者髋部的位置，并对患者说“不要让我活动你的髋部”，以确保活动运动是等长的。通过记录等长运动时哪一种运动导致疼痛或出现运动减弱，检查者应能够确定哪一块肌肉在运动。和主动运动一样，最易引起疼痛的活动要最后进行。

膝关节等长抗阻屈曲和伸直也必须进行检查，因为有两块关节肌肉（腘绳肌和股直肌）作用于膝关节的同时也作用于髋关节。如果病史提示是由同心运动、偏心运动和混合运动引起症状，这些运动也应该检查，但只有当等长运动完成以后才进行。检查者必须意识到髂腰肌区腹腔内炎症也可以导致疼痛或持续性髋关节屈曲。腹腔内炎症也可以导致腹壁强直。据报道，屈髋装置和伸髋装置在力量上差不多平衡，而髋内收装置力量则是髋外展装置的2.5倍，这些比值主要依赖于运动形式是等长运动还是等张运动。

（四）功能检查

如果不仅仅为了平衡，而是为了获得更大的活动度，那么髋关节的运动非常必要。事

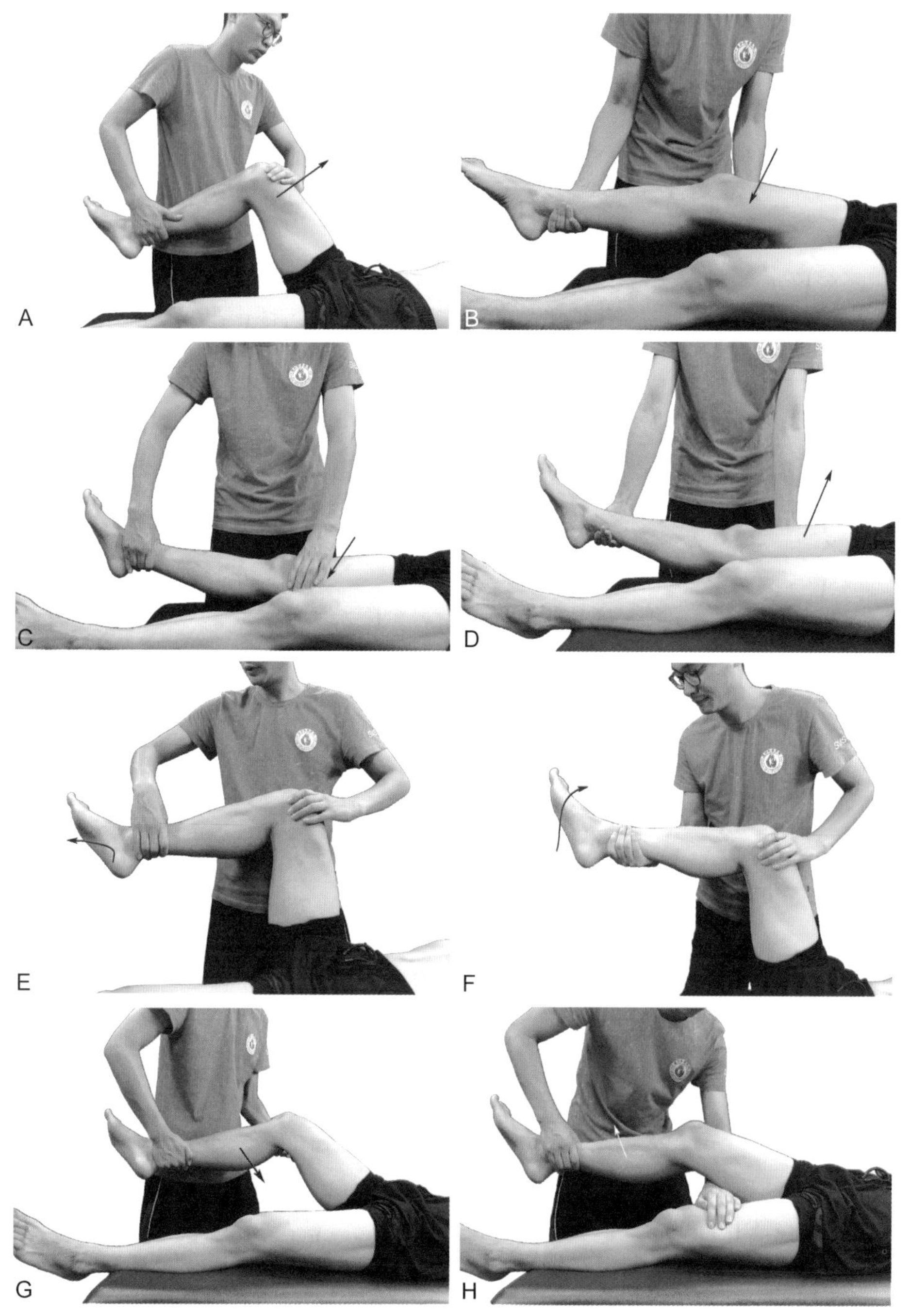

图 6-6 **髋关节等长抗阻运动**

A. 前屈；B. 后伸；C. 内收；D. 外展；E. 外旋；F. 内旋；G. 屈膝；H. 伸膝

实上，相对于步态来讲，日常活动需要髋关节较大的活动度，系鞋带、坐、从椅子上站起和从地板上捡东西均需要较大的活动范围。理想情况下，患者应该有 120° 的屈曲活动度、20° 的外展活动度和 20° 的外旋活动度。

此外，有研究显示髋关节在正常行走时的平均运动幅度：在矢状面、冠状面和水平面分别是 52°、12° 和 13°。在各个方向上的活动度平均为屈曲 37°、外展 7°、内旋 5° 和外旋 9°。

可以用一些数字评分的方法来评定髋关节功能。这些方法主要基于对疼痛、活动度和步态的评估。Harris 髋关节功能评分（表 6-3）对髋关节的术前和术后评估非常有用。该评分系统应用最为广泛，因为它强调了疼痛和功能的重要性。

如果患者能够几乎没有困难地从事正常的主动活动，检查者可通过一系列的功能测试来决定加大活动强度是否会产生疼痛和其他症状。这些测试必须因人而异。

表 6-3 Harris 髋关节功能评分标准

Harris 评分是一个广泛应用的评价髋关节功能的方法，常用来评价保髋和关节置换的效果。满分 100 分，90 分以上为优良，80 ～ 89 分为较好，70 ～ 79 分为尚可，＜ 70 分为差。

项目	得分	项目	得分
Ⅰ. 疼痛		2. 功能活动	
无	(44)	(1) 上楼梯	
轻微	(40)	正常	(4)
轻度，偶服镇痛药	(30)	正常，需扶楼梯	(2)
轻度，常服镇痛药	(20)	勉强上楼	(1)
重度，活动受限	(10)	不能上楼	(0)
不能活动	(0)	(2) 穿袜子，系鞋带	
Ⅱ. 功能		容易	(4)
1. 步态		困难	(2)
(1) 跛行		不能	(0)
无	(11)	(3) 坐椅子	
轻度	(8)	任何角度坐椅子，＞ 1 小时	(5)
中度	(5)	高椅子坐 30 分钟以上	(3)
重度	(0)	坐椅子不能超过 30 分钟	(0)
不能行走	(0)	上公共交通	(1)
(2) 行走时辅助		不能上公共交通	(0)
不用	(11)	Ⅲ. 畸形	(4)
长距离用一个手杖	(7)	具备下述 4 条：	
全部时间用一个手杖	(5)	a. 固定内收畸形＜ 10°	
拐杖	(4)	b. 固定内旋畸形＜ 10°	
2 个手杖	(2)	c. 肢体短缩＜＜ .2cm	
2 个拐杖	(0)	d. 固定屈曲畸形＜ 30°	
不能行走	(0)	Ⅳ. 活动度（屈＋展＋收＋内旋＋外旋）	
(3) 行走距离		210° ～ 300°	(5)
不受限	(11)	160° ～ 209°	(4)
1km 以上	(8)	100° ～ 159°	(3)
500m 左右	(5)	60° ～ 99°	(2)
室内活动	(2)	30° ～ 59°	(1)
卧床或坐椅	(0)	0° ～ 29°	(0)

共得分：＿＿＿＿＿＿　　测定者：＿＿＿＿＿＿　　测定时间：＿＿＿＿＿＿

（五）特殊检查

只有那些检查者认为必要的检查才应用于评价髋关节。大部分检查首先是用来明确诊断或病理改变的。对于所有特殊检查，如果结果是阳性，则高度提示存在问题，但如果结果是阴性，则不一定排除问题。因此，特殊检查不应孤立看待，而应用于辅助病史、视诊和临床查体。

1. 针对髋部疾病的试验

（1）Patrick 试验（Faber 试验）：患者仰卧，待检查下肢的足部置于另一侧下肢的膝关节上，检查者一手固定患者对侧的髂前上棘（固定骨盆）。另一手缓缓向下压待检查下肢的膝部（图 6-7）。阴性结果是所检查下肢的膝部可触及检查床或与对侧下肢平行。阳性结果则是受试下肢保持高于对侧下肢。如果结果为阳性，提示同侧髋关节可能受累，可能会出现髂腰肌痉挛或骶髂关节受累。Faber（代表屈曲、外展并外旋）是该试验的髋关节体位。该试验有时也被称为 Jansen 试验。

（2）Trendelenburg 征：该试验评估髋关节的稳定性和髋外展肌对骨盆的稳定能力。患者单腿站立，正常情况下，对侧骨盆上升提示试验结果阴性（图 6-8）。如果对侧骨盆下降，提示试验结果阳性。该试验应先做正常的一侧，以便患者知道应该怎样做。如果骨盆下降低于对侧，提示臀中肌力量较差或髋关节不稳定（如髋关节脱位）。

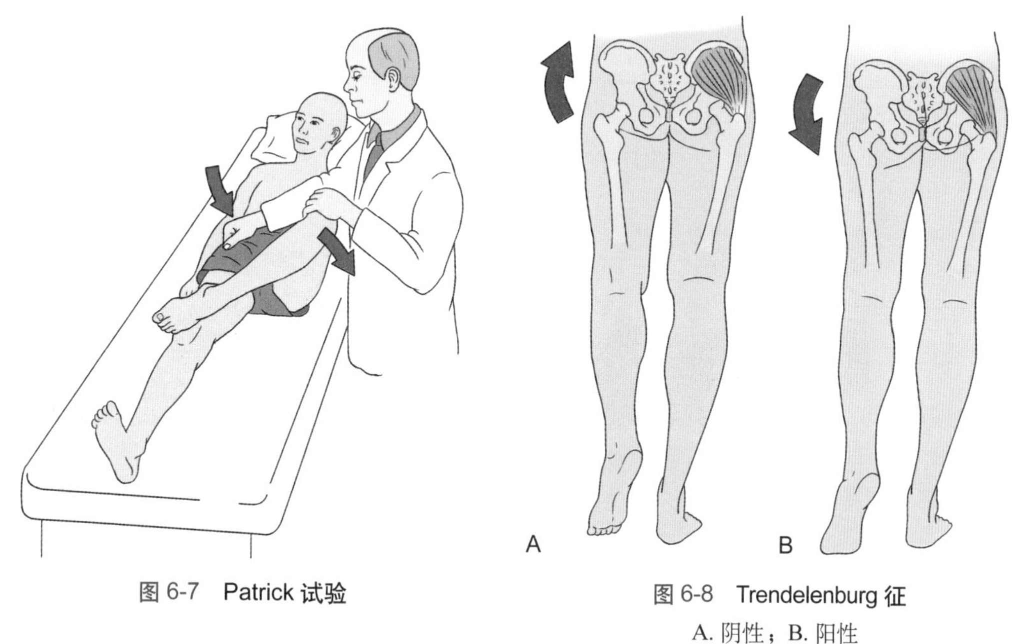

图 6-7 Patrick 试验

图 6-8 Trendelenburg 征
A. 阴性；B. 阳性

（3）关节盂唇前方撕裂试验：患者取仰卧位，检查者充分屈曲，外旋和外展患者髋关节作为起始体位。然后检查者伸展患者髋关节同时内旋和内收（图 6-9）。出现疼痛或弹响为阳性。

（4）关节盂唇后方撕裂试验：患者取仰卧位。检查者充分屈曲、内收和内旋患者髋关节作为初始体位。然后检查者伸展患者髋关节同时外旋和外展（图 6-10）。出现疼痛或弹响为阳性。

（5）Craig 试验：用于测量股骨颈的前倾角和向前扭转角（图 6-11）。髋关节的前倾通过股骨颈和股骨髁之间的夹角来表示（图 6-12）。它是股骨颈与股骨干部冠状面的夹角（图 6-13），并且随着年龄的增长会逐步减小。刚出生时，平均角度为 30°；在成人，平均角度为 8°～15°（图 6-14）。前倾角增大会导致髌骨倾斜和足趾内收。过度前倾的常见临床表现是髋部的过度内旋（超过 60°）和外旋减小。股骨颈所在平面相对于股骨髁冠状面呈后倾角（图 6-15）或髋臼本身就是后倾的。

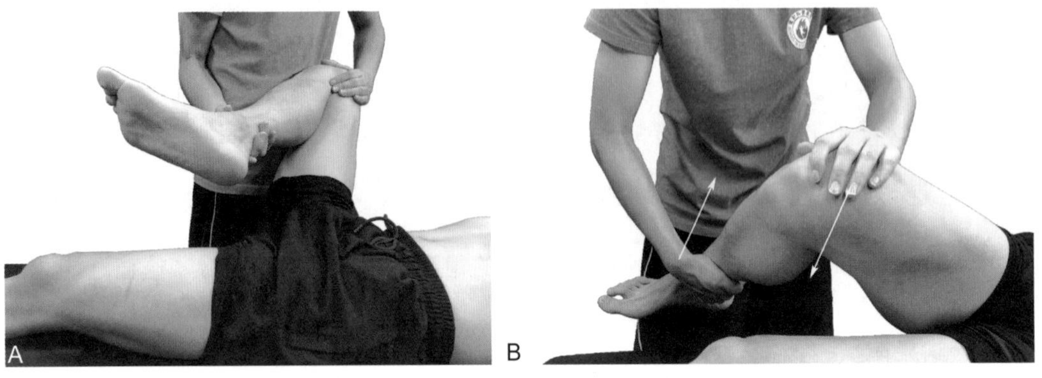

图 6-9　**关节盂唇前方撕裂试验**

A. 起始体位；B. 终止体位

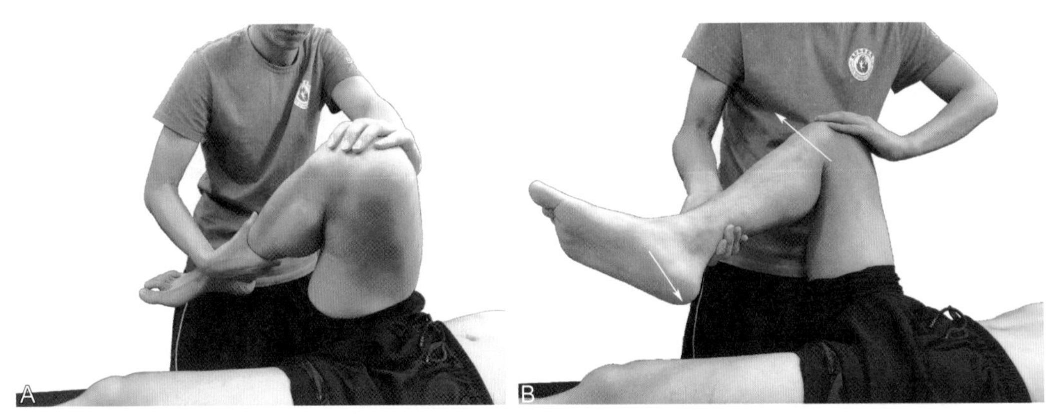

图 6-10　**关节盂唇后方撕裂试验**

A. 起始体位；B. 终止体位

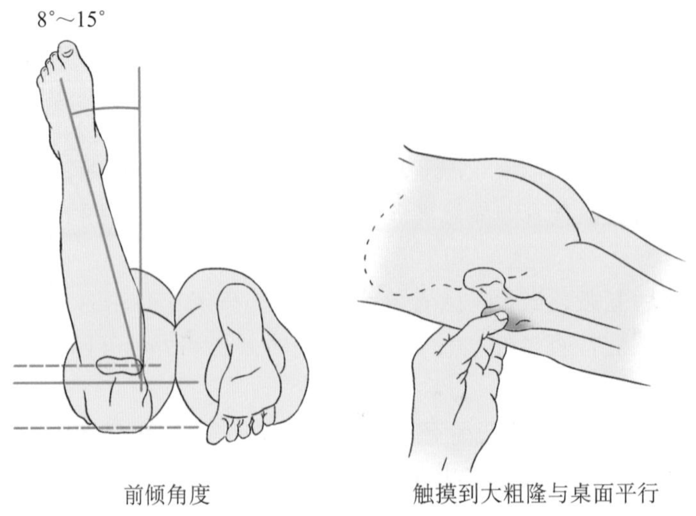

图 6-11　**Craig 试验用于测量股骨颈的前倾角**

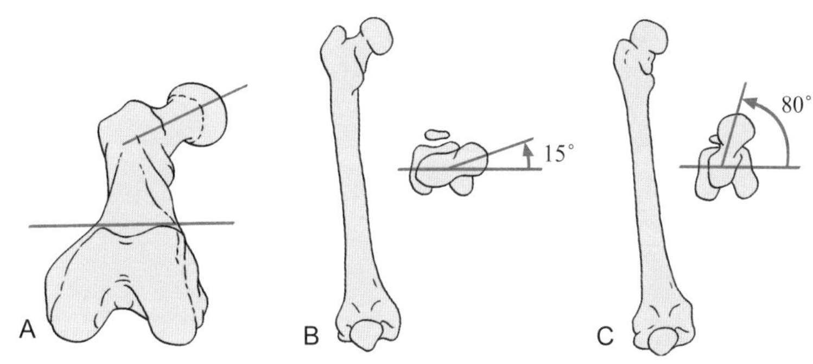

图 6-12 **髋关节的前倾**

A. 股骨前倾角；B. 正常角度；C. 角度过大

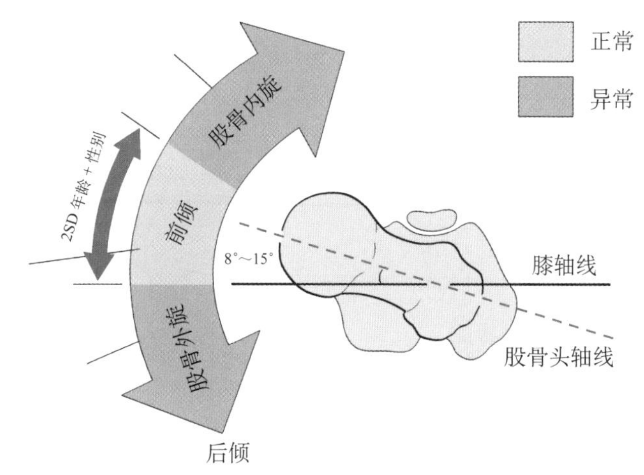

图 6-13 **右侧股骨的轴位观显示正常的前倾角度与异常的扭转**

对于 Craig 试验，患者俯卧屈膝 90°，检查者触诊股骨大转子的后面，然后向内、向外旋转髋部至大转子和检查床平行或达到其最外侧体位，再基于下肢和垂直线的夹角来估计前倾角。该试验也被称为测量前倾角和后倾角的 Ryder 方法。

（6）扭转试验：患者仰卧于检查床边缘，待检查下肢伸直并外展于检查床边缘（图 6-16）。待检查的下肢外展、伸直至骨盆（如髂前上棘）开始移动。检查者一手内旋股骨至极限，另一手沿着股骨颈轴线在前外侧缓慢施加压力 20 秒以牵张关节囊韧带，来测试髋关节的稳定性。

（7）Stinchfield 试验：患者取仰卧位抗阻力屈髋 30°、膝关节伸直位。髋部或腹股沟区疼痛为阳性，提示髋关节病变。髋部后侧疼痛或腰背痛提示腰部或骶髂关节病变。该试验增

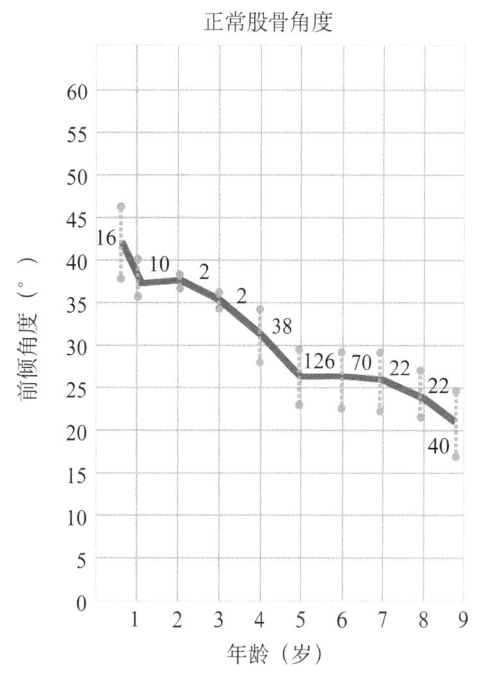

图 6-14 **股骨颈正常的前倾角度随年龄的变化**

加髋部、骶髂关节和腰椎的压力。

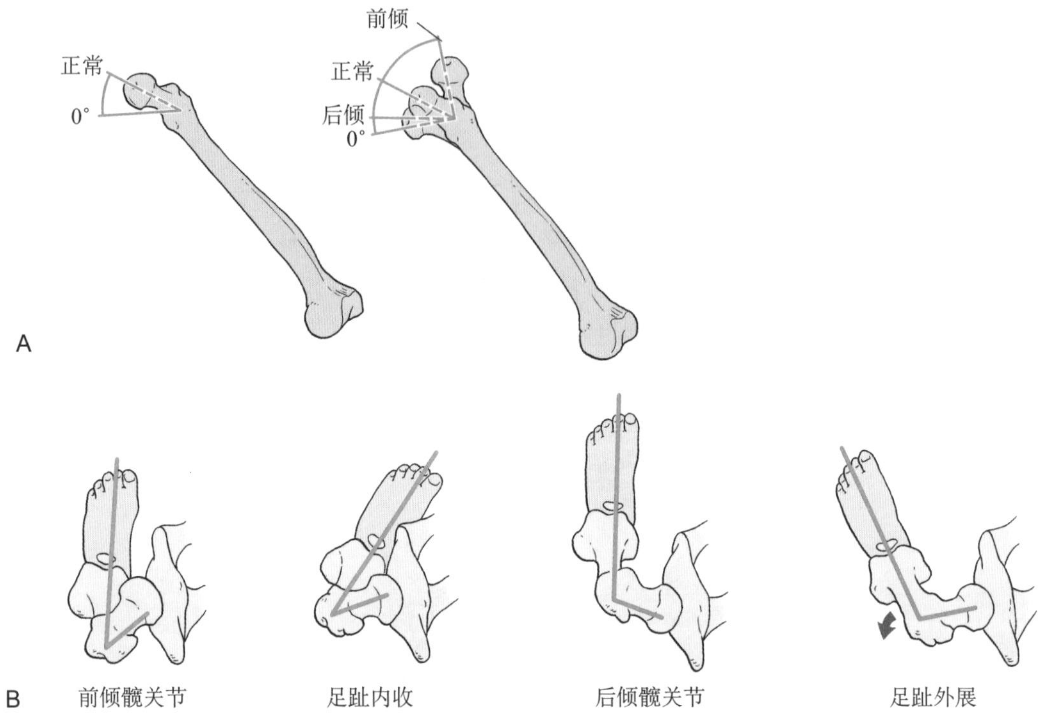

图 6-15 **髋关节扭转角度**

A. 股骨颈位置（前倾、正常、后倾）；B. 髋关节扭转时足的位置（前倾髋关节、足趾内收、后倾髋关节、足趾外展）（冠状位）

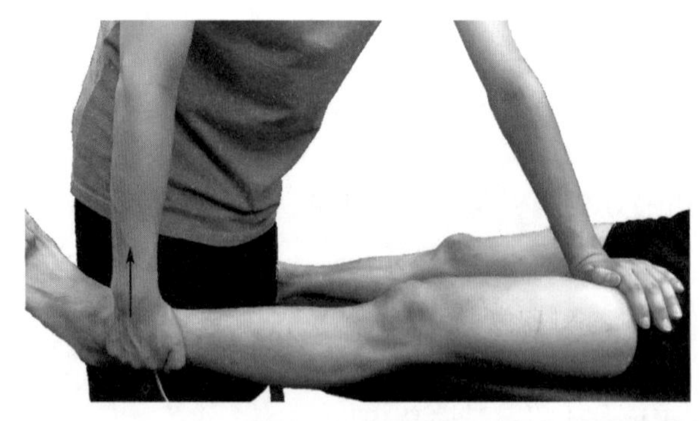

图 6-16 **扭转试验**

（8）Nelaton 线：是从同侧坐骨结节到髂前上棘间的一条假想连线（图 6-17）。如果股骨大转子在此线以上被触诊，则提示髋关节脱位或髋内翻。双侧需进行比较。

（9）Bryant 三角：患者仰卧，检查者自髂前上棘向检查床做一条假想的垂直线。第 2 条假想线是自大转子尖部做一条假想线的垂线（图 6-18）。该线需要双侧比较。双侧的差异提示髋内翻或先天性髋关节脱位。该测量可通过 X 线进行检查，这样该线可在 X 线片上标记出来。

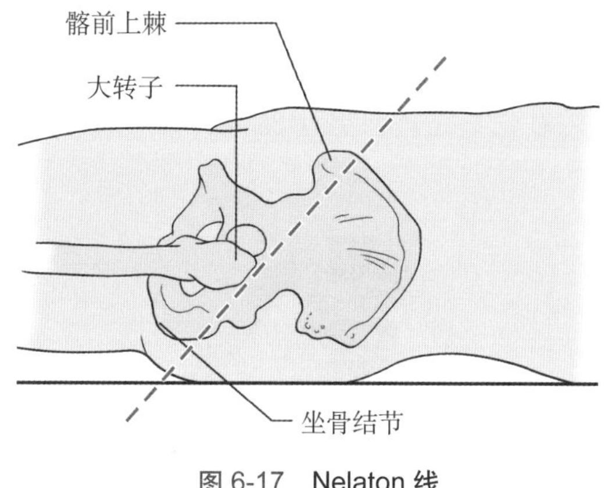

图 6-17 Nelaton 线

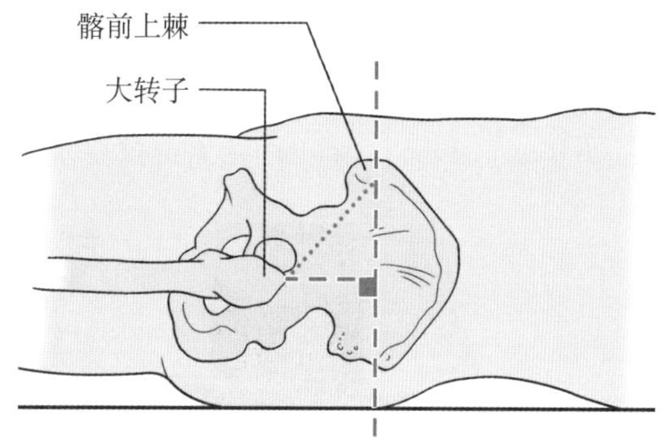

图 6-18 Bryant 三角

（10）旋转畸形：可在髋部和足部之间任何位置发生。这些畸形许多都是遗传性的，患者仰卧并双下肢保持伸直位，检查者观察患者的髌骨。如果一侧髌骨面向内（斜视髌骨），提示可能存在股骨或胫骨的内旋；如果一侧髌骨面向外，髌骨之间相互背离（蛙眼或蝗虫眼），提示可能存在股骨或胫骨的外旋。如果胫骨受累，胫骨内旋时足面向内（鸽趾），为确保髌骨面向正前方，胫骨过度外旋则足面向外 $> 10°$（图 6-19）。正常情况下，双足向外成角 5°～10°（Fick 角）最平衡稳定。

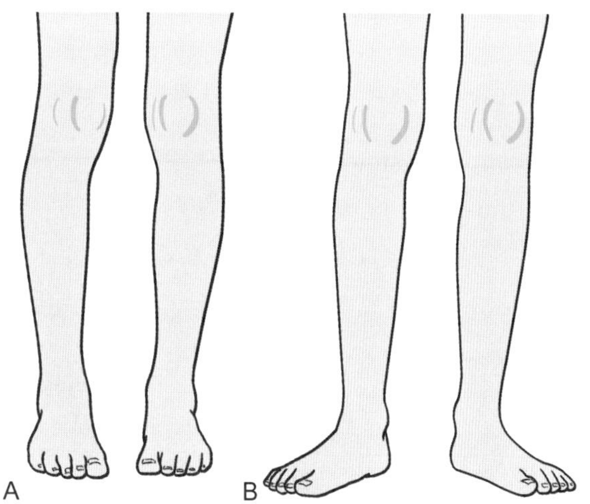

图 6-19 **一女性患儿股骨前倾角过大的临床表现**
A. 双膝关节伸直位时双足轴线垂直向前，下肢呈弓状，同时髌骨面向内（斜视髌骨）；B. 髋关节外旋后髌骨面向前，双足与下肢向外张开，弓状征象被矫正

2. 检查下肢长度的试验　有两种双下肢不等长。一种称为下肢解剖长度不匹配或真性短缩。其主要由于先天性畸形（如青少年髋内翻、先天性髋关节发育不良、骨异常等）或创伤（如骨折）导致解剖结构的改变。因为解剖性下肢短缩，脊柱和骨盆常受到影响，导致骨盆外侧倾斜及脊柱侧弯。第二种双下肢不等长称为功能性下肢长不匹配或功能性短缩，往往是由于姿势、位置，而不是结构的原因。例如，一侧足旋前或脊柱侧弯时可造成一侧下肢的功能性短缩。

（1）下肢解剖长度：在进行任何测量以前，检查者必须保持骨盆的正位、水平及与下肢的平衡。下肢应分开 15～20cm，双侧平行(图 6-20)。如果下肢与骨盆相对位置不合适，则会出现明显的下肢短缩。双下肢应位于相对骨盆合适的位置，因为髋外展会导致内踝接近同侧髂前上棘，髋内收可导致内踝远离同侧髂前上棘。如果因为挛缩或其他原因导致一侧髋固定于外展位和内收位，则正常髋关节应内收或外展同样的程度以确保准确的下肢长度测量。在北美，下肢长度测量常取髂前上棘至内踝的长度。然而，这些评价可能受到肌肉失用或肥胖的影响。测量髂前上棘到外踝的距离则很少受到肌肉的影响。为了获得下肢的长度数值，检查者测量髂前上棘至内踝或外踝的距离。卷尺的平滑金属头位于髂前上棘，并向远端拉长。然后拇指将卷尺的末端压于骨面。另一手的读数手指立即置于外踝或内踝。拇指指甲对准读数手指的尖部，这样卷尺就固定在它们之间。微小的差异（1 ～ 1.5cm）可认为正常。然而，这种差异仍可以导致症状。

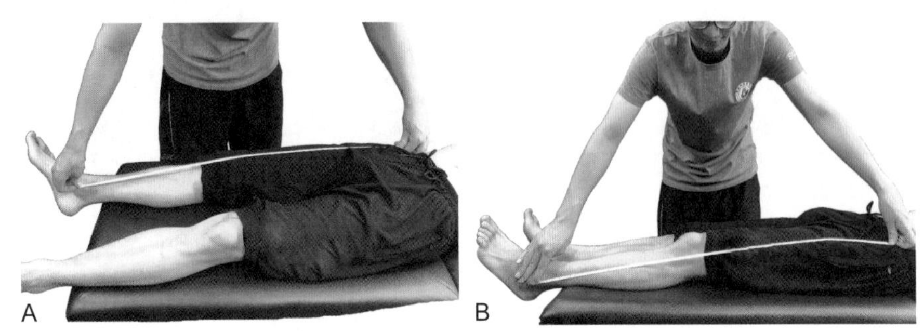

图 6-20　**测量下肢长度**

A. 测量髂前上棘内踝的距离；B. 测量髂前上棘到外踝的距离

Weber-Barstow 手法（目测方法）也可用于测量下肢长度不对称。患者仰卧，屈髋屈膝（图 6-21）。检查者用拇指触诊内踝的远侧面。然后患者自检查床上抬盆部再回到初始位置。接着，检查者被动伸展患者的下肢，用拇指的边缘比较双侧内踝的位置。水平位置不同提示下肢长度不对称。

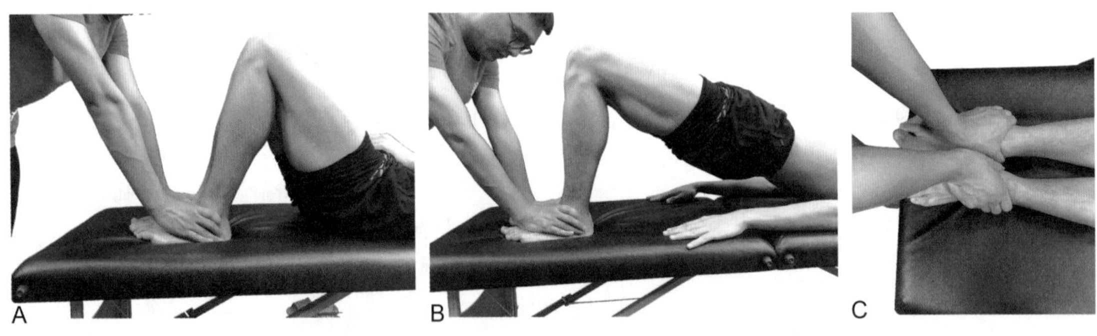

图 6-21　**Weber-Barstow 手法检查下肢长度不对称**

A. 起始体位；B. 患者髋部抬离检查床；C. 伸展患者下肢，比较内踝的高度

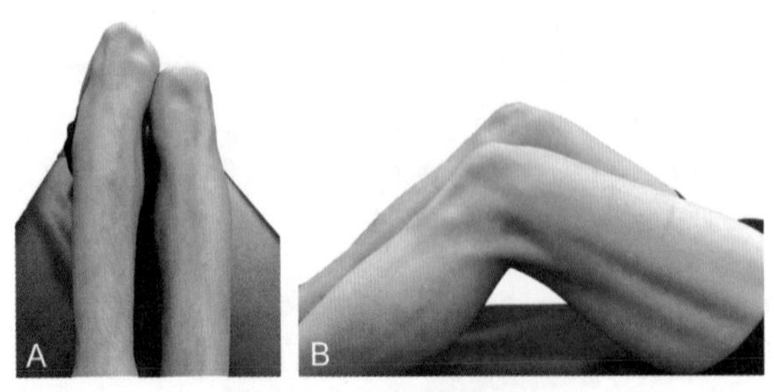

图 6-22　**双下肢不等长**

A. 左侧胫骨短；B. 右侧胫骨短

如果一条腿明显短于另一条腿（图 6-22），检查者可以通过测量来确定差异所在：①从髂嵴至股骨大转子（检查髋内翻或髋外翻）。股骨颈干角（图 6-23）正常情况下出生时为 150° ～ 160°，到成年后减少至 120° ～ 135°（图 6-24）。如果该角度在成年后＜ 120°，称作髋内翻；如果＞ 135°，则称为髋外翻。②从股骨大转子至膝关节线外侧（用于股骨干短缩

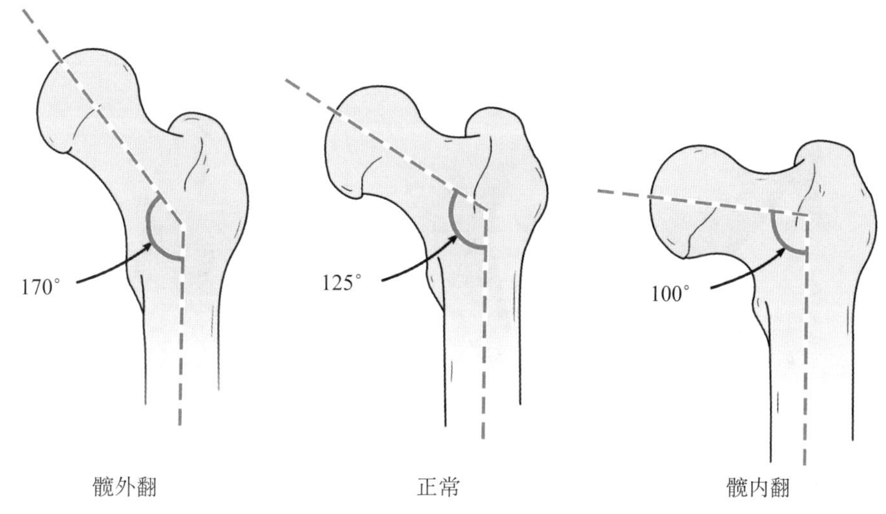

图 6-23 **成人股骨颈干角**

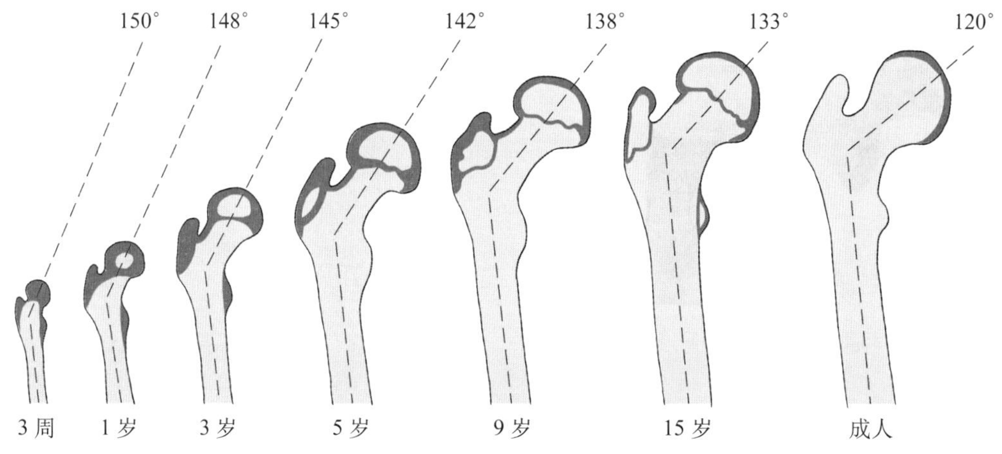

图 6-24 **不同年龄组股骨颈干角的平均值**

测量）。③从膝关节线内侧至内踝（用于胫骨干短缩测量）。

胫骨的相对长度也可以在俯卧体位下测量。检查者将拇指横跨足底并置于相同位置。膝关节屈曲 90°，注意双侧拇指的相对高度。注意确保双侧小腿垂直于检查床（图 6-25）。

类似地，股骨长度可在患者仰卧体位、屈髋屈膝 90° 下进行测量。如果一侧股骨长于另一侧，则该侧高于另一侧（图 6-26）。

如果检查发现骨盆倾斜，则为下肢外观或功能性短缩（图 6-27）的证据。下肢外观或功能性短缩是患者对脊柱、骨盆或下肢病变或挛缩的适应性反应。实际上，在骨性长度上并没有解剖架构上的差异。如果存在，则称为真性下肢短缩。当测量外观性下肢短缩时，检查者需要测量剑突或肚脐至内踝的距离（图 6-28）。真性下肢长度正常但是肚脐至内踝的距离有差异，则表示功能性下肢长度不平衡。这些测量获得的数值可能被肌肉失用、肥胖、剑突和肚脐的不对称或下肢的不对称姿势所影响。

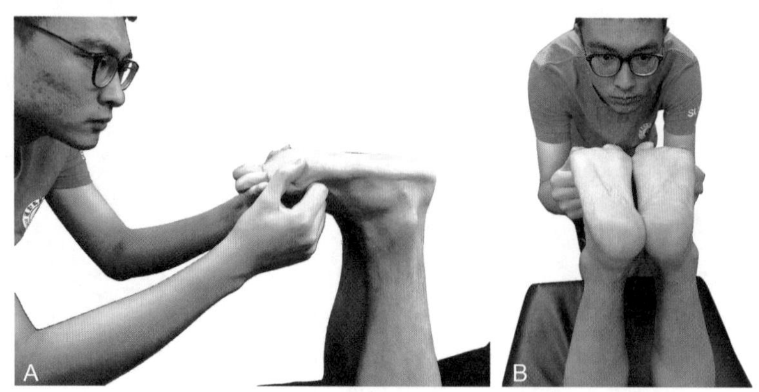

图 6-25　**俯卧屈膝试验测量胫骨短缩**

A. 被动屈膝 90°；B. 于足跟平面观察是否存在明显的高度差异

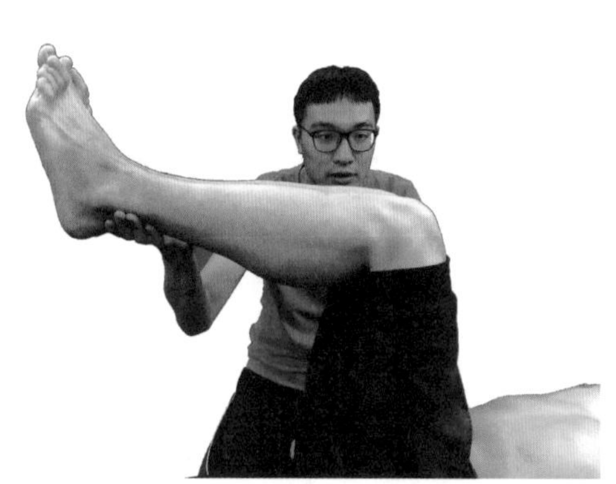
图 6-26　**屈髋试验测量股骨短缩**

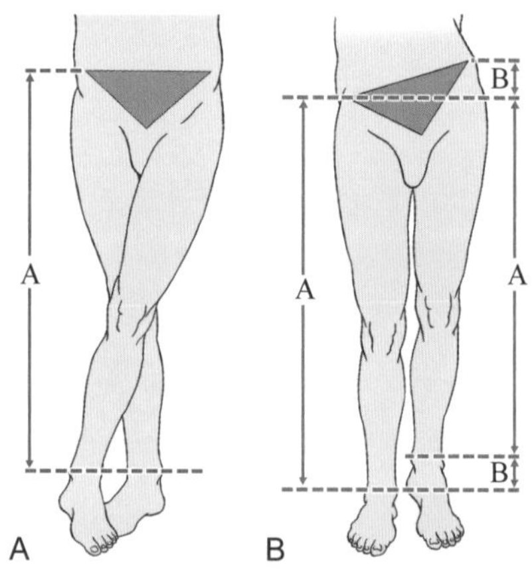

图 6-27　**内收挛缩导致功能性短缩**

A. 双腿交叉；B. 双腿不交叉；注意非交叉情况下骨盆一侧升高，但是双侧下肢解剖长度相同

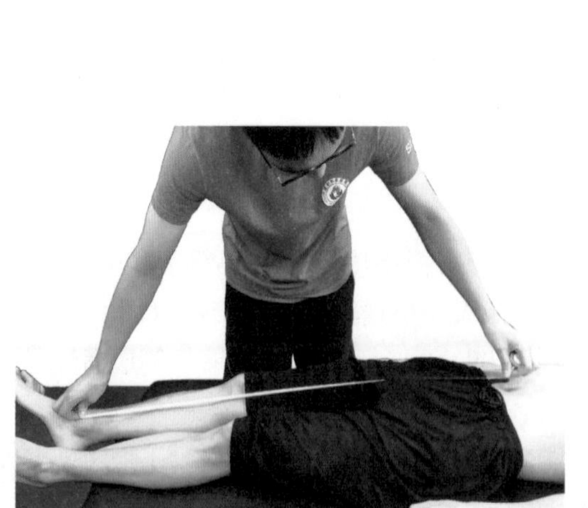
图 6-28　**下肢功能性长度测量**

（2）站立位（功能性）下肢长度：患者首先在放松的姿势下进行评估。在这种姿势下，检查者触诊髂前上棘和髂后上棘，注意观察任何不对称情况。然后患者处于对称姿势，确保距下关节中立位，足趾朝前方，膝关节伸直，再次检查髂前上棘和髂后上棘是否对称。如果仍存在差异，检查者应注意检查是否存在结构性双下肢不等长、骶髂关节功能障碍，或臀中肌、股四头肌力量较差。

3. 肌张力的检查试验

（1）臀部体征：患者仰卧，检查者进行直腿抬高试验。如果出现抬高受限，检查者应屈曲膝关节来看髋关节能否再屈曲。如果不能增加屈髋，则病变位于臀部或髋关节，而不是坐骨神经或腘绳肌，也可能出现部分躯干屈曲受限。阳性情况包括坐骨滑囊炎、肿瘤、臀部脓肿或髋关节病变。

（2）Thomas 试验：该试验用于评估髋关节屈曲挛缩，最常见的髋关节挛缩。患者仰卧，检查者检查患者是否存在过度脊柱前凸，这常与屈髋装置紧张伴随存在。检查者屈曲患者一侧髋关节至尽可能贴近胸部，使得腰椎变平且平衡骨盆。患者保持屈髋贴胸。如果无屈曲挛缩，则受试髋部仍位于检查床上；如果存在挛缩，则患者对侧下肢将要抬高，肌肉有牵伸感（图 6-29）。挛缩角度可以测量。如果下肢被压至检查床上，则患者可呈现腰椎前凸增加，该结果再次提示试验阳性。当进行该试验时，检查者必须知道受限位于髋关节而不是骨盆和腰椎。如果另一腿屈曲至胸前时，受试下肢没有离开检查床，但是外展，则称为“J”征或敲钟征，提示下肢伸展侧髂胫束紧张。

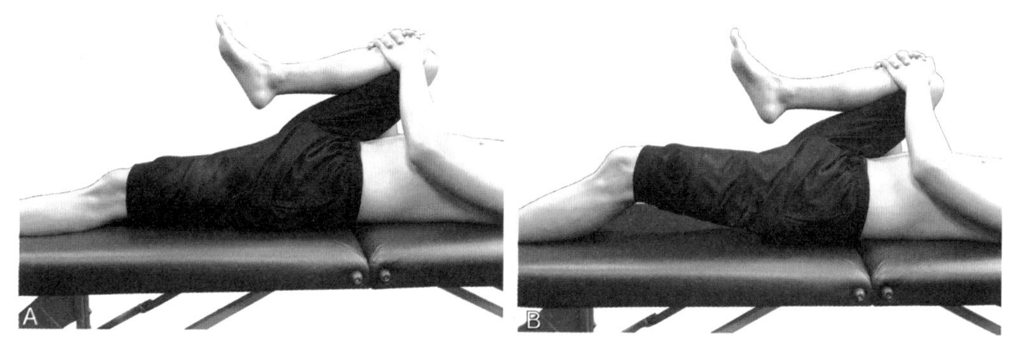

图 6-29　Thomas 试验

A. 阴性；B. 阳性

（3）股直肌挛缩试验（kendall 法）：患者仰卧，膝部下压至检查床的边缘。患者屈一侧膝关节至胸前并保持（图 6-30）。当对侧膝部屈曲至胸前时，受试膝关节角度应保持 90°。如果不能（如受试膝关节轻度伸展），则很可能存在挛缩。检查者可试着被动屈曲膝关节，看患者是否可以主动保持 90°。在进行该试验时检查者应时常触诊肌肉紧张度。如果没有触及肌肉紧张，则受限制可能是由于关节结构过紧（如关节囊），终末端感觉存在差异（肌肉牵拉对抗关节囊）。两侧均应试验并进行对比。

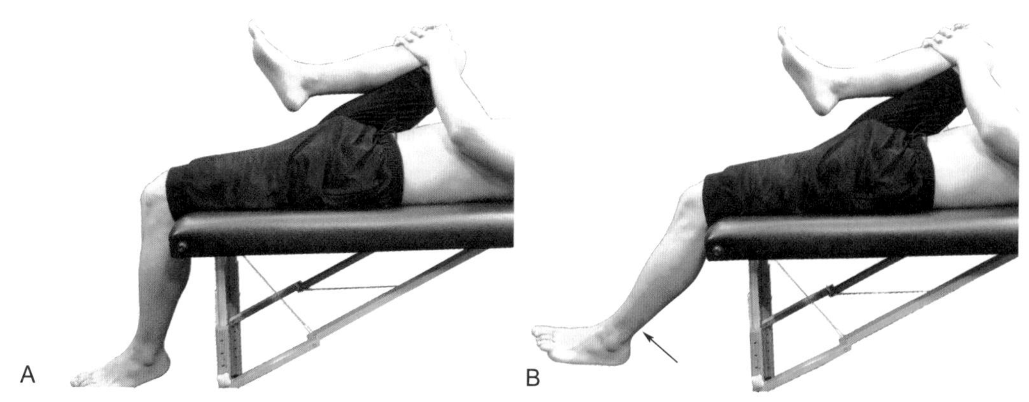

图 6-30　股直肌挛缩试验

A. 一侧下肢屈曲并紧靠胸前，被检查下肢保持膝关节屈曲垂直于检查床沿，提示试验阴性；B. 受试膝部伸展，提示试验阳性

(4) Ely 试验（股直肌挛缩试验方法）：患者俯卧，检查者被动屈曲患者膝部（图 6-31）。屈膝时，患者同侧髋部同时屈曲，提示股直肌紧张，试验阳性。

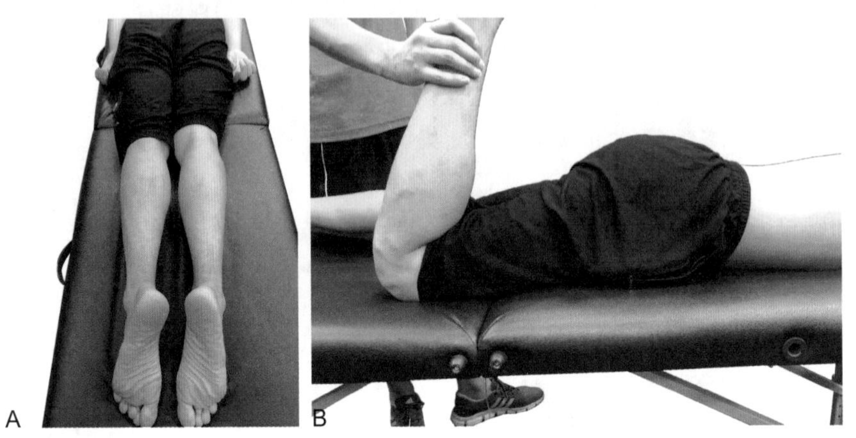

图 6-31 Ely 试验用于检查股直肌紧张

A. 试验体位；B. 屈膝时出现髋部屈曲

(5) Ober 试验：该试验用于评价阔筋膜张肌（髂胫束）挛缩（图 6-32）。患者侧卧，下肢屈髋、屈膝保持平衡。然后检查者被动外展患者大腿，膝关节伸直或屈曲 90°。如果存在挛缩，下肢仍保持外展而不会下落至检查床上。当进行该试验时，轻度伸展髋关节很重要，这样髂胫束自股骨大转子上方通过。为此，检查者保持骨盆稳定，防止骨盆“后移”。Ober 初始描述该试验时膝关节呈屈曲位。然而，当伸膝时髂胫束有更大的伸长。当屈膝进行该试验时，股神经也有较大张力。如果试验中出现神经体征（如疼痛、麻木等），检查者应考虑股神经病变。同样的，大转子敏感检查者应考虑转子滑囊炎。

(6) Noble 挤压试验：该试验用于确定膝关节周围是否存在髂胫束摩擦综合征（图 6-33）。该综合征是髂胫束靠近股骨髁的止点处的慢性炎症。患者仰卧，屈膝 90°，同时屈髋。然后检查者用拇指在股骨外上髁或在 1 ～ 2cm 处施压。患者缓慢伸展膝部。当约屈曲 30° 时（0° 为直腿），如果患者抱怨股骨外侧髁严重疼痛时，提示试验阳性。患者常说该疼痛和平时活动时的疼痛相同。

(7) 内收挛缩试验：用于检测髋部内收肌（长收肌、短收肌、大收肌和耻骨肌）的长度。患者仰卧，两侧髂前上棘位于同一平面。正常情况下，检查者可以很容易地“平衡”骨盆。这种“平衡”暗示髂前上棘连线垂直于两腿伸直形成两条线（图 6-34）。如果存在挛缩，则患者下肢直腿线与髂前上棘连线夹角 $< 90°$。如果检查者接着试图平衡下肢和骨盆，患侧骨盆（如髂前上棘）上抬或健侧下降，则不可能获得平衡。通常，在髂前上棘移动之前，应出现髋部外展 30° ～ 50°。如果髂前上棘在髂部外展之前移动，且能触及肌肉终末端的牵伸感，则内收肌是紧张的。这种类型的挛缩可导致功能性下肢短缩，而不是真性短缩。

对于患者，特别是儿童，处于内收强直状态，也可以通过外展试验检查。患者仰卧，检查者快速外展患者下肢。如果外展 $< 30°$ 时出现抓持或跟进等牵拉反射，则内收强直试验阳性。该试验应反复进行，保持屈膝以排除腘绳肌内侧挛缩。

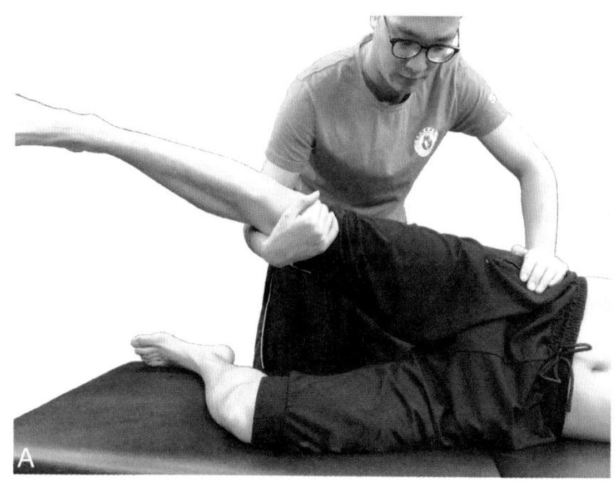

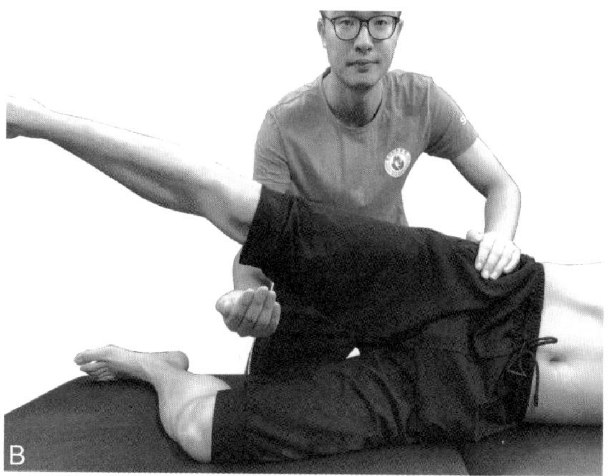

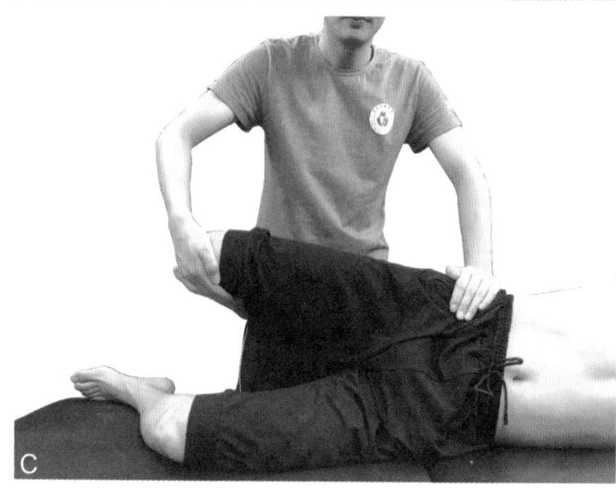

图 6-32 Ober 试验

A. 膝部伸直；B. 检查者被动伸展髋部，确保阔筋膜张肌跨过大转子（当下肢保持外展而肌肉松弛时，提示试验阳性）；C. 屈膝位下进行试验

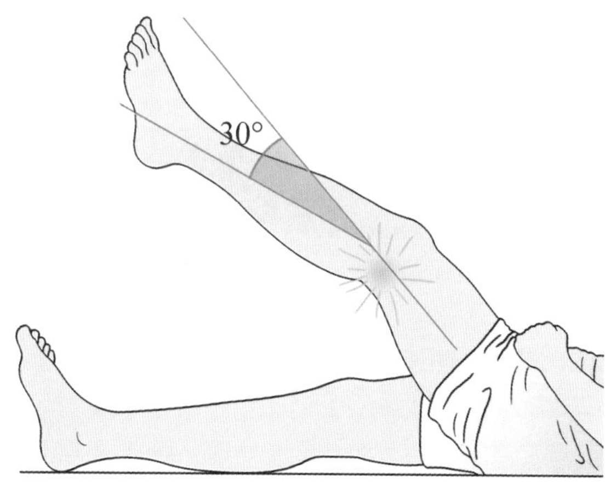

图 6-33 Noble 挤压试验用于检查髂胫束摩擦综合征

患者伸展膝部；检查者指示屈膝 30° 时的疼痛部位

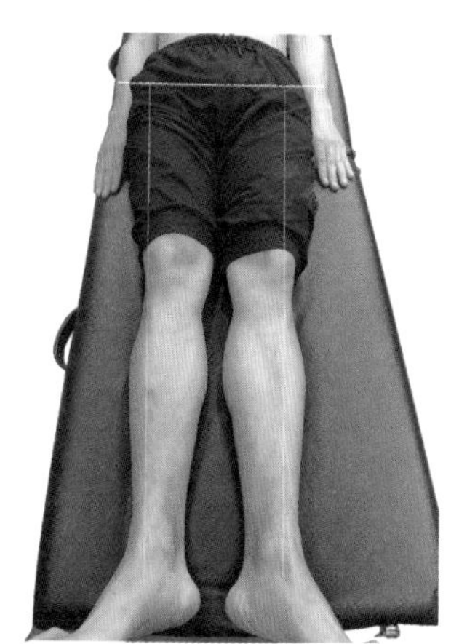

图 6-34 骨盆对双下肢（股骨）平衡

（8）外展挛缩试验：该试验用于髋部外展肌（臀中肌、臀小肌）长度的测试。患者仰卧，髂前上棘位于同一水平。如果存在挛缩，患侧下肢与髂前上棘连线的夹角 > 90°。如果检查者接着平衡下肢和骨盆，则患侧骨盆（如髂前上棘）下降或健侧骨盆上抬，不可能获得平衡。通常地，在髂前上棘移动之前，髋部应外展约 30°。如果髂前上棘首先移动，如触及肌肉伸长终末端感觉，则外展肌紧张。这类挛缩可导致功能性下肢增长，而不是真性增长。

（9）梨状肌试验：人群中约 15% 的坐骨神经全部或部分通过梨状肌而不是其下方。这些人更容易遭受这种相对少见的情况——梨状肌综合征。患者侧卧，受试下肢位于上侧。患者屈髋 60°，同时屈膝。检查者一手稳定患者髋部，同时下压膝部（图 6-35）。如果梨状肌紧张，则出现肌肉疼痛。如果梨状肌压迫坐骨神经，则出现臀部疼痛和坐骨神经痛。抗阻力牵拉外旋肌肉（髋内旋）可导致同样的坐骨神经痛。

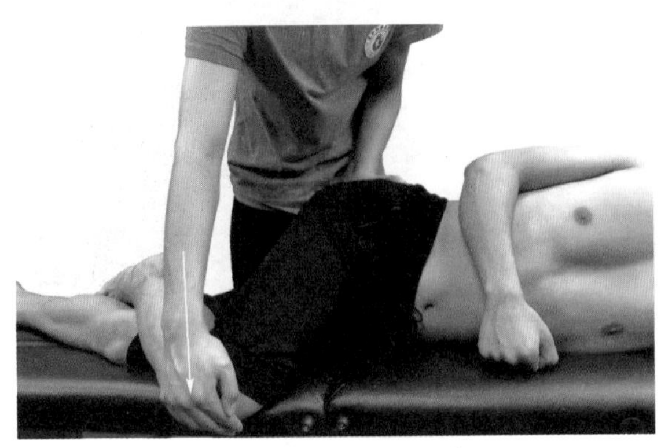

图 6-35　**梨状肌试验**

（10）90° ～ 90° 直腿抬高试验（腘绳肌挛缩方法）：患者仰卧屈膝，双侧屈髋 90°。然后患者握持于膝后方保持双侧髋部屈曲 90°。患者主动尽可能轮流伸展双侧膝关节。对于正常弹性的腘绳肌而言，膝关节最大伸展应在 20° 以内（图 6-36）。如果腘绳肌紧张，则终末端感觉为肌肉牵伸。神经根症状也可能出现，因为这种体位类似于仰卧而不是坐位进行的跌落试验。

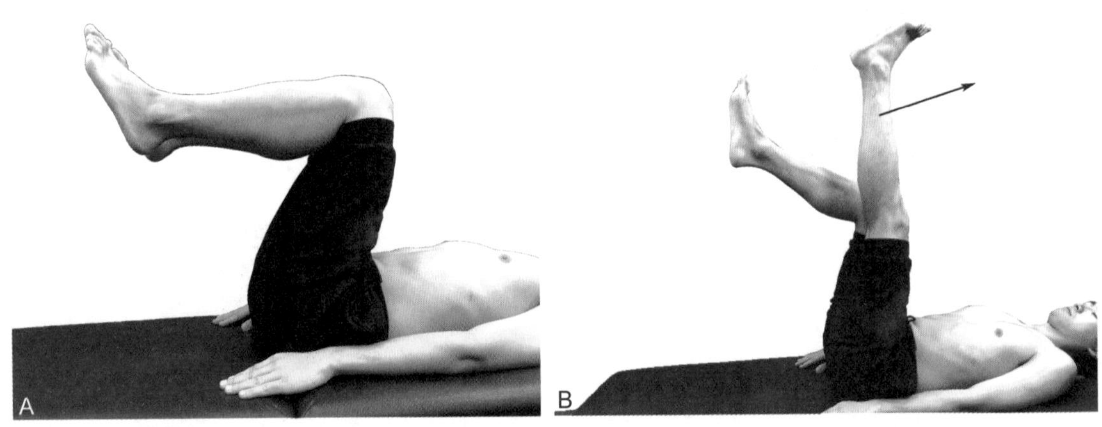

图 6-36　**90° ～ 90° 直腿抬高试验**

该试验的改良也可用于臀大肌长度的测试。患者采用同样的初始体位。当检查者触摸到一侧髂前上棘时，需要屈曲同侧的髋关节与膝关节（图 6-37）。如果在髂前上棘移动之前大腿屈曲 110° ～ 120°，该侧臀大肌长度正常。如果在大腿贴近躯干前，髂前上棘首先移动，则臀大肌紧张。双侧需要进行对比。

Janda 曾经报道，与肌紧张相比，臀大肌、臀中肌、臀小肌更易出现肌无力。为测试臀大肌力量，患者俯卧，髋部伸直，屈膝 90°。告知患者当给大腿施加后向前的力时，要伸展髋部，保持膝部屈曲。双下肢需要进行对比（健侧先进行试验）。如果试验中患者屈膝加强，提示腘绳肌使用过度。为测试臀中肌、臀小肌的力量，患者侧卧。检查者稳定患者骨盆，让患者外展大腿，检查者于大腿外侧施加阻力（图 6-38）。双下肢需要进行对比（健侧先进行试验）。

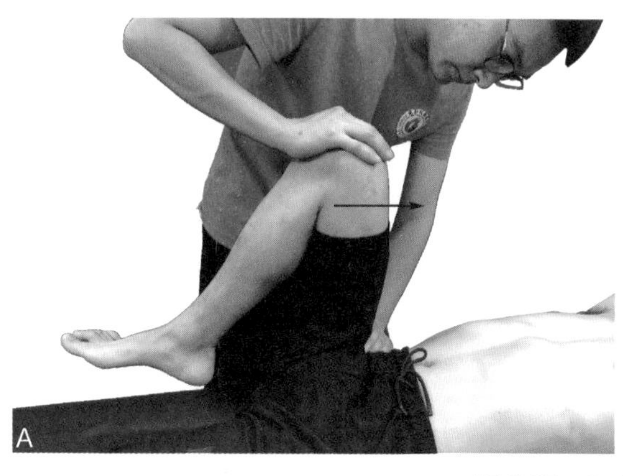
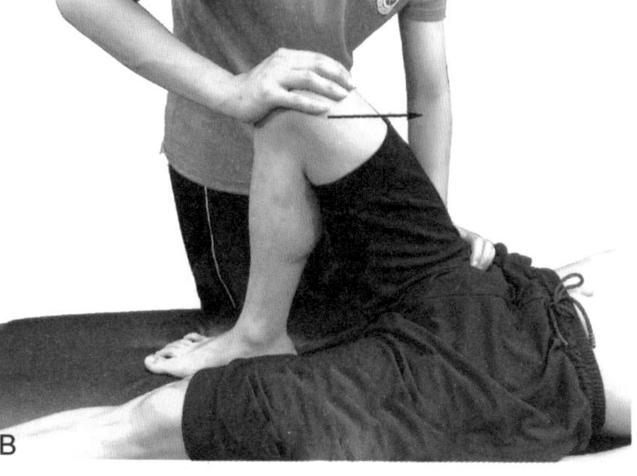

图 6-37 **臀大肌长度试验**

A. 试验阴性；B. 试验阳性

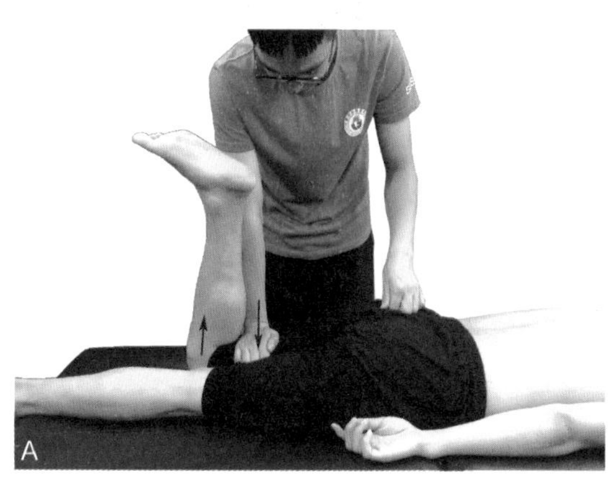
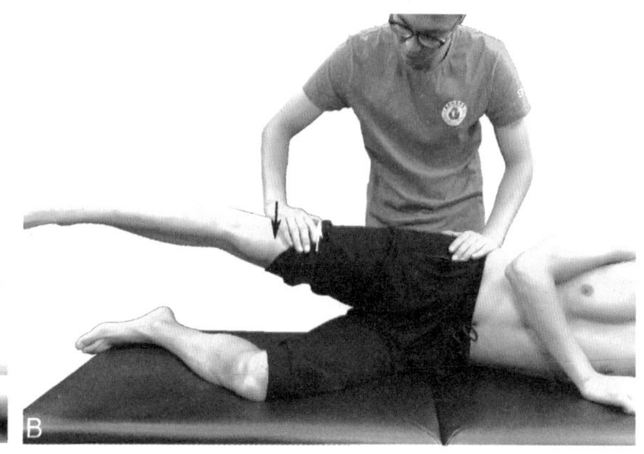

图 6-38 **肌力测试**

A. 臀大肌，注意检查者正在触诊髂前上棘以确保骨盆没有移动；B. 臀中肌和臀小肌，注意触诊髂嵴以确保骨盆没有移动

（11）腘绳肌挛缩试验：要求患者坐下，一侧膝部贴于胸以稳定骨盆，另一侧膝部伸展（图 6-39）。患者接着试着屈曲躯干，用手指触摸伸展下肢（受试下肢）的足趾。另一侧重复该试验。双侧要进行对比。通常，患者应至少可触摸到足趾并保持膝部伸展。如果他不能这样做，提示直腿腘绳肌紧张。

（12）三脚架征：患者坐位，双侧屈膝 90° 于检查床边缘（图 6-40）。检查者接着被动伸展一侧膝部。如果同侧腘绳肌紧张，患者会伸展髋关节使躯干后倾以缓解腘绳肌张力。下肢恢复初始体位，对另一腿进行试验并双侧对比。躯干后倾提示试验阳性。检查者必须意识到神经根的问题（坐骨神经牵拉）可导致同样的阳性体征，虽然症状也许有轻微的差别。

（13）Phelp 试验：患者俯卧，膝部伸直。检查者尽量被动外展双侧下肢。接着膝部屈曲至 90°（图 6-41），检查者试着进一步外展髋部。如果屈膝角度增加，认为试验阳性，提示股薄肌挛缩。

（14）髋关节旋转紧张度：髋内、外旋装置可在患者仰卧位、屈髋屈膝 90° 测定。为了测定外旋紧张度，让患者内旋髋关节。如果外旋紧张，则内旋＜ 30° ～ 40°，终末端感觉是肌肉牵伸而不是组织（关节囊）牵伸。为测定内旋紧张度，让患者外旋髋关节。如果内旋紧张，则外旋＜ 40° ～ 60°，终末端感觉是肌肉牵伸而不是组织（关节囊）牵伸。

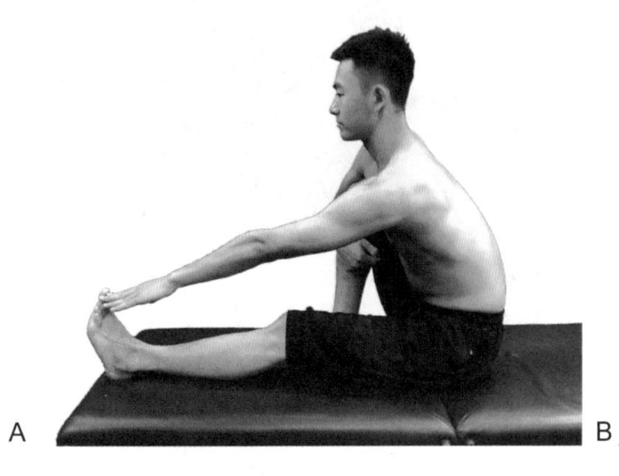
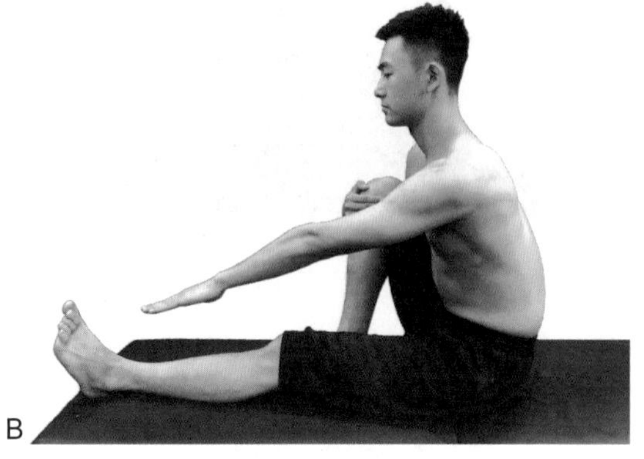
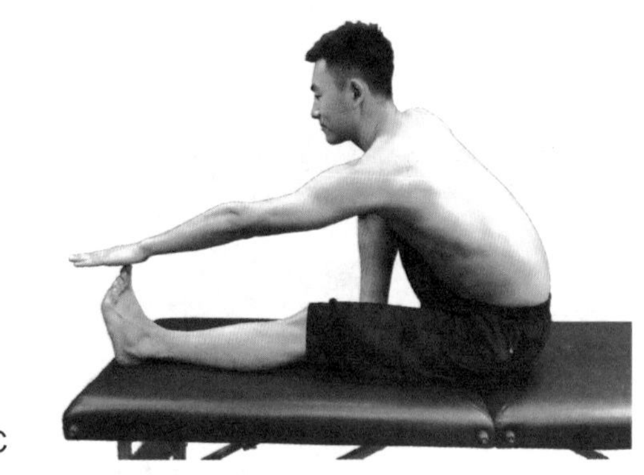

图 6-39　腘绳肌试验

A. 试验阴性；B. 试验阳性；C. 腘绳肌过度运动

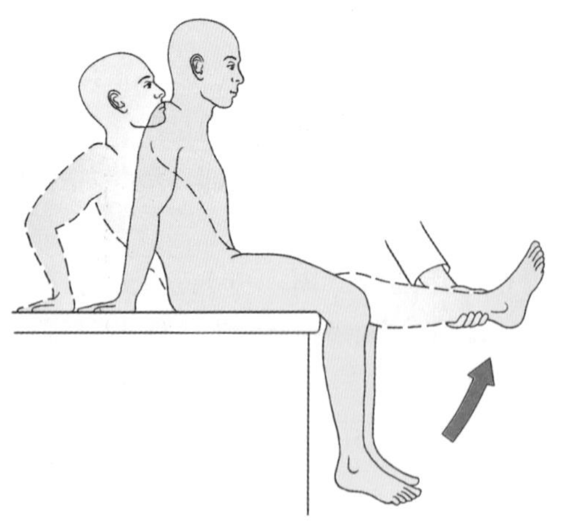

图 6-40　三脚架征

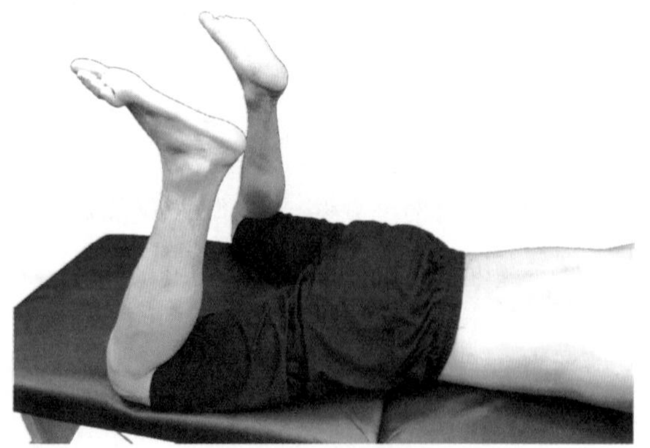

图 6-41　Phelp 试验

髋部外展，屈膝 90°，如果外展增加膝部屈曲度，则试验阳性

（15）侧方下台阶试验（骨盆降落试验）：置一20cm高的凳子或踏板于患者前方。让患者单足直腿站立于凳子上，然后患者缓慢放下非负重侧下肢至地面上。正常应该是双臂置于身体两侧，躯干相对直立，髋部无内收或内旋情况下进行（图6-42A）。但是，如果在放下腿的过程中，出现上肢外展或躯干前倾或负重髋部内收、内旋或骨盆前屈、后旋，则提示髋关节不稳定或外旋无力（图6-42B）。

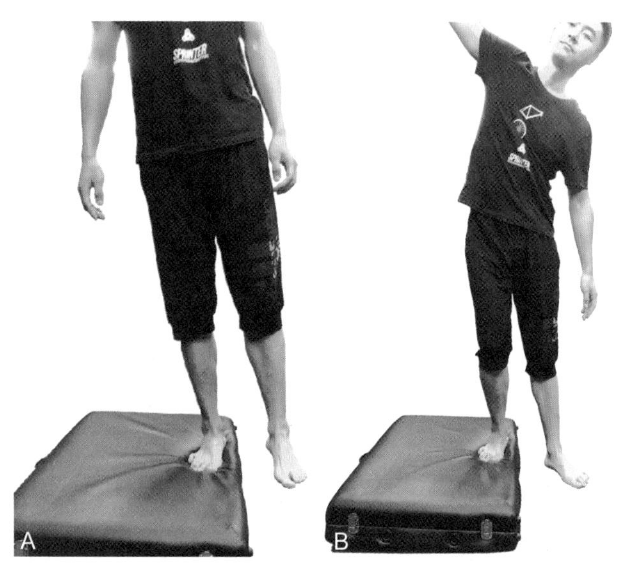

图6-42 **侧方下台阶试验（骨盆降落试验）**

（六）其他试验

髋部杠杆支点试验用于评估股骨干应力性骨折。患者坐位，膝部自然下落于检查床边，足自然摆动。检查者将前臂置于患者大腿下方作为杠杆支点（图6-43）。前臂沿大腿从远端移向近端，同时另一只手置于膝关节前方轻柔施压。如果存在应力性骨折，患者会抱怨尖锐的疼痛；当前臂位于骨折部位时，患者会表现出恐惧。通过骨扫描确定诊断。

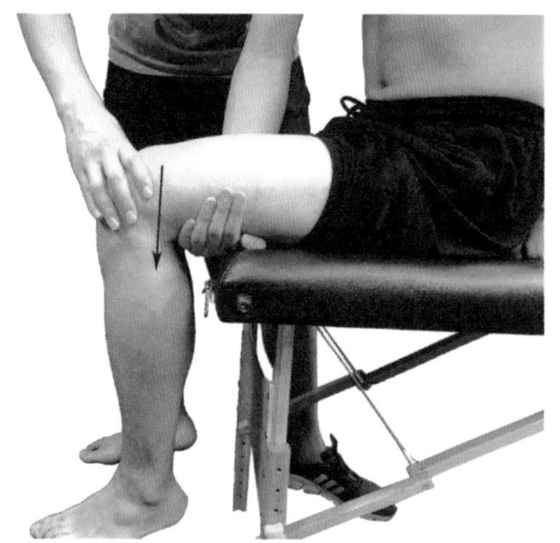

图6-43 **髋部杠杆支点试验**

检查者将前臂置于患者大腿下方并小心地对膝部施加向下的作用力

（七）关节运动

关节运动（图6-44）在患者仰卧位完成。检查者应试着进行双侧可行运动的对比。小的差别可能很难察觉，因为髋周肌肉多且厚实。

1. *滑动分离试验* 检查者将双手置于患者下肢踝部稍上方。然后检查者向后倾，对整个下肢施加轴向的牵引力。膝关节可发生部分活动。如果怀疑膝关节有病变或僵直，检查者双手应置于患者大腿周围膝关节附近，然后再次施行牵引（图6-44A）。第一种方法使检查者可能施加更大的作用力。在活动中，任何髋关节的望远镜征或过度活动应引起注意，因为其可能提示关节不稳定。

2. 压缩　检查者将患者膝关节置于休息位，然后通过股骨长轴推挤股骨髁，对髋关节施加轴向压力（图 6-44B）。

3. 侧方分离　检查者将固定带置于下肢周围，尽可能向上放置于腹股沟处，然后将固定带缠绕于检查者的臀部，对髋关节施加侧方分离应力。检查者向后倾，用臀部给患者髋关节施加分离应力。近侧手触诊髋关节或大转子的活动，同时远侧手防止下肢外展和扭转（图 6-44C）。

4. 象限试验　检查者让患者屈曲、内收髋关节，这样髋关节朝向患者对侧肩关节且可抵抗运动。维持轻度的抵抗，患者髋关节外展同时在运动中保持屈曲。在活动过程中，检查者应注意任何异常（如弹跳）、疼痛或患者的恐惧，这些可能提示髋关节存在病变。这种活动也可导致股骨颈撞击髋臼唇，所以要小心操作。

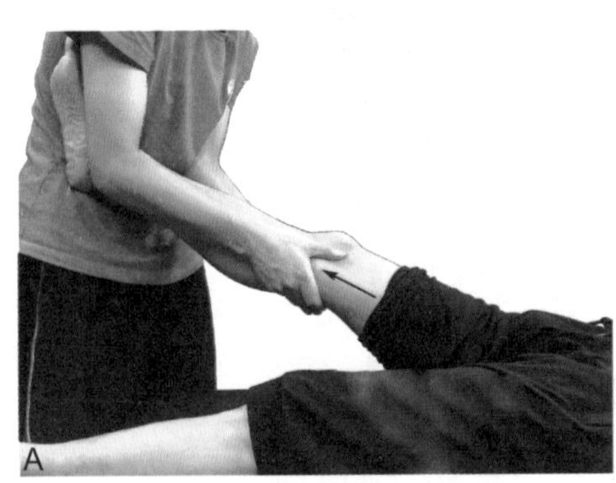

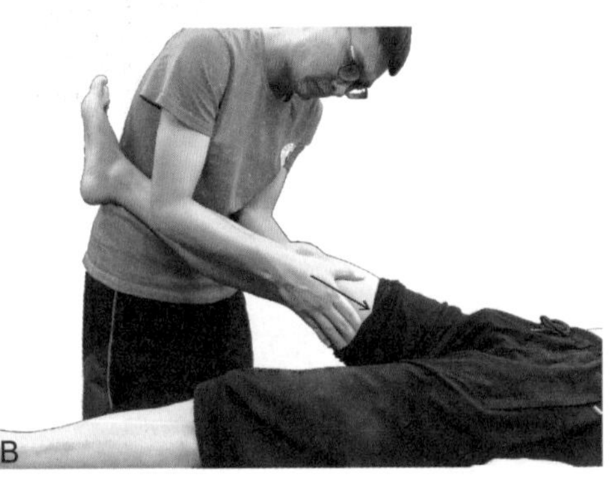

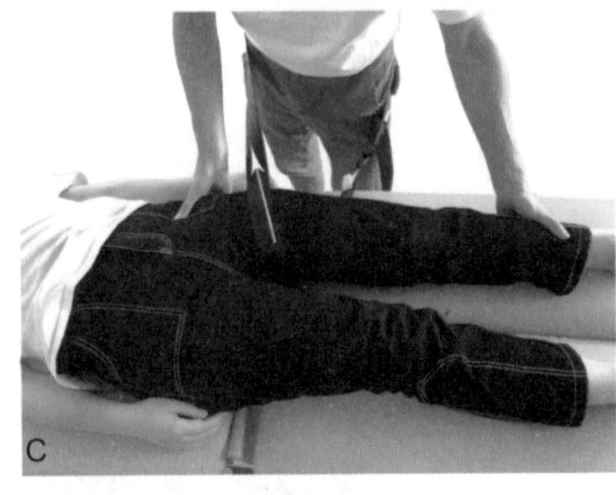

图 6-44　**髋关节活动**

A. 长腿牵引（作用于膝关节上方）；B. 压缩；C. 侧方分离

第三节　关节松动术

一、常规松动

（一）屈曲（内收）

[患者初始体位]　仰卧位，屈髋屈膝。

[治疗师体位]　面向患者髋部，站于患侧。

[操作方法]

（1）屈曲（内收）Ⅳ级操作手法：治疗师双手分别握于患者膝关节内、外侧髁，屈髋屈膝，固定住大腿，在髋关节屈曲（内收）的活动终末端，小范围、有节律地来回推动关节，每次均能碰触到关节活动的终末端，并能感觉到关节周围软组织的紧张（图6-45）。

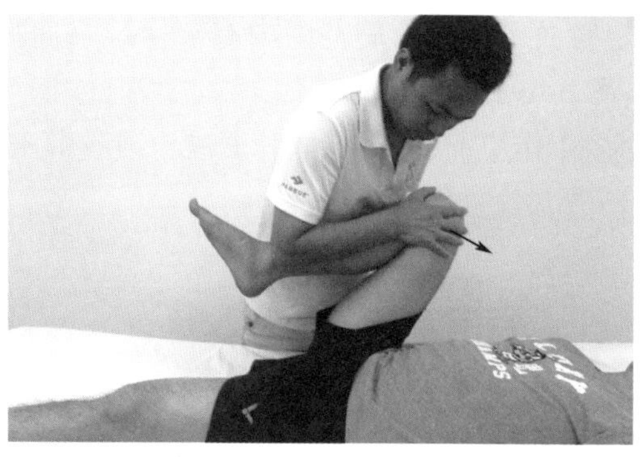

图6-45 被动屈曲（内收）Ⅳ级操作手法

（2）屈曲（内收）Ⅲ级操作手法：治疗师一手握于患腿足跟部，另一手置于膝关节大腿上方，稳定住髋关节后，在髋关节的屈曲（内收）方向，大范围、有节律地来回推动关节，每次均能碰触到关节活动的终末端，并能感觉到关节周围软组织的紧张（图6-46）。

（3）屈曲（内收）Ⅱ级操作手法：治疗师一手握于患腿足跟部，另一手置于膝关节大腿上方，稳定住髋关节后，在髋关节的屈曲（内收）方向，大范围、有节律地来回推动关节，但不碰触到关节活动的起始端和终末端（图6-47）。

［作用］ 缓解疼痛和僵硬，改善髋关节因周围软组织粘连、挛缩而引起的关节活动受限。

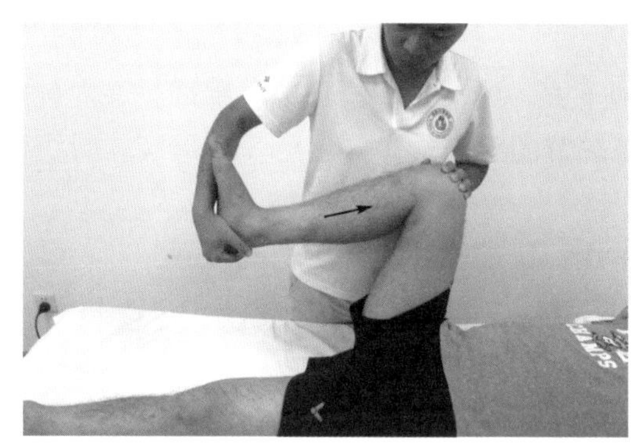

图6-46 被动屈曲（内收）Ⅲ级操作手法

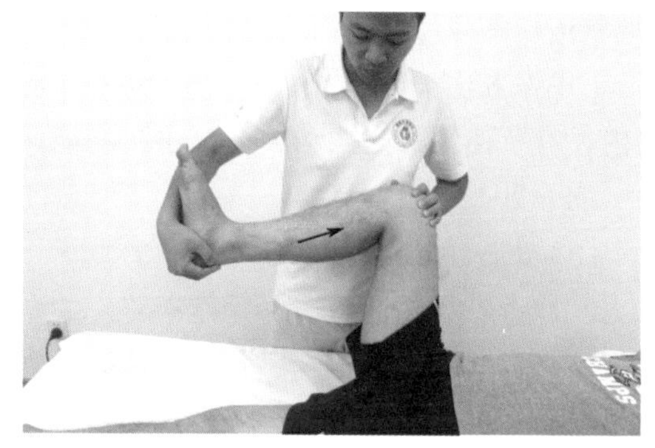

图6-47 被动屈曲（内收）Ⅱ级操作手法

（二）旋内

1. 旋内Ⅰ级或Ⅱ级松动方法

［患者初始体位］ 仰卧位，膝关节稍微屈曲。

［治疗师体位］ 面向患者髋部，站于患侧。

［操作方法］ 治疗师双手分别置于髌骨下方髌韧带处和髌骨上方大腿前侧，稳定膝关节，在关节内旋范围内，有节律地来回推动关节，但均不碰触到关节的起始端和终末端（图6-48）。

［作用］ 缓解疼痛和僵硬，改善髋关节外旋活动范围。

2. 旋内Ⅰ级或Ⅱ级松动方法

［患者初始体位］ 侧卧位，患侧在上，双腿膝关节微曲，中间可夹一枕头等。

［治疗师体位］ 面向患者髋部，站于患侧。

［操作方法］ 治疗师一手握于患腿足跟部，另一手置于患腿膝关节外侧副韧带处以稳

定膝关节，在内旋范围内有节律地来回摆动关节，但均不碰触髋关节的起始端和终末端（图 6-49）。

[作用] 缓解疼痛和僵硬，改善髋关节外旋功能。

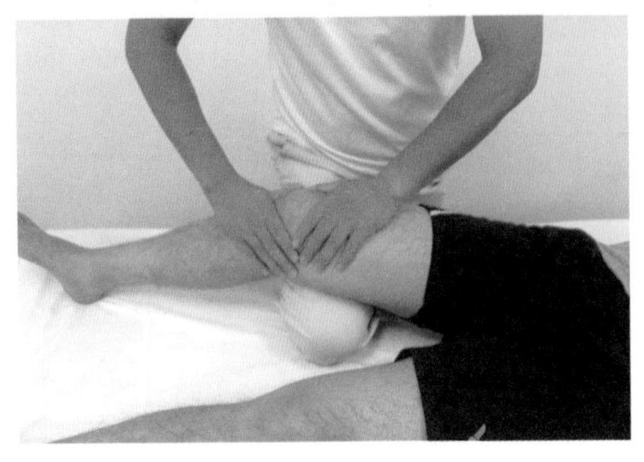

图 6-48 旋内 Ⅰ 级或 Ⅱ 级操作手法

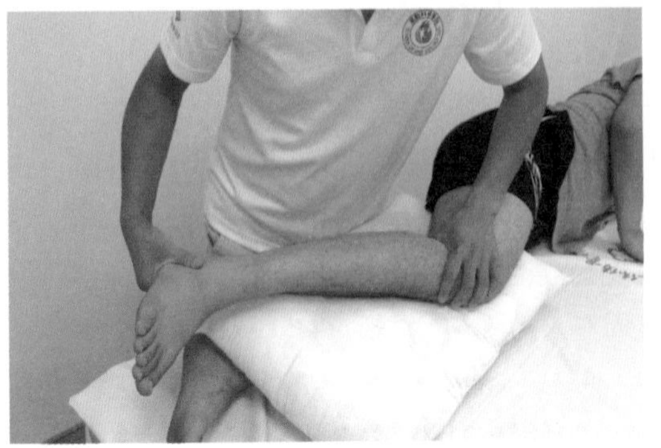

图 6-49 旋内 Ⅰ 级或 Ⅱ 级操作替代方法

3. 旋内 Ⅲ 级或 Ⅳ 级松动方法

[患者初始体位] 仰卧位，患腿屈膝 90° 并自然下垂于治疗床外。

[治疗师体位] 面向患者髋部，坐于患侧。

[操作方法] 治疗师一手垫于膝关节处患腿下方，另一手握于患腿足踝部，在内旋范围内，有节律地来回摆动关节，每次均能碰触髋关节的终末端，并能感受到周围软组织紧张（图 6-50）。

[作用] 缓解疼痛和僵硬，改善髋关节因粘连、挛缩引起的外旋功能障碍。

4. 旋内 Ⅲ 级或 Ⅳ 级松动替代方法

[患者初始体位] 俯卧位，患腿屈膝 90°。

[治疗师体位] 面向患者髋部，站于患侧。

[操作方法] 治疗师一手握于患腿足跟部，另一手握于患腿足趾部，内旋范围内有节律地来回摆动，每次均能碰触髋关节的终末端，并能感受到周围软组织紧张（图 6-51）。

[作用] 缓解疼痛和僵硬，改善髋关节因粘连、挛缩引起的外旋功能障碍。

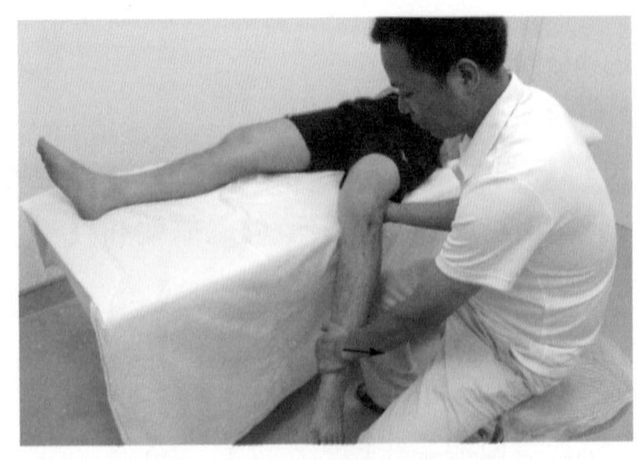

图 6-50 旋内 Ⅲ 级或 Ⅳ 级松动方法

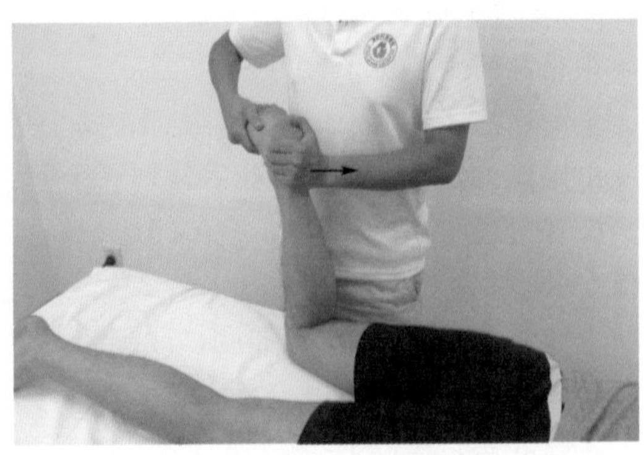

图 6-51 旋内 Ⅲ 级或 Ⅳ 级松动替代方法

5. 旋内松动方法

［患者初始体位］ 俯卧位，患腿屈膝90°。

［治疗师体位］ 面向患者髋部，站于患侧。

［操作方法］ 治疗师一手握住患腿足跟部，另一手置于健侧腰骶部，固定住足跟部一侧的手，并让固定腰骶部的手有节律地来回推动（图6-52）。

［作用］ 缓解疼痛和僵硬，改善髋关节外旋功能。

6. 旋内Ⅲ级或Ⅳ级松动第3种方法

［患者初始体位］ 仰卧位，屈髋屈膝90°。

［治疗师体位］ 面向患者髋部，站于患侧。

［操作方法］ 治疗师一手托住患腿足跟部，另一手放于膝关节上方大腿处，稳定住髋关节并有节律地来回推动髋关节，每次均能碰触髋关节的终末端，并能感受到周围软组织紧张（图6-53）。

［作用］ 改善髋关节因周围软组织粘连、挛缩所致的关节活动受限。

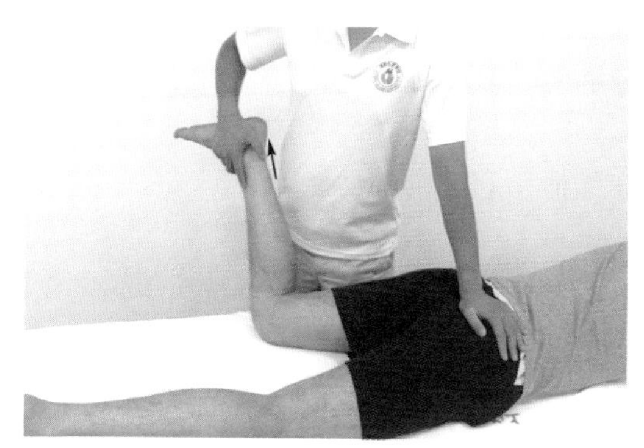

图6-52 旋内松动方法

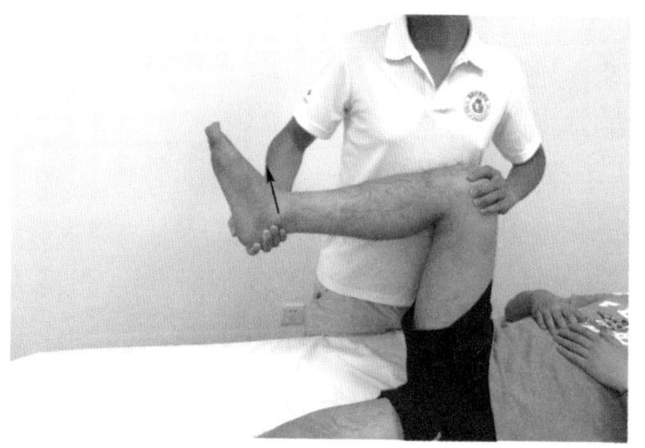

图6-53 旋内Ⅲ级或Ⅳ级松动第三种方法

7. 旋内松动第2种方法

［患者初始体位］ 仰卧位，患腿屈髋屈膝并悬于治疗床外。

［治疗师体位］ 面向患者髋部正前方，站于患侧正前方。

［操作方法］ 治疗师一手握住患腿足跟部，另一手置于膝关节上方，沿着股骨纵轴线方向下压，并同时在内旋的关节活动范围内有节律地来回摆动髋关节（图6-54）。

［作用］ 缓解疼痛和僵硬，改善髋关节外旋功能障碍。

（三）旋外

1. 旋外Ⅲ级或Ⅳ级松动第1种方法

［患者初始体位］ 仰卧位，屈髋屈膝90°。

［治疗师体位］ 面向患者髋部，站于患侧。

［操作方法］ 治疗师一手握于患腿足跟部，另一手置于膝关节上方大腿处，在外旋的活动范围内有节律地来回推动关节，每次均能碰触到关节的终末端，并能感觉到周围软组织紧张（图6-55）。

［作用］ 改善髋关节因周围软组织粘连、挛缩而引起的内旋功能障碍。

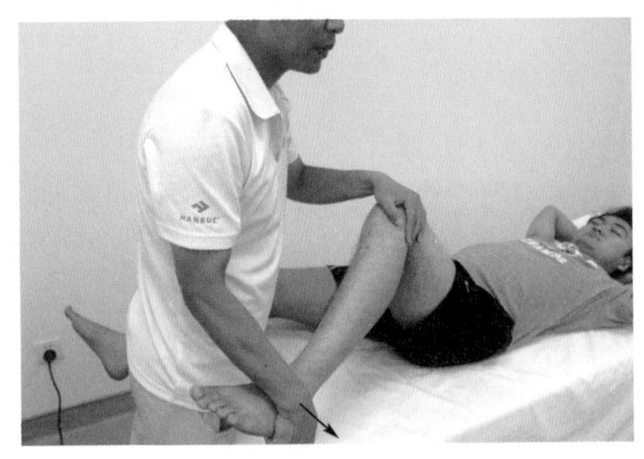

图 6-54　**旋内松动第 2 种方法**

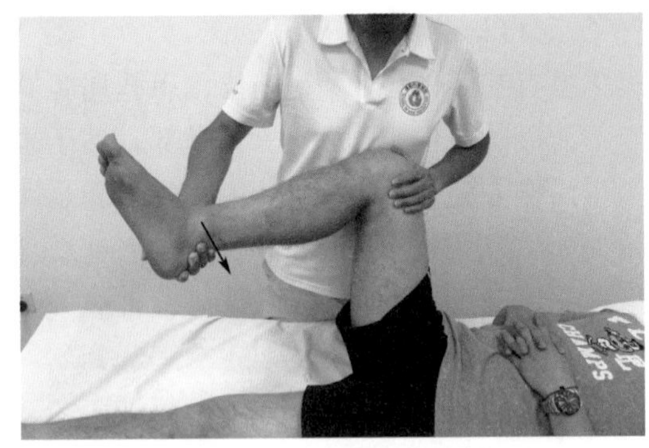

图 6-55　**旋外Ⅲ级或Ⅳ级松动第 1 种方法**

2. 旋外Ⅲ级或Ⅳ级松动第 2 种方法

[患者初始体位]　俯卧位，屈膝 90°。

[治疗师体位]　面向患者髋部，站于健侧。

[操作方法]　治疗师一手握于患腿足跟部，另一手握于患腿足趾部，稳定小腿后，在外旋范围内有节律地来回推动关节，每次均能碰触到关节的终末端，并能感受到周围软组织紧张（图 6-56）。

[作用]　改善髋关节因周围软组织粘连、挛缩而引起的内旋功能障碍。

3. 旋外Ⅰ级或Ⅱ级松动方法

[患者初始体位]　患者侧卧位，患侧在上，双膝微曲，中间可夹一个枕头等。

[治疗师体位]　面向患者髋部，站于患者背侧。

[操作方法]　治疗师双手握住患者大腿根部，固定，在外旋范围内有节律地小范围地推动关节，但均不碰触到关节的起始端和终末端（图 6-57）。

[作用]　缓解疼痛和僵硬，改善髋关节内旋功能。

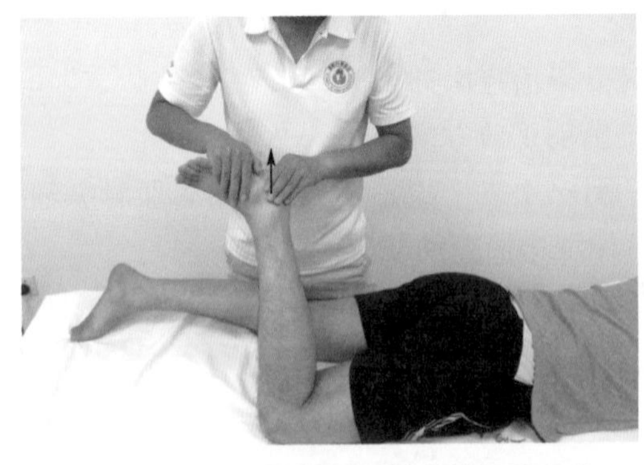

图 6-56　**旋外Ⅲ级或Ⅳ级松动第 2 种方法**

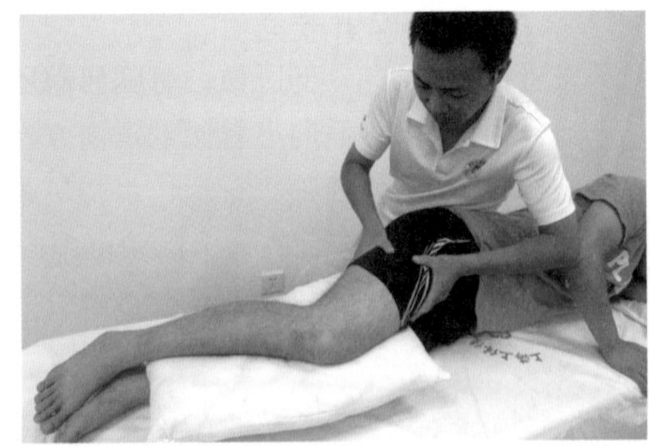

图 6-57　**旋外Ⅰ级或Ⅱ级松动方法**

4. 旋外Ⅲ级或Ⅳ级松动第 3 种方法

[患者初始体位]　仰卧位，屈髋屈膝。

[治疗师体位]　面向患者髋部，站于患侧。

[操作方法]　治疗师双手固定于患者大腿内侧根部，并贴近自身胸部，向外侧有节律

地来回推动关节，每次均能碰触关节的终末端，并能感受到周围软组织紧张（图6-58）

[作用] 改善髋关节因粘连、挛缩而引起的内旋功能障碍。

5. *旋外松动方法*

[患者初始体位] 仰卧位，患腿屈髋屈膝并悬于治疗床外。

[治疗师体位] 面向患者髋部正前方，站于患侧正前方。

[操作方法] 治疗师一手握住患腿足跟部，另一手置于膝关节上方，沿着股骨纵轴线方向下压，并同时在外旋的活动范围内有节律地来回摆动髋关节（图6-59）。

[作用] 缓解疼痛和关节僵硬，改善髋关节内旋功能障碍。

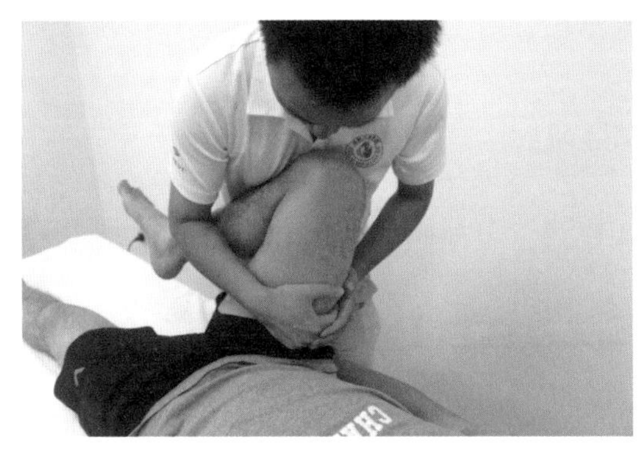

图6-58 **旋外Ⅲ级或Ⅳ级松动第3种方法**

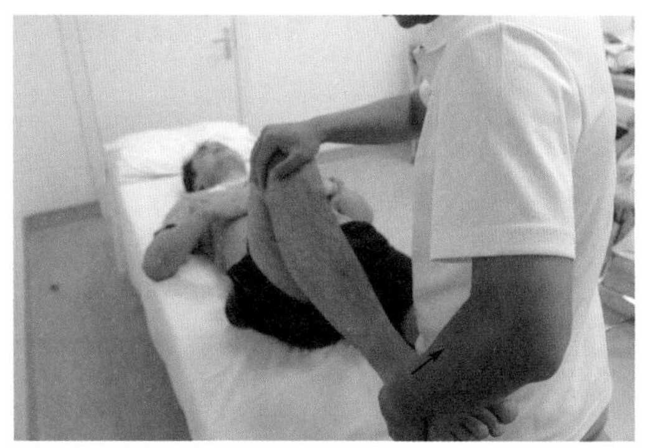

图6-59 **旋外松动方法**

（四）髋关节长轴牵引

1. *长轴牵引Ⅰ级或Ⅱ级方法*

[患者初始体位] 侧卧位，患侧在上，双膝微屈，中间可夹一个枕头。

[治疗师体位] 面向患者髋部，站于患者背侧。

[操作方法] 治疗师双手置于患者大腿根部外上方，沿着股骨纵轴线的方向向下有节律地推动关节，但均不碰触到关节的起始端和终末端（图6-60）。

[作用] 缓解疼痛和僵硬，改善髋关节的关节活动障碍。

2. *长轴牵引Ⅲ级或Ⅳ级方法*

[患者初始体位] 仰卧位，屈髋屈膝。

[治疗师体位] 面向患者髋部，站于患侧。

[操作方法] 治疗师双手固定于患者大腿根部外侧，双臂固定住股骨位置，沿着垂直于股骨纵轴线的方向向下拉伸关节，每次均能碰触到髋关节的终末端，并能感受到周围软组织紧张（图6-61）。

[作用] 改善髋关节的关节活动障碍。

3. *长轴牵引Ⅲ级或Ⅳ级第2种方法*

[患者初始体位] 仰卧位，屈髋30°。

[治疗师体位] 站立于治疗床尾端，双手握于患者足踝近端，让治疗师的身体重量作为松动关节的作用力。

[操作方法] 治疗师身体向后仰，牵拉患者的下肢，做长轴牵引（图6-62）。

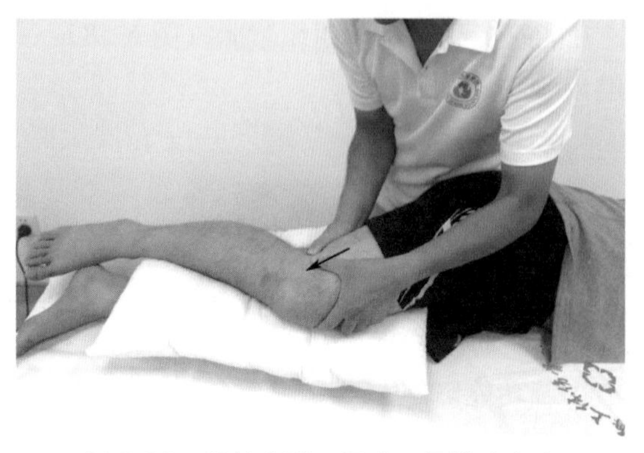

图 6-60 长轴牵引Ⅰ级或Ⅱ级松动方法

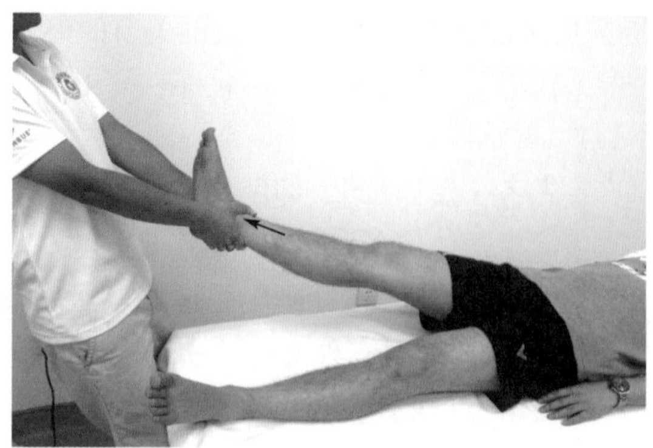

图 6-61 长轴牵引Ⅲ级或Ⅳ级松动方法

[作用] 减轻疼痛，改善髋关节的关节活动障碍。

（五）髋关节前向后滑动

[患者初始体位] 仰卧位，髋部放于治疗床尾端，患侧髋关节屈曲 30°，健侧屈髋屈膝，双手环抱于膝关节，以稳定骨盆。

[治疗师体位] 站在患者患肢的内侧，治疗带分别固定于治疗师肩部和患者大腿下方，远端手放在大腿末端下方，近端手放在大腿近端前面。

[操作方法] 治疗师上肢伸直，膝关节屈曲，通过近端手给予向后的作用力（图 6-63）。

[作用] 改善屈曲和内旋。

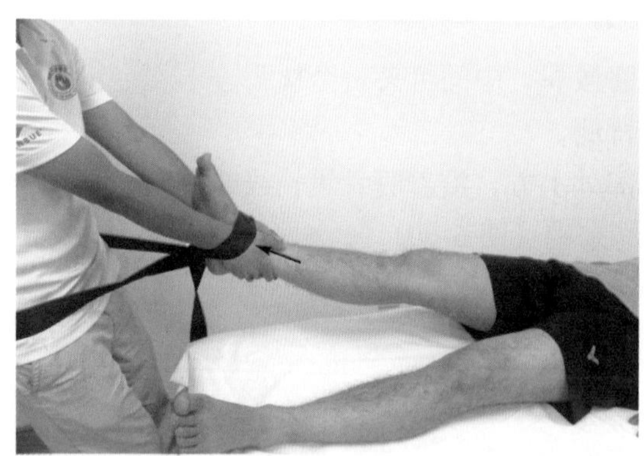

图 6-62 长轴牵引Ⅲ级或Ⅳ级松动第 2 种方法

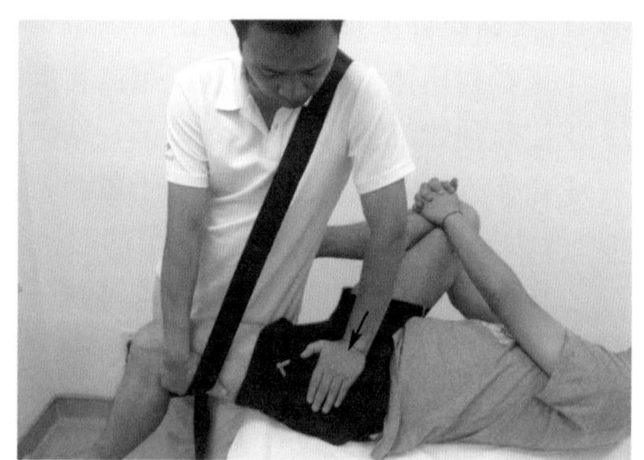

图 6-63 髋关节前向后滑动

（六）髋关节后向前滑动

[患者初始体位] 健侧卧位，屈髋屈膝，双腿之间夹一枕头。

[治疗师体位] 在患者后侧，一手固定于髂前上棘以稳定住骨盆，另一手放在大转子面。

[操作方法] 放置在大转子的手给予向前的作用力（图 6-64）。

[作用] 改善伸直和外旋。

（七）髋关节外侧滑动

[患者初始体位] 仰卧位。

[治疗师体位] 位于患者患侧，松动带固定在患者大腿处。

[操作方法] 治疗师利用身体施加一个向外侧滑动髋关节的力（图 6-65）。

[作用] 改善髋关节前屈、后伸活动范围。

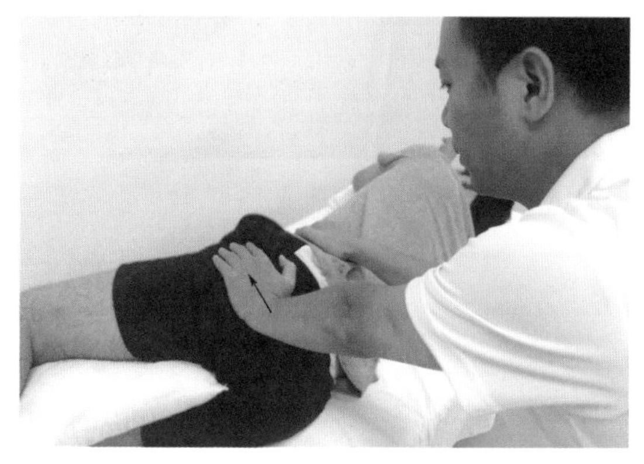

图 6-64 **髋关节后向前滑动**

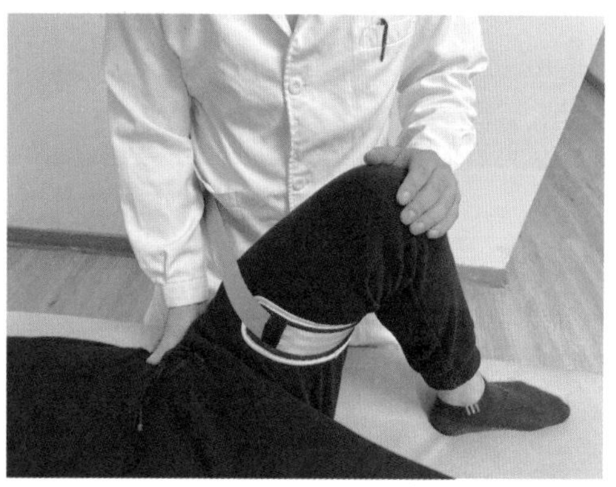

图 6-65 **髋关节外侧滑动**

（八）髋关节分离

[患者初始体位] 仰卧位，患侧大腿置于治疗师肩上。

[治疗师体位] 坐在治疗床上，双手握住患者大腿前侧。

[操作方法] 治疗师利用身体向后分离患者髋关节（图 6-66）。

[作用] 改善髋关节前屈、后伸活动范围。

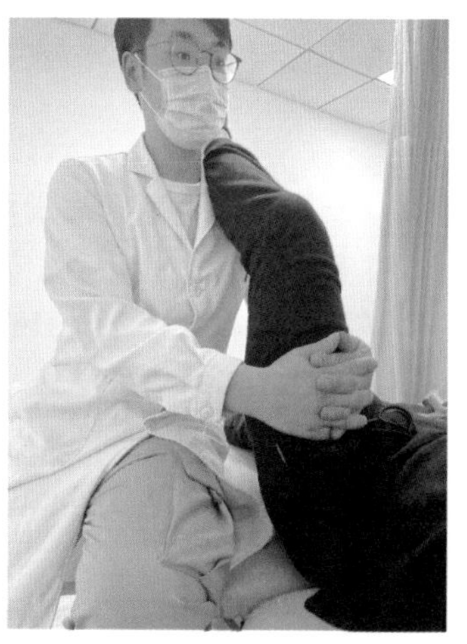

图 6-66 **髋关节分离**

二、动态松动

（一）髋关节外侧滑动 + 主动屈伸

[患者初始体位] 仰卧位。

[治疗师体位] 位于患者患侧,松动带固定在患者大腿处。

[操作方法] 治疗师利用身体施加一个向外侧滑动髋关节的力，同时患者主动完成髋部屈伸动作（图 6-67）。

[作用] 改善髋关节前屈、后伸活动范围。

（二）分离状态下 + 主动屈伸

[患者初始体位] 仰卧位。

[治疗师体位] 位于患者患侧，双手握住患者踝部。

[操作方法] 治疗师施加一个向足端分离髋关节的力，同时患者主动完成髋部前屈动作（图 6-68）。

[作用] 改善髋关节前屈、后伸活动范围。

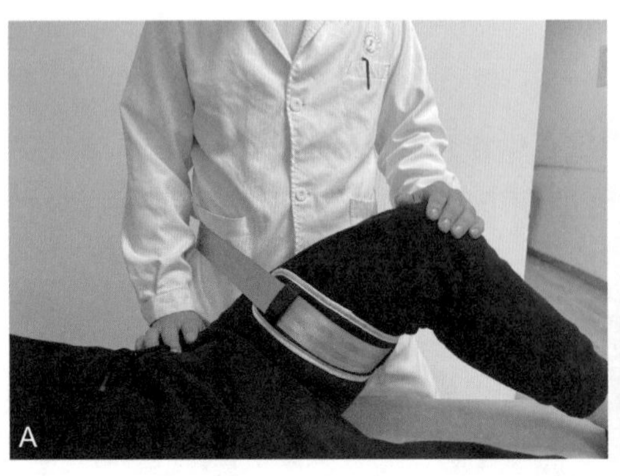

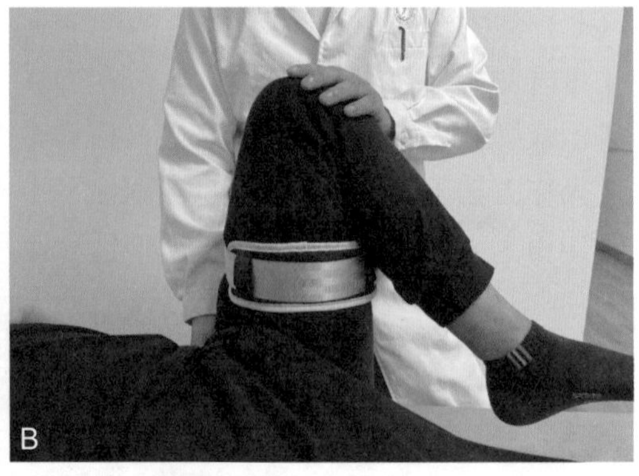

图 6-67 髋关节外侧滑动 + 主动屈伸

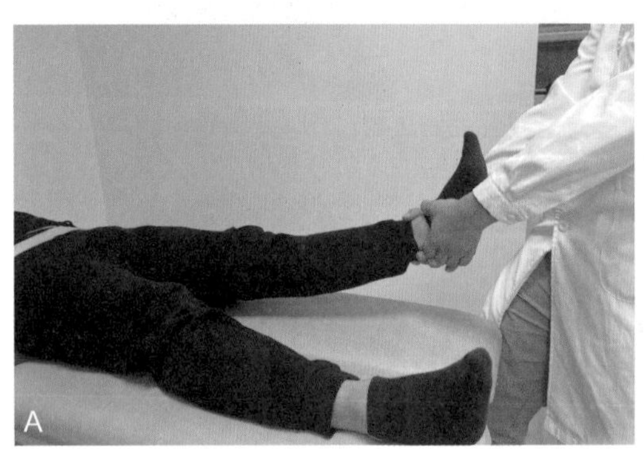

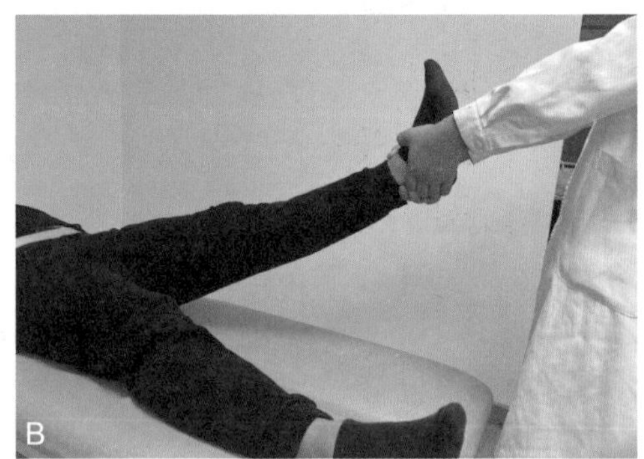

图 6-68 分离状态下 + 主动屈伸

（三）髋关节前向后滑动 + 髋部内收、外展

[患者初始体位] 站立位。

[治疗师体位] 位于患者后侧，将松动带固定于患者大腿根部。

[操作方法] 治疗师利用身体通过松动带对患者髋部施加一个向后的力，同时患者主动完成髋部内收、外展动作（图 6-69）。

[作用] 改善髋关节内收、外展活动范围。

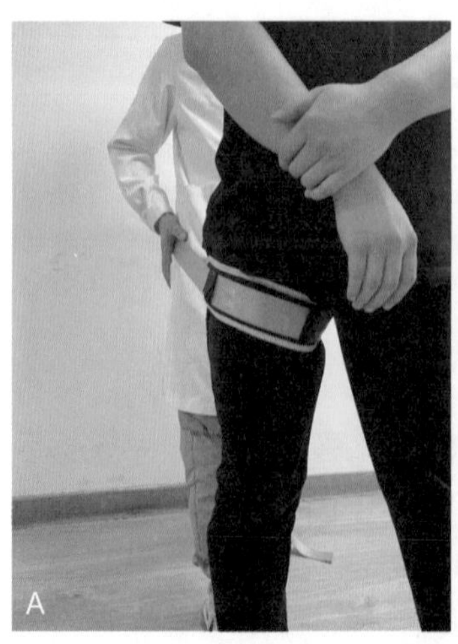

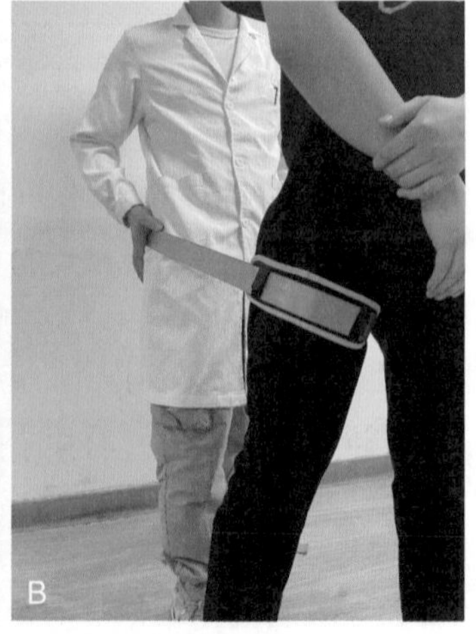

图 6-69 髋关节前向后滑动 + 髋部内收、外展

（四）髋关节内向外滑动 + 髋部前屈、后伸

[患者初始体位] 站立位。

[治疗师体位] 位于患者后侧，将松动带固定于患者大腿根部。

[操作方法] 治疗师利用身体通过松动带对患者髋部施加一个向外的力，同时患者主动完成髋部前屈、后伸动作（图 6-70）。

[作用] 改善髋关节前屈、后伸活动范围。

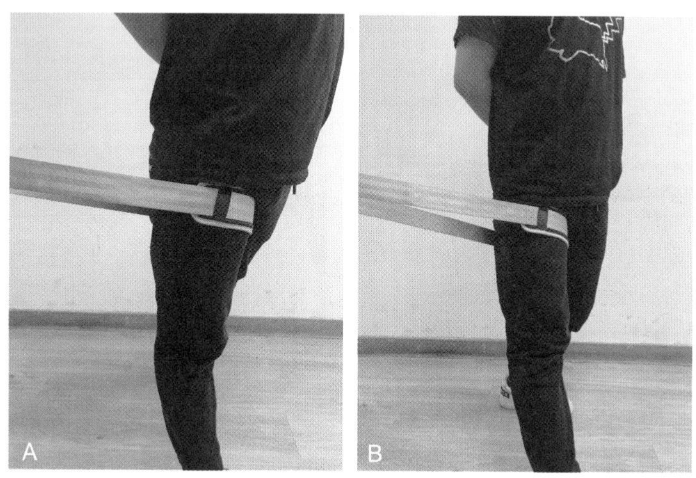

图 6-70 **髋关节内向外滑动 + 髋部前屈、后伸**

三、组合松动

（一）长轴牵引 + 前向后滑动

[患者初始体位] 仰卧位，患侧下肢稍外展。

[治疗师体位] ①一位治疗师面向患者站立于患侧，手掌放在患者大腿近端前外侧；②另一位治疗师面向患者站立于患者患侧远端，双手握住踝部上方。

[操作方法] ①治疗师借助身体及上肢力量将股骨从前向后推动；②治疗师身体后倾，将股骨沿长轴向足部方向牵拉（图 6-71）。

[作用] 缓解疼痛和僵硬，改善髋关节活动度。

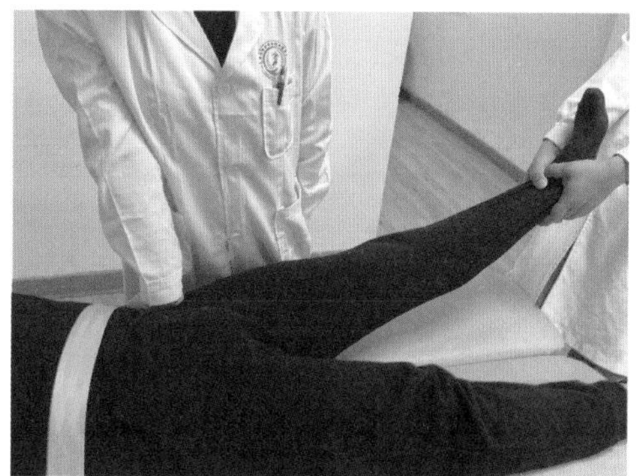

图 6-71 **长轴牵引 + 前向后滑动**

（二）长轴牵引 + 后向前滑动

[患者初始体位] 仰卧位，患侧下肢稍外展。

[治疗师体位] ①一位治疗师面向患者站立于患侧，手掌放在患者大腿近端后面；②另一位治疗师面向患者站立于患者患侧远端，双手握住踝部上方。

[操作方法] ①一位治疗师借助身体及上肢力量将股骨从后向前推动；②另一位治疗师身体后倾，将股骨沿长轴向足部方向牵拉（图 6-72）。

[作用] 缓解疼痛和僵硬，改善髋关节活动度。

（三）长轴牵引＋侧方滑动

[患者初始体位]　仰卧位，患侧下肢稍外展。

[治疗师体位]　①一位治疗师面向患者站立于患侧，将关节松动带绕过患者股骨近端后套于自己腰部后侧；②另一位治疗师面向患者站立于患者患侧远端，双手握住踝部上方。

[操作方法]　关节松动带绕过患者股骨近端。①一位治疗师身体后倾，借助身体力量将股骨从内向外滑动；②另一位治疗师身体后倾，将股骨沿长轴向足部方向牵拉（图 6-73）。

[作用]　缓解疼痛和僵硬，改善髋关节活动度。

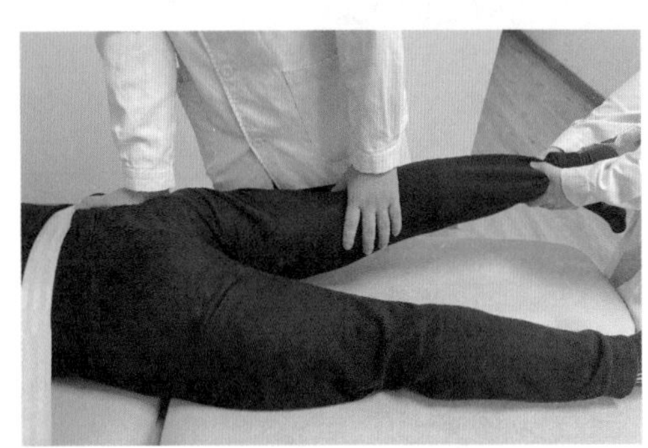

图 6-72　**长轴牵引＋后向前滑动**

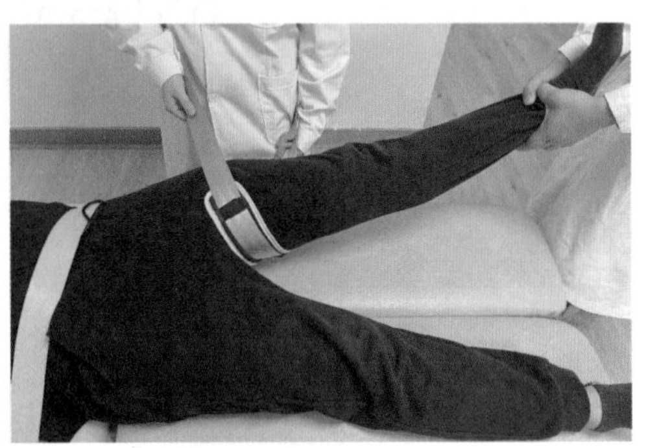

图 6-73　**长轴牵引＋侧方滑动**

（四）长轴牵引＋髋关节屈曲

[患者初始体位]　仰卧位，患侧下肢稍外展。

[治疗师体位]　治疗师面向患者站立于患侧，双手固定在足踝处。

[操作方法]　将股骨沿长轴向足部方向牵拉的同时，做髋关节屈曲的动作（图 6-74）。

[作用]　缓解疼痛和僵硬，改善髋关节活动度。

（五）长轴牵引＋髋关节外展

[患者初始体位]　仰卧位，患侧下肢稍外展。

[治疗师体位]　治疗师面向患者站立于患侧，双手固定在足踝处。

[操作方法]　将股骨沿长轴向足部方向牵拉的同时，做髋关节外展的动作（图 6-75）。

[作用]　缓解疼痛和僵硬，改善髋关节活动度。

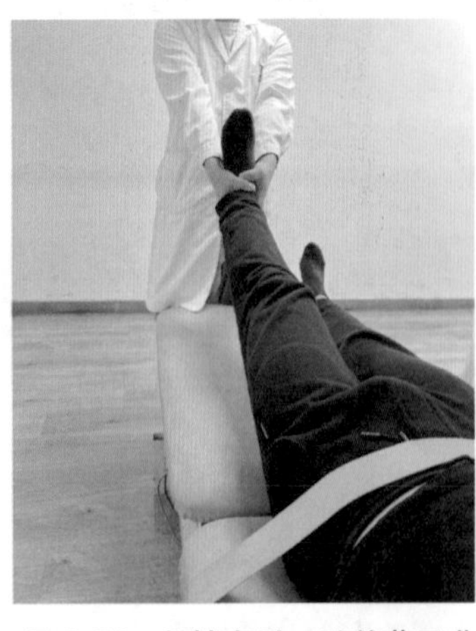

图 6-74　**长轴牵引＋髋关节屈曲**

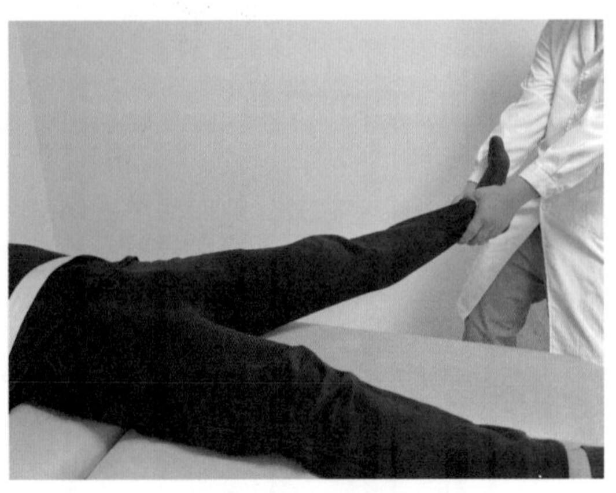

图 6-75　**长轴牵引＋髋关节外展**

四、自我松动

（一）前向后运动

[患者初始体位] 站立位。

[操作方法] 松动带绕患者股骨大转子上方固定髋部，患者重心向正前方移动，松动带相当于给予一个向后的力（图 6-76）。

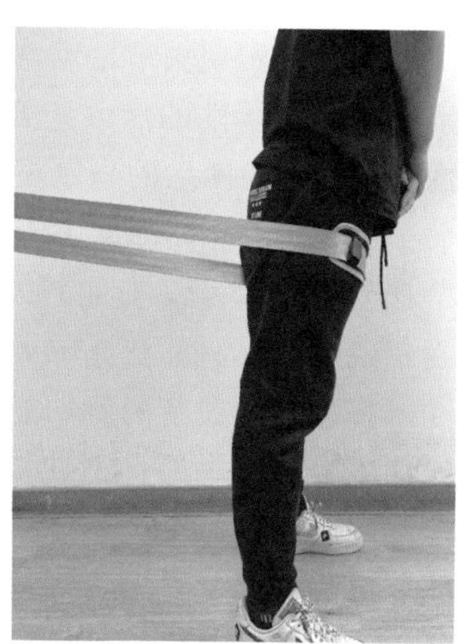

图 6-76 **前向后运动**

[作用] 改善髋关节前向后活动度。

（二）后向前运动

[患者初始体位] 站立位。

[操作方法] 将松动带绕患者股骨大转子上方并固定髋部，患者重心向正后方移动，松动带相当于给予一个向前的力（图 6-77）。

[作用] 改善髋关节后向前活动度。

（三）髋外展

[患者初始体位] 站立位。

[操作方法] 松动带绕患者股骨大转子在身侧固定髋部，患者向左（右），重心向正左（右）移动，松动带相当于给予一个向运动方向对侧的、使股骨头和髋臼分离的力（图 6-78）。

[作用] 改善髋关节外展活动度。

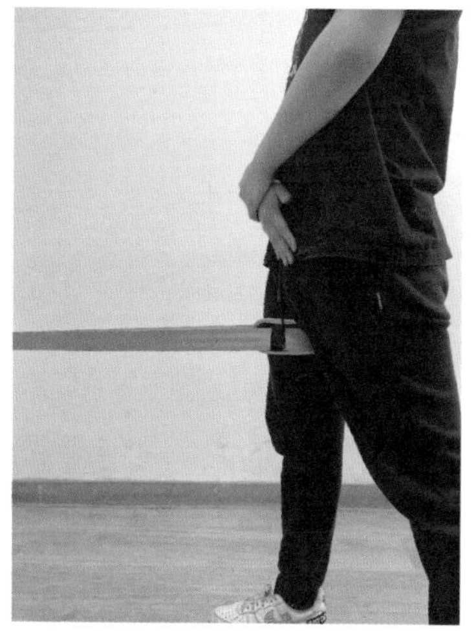

图 6-77 **后向前运动**

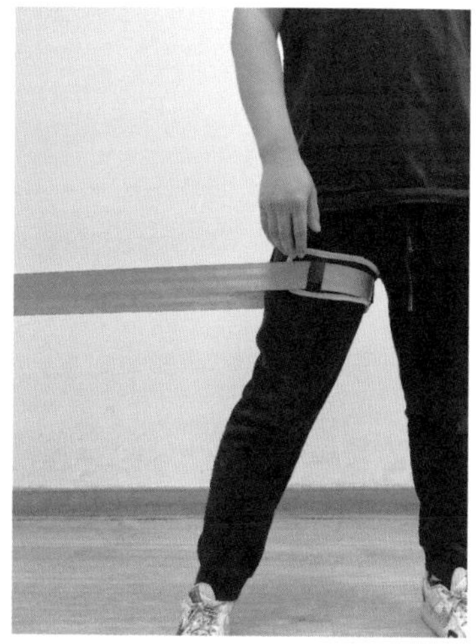

图 6-78 **髋外展**

第四节 循证实践

2016 年，葡萄牙的 Beselga 及其同事在 *Manual Therapy* 上报道髋关节松动术对于改善髋关节骨性关节炎患者髋关节疼痛和运动功能的临床随机对照试验，将 40 例髋关节骨性关节炎患者随机分为动态关节松动术组和安慰剂组，受试者平均年龄为 78 岁，干预后的即刻效应发现关节松动术组减轻受试者疼痛 2 分，髋关节屈曲角度增加 12.2°，但安慰剂组没有显著性的疗效。美国学者 Crow 在 *Physical Therapy* 上首次报道关节松动术对表面髋关节置换术后的病例报告：患者 43 岁，双侧髋关节表面置换术后，术后制动 3 个月，髋关节屈曲 90°，外旋 10°，治疗方案以关节松动术为主，干预后结果发现，Harris 髋关节评分增加 13 分，右侧髋关节的被动活动范围增加 82°，左侧髋关节增加 101°。2016 年，爱尔兰学者 Walsh 在 *Manual Therapy* 上报道对比尾端动态关节松动术和自我尾端关节松动术在改善髋关节内旋功能的随机对照试验：将 22 名正常受试者随机分为尾端动态关节松动术组、自我关节松动术组和对照组，结果发现尾端动态关节松动术组对改善髋关节功能性内旋有显著性的疗效。

（朱玉连　黄崧华　邓志伟）

主要参考文献

[1] Neumann DA. Kinesiology of the Musculoskeletal System-Foundations for Rehabilitation. 2nd ed. Elsevier Health Sciences, 2009.

[2] Magee DJ. Orthopedic Physical Assessment. 6th ed. Elsevier Health Sciences, 2013.

[3] Beselga C, Neto F, Alburquerque-Sendín F, et al. Immediate effects of hip mobilization with movement in patients with hip osteoarthritis: A randomised controlled trial. Man Ther, 2016, 22:80-85.

[4] Crow JB, Gelfand B, Su EP. Use of joint mobilization in a patient with severely restricted hip motion following bilateral hip resurfacing arthroplasty. Phys Ther, 2008, 88(12): 1591-1600.

[5] Walsh R, Kinsella S. The effects of caudal mobilisation with movement (MWM) and caudal self-mobilisation with movement (SMWM) in relation to restricted internal rotation in the hip: A randomised control pilot study. Man Ther, 2016, 22:9-15.

第7章

膝 关 节

膝关节在人体生物力学中扮演着重要的角色，尤其是在行走或跑步时。例如，在步行周期中的摆动期，膝关节屈曲以减少下肢的长度使得足可以离开地面，而在落地时，膝关节持续微屈，使膝具有缓冲能力。跑步时，膝关节需要更大的活动度，特别是在矢状面上的关节活动度。此外，膝关节需要足够的内旋和外旋活动度才能使人体正常地行走或跑步。

第一节 功能解剖

膝关节（图 7-1）由股骨远端、胫骨近端和髌骨共同组成，为人体最大且构造最复杂、损伤机会亦较多的关节。其中髌骨与股骨滑车组成髌股关节，股骨内、外髁与胫骨内、外

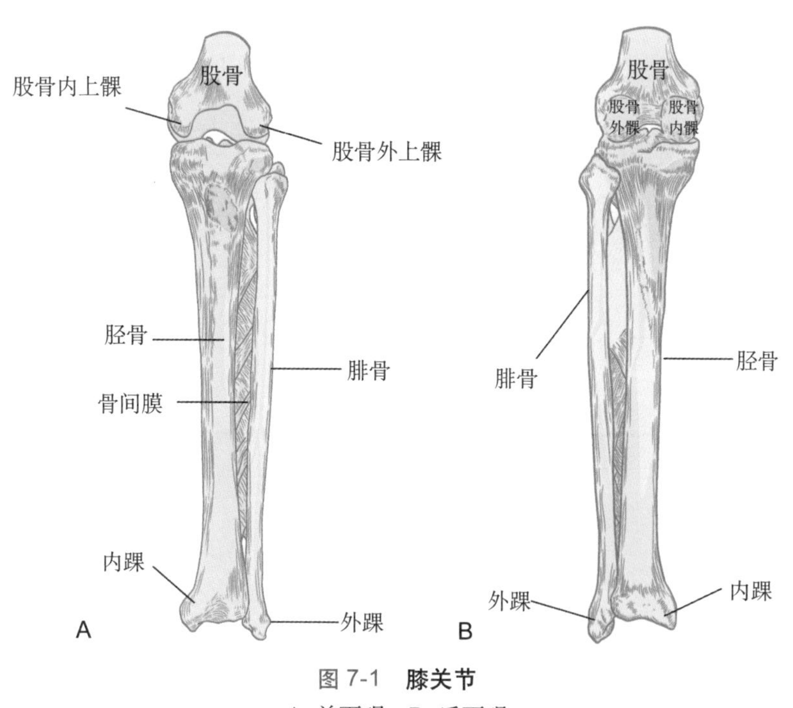

图 7-1 **膝关节**

A. 前面观；B. 后面观

髁分别组成内、外侧胫股关节，胫骨和腓骨头组成上胫腓关节。

一、胫股关节

胫骨和股骨的关节面并非完全吻合，因此膝关节的稳定性主要依靠其周围的韧带和肌肉结构，而不是骨骼结构来维持（表 7-1）。股骨外侧髁比股骨内侧髁更多地向前突出，以防止髌骨的外侧脱位。

表 7-1　胫股关节

胫股关节体位	胫股关节角度
休息位	屈曲 25°
紧张位	完全伸直，胫骨外旋
关节囊紧张	屈曲，伸展

二、髌股关节

髌骨（图 7-2）是人体内最大的籽骨，它与股四头肌、髌腱共同组成伸膝装置。髌骨含有人体最厚层的软骨，它避免了股四头肌腱对股骨髁软骨面摩擦，并增加伸膝力臂。髌股关节是改良的平面关节（表 7-2）。

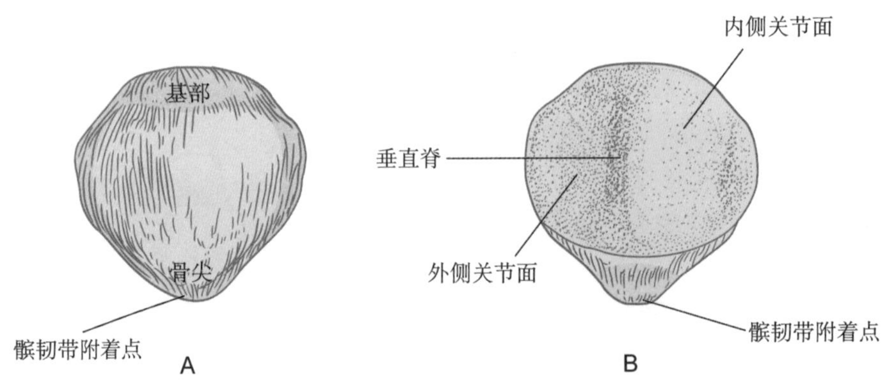

图 7-2　髌骨

A. 前面观；B. 后面观

表 7-2　各项运动的髌骨负荷

各种运动及姿势	髌骨负荷
行走	体重的 0.3 倍
上楼梯	体重的 2.5 倍
下楼梯	体重的 3.5 倍
下蹲	体重的 7 倍

三、上胫腓关节

腓骨并不直接参与膝关节的运动功能，其形状细长，像夹板一样固定于胫骨外侧，有助于维持其骨头的排列位置。腓骨头上提供股二头肌及外侧副韧带附着点。腓骨贴附于胫骨外侧，并与胫骨间形成近端胫腓关节及远端胫腓关节。腓骨分担体重的 1/6，其活动性的降低也可以导致膝关节活动时疼痛。

四、半月板

半月板的存在弥补了膝关节面的不完全吻合。半月板具有一定的弹性，能缓冲重力，起着保护关节面的作用。此外，半月板还具有一定的活动性，膝关节从伸直到屈曲的运动中，半月板向后移，且外侧半月板较内侧半月板移动更多，因此其不易受损。

五、膝关节的运动特点

1. 当膝关节完全伸直时，胫骨髁间隆起与股骨髁间窝嵌锁，侧副韧带紧张，除屈伸运动外，胫股关节不能完成其他运动。

2. 当膝关节屈曲时，股骨两侧髁后部进入关节窝，嵌锁因素解除，侧副韧带松弛，胫股关节才能绕垂直轴做轻度的旋转运动。当膝关节屈曲 90° 时，膝关节可做轴向旋转角度达 40° ～ 45°，且膝关节外旋的活动度与内旋活动度相比，其比例约为 2∶1。

3. 膝关节运动时，半月板可发生位移，屈膝时向后移，伸膝时向前移；小腿旋转时半月板随股髁位移，一侧滑向前，另一侧滑向后。当膝关节屈曲、半月板后移时，股髁曲度较大的后部与半月板肥厚的外缘接触。若此时急剧伸膝，如踢球动作，半月板退让不及，可发生挤压伤或破裂。

4. 膝关节位于人体两个最长的杠杆臂之间，在承受负荷和参与运动中易于损伤，股骨和胫骨以宽大的内、外侧髁关节面增大关节的接触面积，可提高关节的稳固性和减少压强。

第二节　物理检查评估

一、主观资料

病史

除肌肉骨骼评估中应询问的病史外（主诉、现病史、功能史、既往史、系统回顾、个人史、社会史、职业史、家族史），检查者还应注意以下信息。

1. *损伤时体位*　外翻、伸展、屈曲伴后位移或内翻。例如，过度外翻经常导致内侧副韧带损伤，而且通常伴有后关节囊中部、内侧半月板和前交叉韧带的损伤（严重的三联征）。

2. *损伤时变速*　加速、减速或匀速。例如，加速和扭转时损伤可累及半月板，减速损伤通常累及交叉韧带。

3. *疼痛的特点*　发作速度的快慢、部位的分布、持续时间的长短、程度的轻重、性质的种类、疼痛变化的原因等。 例如，膝前痛的原因可能是髌骨的问题、滑囊（髌骨前、髌骨间）的病理改变、脂肪垫的病理改变及腱鞘炎或胫骨结节骨骺炎。

4. 肿胀的情况　肿胀部位和持续时间。例如，膝关节局部肿胀常见病因为滑膜炎，上下楼梯引起的关节反复肿胀可能和髌股关节的功能障碍有关。

5. 膝关节是否有“打软”　这种发现通常表明膝关节不稳定、半月板病变、髌骨半脱位、无移位的骨 - 软骨分离、髌股综合征、皱襞综合征或游离体等。

6. 膝关节弹响　诸多膝关节疾病均可出现膝关节弹响，弹响原因有半月板损伤、关节内游离体、软骨病变、滑膜病变等。

二、客观资料

（一）视诊

一般检查项目包括有无脊柱侧弯、脊柱前凸、脊柱后凸；躯体缺损、关节畸形和下肢长度不对称；软组织肿胀、肥大、瘢痕和颜色；肌肉萎缩、肥大和轮廓。另外，检查还应寻求膝关节下列变化。

1. 前面观（站立位）（图 7-3）

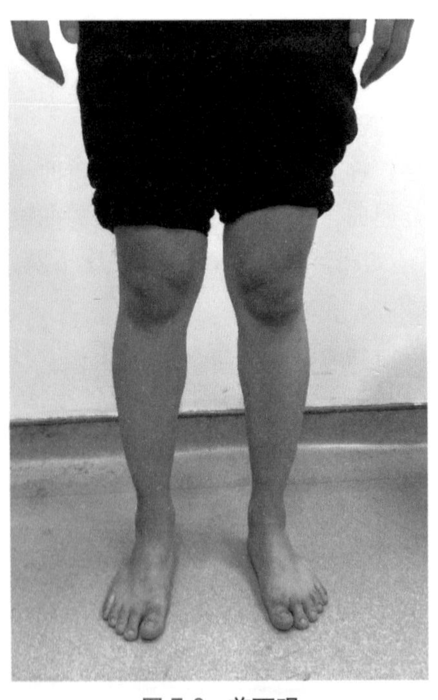

图 7-3　前面观

（1）下肢力线：膝内翻或膝外翻畸形（图 7-4）。成年人膝关节通常约外翻 6°。

（2）关节肿胀：囊内还是囊外？关节囊内肿胀可以累及全关节；而囊外肿胀则比较局限。

（3）髌骨的位置：髌骨是面对正前方，还是向外倾斜或向内倾斜，亦或是向内或向外旋转。

通常髌骨应位于正前方。张力结构可以通过旋转或倾斜改变髌骨的位置。这些张力包括肌肉（如股直肌、髂胫束和腓肠肌）或筋膜（如外侧支持带）。

（4）胫骨的位置：过度内旋或外旋？胫骨过度旋转可导致髌骨软化、髌股关节不稳定和髌下脂肪垫受损情况的发生。站立时，大部分人表现出胫骨外旋。

2. 侧面观（站立位）

（1）下肢力线：是否有膝过伸。习惯的膝反屈可使患者易发生后交叉韧带的撕裂。

（2）髌骨的位置：是否双侧髌骨的位置（图 7-5）比正常过高（高位髌骨）或过低（低位髌骨）。

3. 后面观（站立位）　除观察下肢力线情况，还应寻找异常的肿胀，如腘窝囊肿（Baker 囊肿）（图 7-6）。

4. 前面观和侧面观（坐位）　患者取坐位（图 7-7），屈膝 90°，双足部分负重或自由悬挂。分别从患者正面或侧面进行观察。髌骨应面向前方并位于股骨的远侧端，髌骨与股骨同在一条直线上。

5. 步态　检查者应观察患者步长、步幅、步速和步频的变化；髌骨异常运动，表明可能的运动轨迹问题；胫骨相对股骨的异常活动，表明可能的不稳定问题。还要观察骨盆、

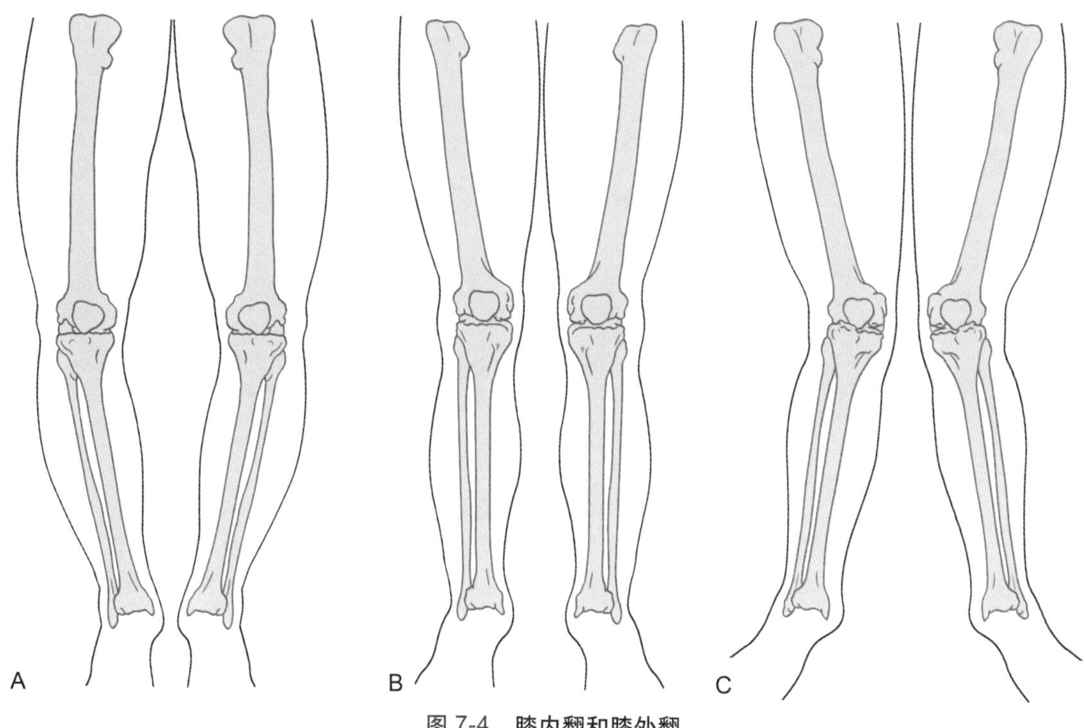

图 7-4 **膝内翻和膝外翻**

A. 胫骨近端 1/3 内翻，膝内翻畸形主要局限于胫骨远端，随着胫骨的外翻扭转和股骨的内侧扭转，形成“膝内翻”的表现；B. 下肢整体膝内翻；C. 双下肢的膝外翻畸形

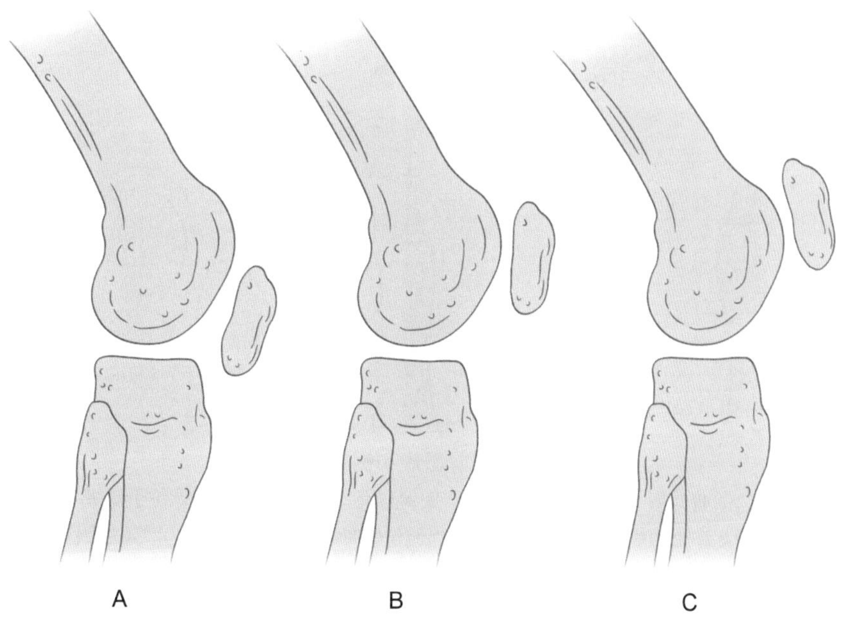

图 7-5 **髌骨的位置**

膝关节屈曲 45° 功能位时产生减速力的正常髌骨姿势，髌骨关节面正对股骨前方。A. 低髌骨位；B. 正常；C. 高髌骨位

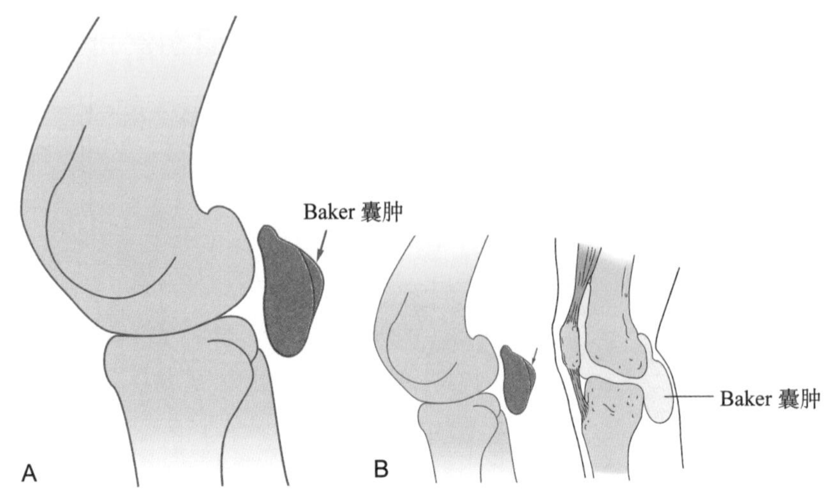

图 7-6　Baker 囊肿

A. 74 岁老年男性，以小腿疼痛和肿胀急性起病，不伴有膝关节疼痛，最初可疑的诊断为腘窝血栓形成，静脉造影结果正常，关节造影显示造影剂聚集在关节腔的后方——腘窝囊肿（箭头）；B. Baker 囊肿的图解

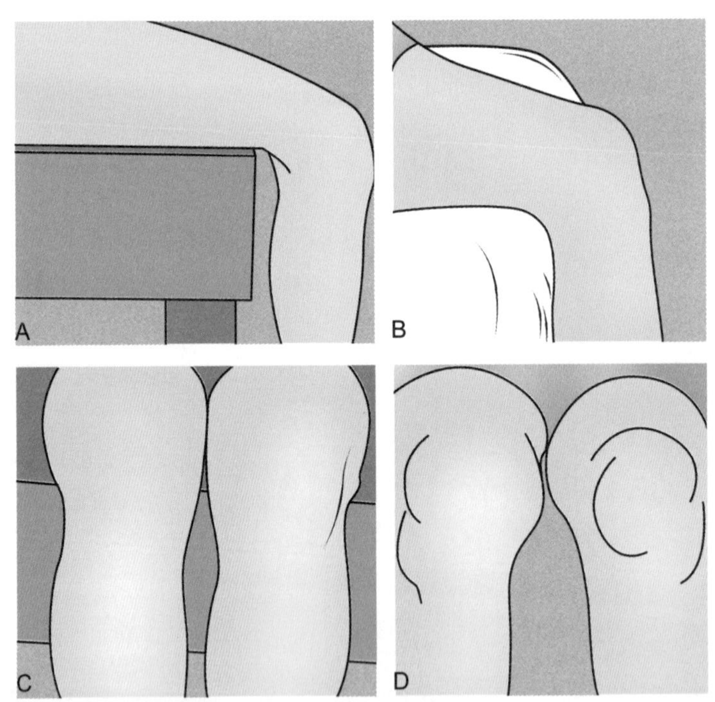

图 7-7　膝关节前面观和侧面观（坐位）

A. 正常膝关节侧面观，髌骨与股骨同在一条直线上；B. 高位髌骨的侧面观，髌骨位于膝关节的顶部；C. 正常髌骨的正面观，髌骨位于膝关节轮廓的中央；D. 高位和外偏位髌骨的正面观，表现为“蝗虫眼”征或“蛙眼”征

髋关节和踝关节的运动是否正常。

（二）触诊

触诊时，检查者应查找有无反常的触痛、肿大、凸起或反常温度。触诊膝关节时，通常需要配合膝关节角度变换，摆出不同的体位。例如，半月板囊肿在膝关节屈曲 45° 时易

触及，关节间隙则在90°时易触及。

1. *前面触诊（伸膝位）* 触诊顺序为髌骨、髌腱、髌韧带、关节囊和髌骨的软骨表面和皱襞，最后看胫骨粗隆是否增大（可能为胫骨结节骨骺炎）。

（1）髌骨关节面：膝关节伸直，股四头肌放松。轻柔地向内侧推髌骨来触摸内侧关节面，外侧关节面则反方向。如果髌骨关节面可以被轻柔地触到，可能为髌骨软化症。

（2）髌上囊：检查者用拇指和示指提起髌上的皮肤和皮下组织。这样，髌上囊的滑液囊通常可以被触摸到，髌上囊的滑液囊与膝关节的滑液囊相连，并且触感非常光滑。

（3）股四头肌和缝匠肌：检查是否有触痛、缺损、张力缺乏或硬块（骨化性肌炎）。

2. *前面触诊（屈膝位）* 触诊膝关节间隙和半月板囊肿：患者的膝关节屈曲45°，检查者触摸关节间隙，特别是外侧面，注意观察是否有肿胀（可能是半月板囊肿）、触痛或其他病理表现。

三、功能评估

（一）主动运动检查

主动运动（图7-8）应在坐位或仰卧位的姿势下进行，检查者应观察以下信息。

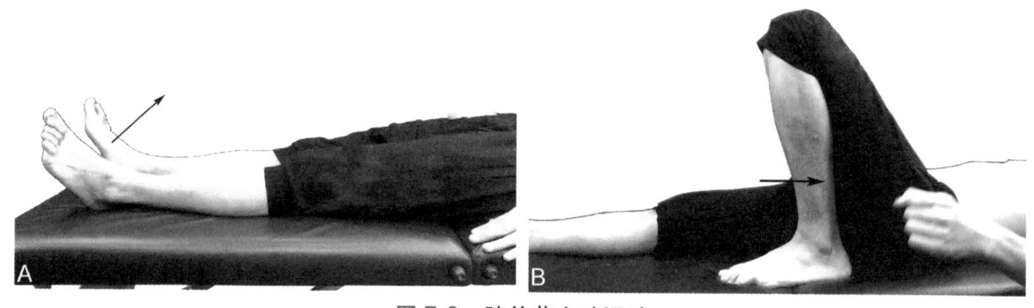

图7-8 **膝关节主动运动**

A. 伸展；B. 屈曲

1. *是否有疼痛* 如果主动运动有疼痛，记录具体部位和引起疼痛的动作。

2. *主动活动度* 膝关节主动屈曲角度为135°，伸展角度为0°。坐位膝关节屈曲90°时，胫骨主动内旋角度为20°～30°，主动外旋角度为30°～40°。在日常生活中，膝关节更多的是需要完全伸展位（如站立、行走）。

量角器测量膝关节屈曲（伸展）：患者取俯卧位或坐位。检查者将量角器的轴心对准股骨外上髁，固定臂与股骨长轴平行，移动臂平行胫骨。

3. *髌骨活动性* 髌骨是否能自由、平滑地沿轨迹运动；膝关节从伸直到屈曲的过程中，髌骨通常沿曲线移动。

（二）被动运动检查

1. *终末端感觉* 膝关节被动屈曲正常终末端感觉为组织挤压感，而被动伸展、内旋、外旋和髌骨滑动则为组织牵伸感。

2. *被动活动度* 如果膝关节主动活动度正常，那么可以不必进行被动活动度检查，直接做髌骨的被动运动检查。膝关节屈曲90°时，胫骨被动内旋角度约为30°；而被动外旋的角度约为 40°。约 117° 的屈曲对诸如蹲下系鞋带或穿袜子等活动是必需的。坐在椅子上需要约 90° 的屈曲，而爬楼梯（平均高度）则需要约 80° 的屈曲。

3. *髌骨活动性* 髌骨由一侧向另一侧的被动活动应该在屈曲 45° 时检查，屈曲 45° 是功能位，而且可以更好地显示髌骨功能的稳定与否。通过髌骨被动的向内、向外运动，确定髌骨的移动性并与正常侧进行对比。通常在膝关节伸直时，髌骨向内和向外移动的距离应为髌骨宽度的 1/2。进行髌骨向外移动检查时必须格外小心，尤其是那些曾经发生髌骨脱位的患者。

4. *肌肉弹性* 检查股四头肌、腘绳肌、髂胫束、股外侧的外展肌和内收肌及腓肠肌是否具有完全正常的弹性。其中任何结构的紧张都会导致步态和姿势的力学改变，进而导致病理改变。例如，股四头肌紧张，那么髌骨就不能在滑车上完全移动，尤其在髋关节伸展时。紧张的髂胫束可导致髌骨的外移（图 7-9）。

（三）等长抗阻运动检查（肌肉检查）

正确的肌肉检查必须进行等长抗阻运动（图 7-10）。患者应取仰卧位，观察任何胫骨的异常运动（如韧带不稳定）或压迫髌骨出现的疼痛（如髌股综合征）。理论上，这些等长抗阻运动应在关节保持休息位屈曲 25° 时进行，也有学者建议分别在膝关节 0°、30°、60° 和 90° 时进行等长抗阻运动。

膝关节在屈曲约 60° 时具有最大的伸肌力，在屈曲 10° ～ 45° 时则具有最大的屈曲力。为了完成膝关节伸展最后 15°，股四头肌需要增加 60% 的肌力。

（四）功能评定

如果可以顺利完成主动、被动和等长抗阻运动的检查，那么检查者还应对患者进行一系列的功能性活动检查，以观察这些活动是否会产生疼痛或其他症状。因膝关节功能评定

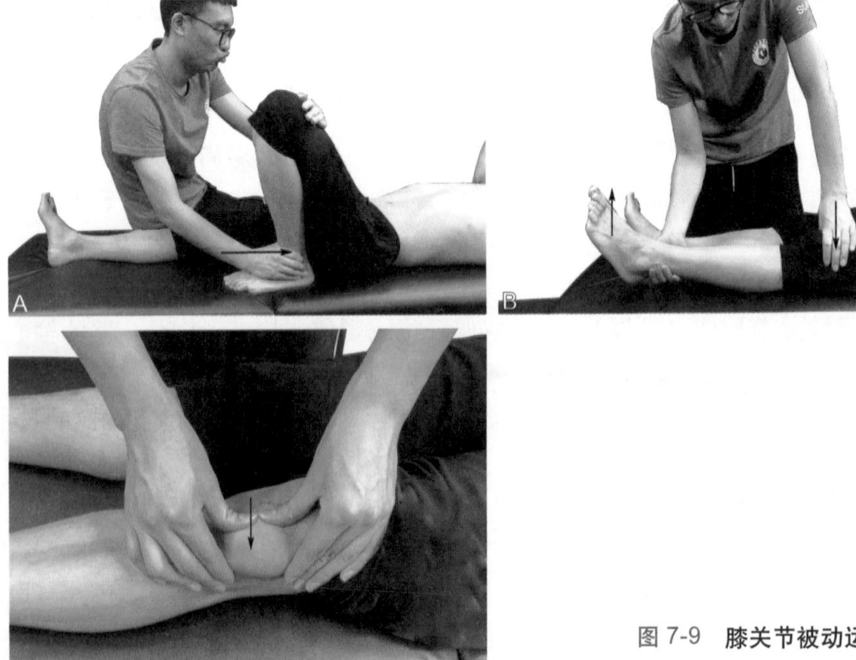

图 7-9 **膝关节被动运动**

A. 屈曲；B. 伸展；C. 髌骨向外侧滑动

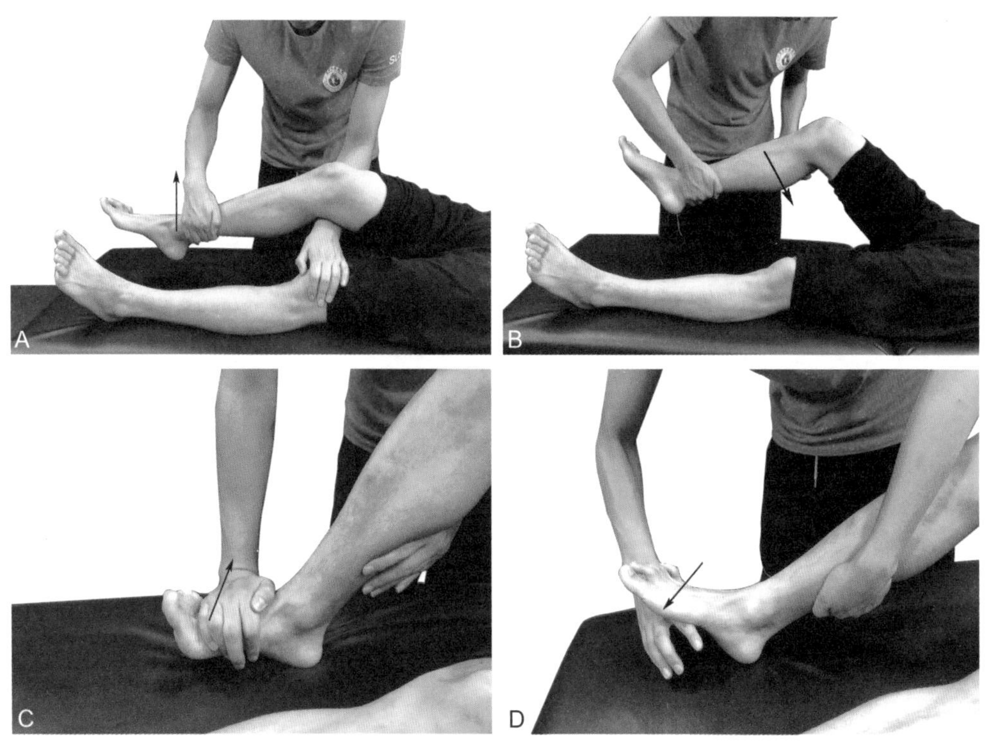

图 7-10 **膝关节的等长抗阻运动**

A. 膝关节伸展；B. 膝关节屈曲；C. 踝关节背伸；D. 踝关节跖屈

方法和评定量表众多，适用人群和作用各不相同，检查者必须挑选合适的检查或评分表，避免加重原有症状。

1. 8 字跑和直线奔跑检查　Fonseca 及其同事发现绕 8 字跑和直线奔跑间的时间比值是鉴别前交叉韧带损伤患者与正常人的非常有效的方法之一（图 7-11）。

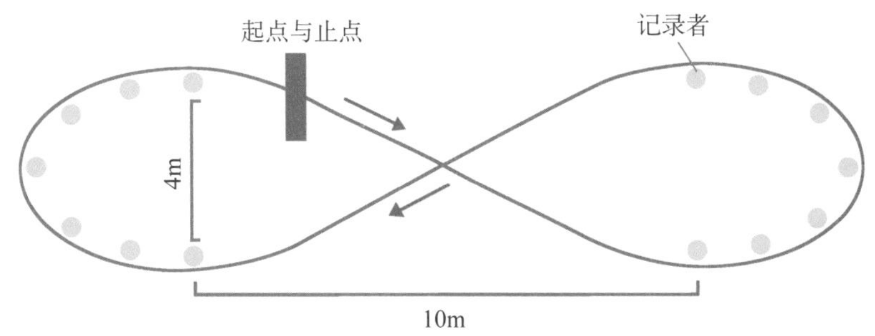

图 7-11 **8 字跑的轨迹**

2. 跳跃检查　Strobd 和 Stedtfeld 提出了单腿跳检查（图 7-12）。患者一条腿站立，并用同一条腿做“长距离的单腿跳”，并与健侧进行对比。Noyes 及其同事认为左、右腿跳跃长度对称性＜ 85% 不正常。

（五）韧带稳定性检查

膝关节比身体其他关节更依赖韧带维持自身的稳定性。对于被检查的运动，韧带作为主要的或次要的限制结构（表 7-3），例如，前交叉韧带是胫骨前移的主要限制结构，也是

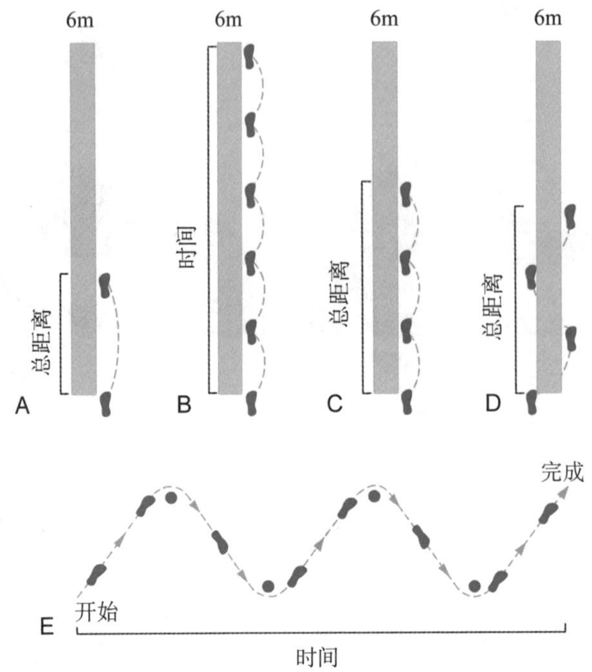

图 7-12　**跳跃检查**

A. 一次单腿跳的距离; B. 计时的跳跃; C. 3 次单腿跳的距离; D. 交叉单腿跳的距离; E.30m 灵活的单腿跳检查

表 7-3　**膝关节活动时主要和次要限制结构**

胫骨运动	主要限制结构	次要限制结构
前移	ACL	MCL,LCL；内、外侧关节囊的中 1/3，髂胫束，半月板角，腘肌角
后移	PCL	MCL,LCL；内、外侧关节囊的后 1/3，腘肌腱，板股前韧带和板股后韧带
外翻	MCL	ACL,PCL；膝关节完全伸直时后关节囊，半月板角
内翻	LCL	ACL,PCL；膝关节完全伸直时后关节囊，腘肌角
外旋	MCL,LCL	腘肌角
内旋	ACL,PCL	板股前韧带，板股后韧带，半月板角

注：ACL. 前交叉韧带；PCL. 后交叉韧带；MCL. 胫侧副韧带；LCL. 腓侧副韧带

完全伸展和旋转时内、外翻运动的次要限制结构。如果主要的限制结构受到损伤，那么病理性运动就会产生。如果次要限制结构受损，而主要限制结构未受损，那么在那个方向上的病理性运动不会发生。如果主要限制结构和次要限制结构同时受损，那么就会发生更严重的病理性运动（表 7-4）。

1. 侧副韧带　胫侧（内侧）副韧带通常位于膝关节内侧面的后方，而不是前方。它由两层组成，一个浅表层和一个深层。深层是由连着内侧半月板的关节囊增厚所致；有时也被称为内侧关节囊韧带。浅层是强力的、宽大的三角条索状结构。由于股骨髁的形态，在运动过程中胫侧副韧带不同部分受到的张力不同。完全伸展时胫侧副韧带的所有纤维都是紧张的。屈曲时，前部纤维大部分是紧张的；半屈曲时，后部纤维是最紧张的。腓侧（外侧）副韧带呈圆形，位于股二头肌肌腱的下方。它从股骨外上髁到腓骨头，也是位于后部。

表 7-4 膝关节主要韧带的功能与造成伤害的机制

结构	功能	伤害机制
内侧副韧带（与后内侧关节囊）	1. 对抗外翻（外展） 2. 对抗膝关节伸直 3. 对抗过多的轴向旋转（特别是膝关节外转）	1. 足部站于地面时膝关节产生巨大的外翻力量（如足球中的夹球） 2. 严重的膝关节过度伸直
外侧副韧带	1. 对抗内翻（内收） 2. 对抗膝关节伸直 3. 对抗过多的轴向旋转	1. 足部站于地上时膝关节产生巨大的内翻力量 2. 严重的膝关节过度伸直
后侧关节囊	1. 对抗膝关节伸直 2. 腘斜韧带对抗膝关节外转 3. 后外侧关节囊协助对抗内翻	膝关节过度伸直或膝关节过度伸直伴随着膝关节外转
前十字韧带	1. 对抗膝关节伸直（胫骨过度前移或股骨过度后移，或两种情况同时发生） 2. 对抗过度的内翻、外翻及轴向旋转	1. 足部站于地上时而膝关节受到巨大的外翻力量 2. 足部稳稳地站于地上时，大量的轴向旋转扭力施加于膝关节中（不管任何旋转方向） 3. 任何上述情形发生，特别是于膝关节伸直或几乎伸直情况下股四头肌强烈收缩 4. 严重的膝关节过度伸直
后十字韧带	1. 对抗膝关节屈曲（胫骨过度后移或股骨过度前移，或两种情况同时发生） 2. 对抗过度的内翻，外翻及轴向旋转	1. 膝关节完全屈曲时摔倒（与踝关节完全跖屈），以至于近端胫骨先撞击地面 2. 任何会造成胫骨后移的动作或股骨前移的动作，特别是当膝关节是屈曲状态下 3. 足部稳稳地站于地上时，膝关节受到巨大的轴向旋转或内、外翻的扭力，特别是当膝关节处于屈曲状态时 4. 严重的膝关节伸直造成关节后侧产生一个大型缝隙

此韧带在伸展时紧张，屈曲时放松，尤其是屈曲 30° 以后。当膝关节屈曲时，它可提供对膝关节外侧面的保护。它不和外侧半月板相连，而是被一个小脂肪垫分隔。

2. 交叉韧带　交叉韧带是膝关节主要的旋转稳定结构。前交叉韧带的主要功能是限制胫骨在股骨上的前移和限制屈曲时胫骨的外旋，次要功能是限制膝关节伸展和过度伸展。前内侧束在屈曲和伸展时都紧张，而后外侧束只有在伸展时紧张。

总的来讲，前交叉韧带在膝关节屈曲 30° ～ 60° 时张力最小。后交叉韧带，这条膝关节最坚韧的扇形韧带是防止膝关节运动时后移位的主要稳定结构，并限制伸膝和过伸。

当胫骨外旋时，侧副韧带变得紧张而交叉韧带则松弛。相反，当胫骨内旋时，侧副韧带松弛，而交叉韧带紧张。

（六）特殊检查

1. 半月板损伤的检查　因为半月板内2/3没有血供和神经支配，所以半月板的损伤可能导致轻微疼痛或根本没有疼痛或肿胀，使得诊断尤为困难。研究发现，约50%的半月板损伤可引起关节间隙疼痛或压痛，所以关节隙的疼痛和压痛不能单独用于诊断。所有试验中，麦氏试验和Apley研磨试验可能是最常用的。

（1）麦氏试验（回旋挤压试验）（图7-13）：患者仰卧，膝关节完全屈曲（足跟触到臀部）。检查者将患者胫骨内旋并伸膝，如果关节腔有外侧半月板撕裂碎片，这个动作将产生弹响和疼痛。通过不断变化屈曲的度数和内旋的度数，检查者可检查半月板后角到体部。半月板前半部分因受到的压力不如后半部分大而不易检查。内侧半月板的检查步骤同上，只是胫骨外旋。

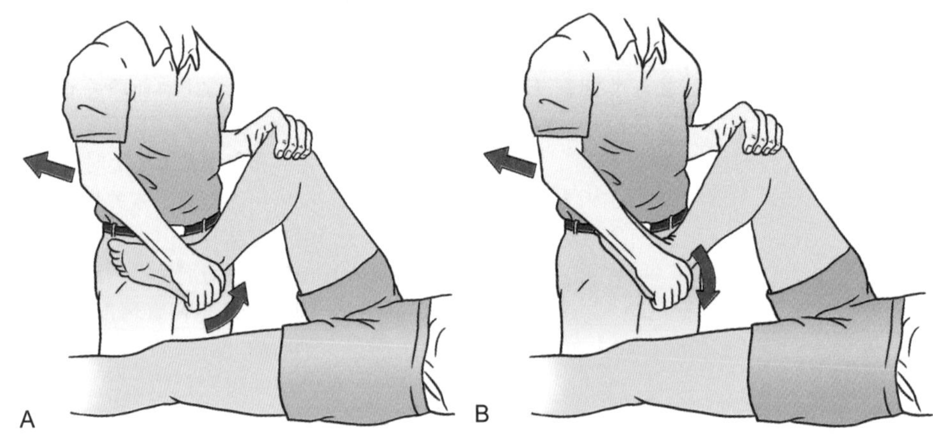

图7-13　**麦氏试验（回旋挤压试验）**

A. 内侧半月板试验；B. 外侧半月板试验

（2）研磨试验（Apley试验）（图7-14）：患者俯卧，屈膝，大腿放在检查床上。检查者内、外旋并提升胫骨，注意有无受阻、过度活动度和不适，然后改提升为下压，重复上述动作。

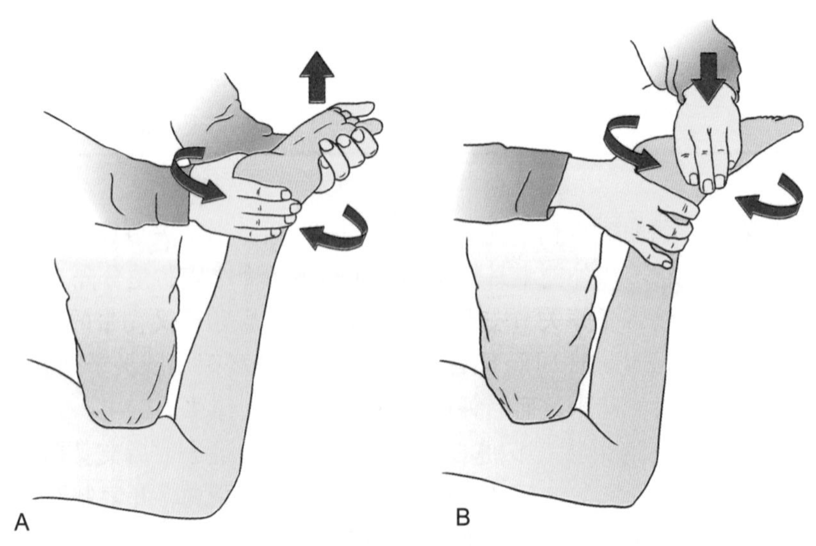

图7-14　**研磨试验（Apley试验）**

A. 放松；B. 压缩

如果旋转加提升时更痛或旋转度数比健侧大，表明韧带存在损伤。如果旋转加下压时更痛或旋转度数比健侧小，表明半月板存在损伤。

2. 滑膜皱襞的检查 滑膜皱襞异常的表现类似半月板损伤。如果怀疑半月板或皱襞损伤，就有必要做半月板和滑膜皱襞的检查。

(1) 内侧皱襞试验（图 7-15）：患者仰卧，检查者将患肢屈曲 30°。如果检查者将髌骨向内侧移动时患者感到疼痛，为内侧髌骨型滑膜皱襞的表现。疼痛是由于股骨髁和髌骨间皱襞边缘受挤压造成的。

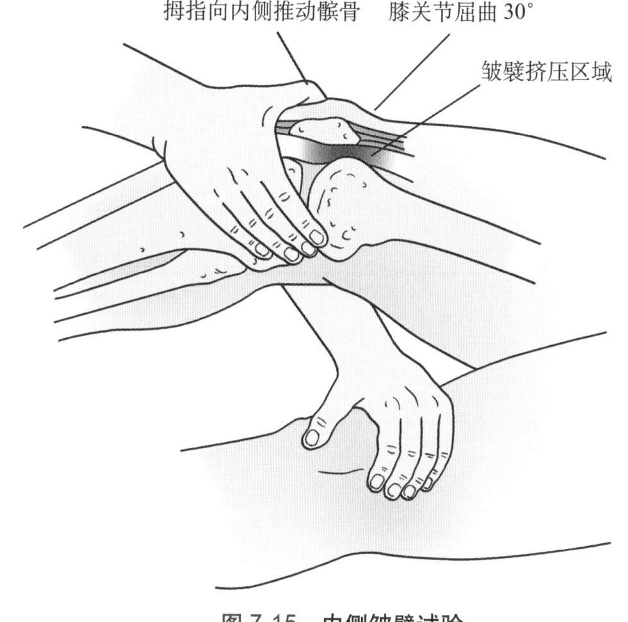

图 7-15 内侧皱襞试验

(2) 震颤试验：患者坐在检查床边，双膝关节屈曲 90°。检查者将一只手指放在髌骨上，让患者缓慢伸膝至 45°～60°（0° 为伸直状态），如果髌骨受到卡阻或跳动，则为试验阳性。只有关节无肿胀时此试验才有效。

(3) 滑膜皱襞试验：患者仰卧、屈膝，检查者以一手内旋患者胫骨，以另一手的掌部压在髌骨上并用手指触摸股骨内侧髁。患者膝关节被动屈伸同时检查者以手指感知皱襞的"弹出"。"弹出"为试验阳性。

3. 肿胀的检查 当估计存在肿胀时，检查者必须判断清楚肿胀的类型和程度。当发生肿胀时，膝关节会处于休息位，屈曲 15°～25°。这样有利于关节腔最大限度地容纳液体。如果损伤大，液体会渗到关节周围的软组织（如韧带、关节囊、滑膜），因此渗出会使检查者低估损伤的程度。

浮髌试验：患腿膝关节伸直，放松股四头肌，检查者一手向下推动髌骨，另一手示指轻压髌骨，如有浮动感觉，即能感到髌骨碰撞股骨髁；松压则髌骨又反弹，则为阳性。

4. 髌股关节功能障碍的检查 髌股关节功能障碍提示膝部伸展和屈曲时髌骨在股骨髁上运动机制失常。髌股关节功能障碍患者常诉疼痛，这种疼痛可能会导致膝关节屈曲困难和打软腿。

髌股关节研磨试验（图 7-16）：患者平卧、伸膝，检查者用手掌的虎口部轻压患者髌骨，同时要求患者收缩股四头肌。如果此试验可以导致髌骨后的疼痛并使患者不能保持收缩，试验阳性。

5. 其他试验　Q 角或髌股角（图 7-17）：患者仰卧，大腿保持中立位，因为大腿和足的内旋或外旋都会影响 Q 角。髂前上棘至同侧髌骨中点连线，胫骨结节至髌骨中点连线，两连线交叉形成的角为 Q 角。Q 角（股四头肌角）的定义为股四头肌（主要是股直肌）和髌韧带之间的夹角，代表股四头肌力量的角度。

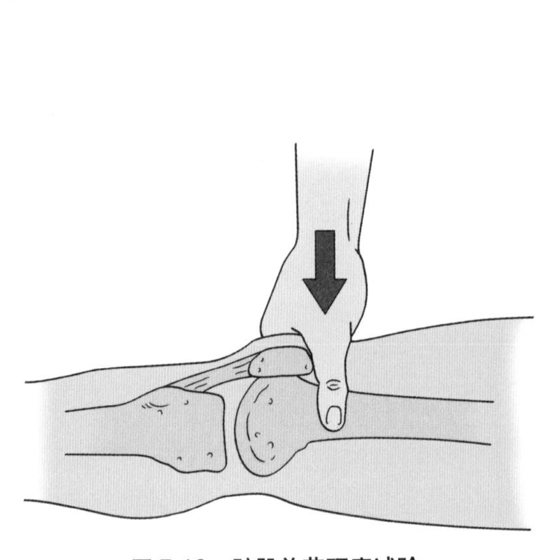

图 7-16　髌股关节研磨试验

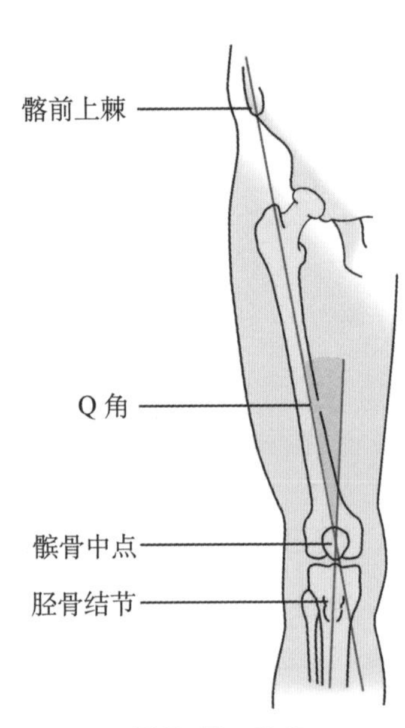

图 7-17　Q 角

一般在膝关节伸直的情况下男性的 Q 角为 13°，女性的 Q 角为 18°。如果此角＜ 13°，可能存在髌（骨）软骨软化症或高位髌骨。如果此角＞ 18°，可能存在髌骨软化症、髌骨半脱位、股骨前倾、膝外翻、胫骨结节外移或胫骨外旋。此检查也可根据 X 线片诊断。检查时股四头股须放松。如果患者取坐位，Q 角应为 0°。当患者取坐位时，如果存在“刺刀”征，表明股四头肌、髌韧带或胫骨干对线不正常。

第三节　关节松动术

一、常规松动

（一）胫股关节

1. 生理运动的一般松动技术

（1）伸展（图 7-18）

[患者起始体位]　仰卧位。

[治疗师体位] 面向患者足部，站在患侧，将一小腿置于治疗床上，膝关节屈曲。用大腿固定患者股骨远端，双手握住小腿远端，肘关节内侧与患者膝关节保持在同一活动轴上。

[操作方法] 治疗师的双手同时用力抬起小腿，伸展膝关节 25° ～ 30°，可配合胫股关节内收或外展。

[作用] 缓解疼痛和僵硬，增加膝关节屈曲活动范围。

图 7-18 胫股关节伸展

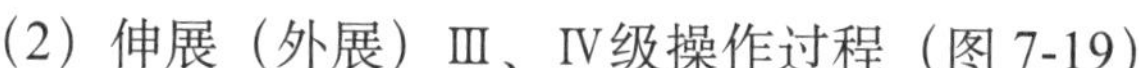

（2）伸展（外展）Ⅲ、Ⅳ级操作过程（图 7-19）

[患者起始体位] 仰卧位。

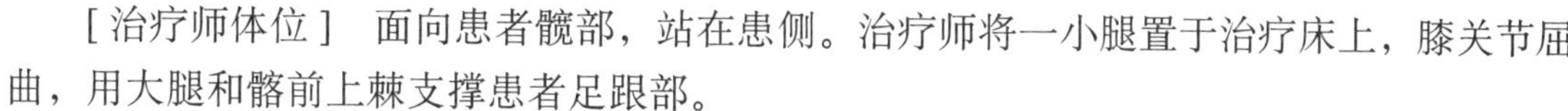

[治疗师体位] 面向患者髋部，站在患侧。治疗师将一小腿置于治疗床上，膝关节屈曲，用大腿和髂前上棘支撑患者足跟部。

[操作方法] 治疗师的内侧手放在胫骨近端（胫骨内侧髁），外侧手放在股骨远端（股骨外上髁），手指朝后，外侧前臂垂直于患者下肢纵轴。双手同时用力，将膝关节过度伸展并外展。

[作用] 检查外展的终末端感觉，如果侧副韧带撕裂，结果则内、外侧活动范围过大、终末端感觉模糊；改善膝关节 10° 屈曲位的外展角度。

（3）伸展（内收）Ⅲ、Ⅳ级操作过程（图 7-20）

[患者起始体位] 仰卧位。

[治疗师体位] 面向患者髋部，站在患侧。治疗师将一小腿置于治疗床上，膝关节屈曲，用大腿和髂前上棘支撑患者足跟部。

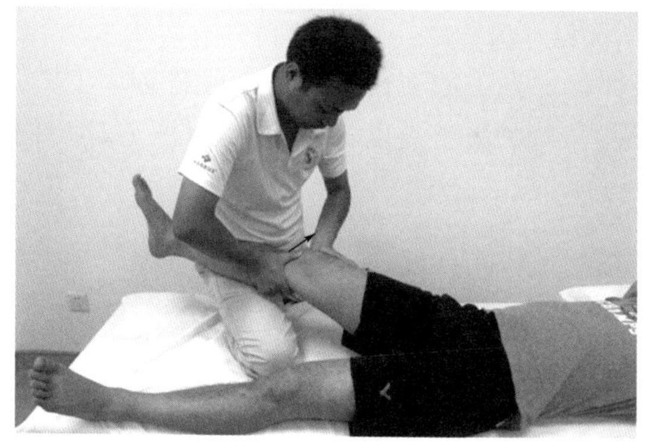

图 7-19 股胫关节伸展（外展）

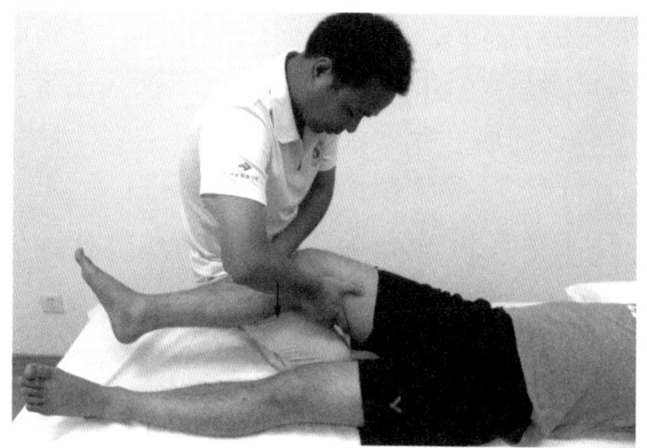

图 7-20 股胫关节伸展（内收）

[操作方法] 外侧手支撑患者膝关节外侧（胫骨外侧髁），内侧手放在股骨远端（股骨内上髁），手指朝后，外侧前臂垂直于患者下肢纵轴。双手同时用力，将膝关节过度伸展并内收。

[作用] 检查内收的终末端感觉，如果侧副韧带撕裂，结果则内、外翻活动范围过大、

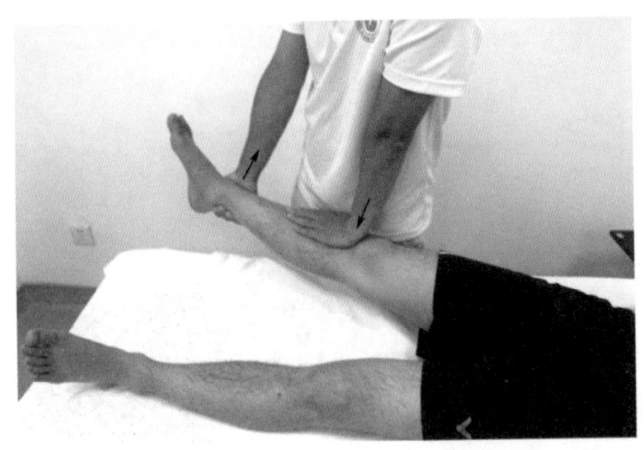

图 7-21　上方手位置：胫骨近端

终末端感觉模糊；改善膝关节 10° 屈曲位的内收角度。

(4) 伸展（外展）Ⅳ、Ⅳ + 级操作过程

[患者起始体位]　仰卧位。

[治疗师体位]　面向患者髋部，站在患侧。

[操作方法]　治疗师下方手从外侧握住患者足跟部，上方手放在前外侧。①股骨远端上方；②胫骨近端上方；③胫股关节线上方。双手相向用力，将膝关节过度伸展并加压（图 7-21 ～图 7-23）。

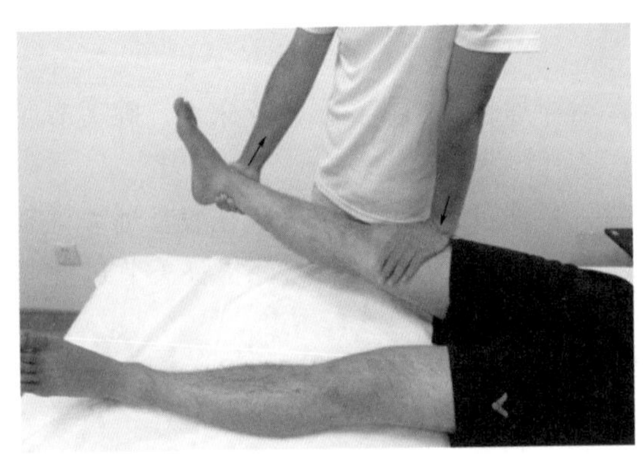

图 7-22　上方手位置：股骨远端

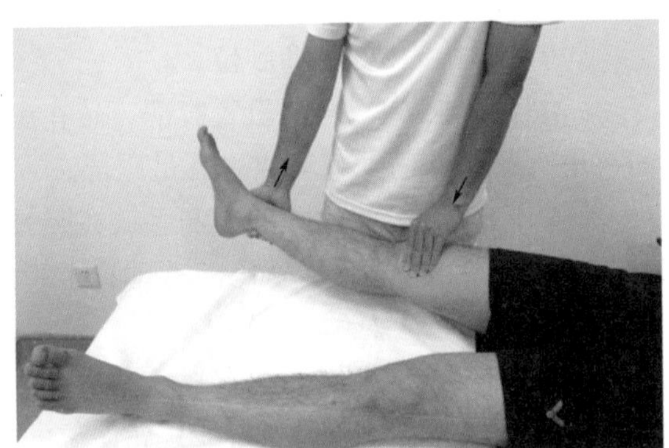

图 7-23　上方手位置：胫股关节

[作用]　常作为膝关节的特殊检查。

(5) 伸展（内收）Ⅳ级和Ⅳ + 级操作过程

[患者起始体位]　仰卧位。

[治疗师体位]　面向患者髋部，站在患侧。

[操作方法]　下方手从内侧握住患者足跟部，上方手放在前内侧。①股骨远端上方；②胫骨近端上方；③胫股关节线上方。双手相向用力，将膝关节过度伸展并内收(图 7-21 ～图 7-23)。

[作用]　常作为膝关节的特殊检查。

(6) 屈曲（外展）

[患者起始体位]　仰卧位，患侧屈髋屈膝。

[治疗师体位]　站在患侧。

[操作方法]（图 7-24）　治疗师的上方手固定患者大腿，将髋关节角度保持在 90°；下方手握住踝关节，屈曲膝关节至最大角度。下方手维持胫骨内旋，将小腿朝外下方做来回摆动。

[作用]　缓解疼痛和僵硬，增加膝关节屈曲活动范围。

(7) 屈曲（内收）

[患者起始体位]　仰卧位，患侧屈髋屈膝。

[治疗师体位] 站在患侧。

[操作方法](图7-25) 治疗师的上方手固定患者大腿，将髋关节角度保持在90°；下方手握住踝关节，屈曲膝关节至最大角度。下方手维持胫骨外旋，将小腿朝内下方做来回摆动。

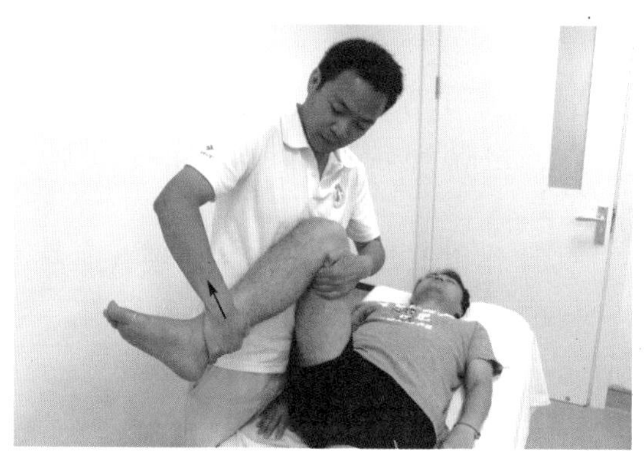

图7-24 **屈曲（外展）操作方法**

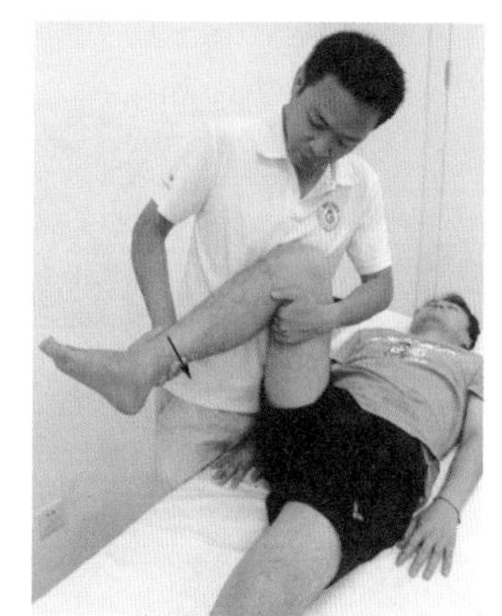

图7-25 **屈曲（内收）操作方法**

[作用] 缓解疼痛和僵硬，增加膝关节屈曲活动范围。

(8) 内旋、外旋

1) 仰卧位内旋、外旋的松动手法

[患者起始体位] 患者仰卧位，髋膝屈曲约90°。

[治疗师体位] 面向患者足部，站在患侧。

[操作方法] ①内旋(图7-26)：治疗师的内侧手握住患者足背外侧，内侧上臂和躯干固定膝关节，外侧手握住足跟部。双手相向用力，使胫骨内旋。②外旋(图7-27)：治疗师的内侧手握住患者足跟部，内侧上臂和躯干固定膝关节，外侧手握住足背内侧。双手相向用力，使胫骨外旋。

2) 俯卧位内旋、外旋的松动手法

[患者起始体位] 患者俯卧位，膝关节屈曲90°。

[治疗师体位] 面向患者足部，站在患侧。

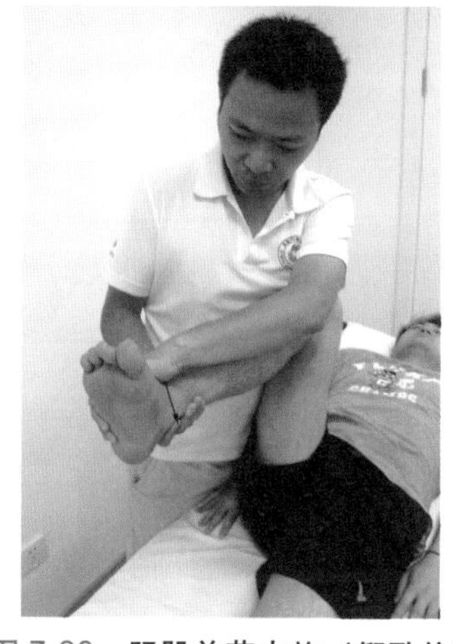

图7-26 **胫股关节内旋（仰卧位）**

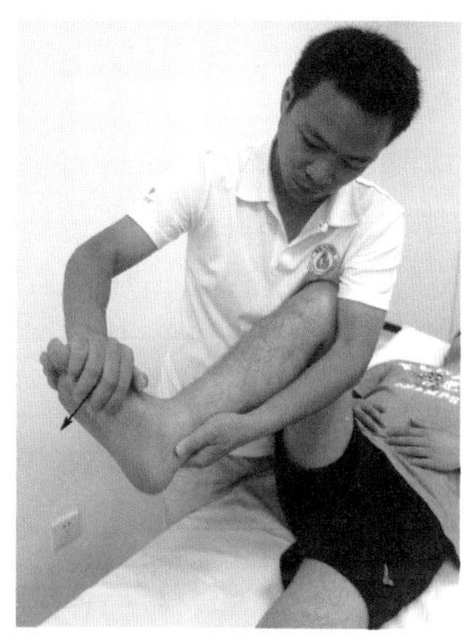

图7-27 **胫股关节外旋（仰卧位）**

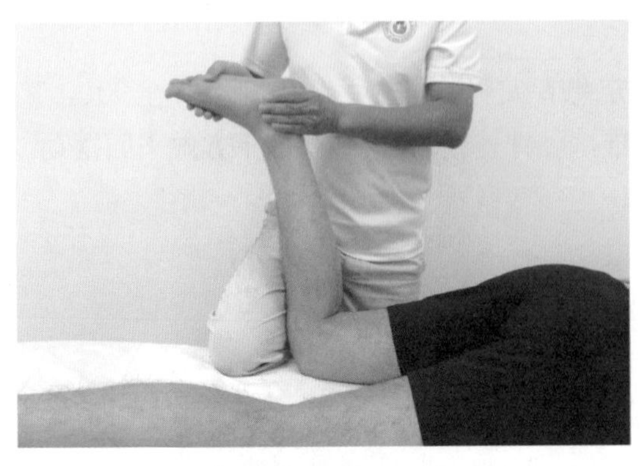

图 7-28　**胫股关节内旋（俯卧位）**

[操作方法]　①内旋（图 7-28）：治疗师用一侧下肢屈膝顶住患者小腿并固定，上方手固定患者足跟部，下方手从外下方握住足远端背面，双手相向用力，使胫骨内旋。②外旋（图 7-29）：治疗师用一侧下肢屈膝顶住患者小腿并固定，上方手固定患者足跟部，下方手从内上方握住足远端趾面，双手相向用力，使胫骨外旋。

[作用]　缓解疼痛和僵硬（通常内旋效果更好），增加膝关节屈曲活动范围。

2. 附属运动的一般松动技术

（1）前向后滑动

1）Ⅰ、Ⅱ级时前向后滑动（图 7-30）

[患者起始体位]　仰卧位，膝关节下垫一软枕使膝关节微屈。

[治疗师体位]　站在患侧，治疗师双手包绕患者胫骨近端，拇指置于胫骨前面，其余四指放置于胫骨后面。

[操作方法]　两侧拇指垂直胫骨纵轴向下用力，将胫骨向后滑动。

[作用]　改善膝关节屈曲活动范围。

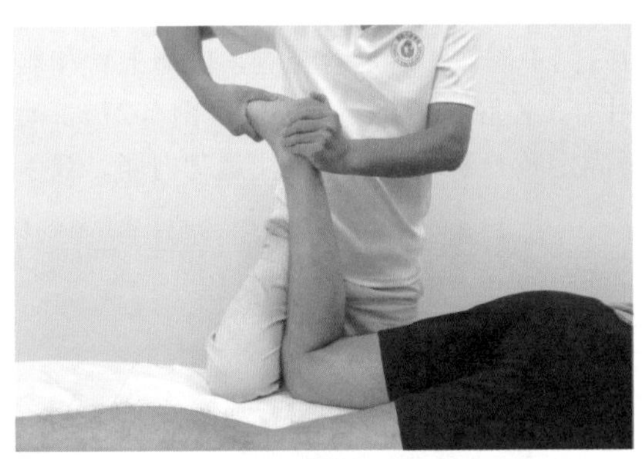

图 7-29　**胫股关节外旋（俯卧位）**

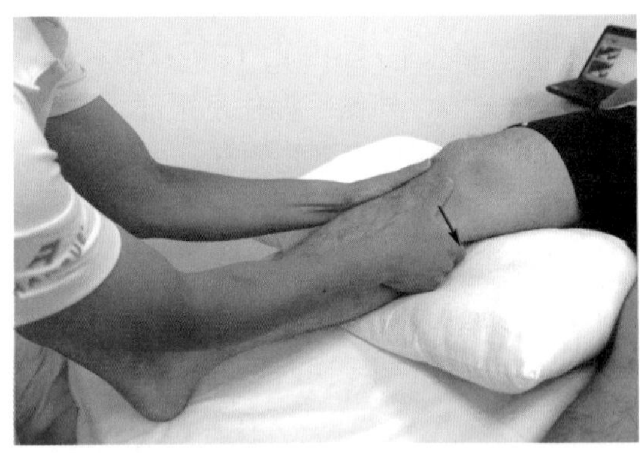

图 7-30　**胫股关节：Ⅰ、Ⅱ级时前向后滑动**

2）Ⅲ、Ⅳ级时前向后滑动（图 7-31）

[患者起始体位]　仰卧位，膝关节屈曲。

[治疗师体位]　面对患者，治疗师上肢伸直，双手拇指及大鱼际肌置于患者胫骨近端。

[操作方法]　通过身体前倾，使胫骨向后滑动。

[作用]　改善膝关节屈曲活动范围。

3）Ⅲ、Ⅳ级时其他体位的前向后滑动（图 7-32）

[患者体位]　坐位。

[治疗师体位]　面对患者，两膝关节内侧夹住患者小腿，治疗师肘关节伸直，双手拇指及大鱼际肌置于患者胫骨近端。

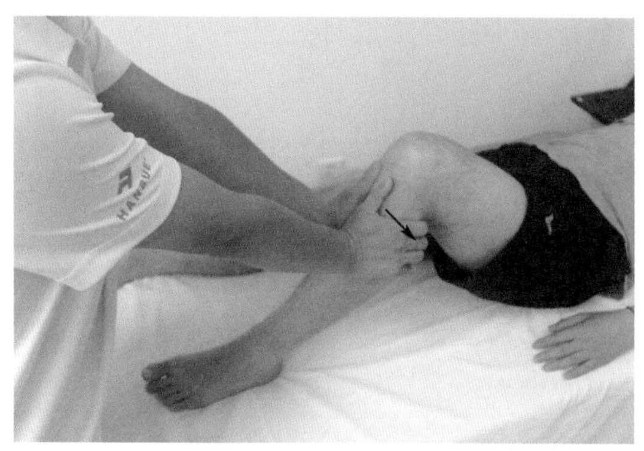
图 7-31 胫股关节：Ⅲ、Ⅳ级时前向后滑动

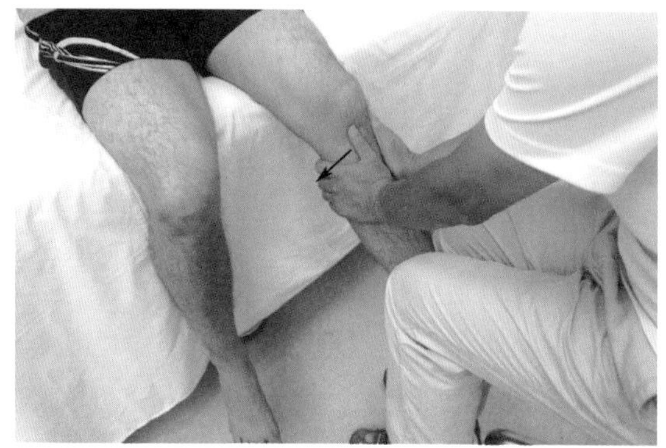
图 7-32 胫股关节：Ⅲ、Ⅳ级时其他体位的前向后滑动

[操作方法] 通过身体前倾，使胫骨向后滑动。

[作用] 改善膝关节屈曲活动范围。

（2）后向前滑动

1）Ⅰ、Ⅱ级时后向前滑动（图 7-33）

[患者起始体位] 仰卧位，膝关节下垫一软枕使膝关节微屈。

[治疗师体位] 站在患侧，治疗师双手包绕患者胫骨近端，拇指置于胫骨前面，其余四指放置于胫骨后面。

[操作方法] 治疗师双手四指垂直胫骨纵轴向上用力，将胫骨向前滑动。

[作用] 改善膝关节伸直活动范围。

2）Ⅲ、Ⅳ级时后向前滑动（图 7-34）

[患者起始体位] 俯卧位，患者足部置于治疗师大腿上。

[治疗师体位] 位于患侧，一手固定患者足部，另一手的掌部置于胫骨近端后面。

[操作方法] 置于胫骨近端后面的掌部垂直胫骨纵轴向下用力，将胫骨向前滑动。

[作用] 改善膝关节伸直活动范围。

3）Ⅲ、Ⅳ级时其他体位的后向前滑动

[患者体位] 坐位。

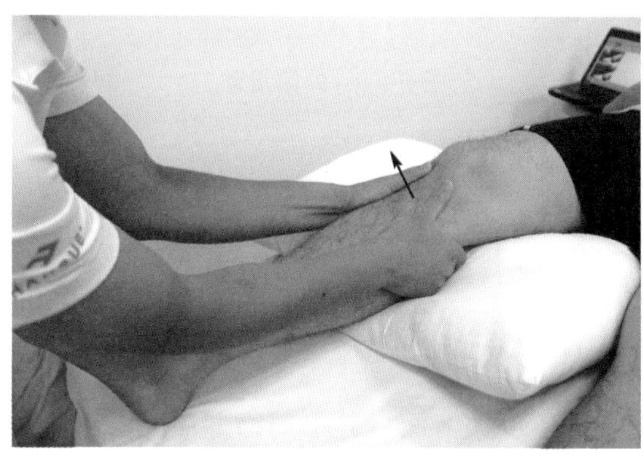
图 7-33 胫股关节：Ⅰ级、Ⅱ级时后向前滑动

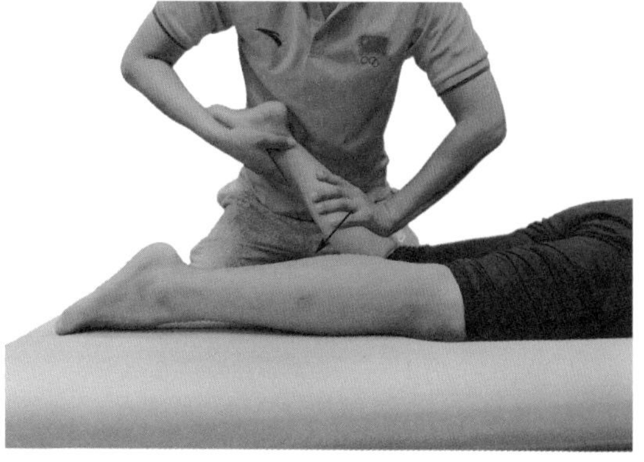
图 7-34 胫股关节：Ⅲ、Ⅳ级时后向前滑动

[治疗师体位] 面对患者，两膝关节内侧夹住患者小腿，上肢环抱患者的小腿，治疗师的肘关节置于患者胫骨近端后面。

[操作方法] 置于胫骨近端后面的肘关节垂直胫骨纵轴向前用力，将胫骨向前滑动。

[作用] 改善膝关节伸直活动范围。

(3) 内侧滑动

[患者起始体位] 仰卧位。

[治疗师体位] 面向患者髋部，站在患侧。治疗者将一小腿置于治疗床上，膝关节屈曲，用大腿和小腿支撑患者足部，使之保持膝关节屈曲。

[操作方法]（图 7-35） 治疗师的外侧手支撑患者膝关节外侧（胫骨外侧），内侧手放在股骨远端（股骨内上髁），手指朝后，外侧前臂垂直于患者下肢纵轴。外侧手用力，将胫骨向内侧滑动。

[作用] 缓解疼痛和僵硬，改善膝关节活动范围。

(4) 外侧滑动

[患者起始体位] 仰卧位。

[治疗师体位及准备动作] 面向患者髋部，站在患侧。治疗者将一小腿置于治疗床上，膝关节屈曲，用大腿和小腿支撑患者足部，使之保持膝关节屈曲。

[操作方法]（图 7-36） 外侧手支撑患者膝关节外侧（股骨外侧髁），内侧手放在胫骨近端内侧，手指朝后，外侧前臂垂直于患者下肢纵轴。内侧手用力，将胫骨向外侧滑动。

[作用] 缓解疼痛和僵硬，改善膝关节活动范围。

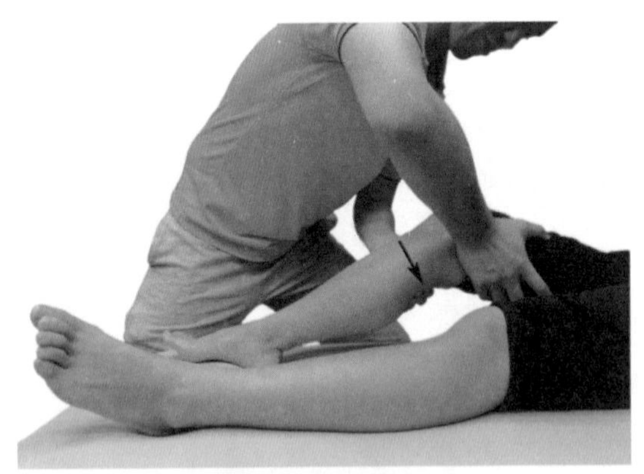

图 7-35 **内侧滑动**

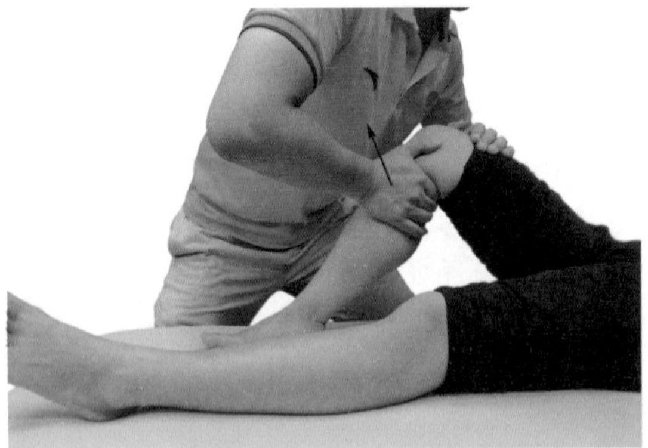

图 7-36 **外侧滑动**

(5) 长轴牵引

1) Ⅰ、Ⅱ级时长轴牵引

[患者起始体位] 仰卧位，膝关节下垫一枕头（或垫子、沙袋等），膝关节稍屈曲。

[治疗师体位] 面向患者膝关节，站在患侧。

[操作方法]

①操作方法一：治疗师双手握住小腿近端，尽量靠近关节面，其中拇指握住胫骨粗隆，双前臂同时用力将小腿沿股骨干向远端牵拉（图 7-37）。

②操作方法二：面向患者足部，站在患侧。治疗师双手握住患侧小腿远端，双前臂固定小腿，上身向前倾斜，用力将小腿向足端牵拉（图 7-38）。

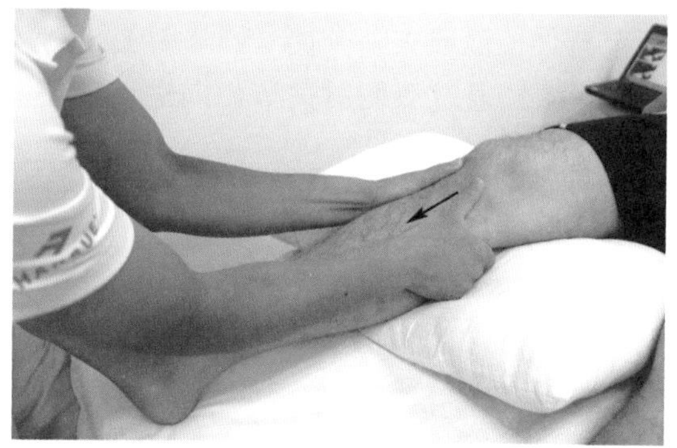
图 7-37 Ⅰ、Ⅱ级时长轴牵引方法一

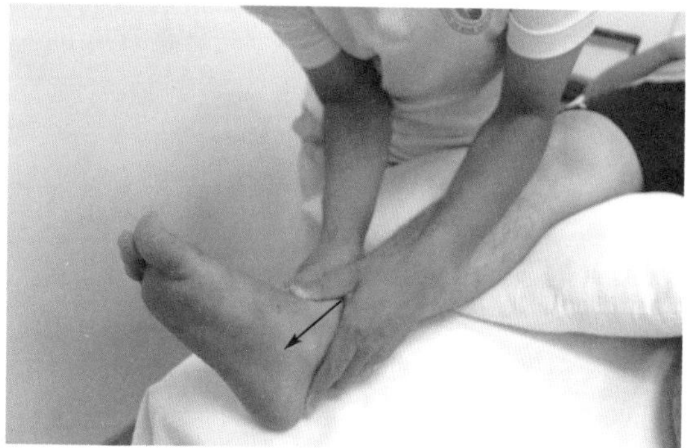
图 7-38 Ⅰ、Ⅱ级时长轴牵引方法二

2）Ⅲ、Ⅳ级时长轴牵引（图 7-39）

[患者起始体位] 俯卧位，膝关节屈曲，用固定带固定患者大腿。

[治疗师体位] 站立，双手握住患侧小腿远端，上肢伸直。

[操作方法] 身体向后倾。

[作用] 缓解疼痛，增加膝关节活动度。

（二）髌股关节

附属运动的一般松动技术

（1）加压（图 7-40）

[患者初始体位] 仰卧位，膝关节下垫一毛巾卷（或垫子、沙袋等），膝关节稍屈曲。

[治疗师体位] 面向患者头部，站在患侧。

[操作方法] 治疗师外侧手置于股骨远端下方，内侧手掌根部放在髌骨上。缓慢在髌骨上施加压力。

[作用] 缓解疼痛。

（2）分离牵引

[患者初始体位] 仰卧位，膝关节稍屈曲或无痛体位。

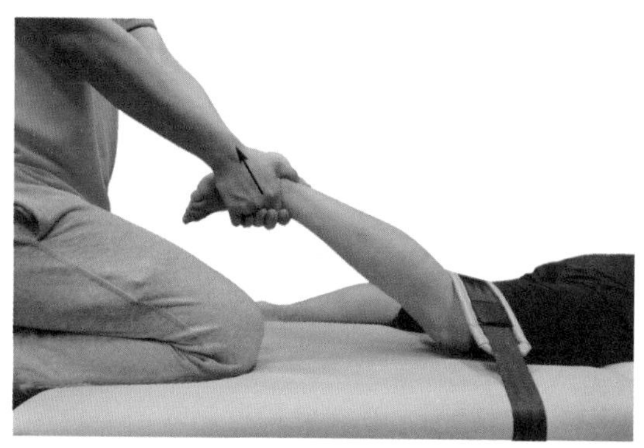
图 7-39 Ⅲ、Ⅳ级时长轴牵引

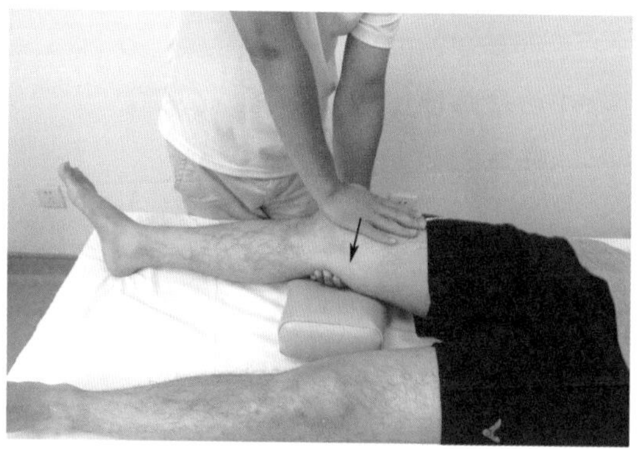
图 7-40 髌股关节加压

[治疗师体位] 面向患者膝关节或坐在治疗凳上。

[操作方法]

1）操作方法一：治疗师双手拇指放在髌骨内侧或外侧缘，双手示指放在对侧。拇指和示指缓慢向关节内挤压，接触髌骨底面。腕关节背伸使髌股关节分离（图 7-41）。

2）操作方法二：双手掌根部放在髌骨内、外侧缘，通过双侧肘关节相向运动来使髌股关节分离（图 7-42）。

[作用] 缓解疼痛，提高膝关节活动度。

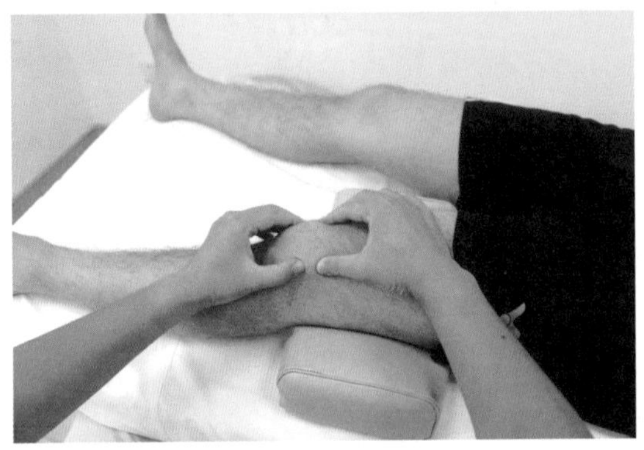

图 7-41 **髌股关节分离牵引手法一**

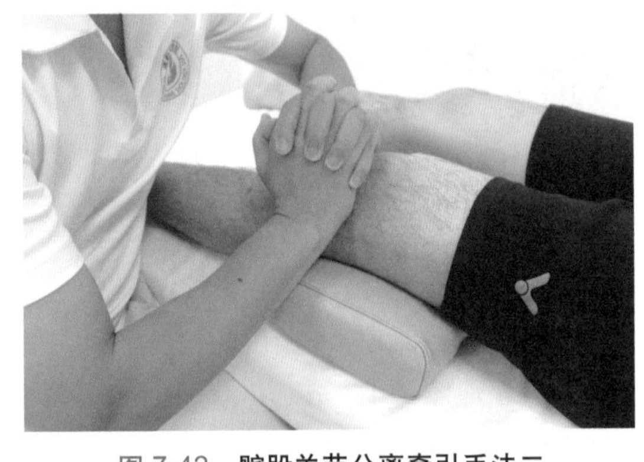

图 7-42 **髌股关节分离牵引手法二**

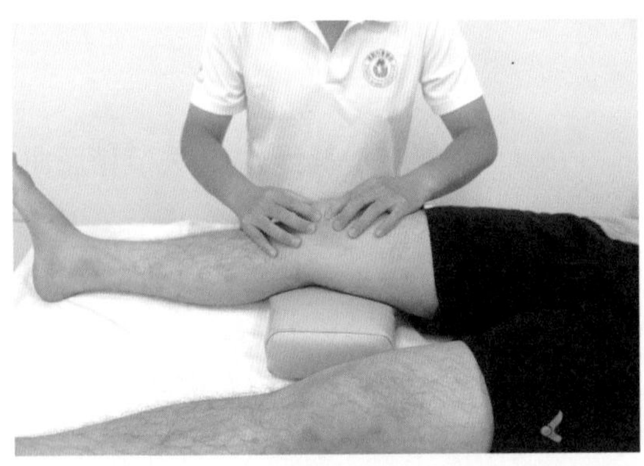

图 7-43 **髌股关节侧方滑动**

（3）侧方滑动（图 7-43）

[患者初始体位] 仰卧位，膝关节下垫一毛巾卷（或垫子、沙袋等），膝关节稍屈曲。

[治疗师体位] 站在患侧膝关节外侧。

[操作方法] 双手拇指伸展，放在髌骨外侧，示指放在对侧（股骨远端、胫骨近端）。双手固定，手臂发力，同时将髌骨向外侧或内侧推动。Ⅰ级手法时，髌骨从休息位移动 5mm。Ⅲ、Ⅳ级手法时，髌骨移动至受限位置。

[作用] 缓解疼痛，提高膝关节活动度。

（4）髌骨上下滑动

[患者初始体位] 仰卧位，稍屈膝，在膝关节下垫一毛巾卷（或垫子、沙袋等）。

[治疗师体位] 面向患者，站立于患侧。

[操作方法]

1）向下（向足部）滑动（图 7-44）：治疗师下方手对准髌骨下端，手拇指和四指环握髌骨两侧。上方手掌根部尺侧抵住髌骨上缘，腕关节保持背伸，前臂用力将髌骨向下推动。下方手控制髌骨滑动过程中的稳定性和方向，必要时可在髌骨上施加相对于股骨的压力。

2）向上（向头部）滑动（图 7-45）：治疗师上方手对准髌骨上端，手拇指和四指环握髌骨两侧。下方手掌根部尺侧抵住髌骨下端，腕关节保持背伸，前臂用力将髌骨向上推动。

[作用] 缓解疼痛，提高膝关节活动度。

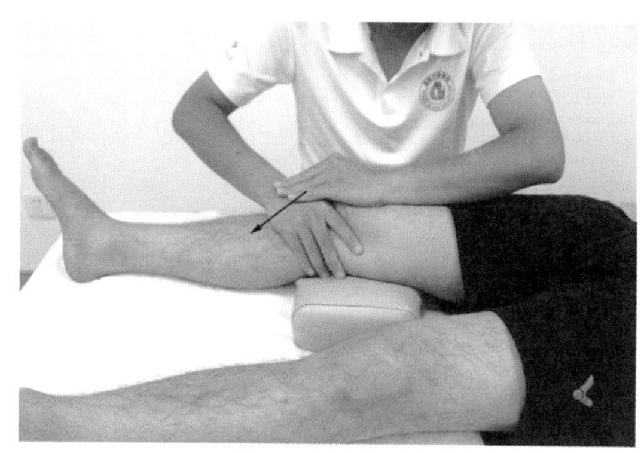
图 7-44 髌股关节向下滑动

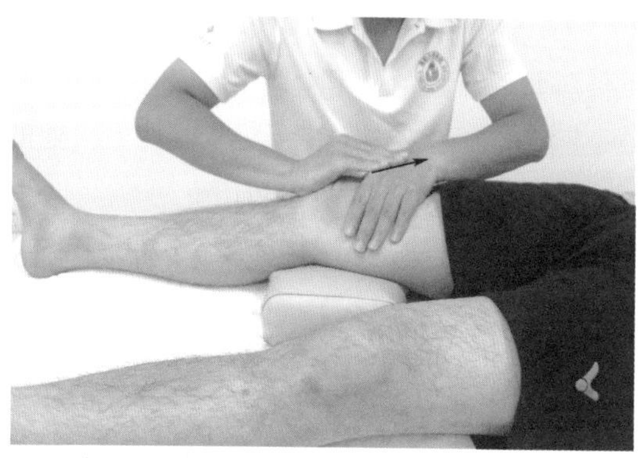
图 7-45 髌股关节向上滑动

（三）胫腓关节

附属运动一般松动技术

（1）前向后滑动

[患者初始体位] 健侧卧位，膝关节屈曲，小腿平放在治疗床上。

[治疗师位置] 站立，面对患者。

[操作方法]

1）操作方法一：治疗师双手拇指放在患者腓骨小头前缘，其余四指放在膝关节周围起固定作用，双前臂同时用力，将腓骨小头向后推动（图 7-46）。

2）操作方法二（加压）：治疗师一手掌根部放在患者腓骨小头上持续加压，另一手拇指抵住腓骨前缘，前臂用力，将腓骨小头向后推动（图 7-47）。

[作用] 缓解疼痛，改善腓骨小头处的神经卡压症状。

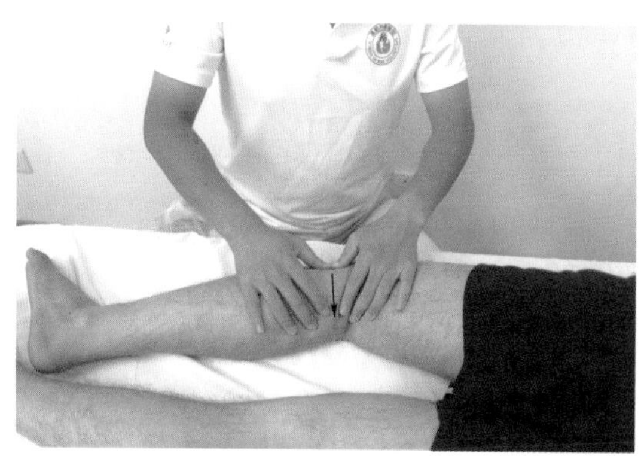
图 7-46 上胫腓关节前向后滑动手法一

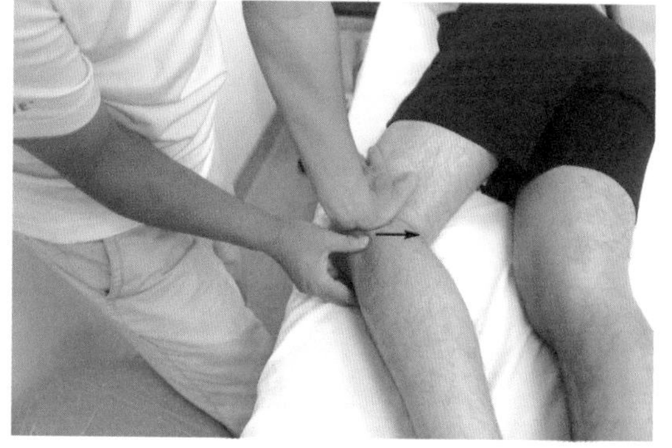
图 7-47 上胫腓关节前向后滑动手法二（加压）

（2）后向前滑动

[患者初始体位] 健侧卧位，膝关节屈曲，小腿平放在治疗床上。

[治疗师体位] 站在患者身后。

[操作方法]

1）操作方法一：治疗师双手拇指放在患者腓骨小头后缘，其余四指放在膝关节周围起固定作用，双前臂同时用力，将腓骨小头向前推动（图 7-48）。

2）操作手法二（加压）：治疗师一手掌根部放在患者腓骨小头上持续加压，另一手拇指抵住腓骨后缘，前臂用力，将腓骨小头向前推动（图 7-49）。

[作用] 缓解疼痛，改善腓骨小头处的神经卡压症状。

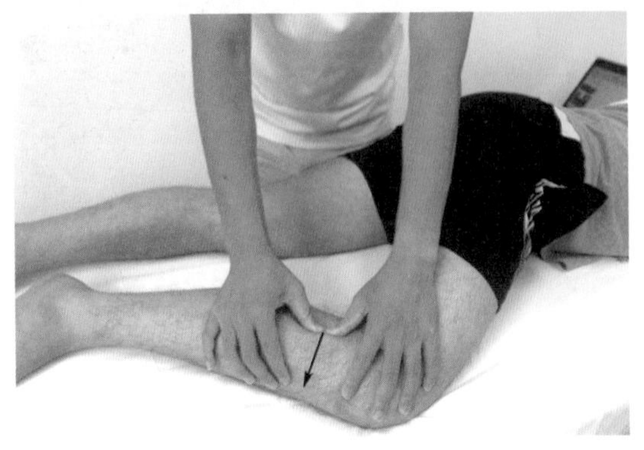

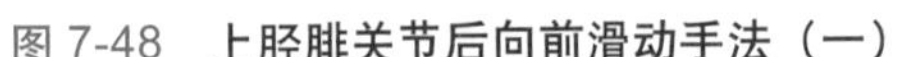

图 7-48 **上胫腓关节后向前滑动手法（一）**

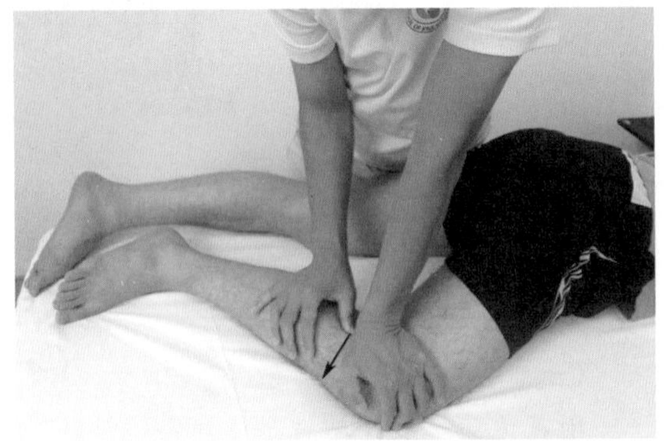

图 7-49 **上胫腓关节后向前滑动手法（二）（加压）**

（3）上下滑动

[患者初始体位] 健侧卧位，患侧膝关节屈曲 90°，小腿平放在治疗床上。

[治疗师位置] 面向患侧足部站立。

[操作方法]

1）操作方法一：治疗师站在患者两腿之间，下方手握住患者足跟部，上方手放在腓骨小头上以触诊腓骨的运动。向下滑动时，下方手向下用力，使患者足内翻。向上滑动时，将患者足部外翻，同时双手拇指向头侧推腓骨下端（图 7-50）。

2）操作方法二：治疗师双手拇指抵住患者腓骨小头。双手同时用力将腓骨向下推动。

[作用] 一般松动，缓解疼痛（尤其当症状源于踝足部时）（图 7-51）。

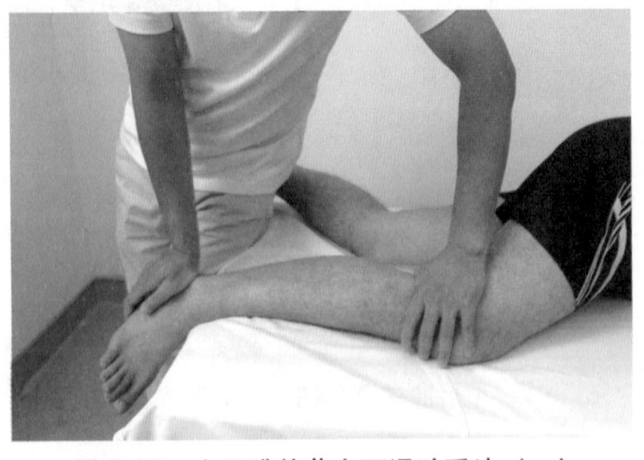

图 7-50 **上胫腓关节上下滑动手法（一）**

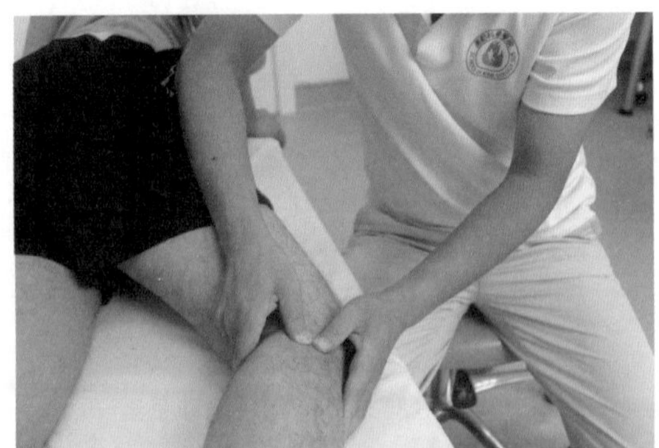

图 7-51 **上胫腓关节上下滑动手法（二）**

二、动态松动

（一）屈膝时髌骨上下滑动

[患者体位] 坐位，膝关节屈曲。

[治疗师体位] 面向患侧。

[操作方法]

(1) 向下（向足部）滑动（图 7-52）：治疗师下方手对准髌骨下端，手拇指和四指环握髌骨两侧。上方手掌根部尺侧抵住髌骨上缘，腕关节保持背伸，前臂用力将髌骨向下推动。下方手控制髌骨滑动过程中的稳定性和方向，必要时可在髌骨上施加相对于股骨的压力。

(2) 向上（向头部）滑动（图 7-53）：治疗师上方手对准髌骨上端，手拇指和四指环握髌骨两侧。下方手掌根部尺侧抵住髌骨下端，腕关节保持背伸，前臂用力将髌骨向上推动。

[作用]　缓解疼痛，提高膝关节活动度。

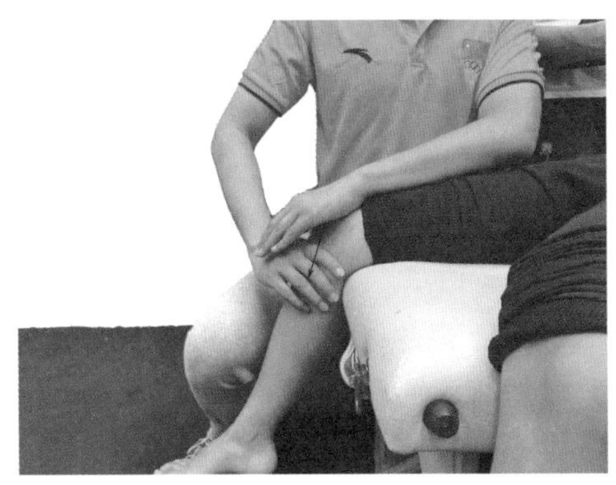

图 7-52　**屈膝时髌骨向下滑动**

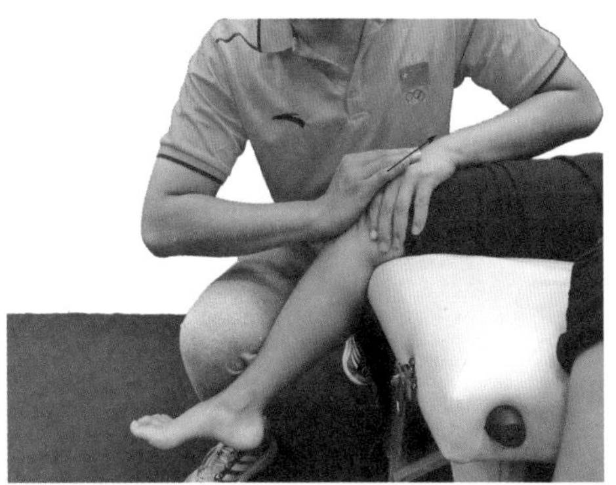

图 7-53　**屈膝时髌骨向上滑动**

（二）屈膝时髌骨侧方滑动

[患者初始体位]　患者直立位，一足迈开做弓步状。

[治疗师体位]　治疗师屈膝下蹲面对患者，一手固定住患者膝后，另一手握住患者髌骨。

[操作方法]　患者主动完成屈膝动作的同时，治疗师握住髌骨的手在患者做屈膝的动态状态下给髌骨做向外的滑动（图 7-54）。

[作用]　改善髌骨活动度。

（三）屈膝时胫股关节后向前滑动

[患者初始体位]　患者站立位，一足迈开做弓步状。

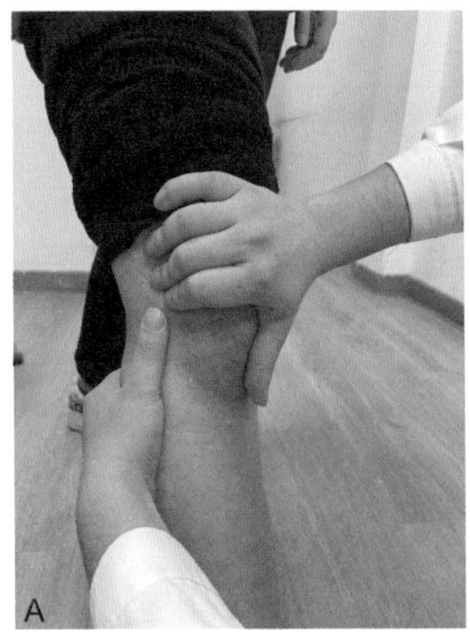

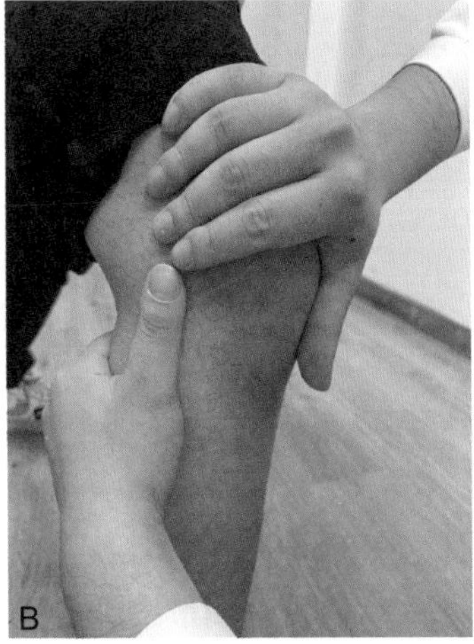

图 7-54　**屈膝时髌骨侧方滑动**

[治疗师体位] 面对患者，下蹲平行于患者小腿。

[操作方法] 治疗师用松动带给患者小腿上部一个持续向前的力，并同时嘱患者做屈伸膝动作（图 7-55）。

[作用] 改善胫股关节后向前滑动。

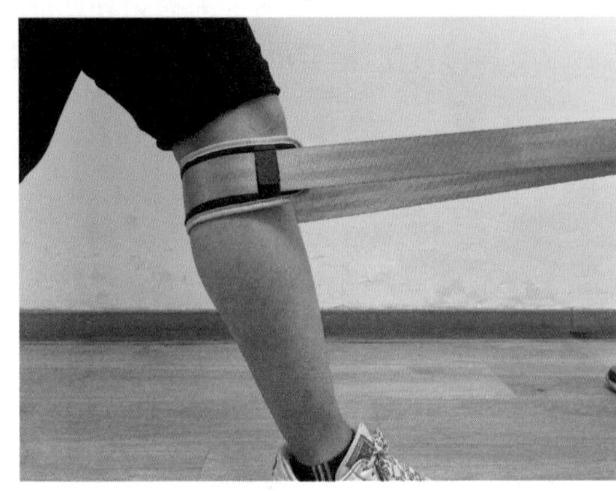
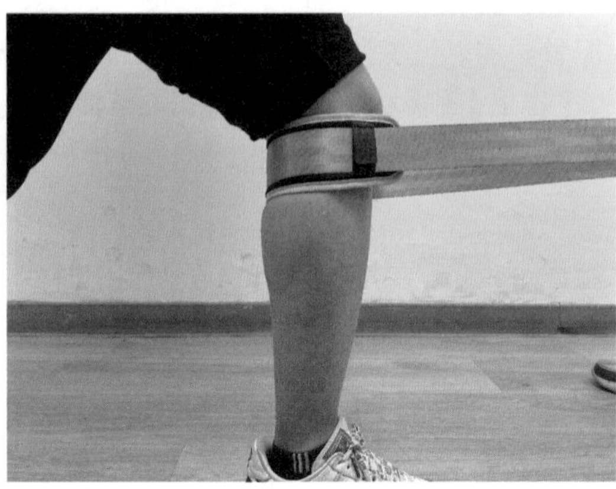

图 7-55 屈膝时胫股关节后向前滑动

（四）屈膝时胫股关节前向后滑动

[患者初始体位] 患者站立位，一足迈开做弓步状。

[治疗师体位] 下蹲于患者后侧。

[操作方法] 治疗师用松动带给患者小腿上部一个持续向后的力，并同时嘱患者做屈伸膝动作（图 7-56）。

[作用] 改善胫股关节前向后活动度。

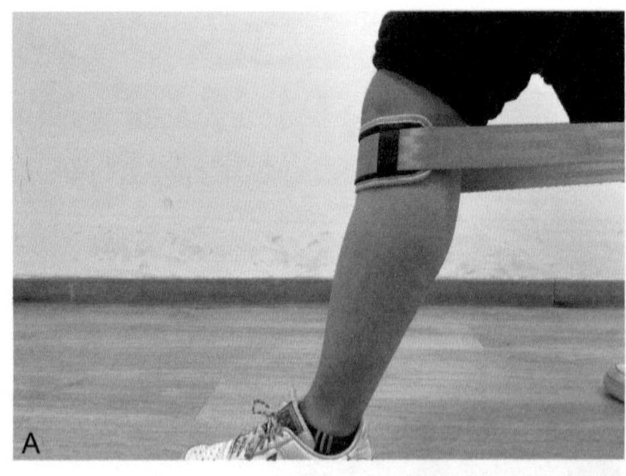

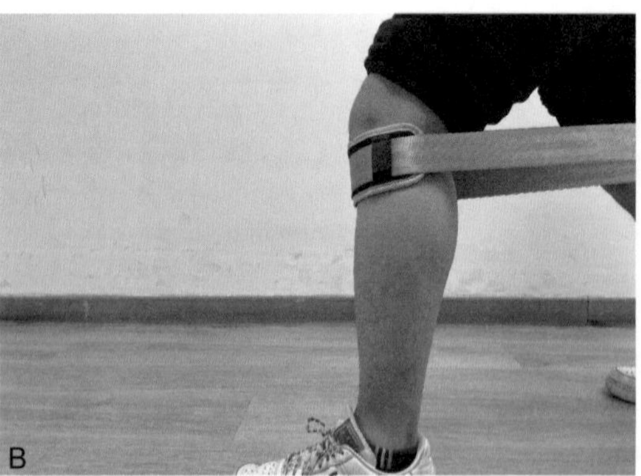

图 7-56 屈膝时胫股关节前向后滑动

（五）屈膝时胫股关节侧方滑动

[患者初始体位] 患者站立位，一足迈开做弓步状。

[治疗师体位] 下蹲于患者侧面。

[操作方法] 治疗师用松动带给患者小腿上部一个持续由内向外的力，并同时嘱患者做屈伸膝动作（图 7-57）。

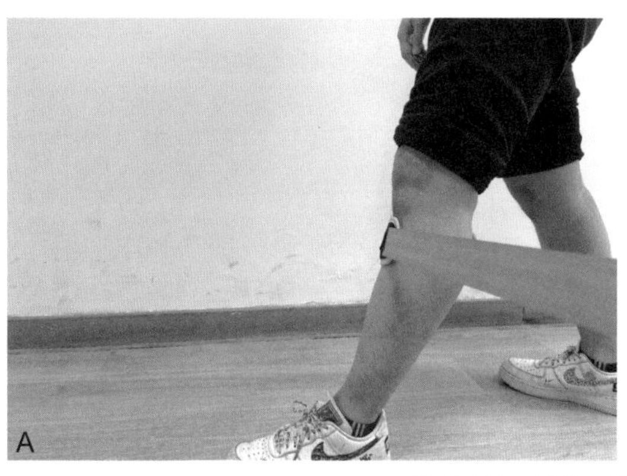

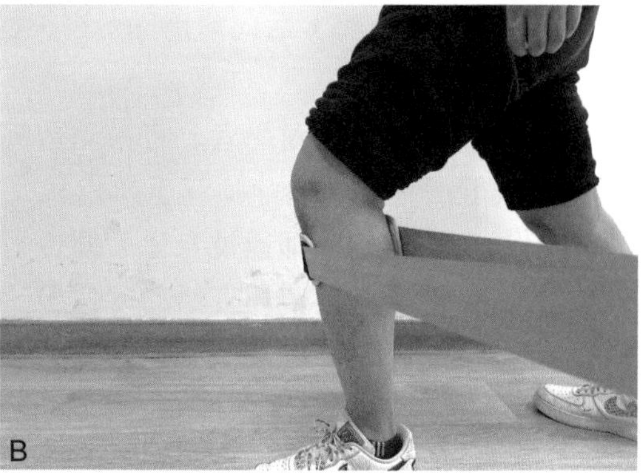

图 7-57 **屈膝时胫股关节侧方滑动**

[作用] 改善胫股关节活动度。

（六）胫股关节分离状态下主动屈伸

[患者初始体位] 坐位，患侧膝关节屈曲 90°。

[治疗师体位] 位于患者前方，双手握住患者踝关节。

[操作方法] 治疗师利用身体施加胫股关节分离的力，并同时嘱患者做屈伸膝动作(图 7-58)。

[作用] 改善膝关节屈伸活动度。

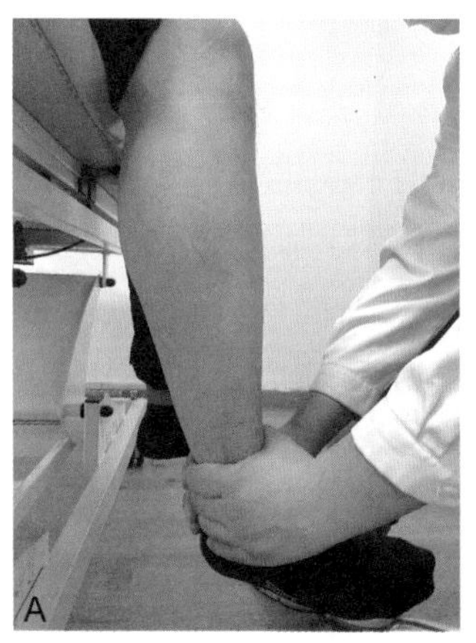

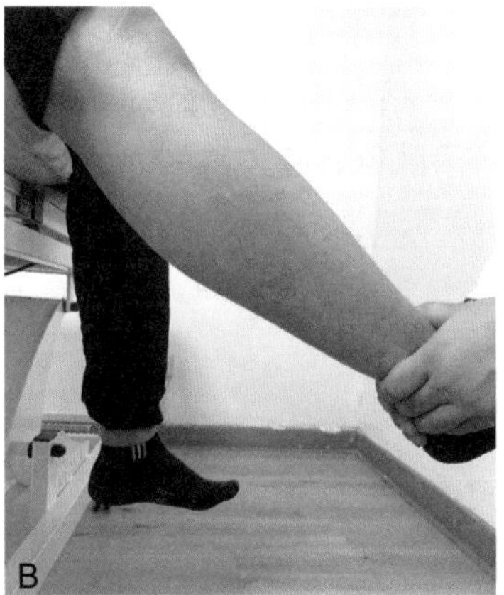

图 7-58 **胫股关节分离状态下主动屈伸**

三、组合松动

（一）膝关节分离 + 前向后滑动

[患者体位] 坐位。

[治疗师体位] 面对患者，将松动带绑在患者足踝部并用足踩住，给患者一个持续向下的力分离胫股关节，治疗师双手拇指和大鱼际肌置于患者胫骨近端。

[操作方法] 治疗师通过身体前倾传力给手臂，使胫骨向后滑动（图 7-59)。

[作用] 改善膝关节屈曲活动度。

（二）膝关节分离 + 后向前滑动

[患者体位] 坐位。

[治疗师体位] 面对患者，将松动带绑在患者足踝部并用足踩住，给患者一个持续向下的力分离胫股关节，治疗师双手拇指和大鱼际肌置于患者胫骨近端。

[操作方法] 治疗师通过身体后仰传力给手臂，使胫骨向前滑动（图 7-60）。

[作用] 改善膝关节伸直活动度。

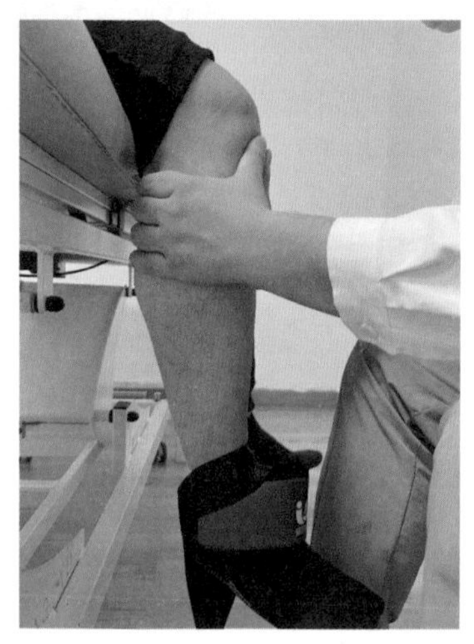

图 7-59 膝关节分离 + 前向后滑动

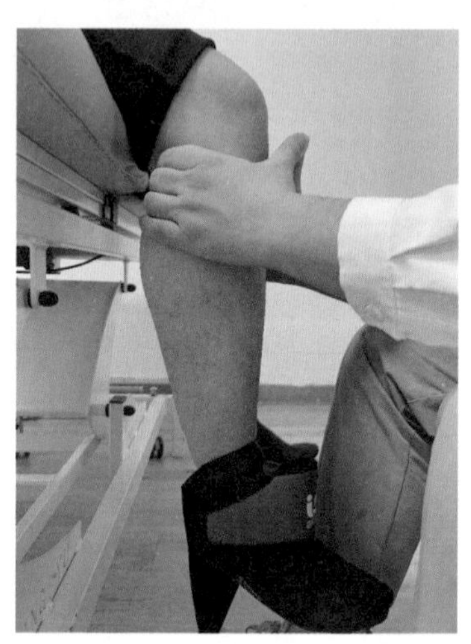

图 7-60 膝关节分离 + 后向前滑动

（三）长轴牵引 + 后向前滑动

[患者体位] 俯卧位，膝关节屈曲，可用松动带固定住大腿。

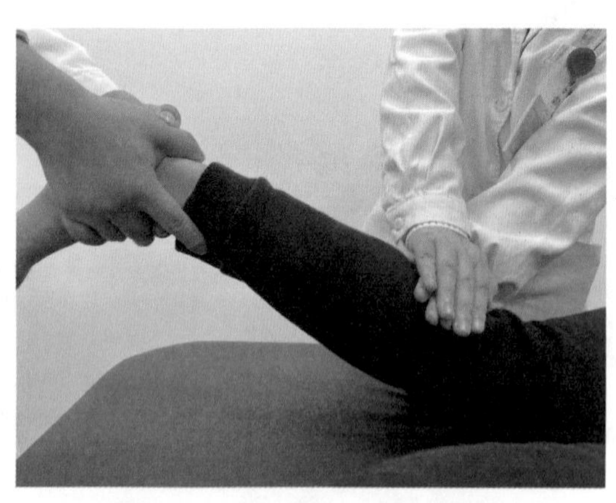

图 7-61 长轴牵引 + 后向前滑动

[治疗师体位] 站立位于患侧，一名治疗师双手握住患者小腿远端，上肢伸直；另一名治疗师一手固定住足部，另一手的掌部置于胫骨近端后面。

[操作方法] 长轴牵引的治疗师身体后倾，另一治疗师置于患者胫骨近端后面的肘关节垂直胫骨纵轴向前用力，将胫骨后向前滑动（图 7-61）。

[作用] 增加膝关节活动度。

（四）长轴牵引 + 侧方滑动

[患者初始体位] 俯卧位，膝关节屈曲，可用松动带固定住大腿。

[治疗师体位] 站立位于患侧，一名治疗师双手握住患者小腿远端，上肢伸直；另一名治疗师用松动带固定住患者胫骨近端内侧。

[操作方法] 长轴牵引的治疗师身体后倾，另一治疗师通过身体后倾力量，使胫骨向外侧方滑动（图 7-62）。

[作用] 增加膝关节活动度。

（五）屈膝时胫腓关节侧方滑动

[患者初始体位] 俯卧位。

[治疗师体位] 面对患者。

[操作方法] 治疗师用松动带给患者胫、腓骨一个持续向外的力帮助其分离，在分离的同时帮助患者做伸膝和屈膝动作（图 7-63）。

[作用] 改善患者胫骨、腓骨活动度。

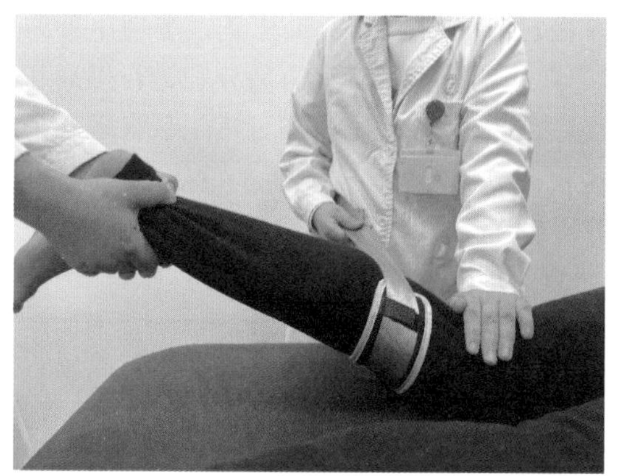

图 7-62 **长轴牵引 + 侧方滑动**

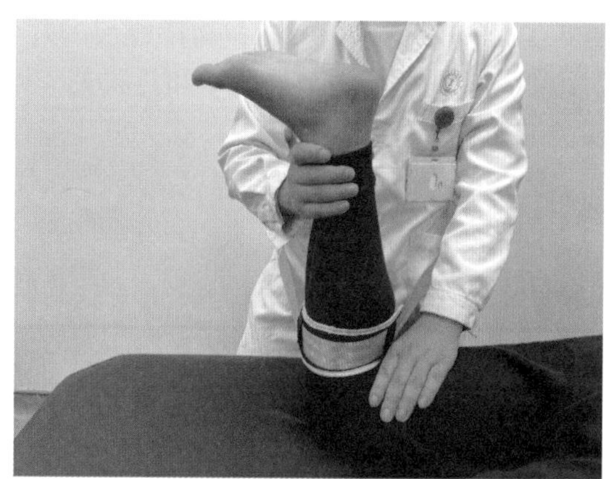

图 7-63 **屈膝时胫腓关节侧方滑动**

四、自我松动

1. 胫股关节前向后滑动 患者长坐位，在患腿足踝处垫高并放松患腿，将沙袋置于胫骨平台处，对胫骨施加前向后的力，使其做前向后的滑动（图 7-64）。

2. 胫股关节分离 患者端坐在治疗床边，将沙袋绑在足踝处，利用重力完成胫股关节的分离动作（图 7-65）。

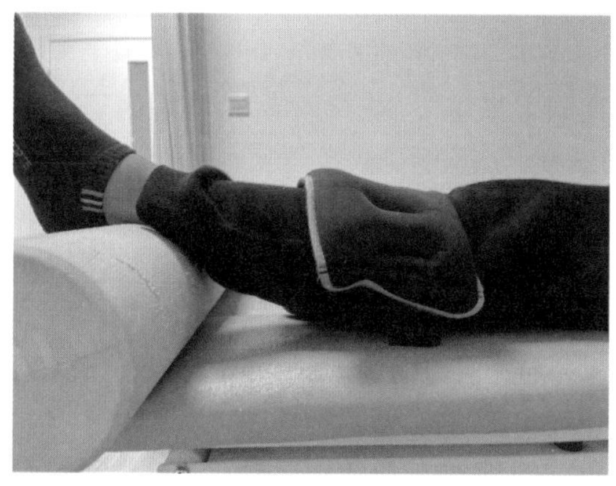

图 7-64 **胫股关节前向后滑动**

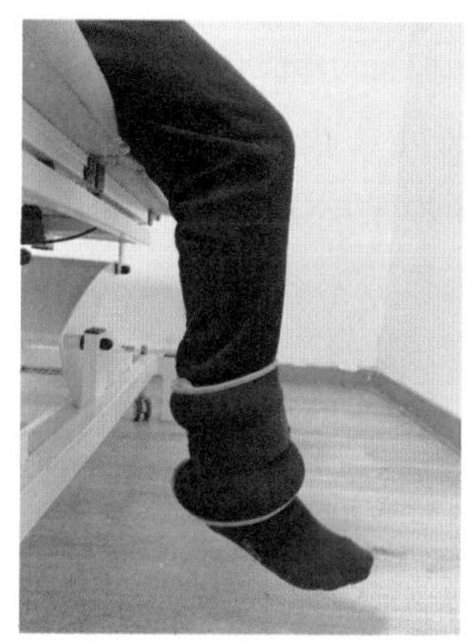

图 7-65 **胫股关节分离**

第四节　循证实践

2016年，美国的Lantz及其同事在*International Journal of Sports Physical Therapy*上报道胫股关节松动术对改善髌股关节疼痛综合征患者疼痛和运动功能的病例报告：患者28岁，女性，诊断为髌股关节疼痛综合征，治疗前数字疼痛模拟评分（NPRS）为6分，选择胫股关节松动术的Ⅲ级前向后滑动，在干预第3次时，疼痛评分减轻到2分，2个月随访时疼痛为0分。该研究证实，关节松动术可显著改善髌股关节疼痛综合征。日本学者Takasaki于2013年在*Physiotherapy Theory and Practice*上报道动态关节松动术对改善膝关节骨性关节炎在疼痛和功能障碍的疗效。19名膝关节骨性关节炎患者，平均年龄为71.1岁，接受动态关节松动术和自我关节松动术，在干预前和治疗结束后分别进行疼痛和膝关节功能评分。结果发现，膝关节疼痛评分、屈曲的关节活动范围和日常生活自理能力明显优于治疗前。该研究者建议关节松动术应作为膝关节骨性关节炎患者的治疗方式之一。

国内物理治疗师万里将160例膝关节功能障碍患者随机分为对照组和关节松动术组（各80例），对照组行传导热治疗、肌力训练、助力运动练习及膝关节屈曲位载荷牵引治疗，关节松动术组在以上治疗方案中将传统的膝关节屈曲位载荷牵引进行改良，并增加膝关节松动术手法治疗，两组患者治疗周期均为3个月，治疗前及治疗3个月后应用膝关节评定量表对两组患者的膝关节运动功能进行评定，结果证实改良膝关节屈曲位功能牵引及胫股关节、髌股关节松动手法的介入，与常规康复方案相比，可以更显著地改善膝关节的运动功能。物理治疗师万里发现关节松动术治疗创伤后膝关节功能障碍也有显著的疗效。国内学者汪伍于2016年在《中国康复医学杂志》上报道关节松动术联合肌力训练在髌股关节炎关节镜术后康复中的应用研究：选取膝关节髌股关节炎关节镜下清理术后患者60例，分为对照组和关节松动术组，对照组行术后常规膝关节活动度和肌力训练，关节松动术组除对照组常规治疗外，强化髌股关节松动联合末端伸膝力量和稳定性训练。分别在治疗前及治疗后1、3、6个月时进行Lysholm评分、简易McGill疼痛评分、髌骨活动度测试，髌骨上缘5cm、10cm、15cm处肌肉围度测定取平均值，并采集股内侧肌、股外侧肌表面肌电（sEMG）值，经标准化处理后取均方根（RMS）值为观察指标，进行统计学分析。结果发现，关节松动术组Lysholm评分、简易McGill疼痛评分、髌骨活动度明显优于对照组。研究结论为膝关节松动术可以明显促进膝关节功能的康复。国内学者牛雪飞于2015年在《中华物理医学与康复杂志》期刊上报道关节松动术联合物理因子治疗人工全膝关节置换术后关节活动受限的临床疗效观察：选取全膝关节置换术后骨性关节炎患者51例，按随机数字表法将其分为关节松动术组（26例）和对照组（25例），两组患者均采用传统的物理因子治疗方案，关节松动术组在此基础上增加关节松动术治疗。治疗前和治疗30天后（治疗后），分别采用目测类比法（VAS）、量角器和临床治疗疗效标准对两组患者疼痛、关节活动度（ROM）及临床疗效进行评价。结果发现，关节松动术治疗组治疗后的关节活动范围显著优于对照组，作者认为关节松动术联合物理因子治疗全膝关节置换术后关节活动受限，不仅能有效地缓解患者膝关节肿胀和疼痛，还可显著改善膝关节关节活动范围，提高临床疗效。

（王雪强　陈昌成　胡　可　张宇轩）

主要参考文献

[1] Neumann DA. Kinesiology of the Musculoskeletal System-Foundations for Rehabilitation. 2nd ed. Elsevier Health Sciences, 2009.

[2] Magee DJ. Orthopedic Physical Assessment. 6th ed. Elsevier Health Sciences, 2013.

[3] Lantz JM, Emerson-Kavchak AJ, Mischke JJ, et al. Tibiofemoral joint mobilization in the successful management of patellofemoral pain syndrome: a case report. Int J Sports Phys Ther, 2016, 11(3):450-461.

[4] Takasaki H, Hall T, Jull G. Immediate and short-term effects of Mulligan's mobilization with movement on knee pain and disability associated with knee osteoarthritis-a prospective case series. Physiother Theory Pract, 2013, 29(2):87-95.

[5] 万里，卞荣，王国新 . 改良膝关节牵引结合手法治疗的疗效评价 . 中国组织工程研究 , 2005, 9(46): 16-17.

[6] 万里，赵晓红，朱奕，等 . 改良关节松动术治疗创伤后膝关节功能障碍的疗效观察 . 中华物理医学与康复杂志 , 2011, 33(6):477-478.

[7] 汪伍，潘惠娟，王惠芳 . 关节松动术联合肌力训练在髌股关节炎关节镜术后康复中的应用研究 . 中国康复医学杂志 , 2016, 31(3):280-285.

[8] 牛雪飞，苏辉棠 . 关节松动术联合物理因子治疗人工全膝关节置换术后关节活动受限的临床疗效观察 . 中华物理医学与康复杂志 , 2015, 37(5):776-777.

第 8 章

踝关节和足部关节

第一节 功能解剖

在日常走路或跑步时，面对不同的地面情况，踝关节与足部需要有充足的弹性以吸收应力，同时适应复杂足和地面之间的空间结构。此外，步行或跑步时足部需要为姿势控制与动作变化提供稳定的基础。踝关节及足部的结构是一个可调整的功能性立体结构，当需要时可以提供灵活性与稳定性。健康的踝足需要柔软、有弹性，以达到抗震的效果。各关节、韧带及肌肉的功能与结构之间复杂的相互作用能满足这些需求。

一、踝关节组成

踝关节，也称距小腿关节，由距骨与远端胫骨和腓骨外踝所构成。腓骨切迹是胫骨远端与腓骨形成关节的凹处，形成坚固的远端胫腓关节。该关节只允许胫骨与腓骨间很微小的滑动，其功能是提供一个稳固的方形凹槽来容纳距骨，形成踝关节，犹如木匠使用的榫接结构。同时，该关节有许多强韧的韧带来维持稳定。在距小腿关节中，距胫关节面占距骨上表面的 2/3，距腓关节面占距骨上表面的 1/3。肌腱、韧带均从其前后通过，这样的解剖特点有利于踝关节的前后运动。

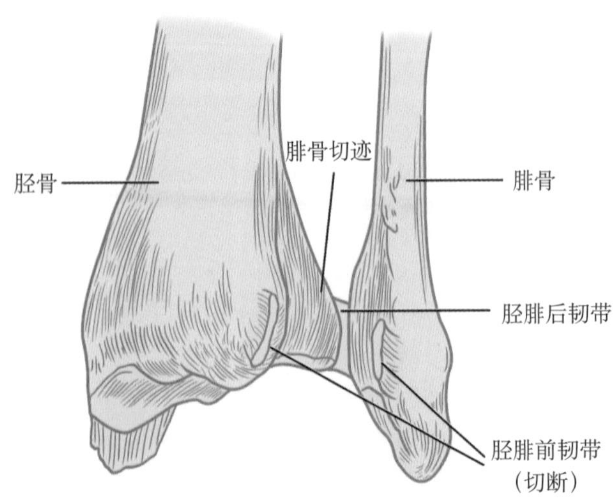

图 8-1 **远端胫腓关节**

（一）关节

1. *远端胫腓关节* 胫骨和腓骨上、下两端分别相关节，形成近端、远端胫腓关节（图 8-1）。远端胫腓关节的韧带在下肢承重时固定胫骨、腓骨间的位置，以防止脱位，也将来自下肢末端 1/6 的力量传递至腓骨。在背伸、跖屈的过程中，胫骨、腓骨在韧带的限制下，能产生冠状面上的向内、向外的运动。远端胫腓关节的位移活动很小，只有一些相对的滑动，但其力学意义重大，至今没有融合是最好的证据。

2. 胫距关节　胫骨远端于内侧较宽平的骨突是内踝，腓骨远端于外侧较细长的骨突是外踝。内、外踝均是踝关节侧韧带的近端附着处。距骨滑车与远端胫骨和腓骨的凹陷相关节。距骨滑车表面为滑车形状，与胫骨远端下表面相接。距骨滑车上表面呈前宽后窄的形态，这有重要的力学意义。距骨上表面有内、外两个面，分别与内、外踝相关节。

（二）关节囊和韧带

踝关节的关节囊前侧由胫骨下端前缘至距骨颈，后侧由胫骨下端后缘至距骨后结节。关节囊前侧有少量纤维，后侧关节囊韧带薄弱，仅有少量纤维连接于胫骨后面、下胫腓后韧带及距骨后面。关节囊左、右两侧坚实、紧张，附于关节软骨的周围，内侧与三角韧带纤维相连接并得到加强，外侧由距腓前韧带、距腓后韧带加强。跟腓韧带在关节囊之外，就如膝关节的侧副韧带一样，使踝关节囊更加坚韧。

踝关节主要有两组韧带，即内侧韧带和外侧韧带，维持内、外翻稳定。另有前、后韧带辅助前、后方向。

1. 外侧副韧带（图 8-2）　外侧副韧带由跟腓韧带、距腓前韧带和距腓后韧带组成的外侧韧带强化。此韧带将外踝及跟骨外上方及距骨的前后部分连接。跟腓韧带起于外踝顶端，止于跟骨外侧缘。距腓前韧带起于外踝前缘，向前、向内行至距骨，止于滑车表面外侧缘和跗骨窦入口之间的距骨，较脆弱，通常由于过度内翻及跖屈受到伤害。距腓后韧带起于外踝关节面后方的内侧面，水平向内及稍后侧走行，止于距骨外侧结节。

2. 内侧副韧带（图 8-3）　三角韧带位置表浅，且形状呈宽大的三角形，是 5 条强而有力的韧带复合体。其中 4 条连接内踝与后侧跗骨、距骨、足舟骨和跟骨，分别为前距骨胫骨韧带、后距骨胫骨韧带、胫骨舟骨韧带及跟骨胫骨韧带。第 5 条韧带提供舟骨与跟骨内侧的载距突之间横向的连接，也称为弹簧韧带。内侧韧带较外侧韧带有力，因此踝关节外侧的保护比内侧差，易导致外踝扭伤。

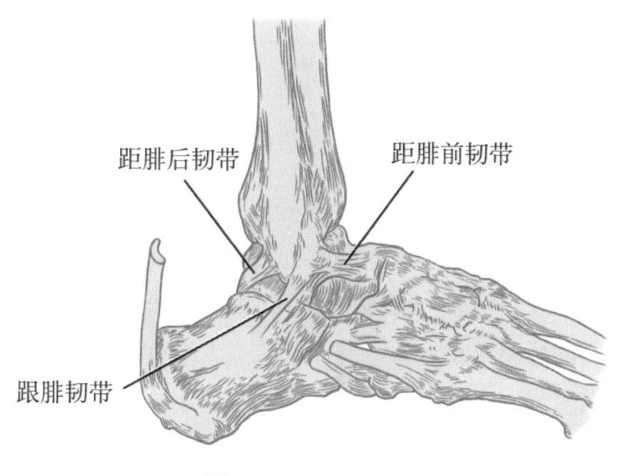

图 8-2　**外侧副韧带**

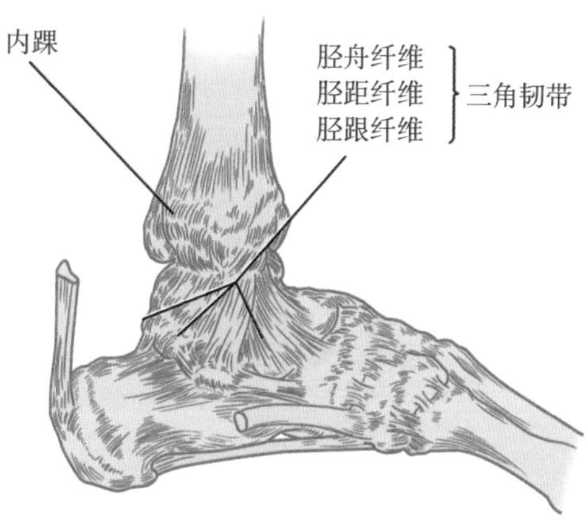

图 8-3　**内侧副韧带**

（三）踝关节与足部肌肉

踝关节及足部的动作由外在肌肉及内在肌肉所控制，肌肉大多跨越多关节。内在肌肉的远端及近端附着处都在足部内，外在肌肉的近端附着处则在小腿及远端股骨上，远端附着处在足部上。这两类肌肉控制足踝静态及动态的动作，以及在运动过程中吸收冲击力、减轻震荡。

1. *踝足外在肌群*（图 8-4，表 8-1） 外在肌大多跨越多个关节及旋转轴，负责踝足部丰富的动作表现。肌肉拉力线（指肌肉作用线，是用以分析关节运动的一条准线）相对于旋转轴的位置决定了其收缩产生的动作。

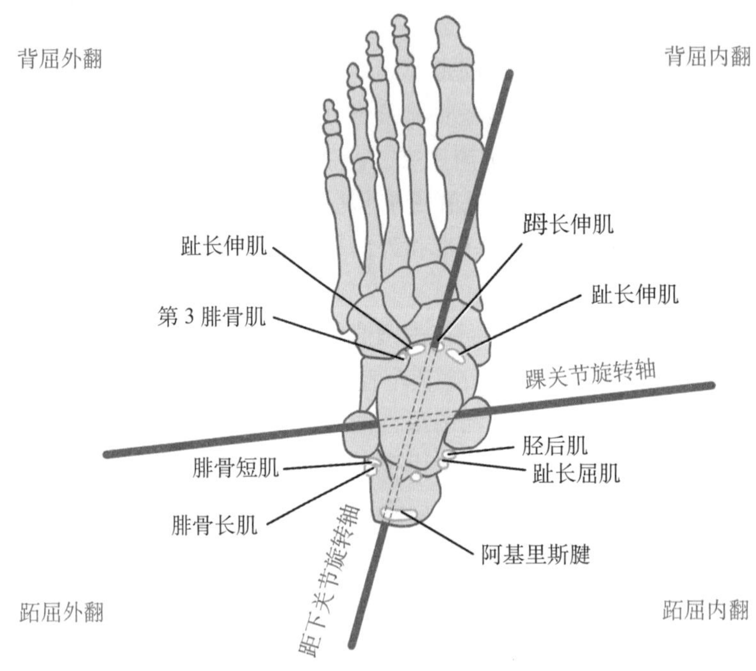

图 8-4 踝足外在肌群

表 8-1 踝足外在肌肉的附着点、神经支配及功能

肌肉名称	近端附着点	远端附着点	神经支配	功能
胫前肌	胫骨外表面的近端 2/3 及骨间膜	内侧楔骨的内侧及跖侧与第 1 跖骨的基部	腓神经深支	足背伸、内翻
踇长伸肌	腓骨中间部分及相邻的骨间膜	踇趾远端趾节的基部背侧	腓神经深支	踇趾伸直，足背伸、内翻
趾长伸肌	胫骨的外踝，腓骨内表面的近端 2/3 及相邻的骨间膜	分成 4 条肌腱附着到中间及远端趾节的背侧表面的近端基部处	腓神经深支	第 2 ～ 5 趾的伸直，足背伸、外翻
腓骨长肌	胫骨的外踝，腓骨头及外侧表面的近端 2/3 处	内侧楔骨的外侧表面及第 1 跖骨基部的跖面	腓神经浅支	足外翻、跖屈
腓骨短肌	腓骨外表面的远端 2/3 处	第 5 跖骨的茎突	腓神经浅支	足跖屈、外翻
腓肠肌	内侧头——股骨内髁后侧 外侧头——股骨外髁后侧	借以跟腱附着到跟骨粗隆	胫神经	足跖屈、膝关节的屈曲
比目鱼肌	腓骨后面近端 1/3 及腓骨头与胫骨的后侧	借以跟腱附着到跟骨粗隆	胫神经	足跖屈

续表

肌肉名称	近端附着点	远端附着点	神经支配	功能
跖肌	股骨的外上髁	跟腱内侧嵌入到跟骨粗隆处	胫神经	足跖屈、膝关节的屈曲
胫后肌	胫骨、腓骨及骨间膜的后侧近端 2/3	每一块跗骨，除外距骨；第 2 ～ 4 跖骨的基部上	胫神经	足跖屈、内翻
䠀长屈肌	腓骨后侧的远端 2/3 处	第一根足趾的远端趾节基部的跖面	胫神经	䠀趾屈曲、跖屈、内翻
趾长屈肌	胫骨中央 1/3 的后表面	由 4 条分开的肌腱附着到 2 ～ 5 趾远端趾节基部	胫神经	第 2 ～ 5 趾屈曲、足跖屈、内翻

2. *踝足内在肌群*（图 8-5）　足部的内在肌群在行走或跑步的离地时刻产生最大收缩。在跖肌收缩离地时，这些肌肉会一起收缩来协助抬升足部的内纵弓，用以稳定足部，同时在足内旋中显示较多活动。足背有一条内在肌为趾短伸肌，足底内在肌分深、浅 4 层，强韧的足底筋膜在最外层，第 1 层为趾短屈肌、䠀展肌、小趾展肌，第 2 层为足底方肌、4 条蚓状肌，第 3 层为䠀收肌、䠀短屈肌、小趾短屈肌，第 4 层为 4 条背侧骨间肌、3 条跖侧骨间肌，这些肌肉大多可由其名称知晓其功能。

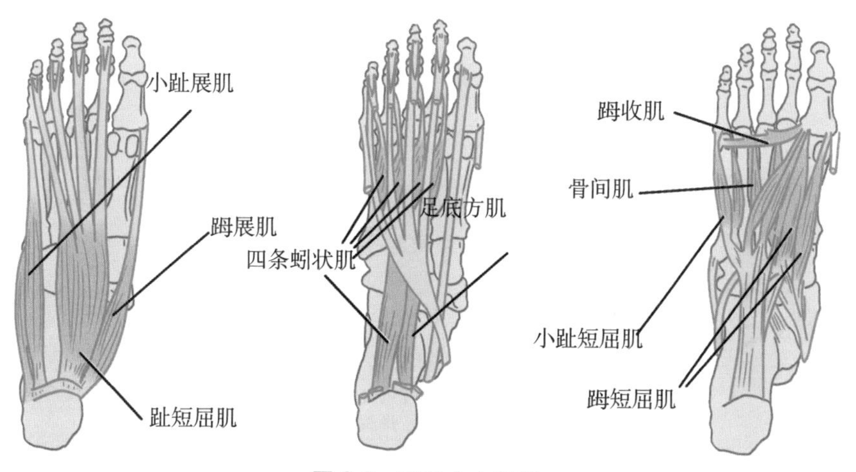

图 8-5　**踝足内在肌群**

二、踝关节运动学

胫距关节的主要动作是背伸和跖屈，在矢状面上的背伸和跖屈，背伸角度为 0°～ 20°，跖屈角度为 0°～ 45°。当完全背伸时，距骨滑车前方较宽部分进入榫眼，被内、外踝夹紧，这是胫距关节最稳固的姿势；当完全跖屈时，大部分的韧带都处于松弛状态，距骨后方较窄部分进入关节窝，让榫眼变得不稳定，此时允许轻微的侧方运动（内收、外展），这是胫距关节相对不稳定的位置，会增加足踝扭伤及外侧韧带受伤的可能，尤其是距腓前韧带，这也是穿高跟鞋或跳跃着地时容易足踝扭伤及外侧韧带受伤的机制。

三、足部关节组成

足部由 26 块骨头组成，其中有 7 块跗骨，5 块跖骨，14 块趾骨。临床上通常用后足（距骨、跟骨）、中足（足舟骨、内侧中间及外侧楔形骨、骰骨）和前足（跖骨、趾骨）来代表足部的特定区域。

整个足部通常可被形容为有弹性的弓状构造。足部有两个足弓：纵弓和横弓。纵弓由足跟延伸到跖骨头，又分为内侧弓及外侧弓。组成外侧弓的骨骼有跟骨、骰骨和第 4 、第 5 跖骨（图 8-6）。内侧弓由跟骨、距骨、舟骨、3 块楔骨及 3 块内侧跖骨组成（图 8-7）。外侧弓较扁平且缺乏弹性，因此功能属于支撑性。内侧弓主要由非肌肉组织（如韧带、关节及强韧的足底筋膜）支撑其高度，其弹性较大且弯曲较大，因此内侧弓是移行活动中最重要的减震结构。纵弓主要由足够强韧的足底筋膜支撑维持，其附着于跟骨、每根跖骨及一些跗骨（骰骨与足舟骨）及第 1 跖骨与第 5 跖骨基部。足底筋膜担任弹性带的角色，有助于维持足弓高度，同时也支撑体重。它将跟腱所承受的力量传达到前足底，负重可达体

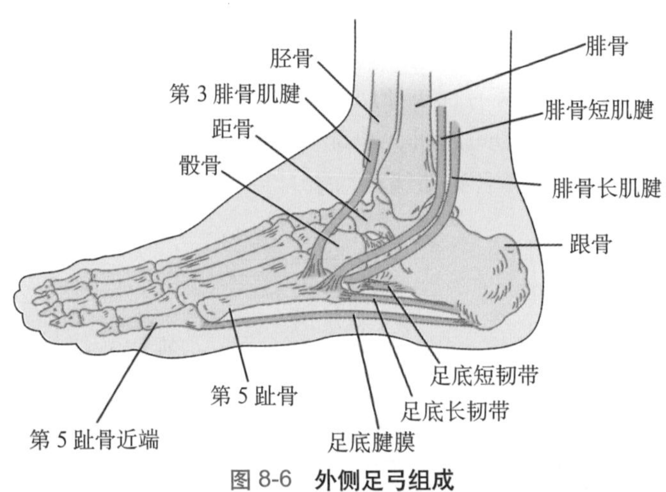

图 8-6　**外侧足弓组成**

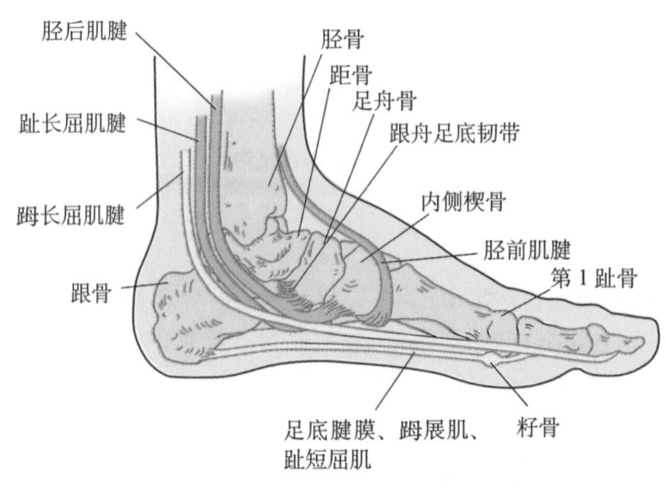

图 8-7　**内侧足弓组成**

重的 92%。足部的横弓是横跨足底两侧的凹窝，由前侧跗骨及跖骨组成。所有足趾的主要功能是推进，它们在支撑相末期的瞬间提供足跟离地的推力，使用程度与行走或跑步的力量和速度成正比。

四、足部关节运动学

（一）距下关节

距下关节（图 8-8）位于后足，在距骨下方与跟骨上方及前侧部分构造之间，周围由 4 条韧带加强。连接跟骨到足舟骨下方跖面的跟舟足底韧带是比较重要的一条韧带，此韧带宽而厚，含有纤维软骨小面，表面为滑液膜，所以实际上它是距下关节的一部分。由于含有黄色弹性纤维而具有一定弹性，因此通常称为弹簧韧带，具有维持足弓以吸震的功能。

距下关节主要的动作是内翻 / 内收及外翻 / 外展，通常只能在冠状面上内翻 0°～ 25°，外翻 0°～ 12°，以进行足部及小腿间在冠状面、水平面的动作。这些动作对于行走或跑步时适应不平的地面很重要。

（二）跗横关节

跗横关节将足部分为中足和后足。跗横关节包括两个关节，在外侧的是跟骰关节，在

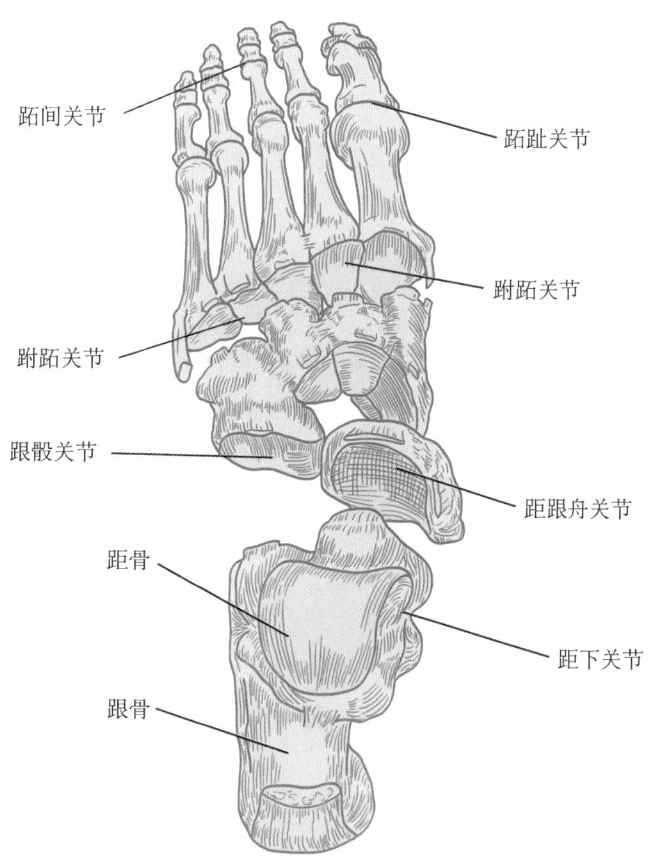

图 8-8　**足部关节组成**

内侧的为距跟舟关节。由上往下俯视关节的连线如同一个浅浅的字母 S。跟骰关节不含动作轴，只能执行一些细微的滑动。距跟舟关节是近似杵臼关节，可做 3 个动作轴上小幅度的动作。这些关节由许多韧带加强稳固，其中最重要的两条是宽而厚且强有力的长跖韧带和短跖韧带。跗横关节允许中足相对于后足完成标准的旋前、旋后动作，提供了足部相当大的灵活性。

（三）跗跖关节

跗跖关节由跖骨基部与 3 块楔骨及骰骨的远端表面所组成，这些关节担任足部关节的基部关节。除第一个关节外，这些关节较为坚硬，且可以完成中等程度的背伸及跖屈，加上微小的内翻及外翻。第 1 跗跖关节在步态站立期会些微塌下。第 2 跗跖关节是所有跗跖关节中最稳定的，主要因为其基部会紧卡在内侧及外侧楔骨间。

（四）跖趾关节

跖趾关节是由凸面的跖骨头与凹面的近端趾节形成的关节。此关节与手部的掌指关节有着相似的动作，即伸直（背伸）、屈曲（跖屈）及外展与内收。在行走的离地期，60°～65° 的伸直相当重要。同时，跖趾关节在行走与站立时有促进平衡的作用。

（五）趾间关节

除踇趾之外，每一根足趾都有一个近端的趾间关节及一个远端的趾间关节，踇趾只有一个趾间关节。这些关节的动作主要为屈曲及伸直，关节活动范围为 0° ～ 70° 。趾间关节的屈曲能协助增加皮肤或鞋底与行走平面间的摩擦力，增加抓地力，并提供推进力。

第二节　物理检查评估

一、主观资料

对踝足进行功能评估时，详细全面地了解病史有助于做出可靠的诊断。

1. 采集病史时，注意询问患者的年龄、职业情况。例如，患者的工作是否需要长时间站立，站立方式是否会引发问题等，不同职业的习惯性姿势可以提示疾病的位置和原因。

2. 检查者要了解患者是如何受伤的，试着判断造成伤害的力的方向、大小及其作用方式。当跖肌屈曲、扭转和内收时，易造成踝扭伤伴有距腓前韧带的损伤和前外侧分离，也可能损伤胫腓前（后）韧带。受伤时是否有足踝部暂时性或永久性的畸形，如果是，则提示可能骨折导致即刻肿胀，随着向周围组织扩散，肿胀程度下降。

3. 询问患者伤后是否能继续活动，如果出现不能承受重量、疼痛剧烈和肿胀迅速的情况，则提示有严重的损伤。Ⅱ度扭伤时可以行走；跑步时的疼痛通常预示有Ⅰ度扭伤。

4. 检查有无肿胀或擦伤（瘀斑），进展的快慢，以及延伸的方向。这些问题可以帮助我们了解肿胀的类型（血肿、滑液性、脓性）和位置（囊内、囊外）。

5. 询问患者症状的变化，是改善、恶化或是没有变化。这可以帮助了解发病类型、持续时间和症状剧烈程度。

6. 问诊时，让患者指出疼痛或感觉异常的区域，患者描述症状的方式有助于检查者了解疾病情况。如果是牵涉痛，患者会指出一片区域；如果是局部损伤，患者会指出一个明确的位置。

7. 询问疼痛发生的时间，是在运动过程结束时，过程的某一阶段，还是贯穿整个运动过程。检查者应注意哪种运动使患者疼痛，在检查时这些运动应安排到最后再进行，以免患者难以忍受。活动停止时，疼痛是否变化或是需要多长时间恢复到以前的水平，是否有加重或缓解疼痛的因素，这些问题的回答有助于检查者了解关节损伤的程度，也有助于鉴别肌肉骨骼痛和由其他系统病变引起的疼痛。

8. 使用疼痛调查表对评估很有帮助，疼痛的区域、严重性、性质、深度都可以从中体现出来。视觉模拟评分和数字评分法是临床上经常使用的测量主观疼痛的方法。在评估和再评估时应使用相同的疼痛量表以确保结果的可比性。

二、客观资料

检查者对踝足进行详细和精确的检查对疾病的诊断具有重要意义。视诊时将患者处负重位（如站立、步行）和非负重位（如卧位），从前、后、侧面进行观察，并进行左、右双侧比较。观察有无水肿、畸形，负重的类型，肌肉萎缩情况及下肢的力线等（图 8-9）。

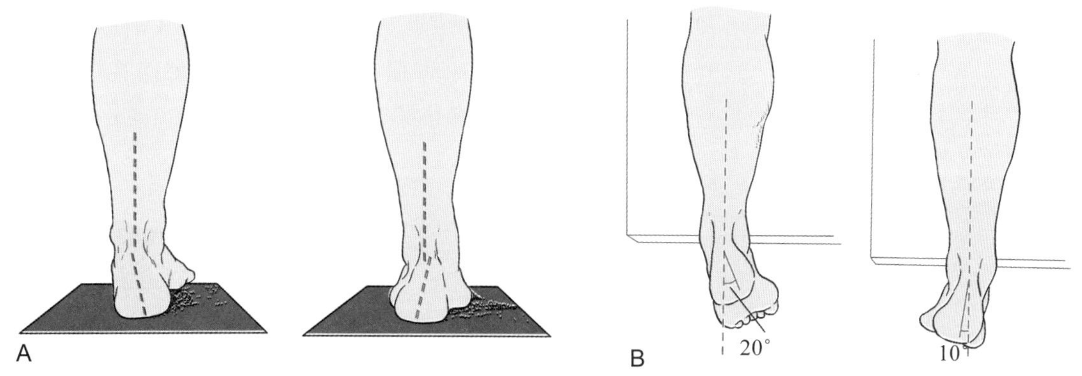

图 8-9　**承重与非承重姿势下的视诊**

A. 负重位；B. 非负重位

1. *负重位（后面观）*　从后面，检查者对比腓肠肌的容积并注意有无不同。变化也许因为周围神经损伤，神经根病变或伤后萎缩引起的失用。跟腱应进行两侧的对比。假如一侧跟腱出现弯曲线（图 8-10），可能提示足内侧纵弓塌陷，这是扁平足（平地足）产生的条件（Helbing 征）。

2. *负重位（前面观）（图 8-11）*　患者于站立位前位像，检查者应观察患者的髋关节和躯干是否在正常的位置。髋关节过度外旋或躯干相对骨盆反向扭转，会提高足内侧的纵弓，而髋关节内旋或躯干相对于骨盆同向旋转使足弓逐渐变平。股骨内旋也可能引起鸽趾（内收足），胫骨向内扭转也可能是其原因。假如髂胫束紧张，可能会导致足外旋和内翻。

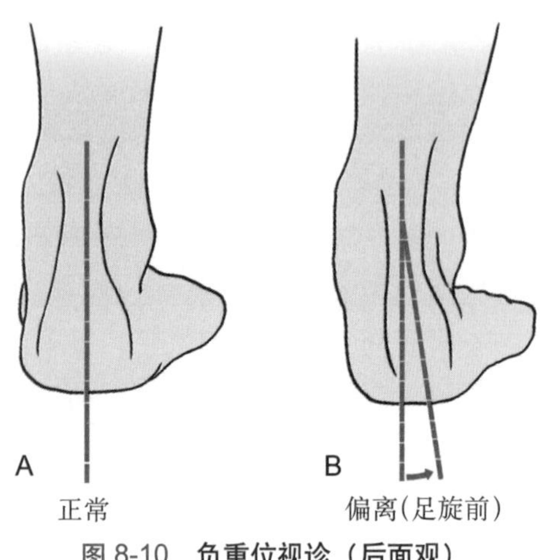

图 8-10　**负重位视诊（后面观）**

踝部扭伤、骨折，踝关节结核，骨性关节炎等易造成踝关节肿胀。检查足踝部是否有畸形。马蹄足以踝关节背伸受限（< 10°）为特征，一般由腓肠肌、比目鱼肌或跟腱挛缩引起，也可能由于骨骼结构畸形、外伤或炎症引起。行走时前足着地负重，踝关节跖屈位，足跟悬起，常导致足底筋膜炎、跖痛症、足后跟刺和距舟骨痛。跟骨外翻时旋前受限，可导致跟骨外生骨疣、胫骨疲劳性骨膜炎、足底筋膜炎、腘绳肌劳损、膝和踝的病理改变。前足内翻临床上表现为足内侧纵弓减低，因此与平足表现相似。过度旋前可引起胫骨后肌筋膜炎、髌股综合征、跖骨畸形、内侧韧带紧张、足底筋膜炎等。前足钩状足畸形是儿童中最普遍的足部畸形，表现为足内收、旋后，伴有或不伴有后足外翻，也可能与髋部发育不良有关（图 8-12）。

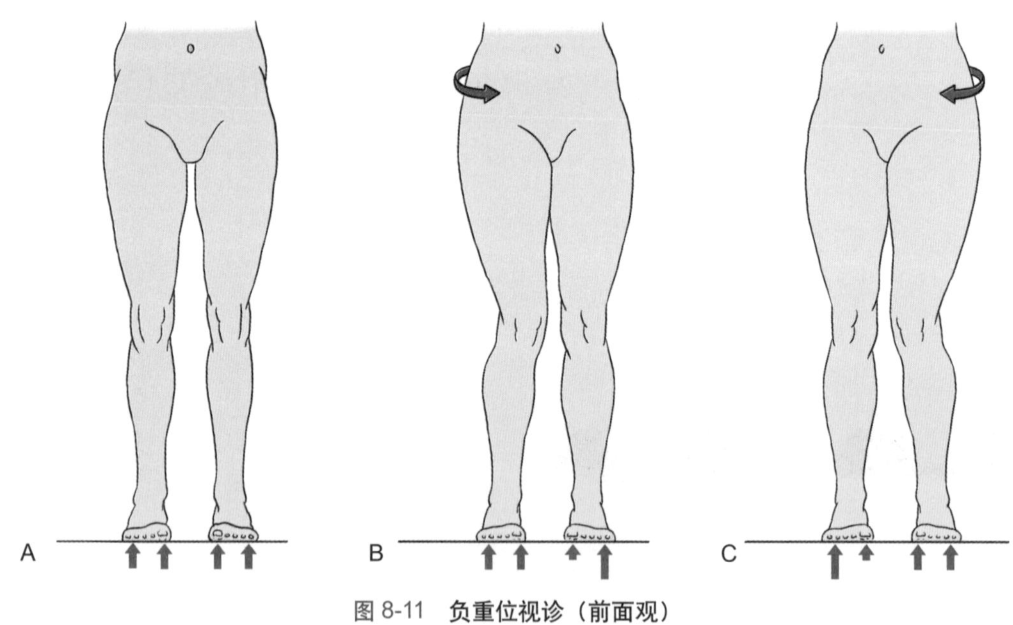

图 8-11　**负重位视诊（前面观）**

高弓足的足纵弓异常升高，行走时足跟和跖骨头着地。这种畸形者人很难参加重复性应力活动，通常需要一个具有弹性鞋垫的减震鞋。扁平足的足纵弓塌陷变平，足跟外翻，前足外展(图 8-13)。这种畸形可能是先天的或由创伤导致肌肉薄弱、韧带松弛、距骨头缺失、瘫痪、旋前足等造成。这是一种相对常见的足部畸形，通常不会引起太大的问题，但往往需要穿一双合适的鞋子来避免在持久应力情况下出现问题。爪状趾表现为跖趾关节过伸，趾间关节屈曲，趾背常有胼胝，以第 2 趾多见。锤状趾主要表现为近端趾间关节屈曲畸形。重叠小趾多为双侧性，小趾叠于第 4 趾上方。趾甲下骨疣由外伤或骨膜炎引起，骨疣可将趾骨顶起，趾甲逐渐变厚，疼痛加重。

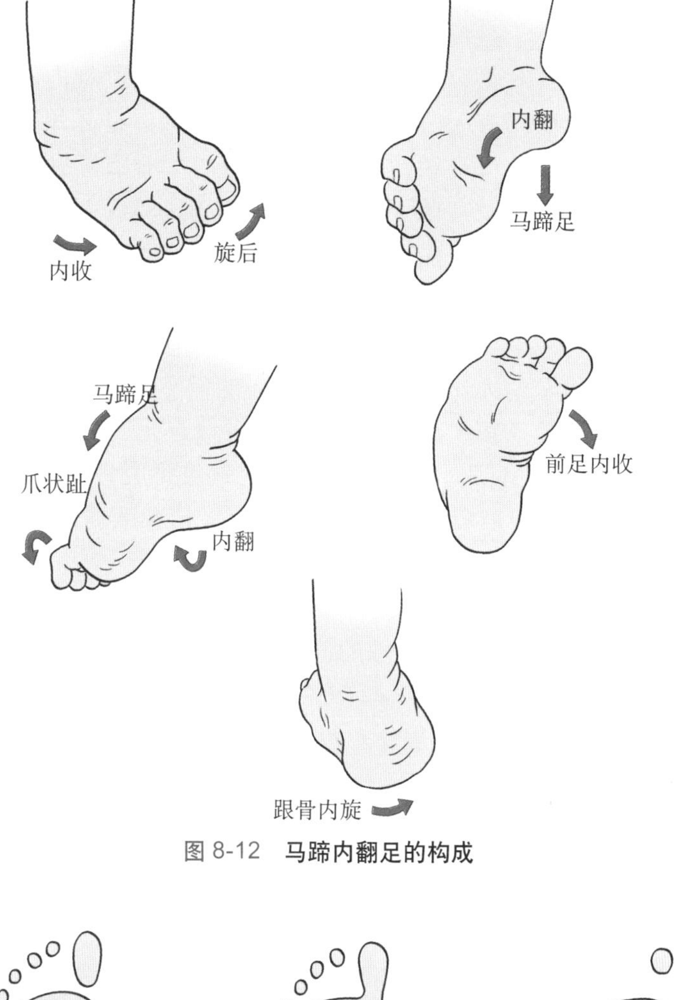

图 8-12　**马蹄内翻足的构成**

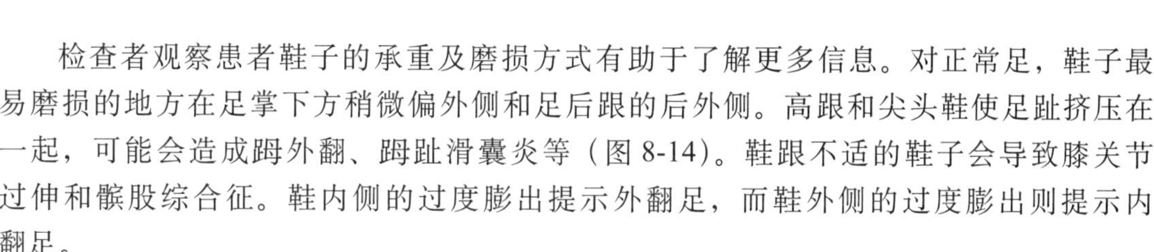

图 8-13　**足迹图**

检查者观察患者鞋子的承重及磨损方式有助于了解更多信息。对正常足，鞋子最易磨损的地方在足掌下方稍微偏外侧和足后跟的后外侧。高跟和尖头鞋使足趾挤压在一起，可能会造成踇外翻、踇趾滑囊炎等（图 8-14）。鞋跟不适的鞋子会导致膝关节过伸和髌股综合征。鞋内侧的过度膨出提示外翻足，而鞋外侧的过度膨出则提示内翻足。

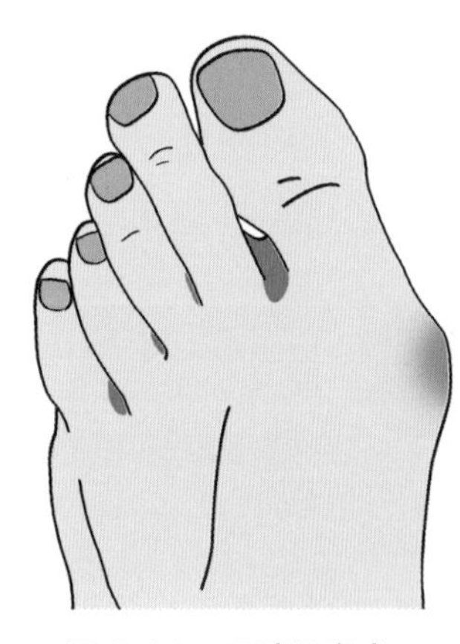

图 8-14　**踇趾滑囊炎**

触诊时先检查内侧第 1 跖骨头和第 1 跖趾关节，再沿足内缘向近端检查足舟骨结节，紧靠足舟骨的近端触距骨头。在内踝远端的后面可摸到距骨内侧结节，注意骨轮廓有无改变，是否有触痛。触诊足外侧面，沿第 5 跖骨向近位端触诊第 5 跖骨粗隆，检查有无肿胀、压痛；检查外踝及其前下方的跗骨窦，指压其深部可触及距骨颈，触诊有无压痛。在距骨的近端检查下胫腓关节有无分离。足后区检查跟骨，于跟骨跖面内侧，触诊跟内侧结节，触诊其骨轮廓，注意有无压痛。检查足跖面时，逐个检查跖骨头有无压痛，注意足前部的横弓是否正常。软组织触诊时，在第 1 跖趾关节的内侧触诊有无皮肤增厚及滑囊，有无触痛。在内踝下方触诊踝关节内侧副韧带，在内踝与跟腱之间触诊胫骨后肌腱、趾长屈肌腱、胫后动脉、胫神经，注意肌腱和韧带有无触痛，动脉有无搏动减弱，神经有无触痛、麻木。两侧做对比。

检查足背部胫骨前肌腱、踇长伸肌腱、足背动脉、趾长伸肌腱，注意肌腱的张力，有无触痛及缺损，动脉搏动的强弱。在外踝的前、下、后方，检查距腓前韧带、跟腓韧带、距腓后韧带有无触痛。在足后侧检查跟腱有无触痛。检查跟骨后滑囊及跟腱滑囊有无局部增厚及触痛。足跖面触诊有无结节和触痛。若足趾有畸形，注意受压部位有无胼胝、鸡眼，有无触痛（图 8-15）。

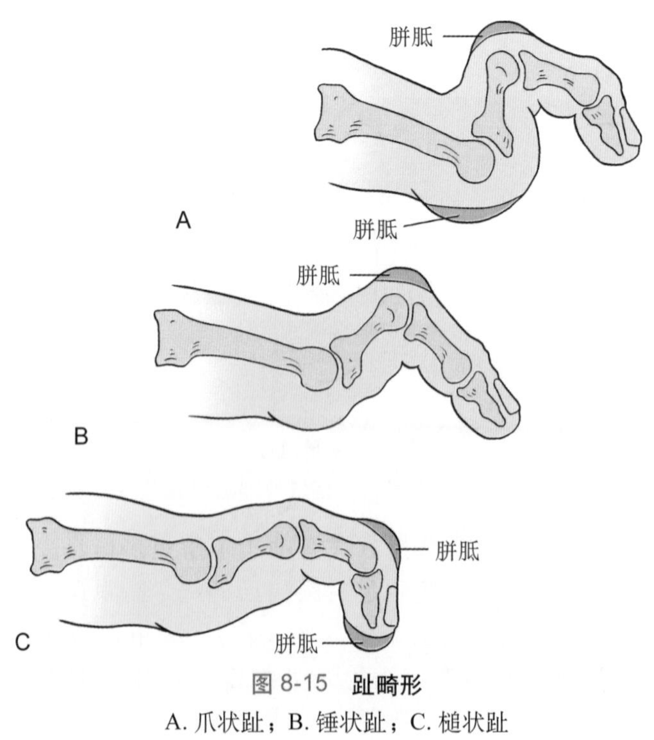

图 8-15　**趾畸形**

A. 爪状趾；B. 锤状趾；C. 槌状趾

三、功能评估

（一）主动运动

检查踝关节背伸时，患者坐在检查床边，两膝关节屈曲 90°，小腿悬垂，嘱患者在中立位做踝关节背伸运动，正常可达 20°。踝关节跖屈检查时体位同前，嘱患者做踝关节跖屈运动，正常可达 45°～50°。检查距下关节内翻时，嘱患者做足内翻运动，正常内翻可达 30°～35°。检查距下关节外翻时，嘱患者做足的外翻运动，正常可达 20°～30°。第 1 跖趾关节的屈曲可达 30°～40°，背伸可达 45°。也可以在站立位负重下做踝关节的主动运动（图 8-16）。

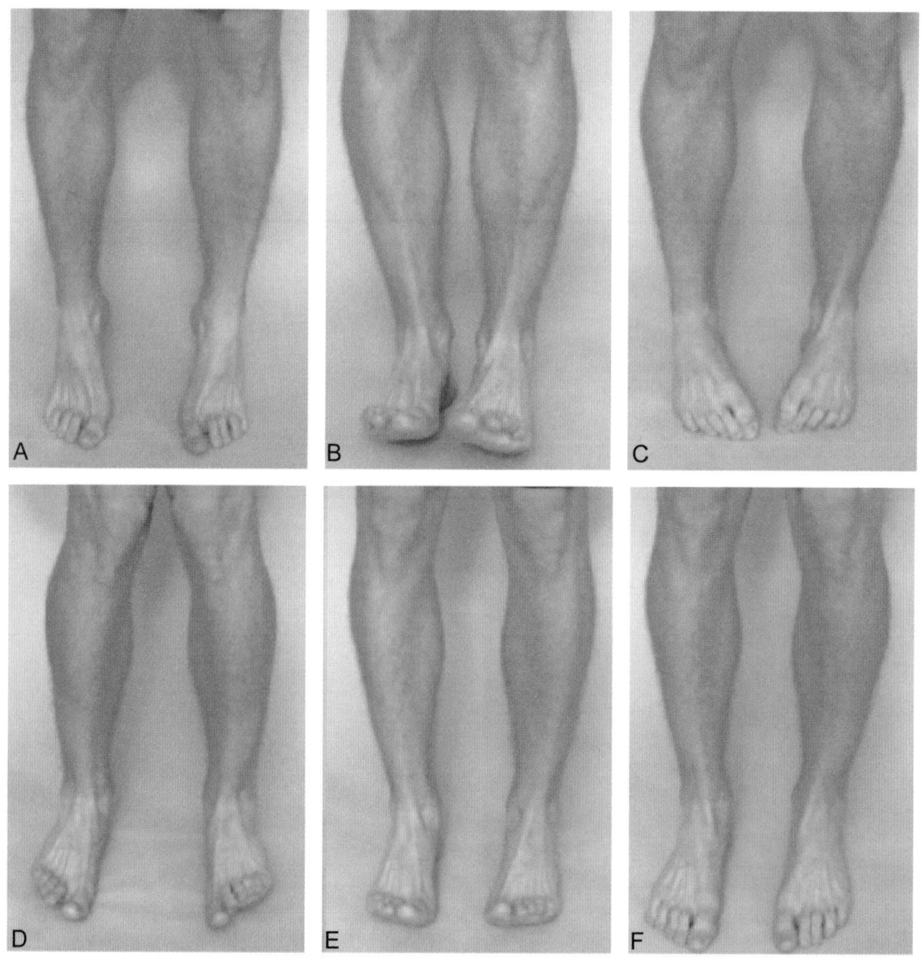

图 8-16 **负重状态下的踝关节主动运动**

A. 跖屈；B. 背伸；C. 旋前；D. 旋后；E. 伸趾；F. 屈趾

（二）被动运动

患者在非负重状态下，小腿、踝关节、足和其他关节可以进行被动运动（图 8-17）。一般来说，假如主动运动范围正常，在主动非负重运动时可加压测试终末端感觉，而不必检查被动运动。检查者应仔细观察每一次运动，尤其在观察到畸形或不对称时，因为这些

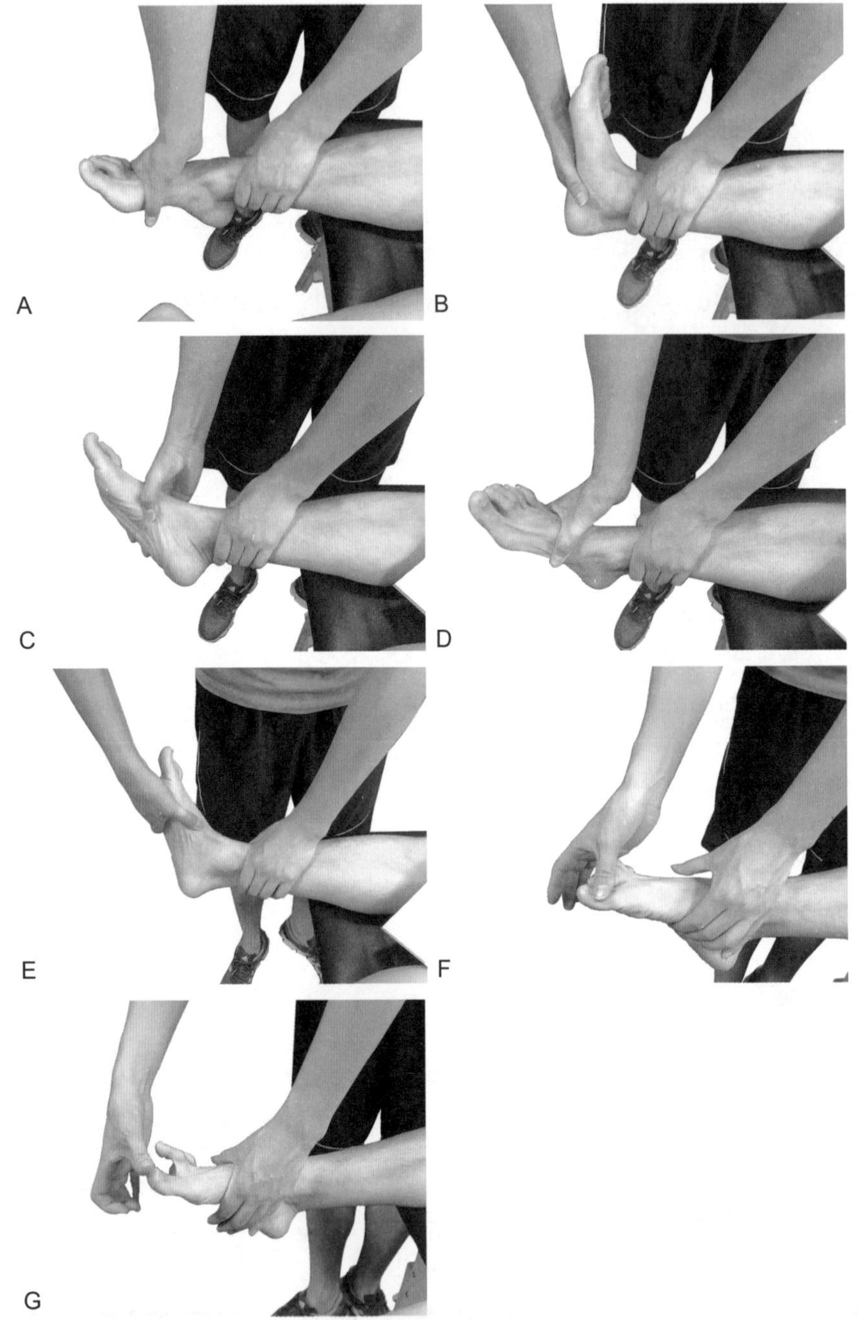

图 8-17　**踝关节的被动运动**

A. 跖屈；B. 背伸；C. 内翻；D. 外翻；E. 内收和外展；F. 趾屈曲；G. 趾外展

畸形或不对称会导致下肢链其他部位的问题。

检查跗骨间关节的内收与外展运动时，检查者一手握住患者足跟部，使之保持中立位，另一手握住患者足前部，做内收、外展被动活动，正常的被动内收活动可达 20°，被动外展活动可达 10°。正常时此关节无主动的内收和外展运动。足趾的运动可通过被动活动检查对照。

在踝关节和足的被动运动检查时，应注意是否有关节囊紧缩。踝关节囊紧缩时，跖屈和背伸相比更受限制；距下关节囊紧缩时，内翻范围比外翻范围受限。

（三）等长抗阻运动

嘱患者保持坐位或仰卧位，双足处于中立位，做背伸、跖屈、旋前、旋后和趾伸展等长抗阻运动。膝关节等长抗阻屈曲一定要检查，因为小腿三头肌既作用于踝足部，又作用于膝部。如果在病史中离心或向心肌肉运动已经引起症状，这些运动在等长抗阻检查结束后也要检查（图 8-18）。

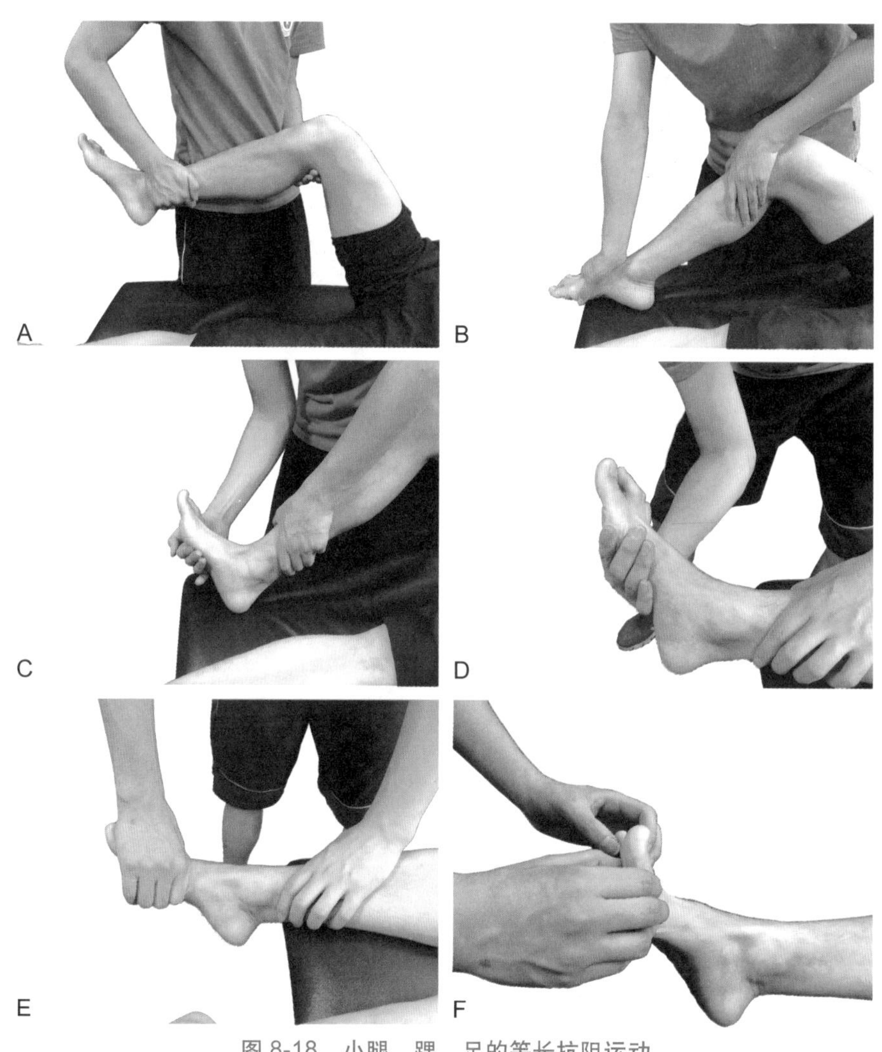

图 8-18 小腿、踝、足的等长抗阻运动

A. 膝关节屈曲；B. 踝背伸；C. 踝跖屈；D. 内翻；E. 外翻；F. 趾伸展

（四）功能评估

若患者能顺利完成上述运动，则应进行功能评估来检查这些持续性运动是否产生疼痛或其他症状。小腿、踝关节和足的功能运动按先后次序分别有蹲（双侧踝关节对称背伸）、足尖站立（双侧踝关节跖屈）、蹲下后站起、单足站立、单腿足尖站立、上下楼梯、足尖行走、

直线跑、扭动和交叉跑、跳、蛙跳。这些运动要有选择地进行，必须要适合被检查者个体。因为这些功能检查会对另一侧下肢关节产生压力，检查者应确保在完成这些检查前关节不会出现病理改变。检查平衡和本体感觉时，要求患者先正常站立，然后用患腿站立；患者先睁眼，然后闭眼。平衡时间的差异或保持平衡困难提示本体感觉异常（图 8-19）。

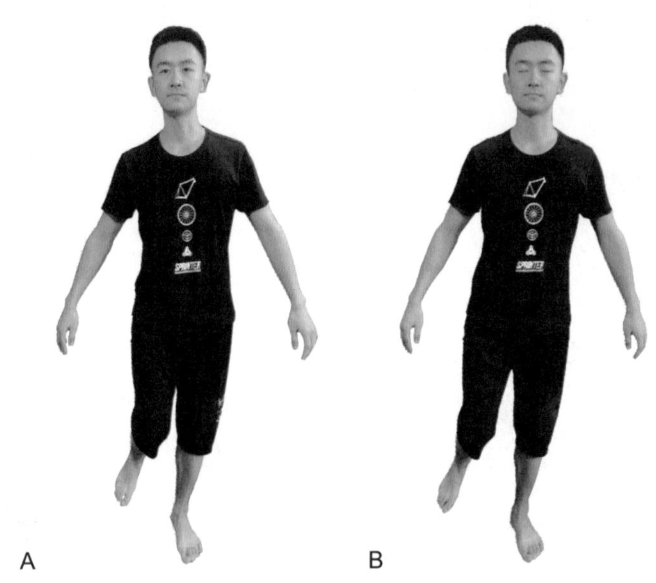

图 8-19　**平衡和本体感觉**

A. 单足睁眼站立；B. 单足闭眼站立

（五）特殊检查

1. *挤压小腿三头肌试验*　患者俯卧，足垂于检查床边，检查者用手挤捏患者小腿三头肌，引起足踝跖屈为正常，若无跖屈活动，提示跟腱断裂（图 8-20）。

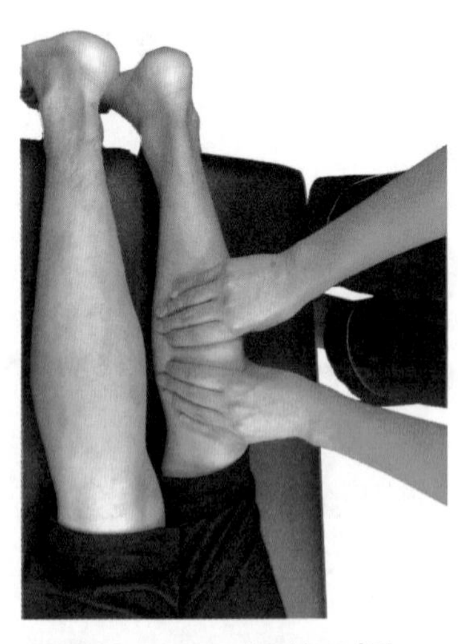

图 8-20　**小腿三头肌挤压试验**

2. *踝关节背伸试验*　本试验以鉴别腓肠肌与比目鱼肌挛缩。若伸膝或屈膝时，踝关节均不能背伸，说明比目鱼肌挛缩。若屈膝时踝关节能背伸，伸膝时踝关节不能背伸，说明腓肠肌挛缩。

3. *伸踝试验*　又称霍曼斯（Homans）试验，检查时嘱患者伸直小腿，然后用力背伸踝关节，如小腿肌肉发生疼痛，则为本试验阳性，提示小腿有深静脉血栓性静脉炎（图 8-21）。

4. *前足挤压试验*　患者仰卧，检查者用手握住患者前足部做横向挤压，若出现剧烈疼痛为阳性，提示有跖骨骨折。

5. *跟轴线测量*　患者站立，若小腿正中线与足跟纵轴一致为正常，若跟骨轴线向小腿正中线外侧或内侧偏斜，表明有足内翻或足外翻畸形。

6. *足长轴与两踝连线的测量*　患者仰卧，从足跖面检查，足长轴与两踝关节连线相交，正常时足长轴向胫侧倾斜 5°，因此两线相交的外上角正常应为 95°。若两线相交成直角者，即为前足外展畸形。

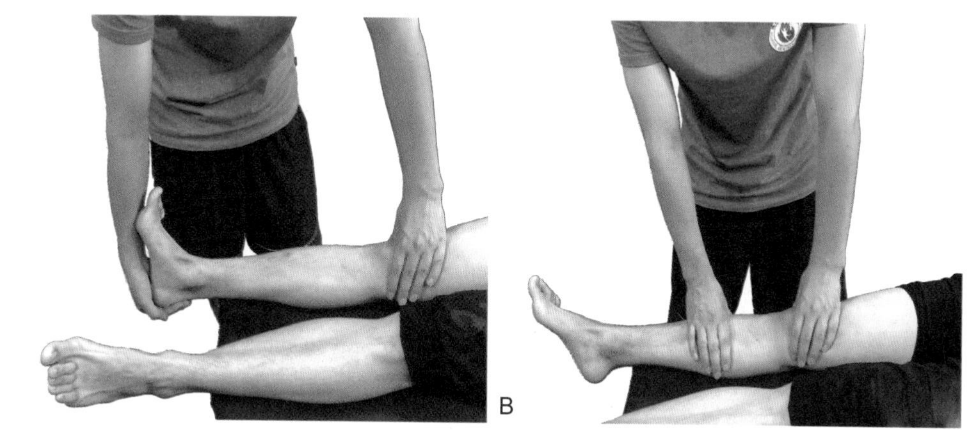

图 8-21　霍曼斯（Homans）试验

A. 试验方法；B. 血栓性静脉炎的触痛

（六）关节运动

关节运动是在患者仰卧位或侧卧位时进行的，检查时注意健侧与患侧的对比。

1. *纵向牵张运动*　长轴牵张运动通过固定近端并牵拉远端完成。例如，在检查踝关节时，检查者固定胫骨和腓骨，双手固定于双侧踝关节远端，用力向远端纵向牵拉（图 8-22A）。

2. *前后滑动*　踝关节的前后滑动是通过固定胫骨和腓骨，抓住距骨向前后拉动进行的。

（1）跗骨间关节滑动：检查跗骨时，一手固定足舟骨、距骨和跟骨，另一手抓住楔骨和骰骨，向远端滑动。

（2）跖趾和趾间关节滑动：固定近端跖骨和趾骨，牵拉远端趾骨，检查跖趾关节和趾间关节的前后滑动（图 8-22B）。

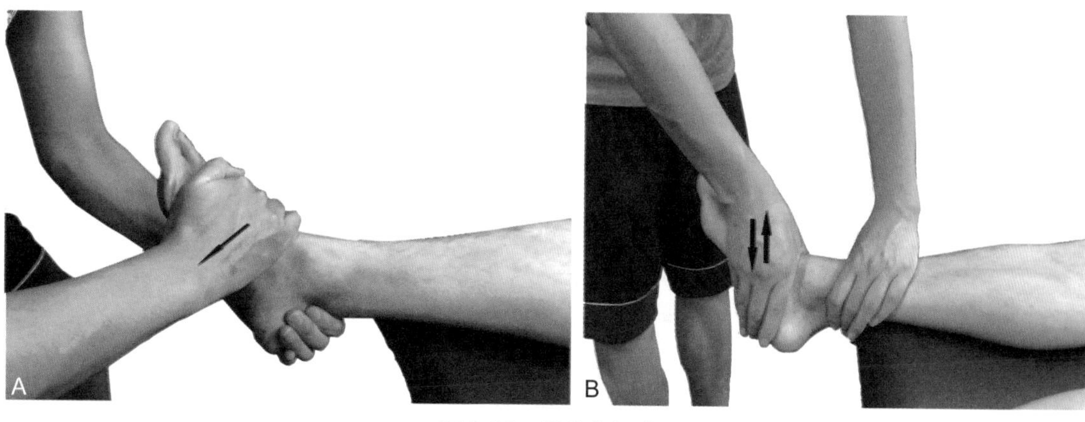

图 8-22　踝关节运动

A. 纵向牵张；B. 前后滑动

3. *距骨摆动*　患者取侧卧位，屈髋屈膝。检查者双手固定于患者踝部远端，向踝关节施加轻微牵引力，然后向前向后摇摆。

4. *侧倾*　距下关节侧倾运动是以检查者双手环绕跟骨来进行的。在检查时保持足中立位，使跟骨相对于距骨做内侧与外侧的倾斜动作（图 8-23）。

5. *旋转*　跗骨旋转检查时，检查者一手固定患者近侧跗骨（跟骨、足舟骨、距骨），

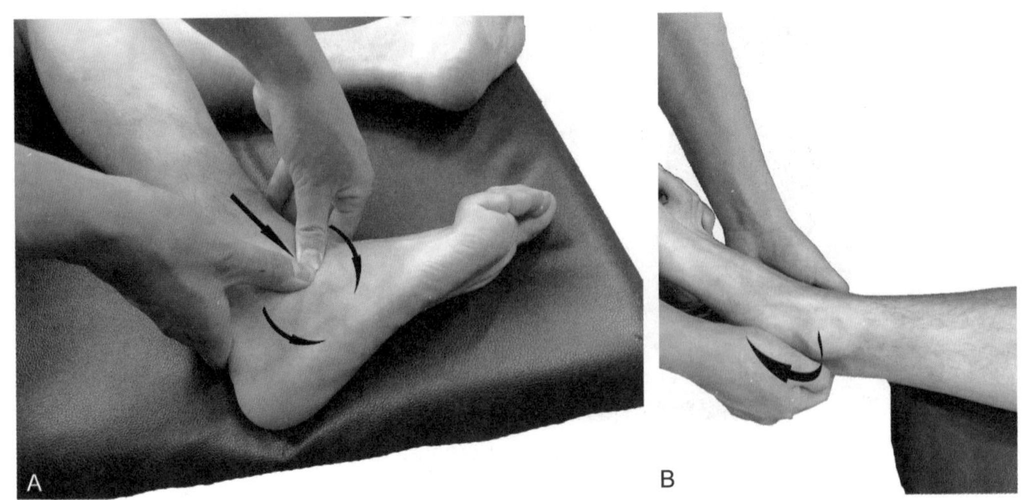

图 8-23　**踝关节运动**
A. 距骨摆动；B. 侧倾

另一手抓远侧跗骨（楔骨和骰骨），使远侧跗骨相对于近侧跗骨做旋转运动。跖趾关节和趾间关节的旋转运动通过一手固定近端趾骨和跖骨，另一手轻度牵拉旋转远端趾骨来检查。

6. *侧方移动*　跖趾关节和趾间关节的侧移是通过一手固定患者近端骨骼（趾骨和跖骨），另一手牵拉远端做左右移动，且不引起关节旋转（图 8-24）。

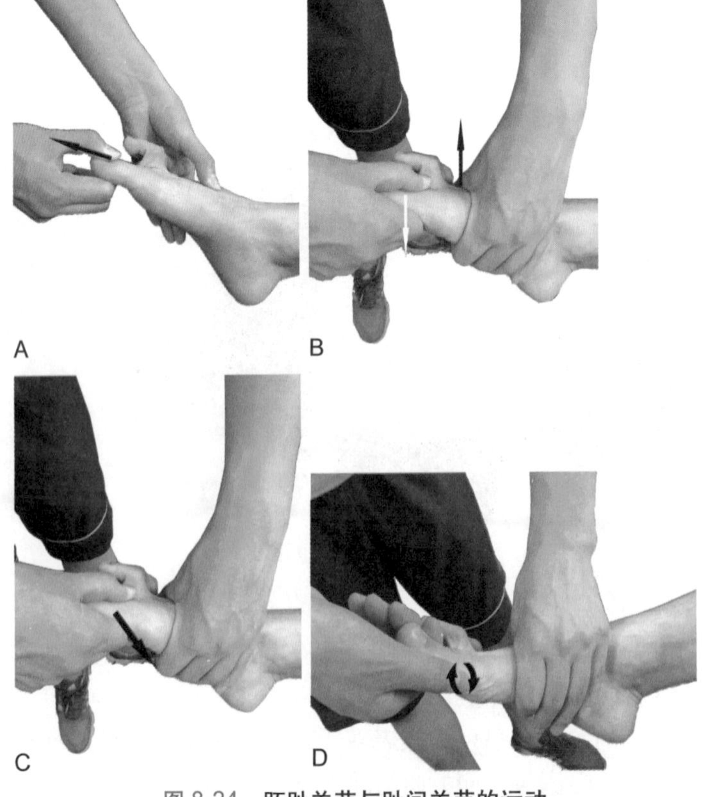

图 8-24　**跖趾关节与趾间关节的运动**
A. 纵向牵张；B. 前后滑动；C. 侧方滑动；D. 旋转

第三节　关节松动术

关节松动技术是治疗者在关节活动可动范围内完成的一种针对性很强的手法操作技术，属于被动运动范畴。关节的生理运动是指在关节的生理范围内完成的运动，可以主动或被动地完成。附属运动是指在关节自身及其周围组织允许的范围内被动完成的运动。在应用时常选择关节的生理运动和附属运动作为治疗手段，改善生理运动之前，先改善附属运动，附属运动改善可促进生理运动改善。松动术主要针对关节的力学问题，可以起到缓解疼痛、牵拉僵硬的关节以改善关节活动范围和增加本体反馈的作用，适用于任何因力学因素引起的关节功能障碍，包括关节疼痛、肌肉紧张及痉挛、可逆性关节活动度降低、进行性关节活动受限、功能性关节制动。对进行性关节活动受限和功能性关节制动，主要是维持现有的活动范围，延缓病情发展。松动术一般不用于不稳定的关节（失神经支配、活动过度的关节）、未愈合的骨折、外伤或疾病引起关节肿胀、关节炎急性期、关节感染、恶性疾病。

操作时，嘱患者处于舒适、无疼痛的体位，通常为卧位或坐位，尽量暴露治疗的关节并使其放松，以达到最大范围的松动。治疗者应靠近治疗的关节，一手固定关节的一端，一手松动另一端。在手法操作前，应先对治疗的关节进行评估，找出问题，选择针对性手法。不论是附属运动还是生理运动，手法操作均应达到关节活动受限处。不同的松动速度产生的效果不同，小范围、快速度手法可抑制疼痛；大范围、慢速度手法可缓解紧张和挛缩。

对急性疼痛患者先在无痛的关节活动范围内用Ⅰ、Ⅱ级手法。治疗后再评估，如疼痛改善，可增加手法级别或增加重复次数；如疼痛没有改善，可能技术不正确或手法不够强；疼痛加重，表明手法过重或次数过多，或患者做了不适当的活动。对疼痛为主伴关节僵硬的治疗，由于疼痛，关节活动范围在正常的60%以下，选用Ⅰ、Ⅱ级附属运动治疗，治疗主要针对疼痛，下次治疗再评估，如症状改善，增加手法级别和剂量。当僵硬成为主要问题时，改用Ⅲ级手法。对关节僵硬为主伴有疼痛的治疗，疼痛仍是要考虑的因素，用Ⅲ级手法增加关节活动度，同时通过大范围的运动降低疼痛的程度。可联合应用生理运动和附属运动，附属运动通常在关节活动的范围内完成，而不在活动范围的终点。对关节僵硬、不伴有疼痛的治疗，在活动范围的终点联合应用Ⅳ级的附属运动和生理运动。如果疼痛在治疗中出现，则改用Ⅲ级手法。治疗疼痛时，手法应达到痛点，但不超过；治疗僵硬时手法应超过僵硬点。操作时需要患者充分地配合与理解，克服心理紧张及拮抗肌紧张，操作中要不断询问患者的感觉，手法要求平稳、有节奏，避免暴力造成不必要的附加损伤。

手法治疗可引起疼痛，轻微的疼痛为正常的治疗反应，通常在 4 ～ 6 小时后反应消失。若治疗后 24 小时疼痛仍不减轻甚至加重，说明治疗强度过大或持续时间过长，应减低治疗强度或缩短治疗时间。若经过 3 ～ 5 次的正规治疗后症状仍无缓解或反而加重，则应重新评估并调整治疗方案。

一、常规松动

（一）下胫腓关节

相较于上胫腓关节，下胫腓关节更易引起不适症状。在踝关节有疼痛时，也应对下胫腓关节进行常规检查。腓骨相对于胫骨的运动有后向前滑动、前向后滑动、纵轴头尾向运动（以后足为杠杆）、纵轴尾头向运动（以足为杠杆）、距骨的大幅旋转（通过足部产生）。通过榫眼处对距骨加压，使胫腓关节产生运动及后足的背伸。

1. 后向前滑动

[方向] 腓骨相对于胫骨的后向前运动。

[患者体位] 俯卧位，屈膝 90°。

[治疗者位置及操作方法] 站在患侧，左手掌跟放在患者外踝后缘，右手掌跟放在患者内踝前缘。左臂发力使腓骨向前运动，右臂发力用于保持胫骨的位置（图 8-25）。

[作用] 缓解疼痛和僵硬，增加踝关节活动范围。

2. 前向后滑动

[方向] 腓骨相对于胫骨的前向后运动。

[患者体位] 俯卧位，屈膝 90°。

[治疗者位置及操作方法] 站在患侧，右手掌跟放在患者外踝前缘，左手掌跟放在患者内踝后缘。右臂发力使腓骨向后运动，左臂发力用于保持胫骨的位置（图 8-26）。

[作用] 缓解疼痛和僵硬，增加踝关节活动范围。

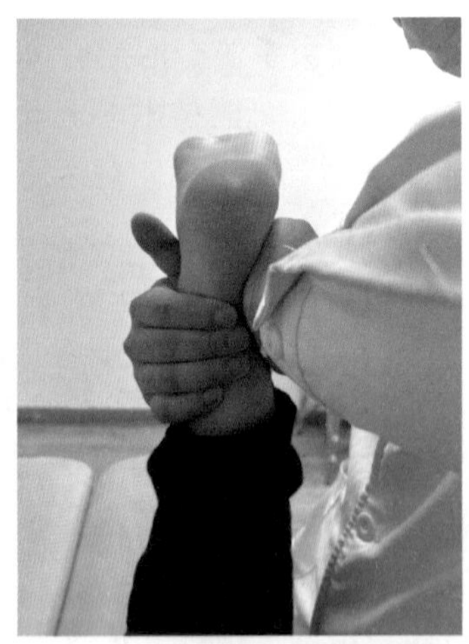

图 8-25 **下胫腓关节后向前滑动**

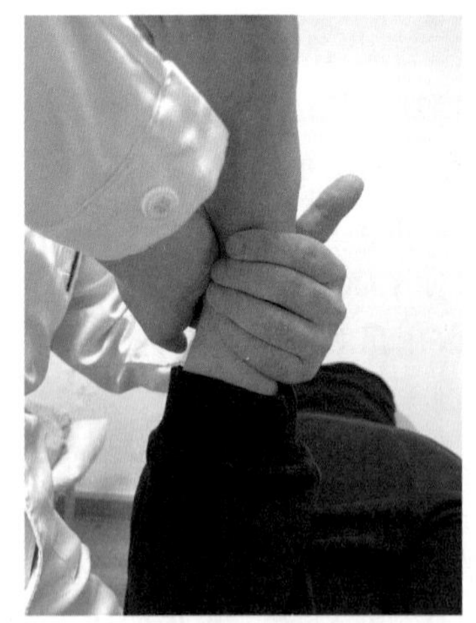

图 8-26 **下胫腓关节的前向后滑动**

3. 长轴运动：尾向头，头向尾

[方向] 腓骨相对于胫骨的向头及向尾的滑动。

[患者体位] 左侧卧位，屈髋屈膝，下肢平放在治疗床上。

[治疗者位置及操作方法] 站在患足的一端，面对右髋。一手握住后足足跟，另一手触诊上胫腓关节或下胫腓关节。后足外翻产生纵轴的尾向头运动，后足内翻产生纵轴的头向尾运动。随着距骨在榫眼里的向内旋转，腓骨被拉向前方；相反的，当距骨在榫眼里

向外旋转时，腓骨被拉向后方。治疗者可以利用患者的足跟和足作为杠杆产生动作。该技术用以治疗疼痛或关节受限为主的功能障碍，当存在关节内运动障碍时，需要加入加压的手法（图 8-27）。

［作用］ 缓解疼痛和僵硬，增加踝关节活动范围。

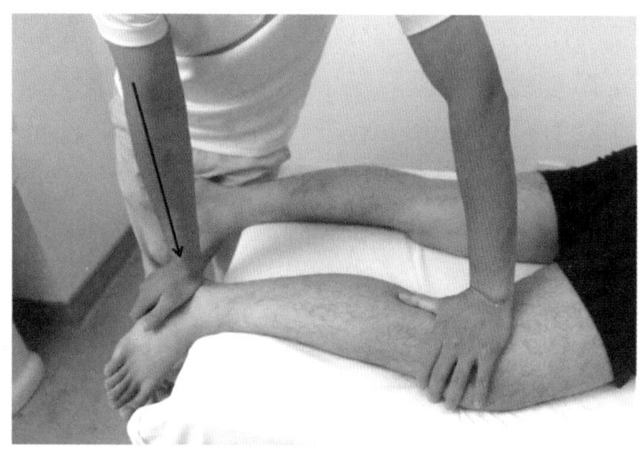

图 8-27　**腓骨相对于胫骨的向头及向尾的滑动**

（二）踝关节和距下关节

在大多数松动术中，很难把踝关节和距下关节完全分开。踝关节的生理运动包括跖屈、背伸，内翻、外翻等。附属运动包括后向前滑动、前向后滑动、向内旋转、向外旋转、纵轴尾头向滑动、纵轴头尾向滑动、横向内侧运动、横向外侧运动。在治疗过程中，把足部作为杠杆会使指定动作更易于完成。

1. *跖屈*

［患者体位］ 俯卧位，屈曲膝关节 90°。

［治疗者位置及操作方示］ 站在患者的膝关节旁，把右侧膝关节放置在治疗床上以支撑患者的右小腿。治疗者右手握住跟骨，拇指绕跟骨外侧，其余手指自然环绕跟骨内侧，示指的掌指关节牢固地与足底相接，左手虎口卡住踝近距骨颈的地方，拇指放在足外侧，其余四指放在内踝处，然后双臂同时用力。在关节内障碍时，加入挤压手法治疗。运用Ⅲ⁺级，患者俯卧，足靠近治疗床沿。治疗者站在患者足的一端，面朝向患者头部，双手握住右足。以拇指沿足底的内、外缘为支点，其余四指放在足背上。治疗者先在踝背伸时举患者的腿至 20°，再在大幅度跖屈足的同时将腿放下来。运用全范围或关节末端的松动术时，可加入挤压手法（图 8-28）。

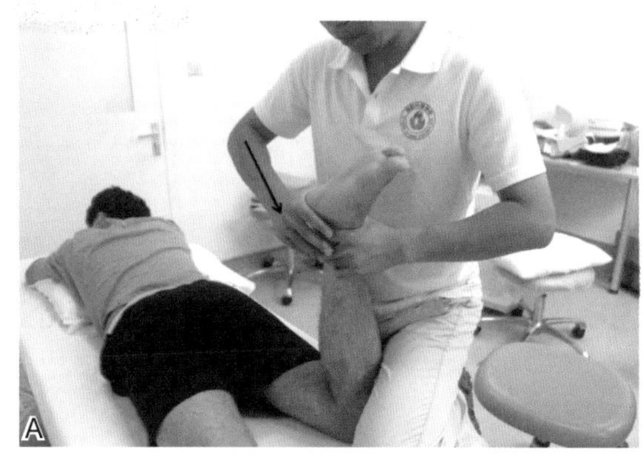

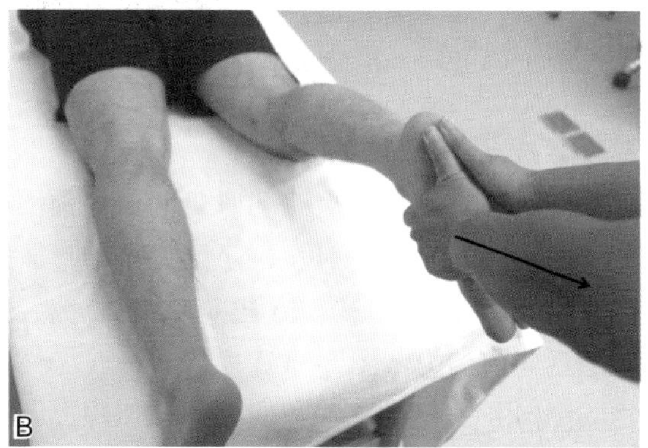

图 8-28　**踝关节跖屈**

A. 跖屈；B. 跖屈Ⅲ⁺级

［作用］ 缓解疼痛和僵硬，增加踝关节跖屈活动范围。

2. *背伸*

［患者体位］ 俯卧位，屈曲膝关节 90°。

[治疗者位置及操作] 站在患者的左侧膝关节旁，把右侧膝关节放置在治疗床上，以支撑患者的小腿。左手握住跟骨，拇指绕跟骨外侧，其余手指自然环绕跟骨内侧，虎口握住跟骨的后上方。右手虎口放在跟骨跖面的外侧，拇指经足外侧，其余四指放在内侧，前臂在相反方向上使力（图 8-29）。松动时可以任何力度实施，然而，降低腓肠肌紧张度可能需要通过改变膝关节屈曲的角度。运用Ⅲ$^{+}$级和Ⅳ$^{+}$级，通过用掌根放在跗跖关节头处，改变右手的姿势。该姿势的改变将跗骨间关节和踝关节的运动连接在一起。在进行全范围或关节末端的松动时，可以加入挤压手法，使距骨产生向前滚动同时向后滑动的动作。

[作用] 缓解疼痛和僵硬，增加踝关节背伸活动范围。

3. 内、外翻

[方向] 内、外翻是距骨和跟骨相对于下肢的运动。

[患者体位] 俯卧位，屈曲膝关节 90°。

[治疗者位置及操作方法] 站在患者的左侧膝关节旁，右侧膝关节放在治疗床上，以支撑患者的小腿。一手抓住患者跟骨，另一手支撑前足。内翻定位在踝关节，治疗者用双手示指和拇指将距骨周围远端小腿处抓握（图 8-30）。

[作用] 缓解疼痛和僵硬，增加踝关节内、外翻的活动范围。

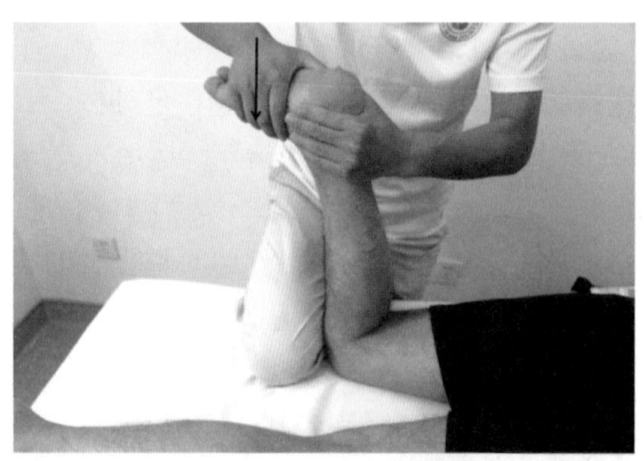

图 8-29 **踝关节背伸**

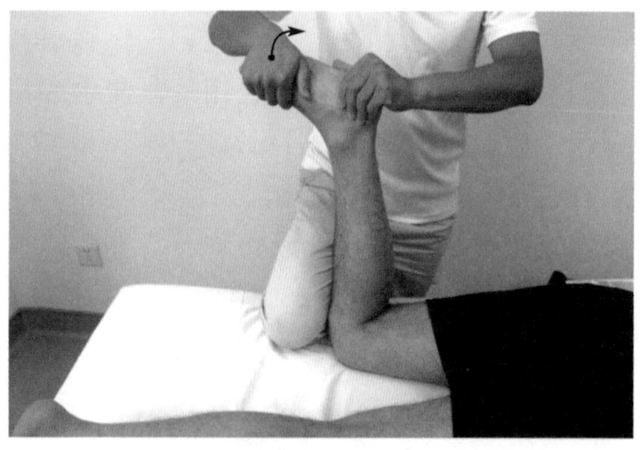

图 8-30 **踝关节内、外翻**

4. 后向前滑动

[方向] 相对于胫骨和腓骨的后向前滑动。

[患者体位] 俯卧位，足踝位于治疗床外。

[治疗者位置及操作方法] 站在患侧，一只手固定在远端胫腓关节，另一手握住跟骨，施加后向前的力（图 8-31）。

[作用] 缓解疼痛和僵硬，增加踝关节的活动范围。

5. 前向后滑动

[方向] 相对于胫骨和腓骨的前向后滑动。

[患者体位] 俯卧位，膝关节屈曲 90°。

[治疗者位置及操作方法] 一手固定在患者远端胫腓关节，另一手位于距骨前侧并施加前向后的力（图 8-32）。

[作用] 缓解疼痛和僵硬，增加踝关节的活动范围。

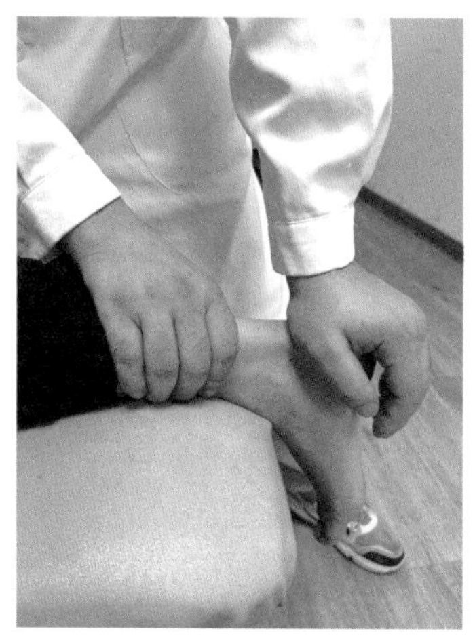
图 8-31　**后向前滑动**

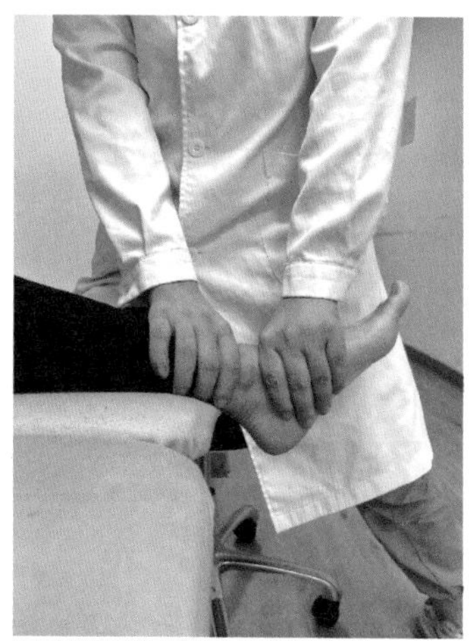
图 8-32　**前向后运动**

6. 内、外旋滑动

［方向］　距骨、跟骨相对于胫骨的向内旋、向外旋滑动。

［患者体位］　俯卧位，膝关节屈曲 90°。

［治疗者位置及操作方法］　站在患者的左侧膝关节旁，右侧膝关节放在治疗床上，以支撑患者的小腿。右手抓住患者小腿以固定下肢，左手从后方抓住距骨，示指和拇指分别从内、外侧固定。两前臂对向抓握，左手进行内、外旋转操作（图 8-33）。

［作用］　缓解疼痛和僵硬，增加踝关节的活动范围。

7. 纵轴尾头向滑动

［方向］　后足沿胫骨方向的尾头向滑动。

［患者体位］　俯卧位，膝关节屈曲 90°。

［治疗者位置及操作方法］　站在患者的左侧膝关节边，右侧膝关节放在治疗床上，以支撑患者的患者小腿。右手从前方支撑患者下肢，左手抓住跟骨底。左手掌根接触到跟骨各个面。左手向榫眼进行挤压（图 8-34）。

［作用］　缓解疼痛和僵硬，增加踝关节的活动范围。

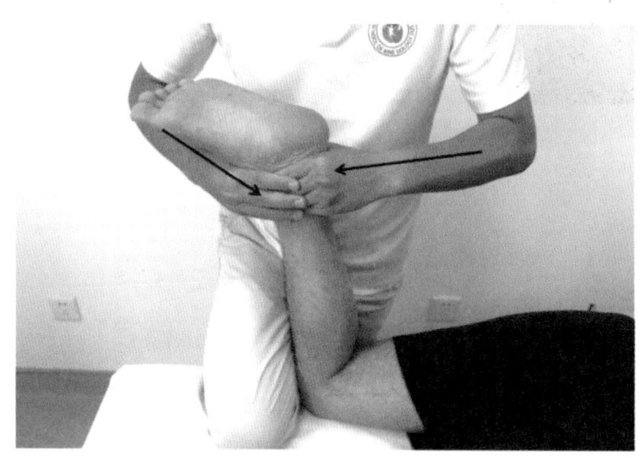
图 8-33　**内、外旋滑动**

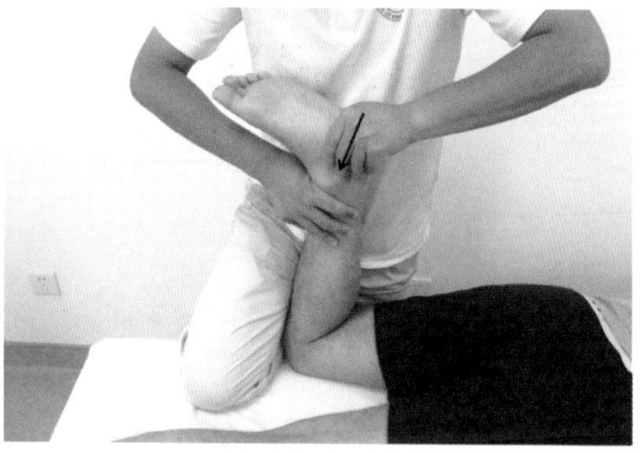
图 8-34　**纵轴尾头向滑动**

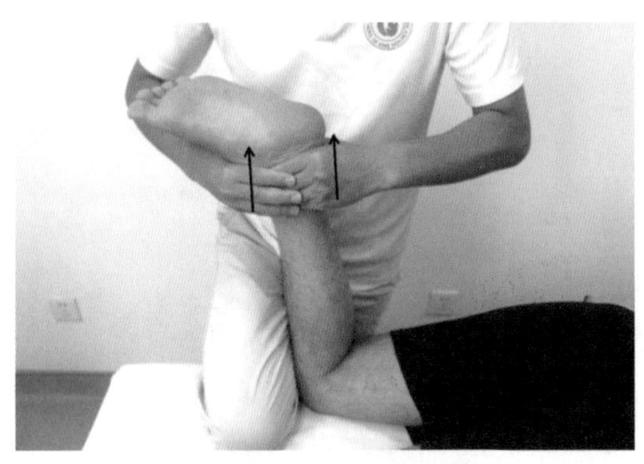

图 8-35　纵轴头尾向滑动

8. 纵轴头尾向滑动

[方向]　后足沿胫骨方向的头尾向滑动。

[患者体位]　俯卧位，膝关节屈曲 90°。

[治疗者位置及操作方法]　站在患者的左侧膝关节旁，治疗者右膝从后方支撑以稳定患者小腿，左手拇指抓住后足外侧，示指在内侧固定距骨、跟骨，右手紧握踝关节前的距骨颈，拇指经外侧面向足跟方向，示指经内侧面指向足跟方向。固定膝关节，双臂用力将后足向上举（图 8-35）。

[作用]　缓解疼痛和僵硬，增加踝关节的活动范围。

9. 内、外侧滑动

[方向]　后足、距骨、跟骨各自相对于小腿的横向滑动。

[患者体位]　患者俯卧，下肢平放在治疗床上，足部超出治疗床沿。

[治疗者位置及操作方法]　治疗者位于患者足部。治疗者一手固定患者远端下肢，另一只手抓住跟骨，向内侧施力（向内，图 8-36A）。治疗者一手固定远端下肢，另一手抓住跟骨，向外侧施力（向外，图 8-36B）。

[作用]　缓解疼痛和僵硬，增加踝关节的活动范围。

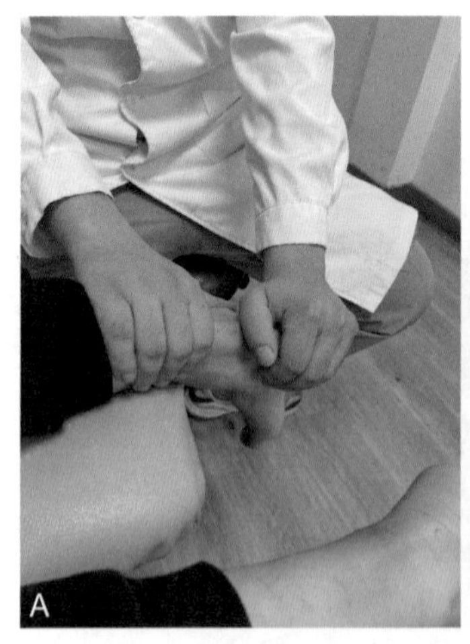

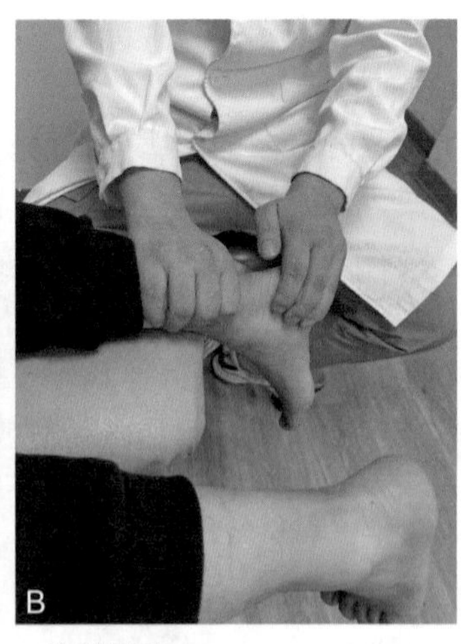

图 8-36　内、外侧滑动

A. 向内滑动；B. 向外滑动

（三）跗骨间关节

跗骨间关节在力量从后足向前足传递的过程中起着十分重要的作用，应在检查和治疗中予以关注。生理活动包括前足相对于后足的旋前、旋后、内翻、外翻、内收、外展、跖屈、背伸。附属运动包括后向前滑动、前向后滑动、纵轴头尾向滑动、纵轴尾头向滑动、横向向内滑动、横向向外滑动、旋前、旋后。

1. 旋前、旋后

[方向]　前足相对于后足的旋前、旋后。

[患者体位]　俯卧位，膝关节屈曲 90°。

[治疗者位置及操作方法]　左腿站立，右膝在治疗床沿支撑患者小腿。左手握住跟骨，四指环绕足内侧缘，指尖朝向尾头向，拇指在足外侧缘。右手虎口放在足背，四指自然分散在足内侧缘，拇指超过足外侧缘一点。左手固定，右手完成旋前、旋后动作（图 8-37）。

[作用]　缓解疼痛和僵硬，增加踝关节旋后、旋前的活动范围。

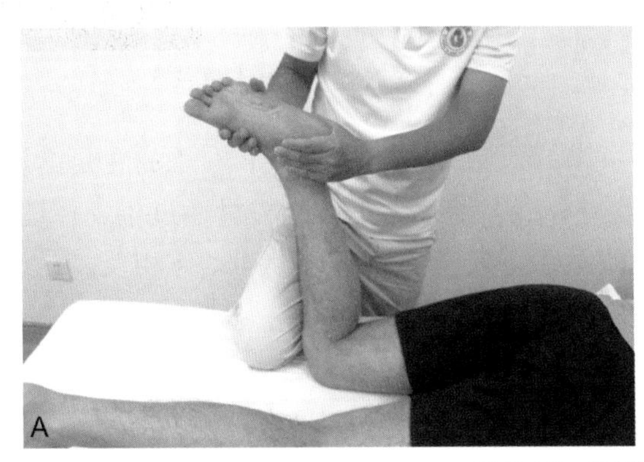

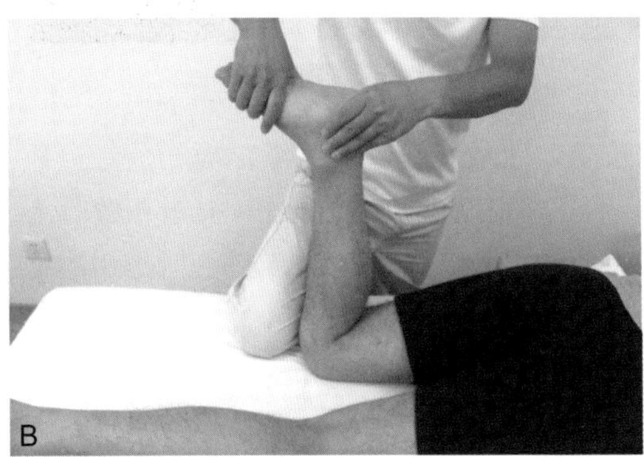

图 8-37　**踝关节旋后、旋前**

A. 旋后；B. 旋前

2. 内翻

[方向]　中足的内翻。

[患者体位]　患者俯卧位，膝关节屈曲 90°；或左侧卧位，髋关节、膝关节自然屈曲，右足在治疗床沿边伸展。

[治疗者位置及操作方法]　左腿站立，右膝在治疗床沿支撑患者小腿。左手握住跟骨末端固定，四指在足内侧缘，指向尾头方向；右手虎口放在背侧，四指自然分散在足内侧缘，拇指超出足外侧缘一些，右手完成内翻动作（图 8-38）。

[作用]　缓解疼痛和僵硬，增加踝关节内翻的活动范围。

3. 外翻

[方向]　中足的外翻。

[患者体位]　俯卧位，膝关节屈曲 90°。

[治疗者位置及操作方法]　左腿站立，右膝在治疗床沿支撑患者小腿。左手手掌放在跟骨的底部，四指自然分散在后足内侧缘，拇指放在足外侧缘以固定跟骨；右手放在足底，作为跗跖关节杠杆的支点，四指在足的内侧缘，拇指和鱼际放在外侧缘。左手固定，右手完成外翻动作（图 8-39）。

[作用]　缓解疼痛和僵硬，增加踝关节外翻的活动范围。

4. 外展、内收

[方向]　前足相对于中足的外展或内收运动。

[患者体位]　俯卧位，膝关节屈曲 90°。

[治疗者位置及操作方法]　左腿站立，右膝在治疗床沿支撑患者小腿。左手放在足跟

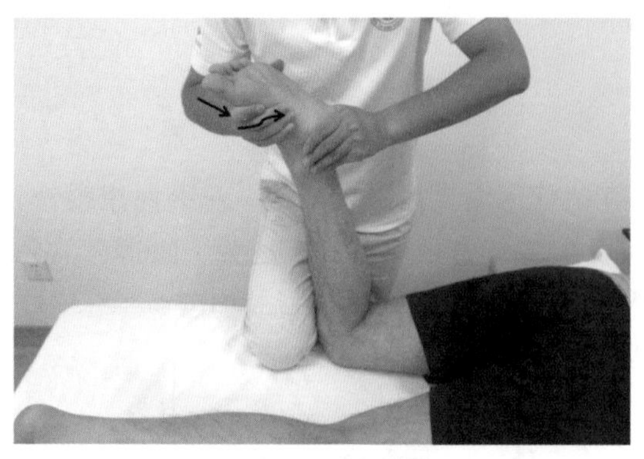

图 8-38　**踝内翻**

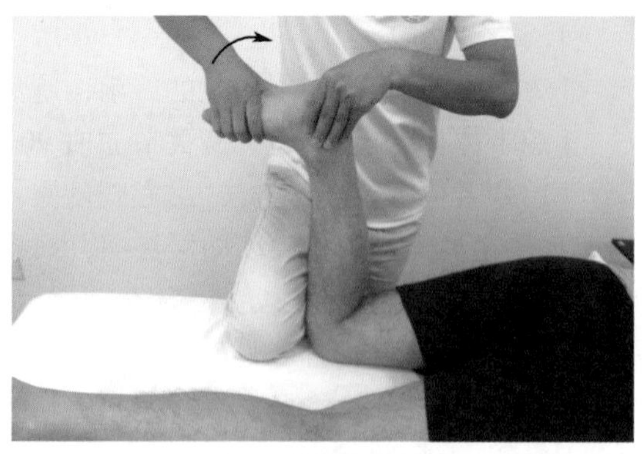

图 8-39　**踝外翻**

的位置，四指放在足内侧缘，拇指放在（跟骰关节）关节线外侧的位置；右手放在足的远端，示指在可动关节线的位置，拇指在骰骨上。改善外展时治疗者上肢的力量通过指尖传递，右手四指用力做外展运动，左手拇指用力做内收运动。改善内收时，上述动作相反。松动时可以定位到第 1 跖骨、第 1 楔骨、足舟骨、跟骨、骰骨（图 8-40）。

[作用]　缓解疼痛和僵硬，增加踝关节的活动范围。

5. *跖屈*

[方向]　前足相对于中足的跖屈。

[患者体位]　俯卧位，膝关节屈曲 90°。

[治疗者位置及操作方法]　左腿站立，右膝在治疗床沿支撑患者小腿。左手放在跟骨底面，拇指在足外侧缘，指向足趾，四指在足内侧缘，自然分散在内踝。右手的尺骨缘在关节线的位置，四指在足背面，拇指在足跖面（图 8-41）。

[作用]　缓解疼痛和僵硬，增加踝关节跖屈的活动范围。

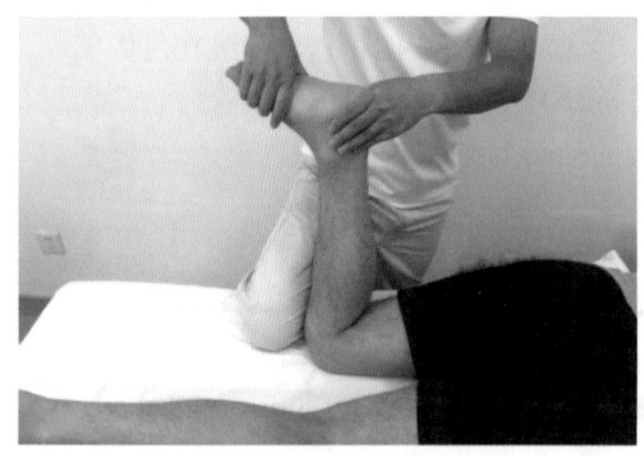

图 8-40　**踝关节外展、内收**

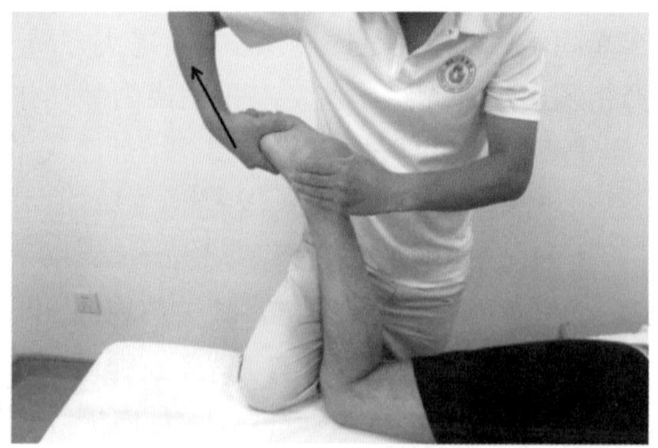

图 8-41　**踝跖屈**

6. *背伸*

[方向]　前足相对于中足的背伸。

[患者体位]　俯卧位，膝关节屈曲 90°。

[治疗者位置及操作方法]　左腿站立，右膝在治疗床沿支撑患者小腿。左手放在跟骨底面，拇指在足外侧缘，指向足趾，四指在足内侧缘，自然分散在内踝。右手放在前足跖面，

拇指和示指置于关节线的位置（图 8-42）。

[作用]　缓解疼痛和僵硬，增加踝关节背伸的活动范围。

（四）跗跖关节、跖间关节

跗跖关节的生理运动有屈伸、旋前、旋后，附属运动有后向前滑动、前向后滑动、轴向旋转、纵轴尾头向滑动、纵轴头尾向滑动、横向向内滑动、横向向外滑动。跖间关节的运动有水平屈、水平伸、后向前滑动、前向后滑动、纵轴尾头向滑动、纵轴头尾向滑动。

1. 跗跖关节的屈、伸

[方向]　跖骨相对于跗骨的屈、伸。

[患者体位]　俯卧位，膝关节屈曲 90°。

[治疗者位置及操作方法]　左腿站立，右膝在治疗床沿以支撑患者小腿。双手握住跗跖关节，拇指在跖面相邻的骨骼上，示指屈曲握住足内侧缘，完成跖骨相对于跗骨的屈、伸（图 8-43）。

[作用]　缓解疼痛和僵硬，增加跗跖关节屈伸的活动范围。

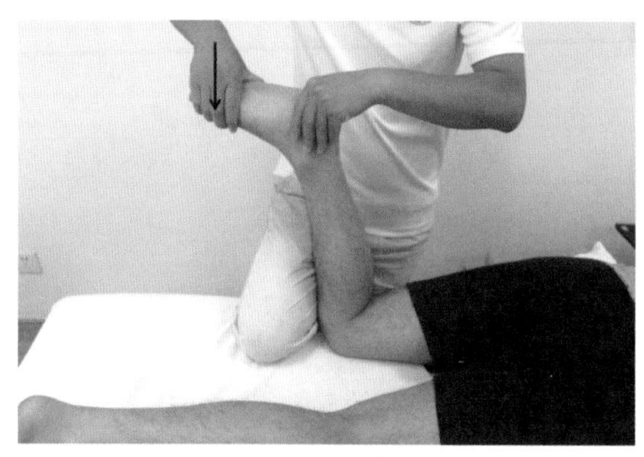

图 8-42　**踝背伸**

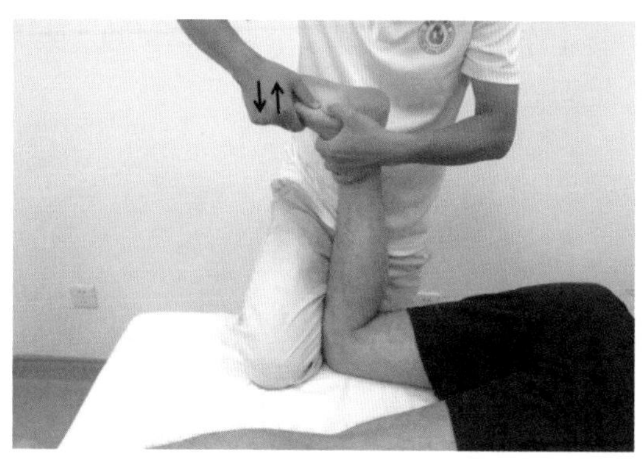

图 8-43　**跗跖关节的屈、伸**

2. 旋前、旋后

[方向]　跖骨相对于跗骨的旋前、旋后。

[患者体位]　俯卧位，膝关节屈曲 90°。

[治疗者位置及操作方法]　左腿站立，右膝在治疗床沿以支撑患者小腿。左手握住根骨，四指自然分散在后足的内侧缘，示指固定楔骨。右手掌根旋后，放在前足背侧。左手固定，右手完成旋前、旋后动作。

[作用]　缓解疼痛和僵硬，增加关节的旋前、旋后活动范围。

3. 跖间关节的附属运动

[患者体位]　俯卧位，足部接近治疗床沿，略微屈曲膝关节。

[治疗者位置及操作方法]　站在治疗床尾，右膝跪在治疗床上，用右手握住患者前足跖面并放在治疗者大腿上。拇指的指腹放在足底的跖骨头或跖骨基底上，其余四指握住足侧面。一手拇指固定，另一手拇指完成相对于其余跖骨的动作。通常用来治疗僵硬足部及跖骨痛导致的跖骨间连接功能障碍。

[作用]　缓解疼痛和僵硬，增加跖间关节附属运动的活动范围。

（五）跖趾关节

每一个足趾都有可能出现问题，其中踇趾的跖趾关节最常出现问题。治疗需要与足内在肌、外展肌和正常的步态周期相结合。跖趾关节的上下滑动可增加跖趾关节活动范围。

[方向] 跖趾关节由下向上地滑动。

[患者体位] 仰卧位。

[治疗师位置及操作方法] 治疗者站在患者的足边，下手拇指指腹固定第1跖骨远端，其余四指握住足侧面，上手用拇指指腹和示指近节指骨抓住相应足趾的第1趾骨。下手拇指固定，上手拇指完成相应动作（图8-44）。

[作用] 缓解疼痛和僵硬，增加关节的旋前、旋后活动范围。

（六）胫距关节分离

[患者体位] 患者仰卧，患侧足放松并稍伸出治疗床外，用松动带固定患者膝关节。

[治疗师体位] 治疗师面对患足，双手握住足背，小指位于距骨前方。

[操作方法] 治疗师双肘关节内收，身体向后施加分离的力（图8-45）。

[作用] 改善踝关节屈伸活动度，缓解疼痛。

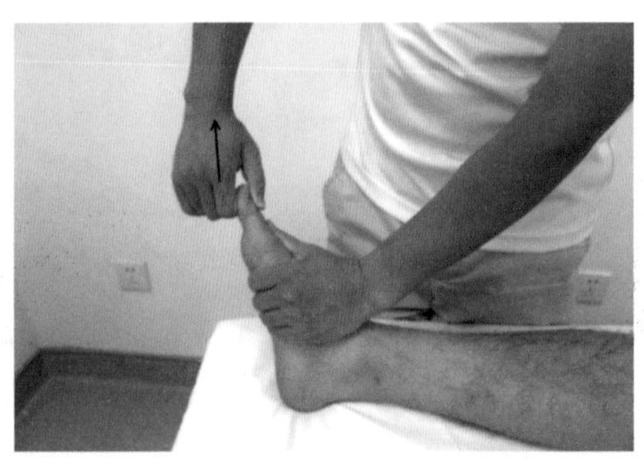

图8-44 **跖趾关节**

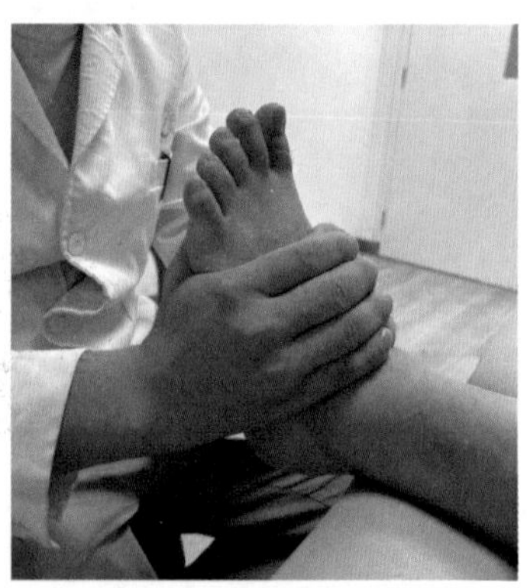

图8-45 **胫距关节分离**

二、动态松动

胫距关节动态松动

[患者体位] 患者患侧足踩于凳子或治疗床上。

[治疗师体位] 治疗师位于患足旁，将松动带固定在患者远端胫腓关节前方。

[操作方法] 治疗师手持松动带施加前向后的力，同时嘱患者主动完成踝关节屈伸动作（图8-46）。

[作用] 改善踝关节活动度，缓解疼痛。

三、组合松动

1. 分离牵引＋前向后滑动

[患者体位] 患者俯卧，患侧下肢屈膝90°。

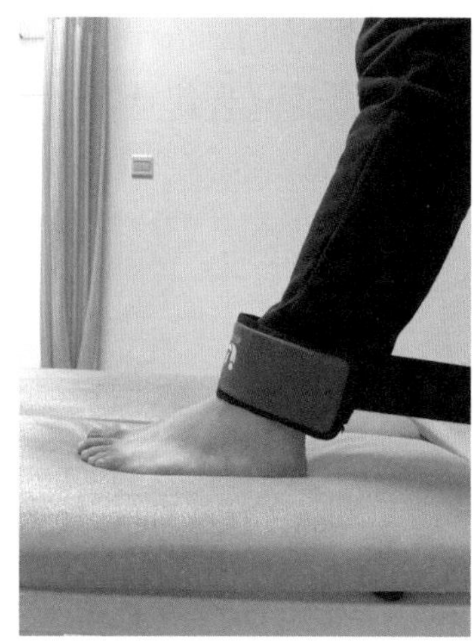
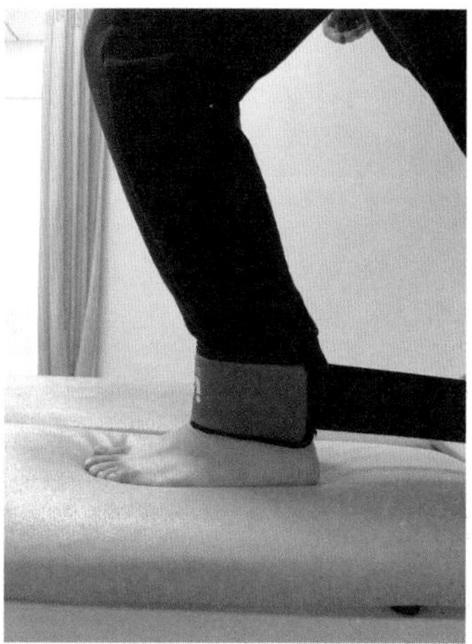

图 8-46　胫距关节动态松动

[治疗师位置及操作方法]　治疗师面向患者站在患侧，双手握住患者内、外踝远端。也可用一侧下肢屈膝并压住患者大腿后面固定。双手同时向上用力牵引的同时，在距骨处的手将距骨向后推动（图 8-47）。

[作用]　一般松动，缓解疼痛。增加踝关节背伸活动范围。

2. 分离牵引 + 后向前滑动

[患者体位]　患者俯卧，患侧下肢屈膝 90°。

[治疗师位置及操作方法]　治疗师面向患者站在患侧，双手握住患者内、外踝远端。也可用一侧下肢屈膝并压住患者大腿后面固定。双手同时向上用力牵引的同时，在距骨处的手将距骨向前推动（图 8-48）。

[作用]　一般松动，缓解疼痛。增加踝关节跖屈活动范围。

3. 分离牵引 + 外翻摆动

[患者体位]　患者仰卧，下肢伸直，将踝关节伸出治疗床沿外。

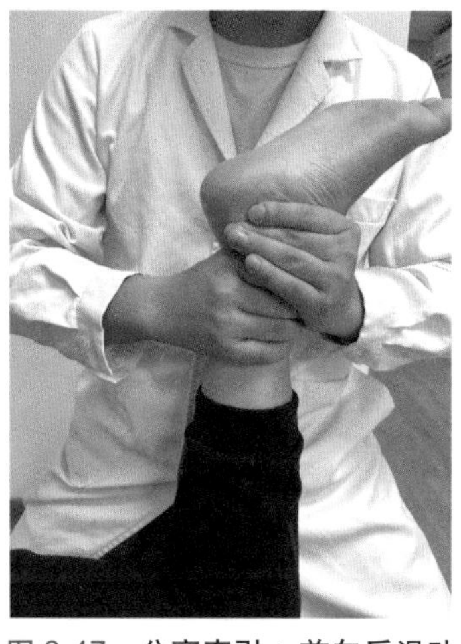

图 8-47　分离牵引 + 前向后滑动

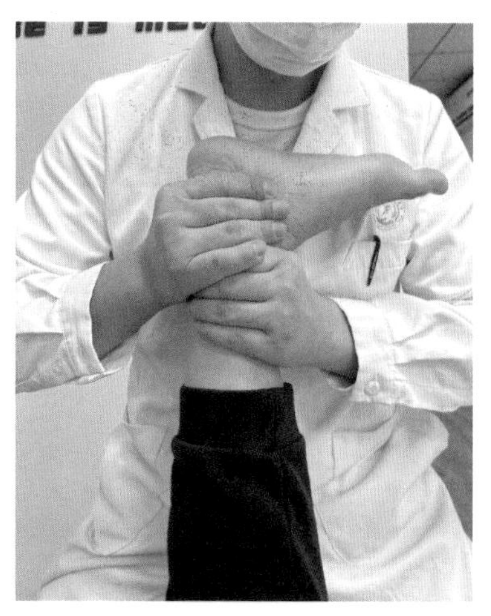

图 8-48　分离牵引 + 后向前滑动

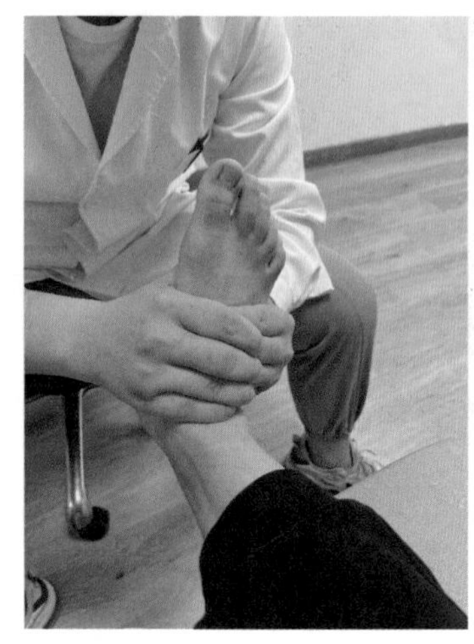
图 8-49　分离牵引 + 外翻摆动

[治疗师位置及操作方法]　治疗师面向患者站在治疗床尾或坐在治疗床尾，双手交叉握住患者距骨，向远端牵引的同时向外翻转（图 8-49）。

[作用]　一般松动，缓解疼痛。外翻摆动增加踝外翻活动范围。

4. 分离牵引 + 内翻摆动

[患者体位]　患者仰卧，下肢伸直，将踝关节伸出治疗床沿外。

[治疗师及操作方法]　治疗师面向患者站在治疗床尾或坐在治疗床尾，双手交叉握住患者距骨，向远端牵引的同时向内翻转（图 8-50）。

[作用]　一般松动，缓解疼痛。内翻摆动增加踝内翻活动范围。

5. 背伸 + 前向后滑动

[患者体位]　患者俯卧，下肢伸直，将踝关节伸出治疗床沿外。

[治疗师位置及操作方法]　治疗师位于患足旁，近端手固定在距骨前侧，远端手从后方握住患者足跟，将前足置于手臂上。远端手发力完成踝关节背伸运动，同时近端手将距骨从前向后推动（图 8-51）。

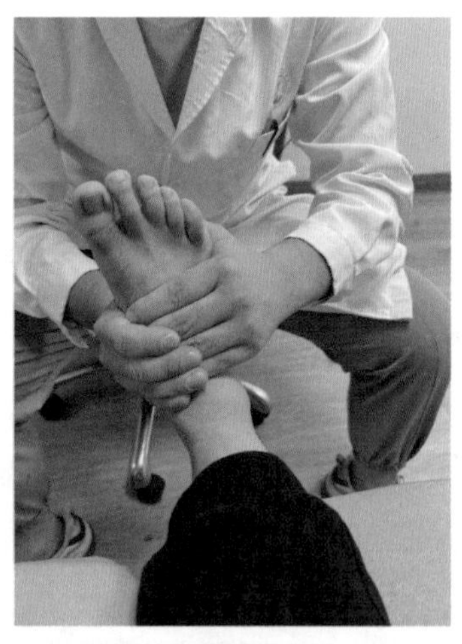
图 8-50　分离牵引 + 内翻摆动

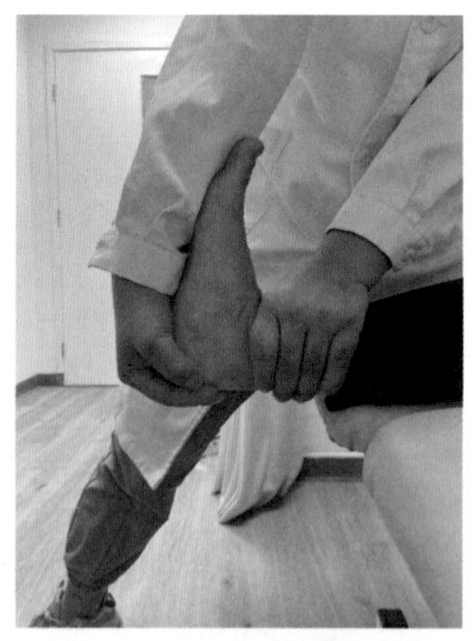
图 8-51　背伸 + 前向后滑动

[作用]　缓解疼痛。增加踝关节屈伸活动范围。

四、自我松动

1. 胫距关节（前后向）　患者站立，一足置于椅凳上，另一足放于地面。把松动带固定在距骨前方，放在地面的足踩住另一端，以此获得一个从前往后的力，推动距骨向后滑动（图 8-52）。

［作用］　改善患者背屈活动范围，缓解疼痛、关节僵硬。

2. 胫距关节（从外向内）　患者站立，弓步站好。松动带一端拉住距骨外侧（外踝下），另一端可固定床脚。以此获得由外向内的力，推动距骨向内滑动（图 8-53）。

［作用］　改善患者外翻活动范围，缓解疼痛、关节僵硬。

3. 胫距关节（从内向外）　患者站立，弓步站好。松动带一端拉住距骨内侧（内踝下），另一端可固定床脚。以此获得由内向外的力，推动距骨向外滑动（图 8-54）。

［作用］　改善患者内翻活动范围，缓解疼痛、关节僵硬。

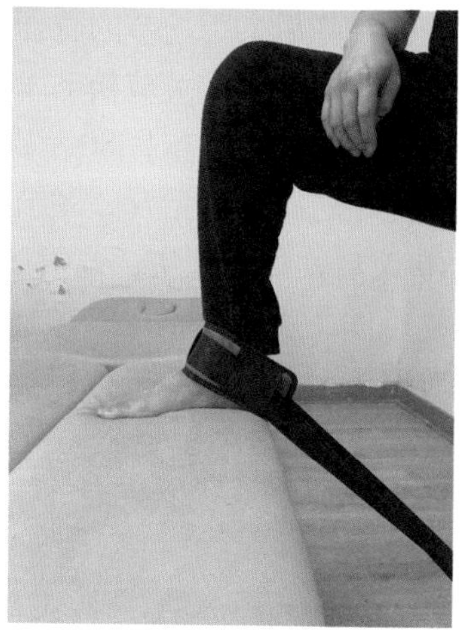

图 8-52　胫距关节（前后向）

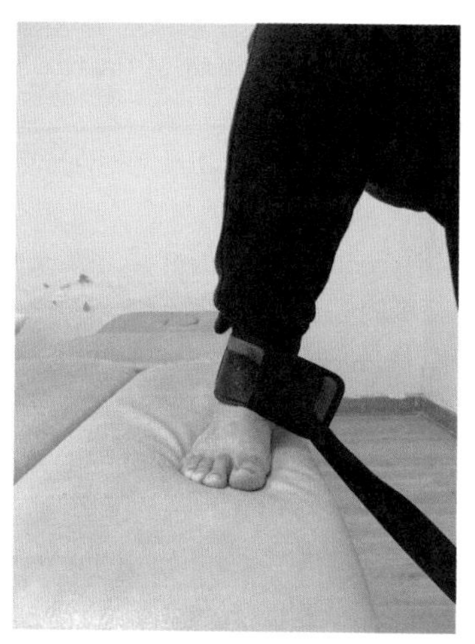

图 8-53　胫距关节（从外向内）

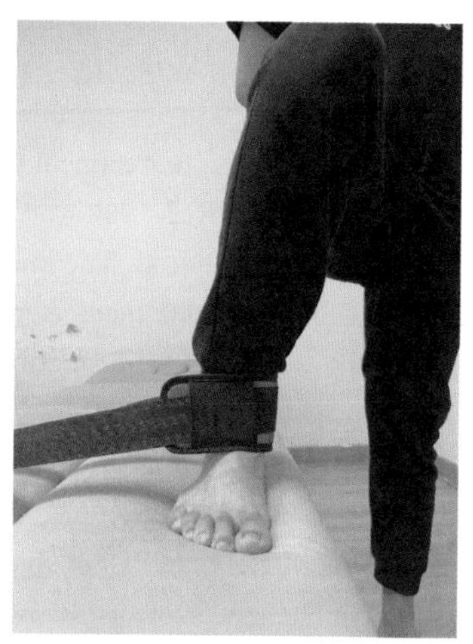

图 8-54　胫距关节（从内向外）

第四节　循证实践

2015 年，西班牙的 Cruz-Díaz 及其同事在 *Disability and Rehabilitation* 上报道关节松动术对于改善慢性踝关节功能不稳定患者运动功能的临床随机对照试验。将 90 例慢性踝关节功能不稳定患者随机分为关节松动术组、安慰剂组和对照组，关节松动术组接受关节松动术治疗，安慰剂组接受假的关节松动术，两组受试者每周干预 2 次，共 3 周，治疗结束后发现，关节松动术组在改善慢性踝关节功能不稳定患者的背伸角度、星状平衡测试方面都显著优于安慰剂组和对照组。研究者认为关节松动术应被推荐为慢性踝关节功能不稳定患者的治疗方式，以帮助患者重建踝关节的功能性稳定。美国学者 Landrum 在 *The Journal of Manual & Manipulative Therapy* 上报道距下关节的前向后滑动对踝关节长期制动的即刻效应：将 10 名由于下肢损伤而使踝关节制动 14 天后的患者分为关节松动术和对照组，受试者平均年龄为 21.4 岁，关节松动术组接受距下关节的前向后滑动技术，经过一次治疗后，踝关节的背伸活动度和踝关节后侧的紧张情况得到明显改善。日本学者Fujii也证实远端胫腓关节松动术能显著改善踝关节的背伸角度。

国内学者陈雄将80例踝关节功能障碍患者随机分为对照组和关节松动术组（各40例），对照组进行针刺治疗，关节松动术组在以上治疗方案中增加踝关节松动术手法治疗，干预10天后，结果证实，与对照组相比，关节松动术组可以更显著地改善踝关节的运动功能。赵思明将踝关节活动受限的60例患者根据入院顺序分为关节松动术组与对照组各30例，对照组采用踝关节冷敷包扎固定治疗，关节松动术组采用关节松动术治疗。两组分别各治疗15天，结果发现，关节松动术组在缓解疼痛、提高踝关节功能方面显著优于对照组。研究者认为关节松动术治疗踝关节活动受限能有效提高疗效，缓解关节障碍症状，值得推广应用。

（朱　毅　朱昭锦　胡浩宇　李紫薇）

主要参考文献

[1] Beumer A, van Hemert WL, Swierstra BA, et al. A biomechanical evaluation of the tibiofibular and tibiotalar ligaments of the ankle. Foot Ankle Int，2003，24:426-429.

[2] Jones MH, Amendola AS. Acute treatment of inversion ankle sprains:immobilization versus functional treatment. Clin Orthop Relat Res，2007，455:169-172.

[3] Fujii T, Luo ZP, Kitaoka HB, et al. The manual stress test may not be sufficient to differentiate ankle ligament injuries. Clin Biomech(Bristol, Avon)，2000，15:619-623.

[4] Boone DC, Azen SP. Normal range of motion of joints in male subjects. J Bone Joint Surg Am，1979，61:756-759.

[5] Fujii T, Kitaoka HB, Luo ZP, et al. Analysis of ankle-hindfoot stability in multiple planes：an in vitro study. Foot Ankle Int，2005，26:633-637.

[6] Mengiardi B, Zanetti M, Schöttle PB, et al. Spring ligament complex:MR imaging-anatomic correlation and findings in asymptomatic subjects. Radiology，2005，237:242-249.

[7] Evans RC. Illustrated essentials in orthopedic physical assessment. St. Louis：Mosby，1994.

[8] Bowe JA. The pediatric foot//Lutter LD, Mizel MS, Pfeffer GB. Orthopedic knowledge update:foot and ankle. Rosemont, IL: American Academy of Orthopaedic Surgeons,1994.

[9] Thompson GH. Bunions and deformities of the toes in children and adolescents. J Bone Joint Surg Am,1995,77:1924-1936.

[10] Kaufman KR, Brodine SK, Schaffer RA, et al. The effect of foot structure and range of motion on musculoskeletal overuse injuries. Am J Sports Med, 1999,27:585-593.

[11] Tabrizi P, McIntyre WM, Quesnel MB, et al. Limited dorsiflexion predisposes to injuries of the ankle in children. J Bone Joint Surg Br, 2000, 82:1103-1106.

[12] Jan MH, Chai AM, Lin YF, et al. Effects of age and sex on the results of an ankle plantar-flexor manual muscle test. Phys Ther, 2005, 85:1078-1084.

[13] Freeman MAR, Dean MRE, Hanham IWF. The etiology and prevention of functional instability of the foot. J Bone Joint Surg Br,1965,47:678-685.

[14] Trojian TH, McKeag DB. Ankle sprains：expedient assessment and management. Phys Sportsmed,1998,26(10):29-40.

[15] Cruz-Díaz D, Lomas Vega R, Osuna-Pérez MC, et al. Effects of joint mobilization on chronic ankle instability: a randomized controlled trial. Disabil Rehabil,2015,37(7):601-610.

[16] Landrum EL, Kelln CB, Parente WR, et al. Immediate effects of anterior-to-posterior talocrural joint mobilization after prolonged ankle immobilization：a preliminary study. J Man Manip Ther, 2008,16(2):100-105.

[17] Fujii M, Suzuki D, Uchiyama E, et al. Does distal tibiofibular joint mobilization decrease limitation of ankle dorsiflexion? Man Ther, 2010, 15(1):117-121.

[18] 陈雄，穆敬平，彭力，等 . 针刺配合关节松动术治疗踝关节功能障碍的临床研究 . 针灸临床杂志 , 2013，(10):26-28.

[19] 赵思明，何雅鸿 . 关节松动术治疗踝关节活动受限的疗效分析 . 吉林医学 , 2014, 21: 4678-4679.

第 9 章

颞下颌关节

颞下颌关节是人体最常用的两个关节。人类咀嚼功能包含嚼碎、撕裂，以及用牙齿将食物磨碎等过程，此过程包含中枢神经系统与咀嚼肌、牙齿、舌及颞下颌关节之间的交互作用。除咀嚼外，吞咽和说话都会频繁使用它；如果没有此关节，当我们做张口的动作（讲话、吃东西、打哈欠、接吻和吸吮）时就会受到很大的妨碍。

第一节　功能解剖

一、骨结构与牙齿构造

（一）表面解剖学

下颌骨髁突位于颞骨的下颌窝，后方邻近外耳道，颅骨两侧略凹处为颞窝，由颞骨、顶叶、额叶、蝶窦和颧骨所共同形成，外部由颞肌覆盖。与颞下颌关节相关的部分还包括乳突、下颌骨角、颧弓（图 9-1）。对于颞下颌关节的功能，上颌骨、下颌骨、颞骨、颧骨、蝶骨及舌骨都参与很多。

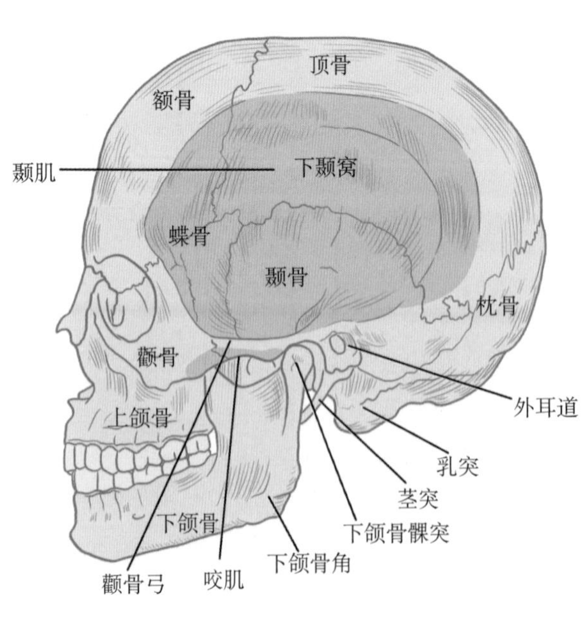

图 9-1　**表面解剖学**

1. 下颌骨　开、闭口动作主要发生在下颌骨，由肌肉、韧带及颞下颌关节关节囊悬吊在头骨下方，咀嚼肌附着在下颌骨，闭口肌肉收缩使得上、下牙齿相互咬殆。下颌骨主要部分为骨体和两侧下颌支(图 9-2)。骨体为横向的骨头，承载成人 16 颗牙齿；下颌支为纵向骨，位于骨体后侧，咬肌和翼内肌附着在骨体上。

下颌支上缘的部分为冠突、髁突与

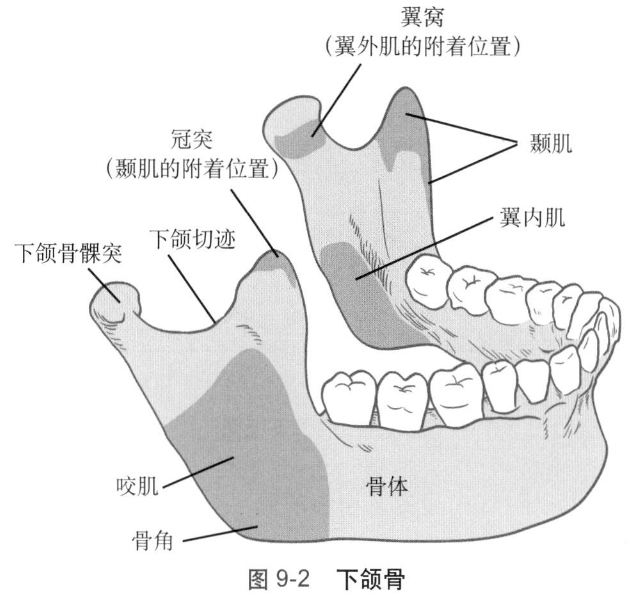

图 9-2　**下颌骨**

下颌切迹。冠突为颞肌下缘附着的重要位置。髁突构成颞下颌关节的凸起部分，冠突和髁突的延伸相交处为下颌切迹；下颌骨颈位于下颌骨髁突下方稍细的区域，翼外肌附着于前内侧骨头凹陷处，称为翼窝（图 9-3）。

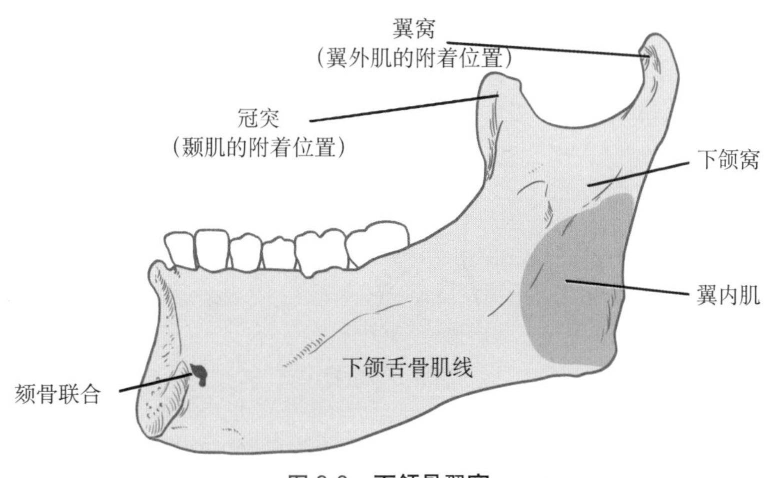

图 9-3　**下颌骨翼窝**

2. **上颌骨**　左、右腭骨融合形成单一的上颌骨（或称上颌）。上颌骨向上延伸形成鼻腔及眼眶的底部，上排牙齿附着于上颌骨底部。

3. **颞骨**　颞骨位于颅骨两侧，下颌窝为颞下颌关节的骨凹陷处，下颌窝的最高点为顶部，通常为一层非常薄的膜（图 9-4），下颌窝分别由前方的关节结节、后方的盂后结节及颞骨的鼓部所组成。在最大张口的状态下，下颌骨髁突由前侧及下侧滑过关节结节。

4. **茎突**　茎突是一段细长的骨，从颞骨下方延伸突出，是茎突下颌韧带、茎突舌肌、茎突舌骨肌及茎突咽肌附着的位置（图 9-1）。

5. **颧骨**　左、右颧骨构成脸颊的主要部位及眼眶外侧，颧骨的颞突形成颧弓的前半部

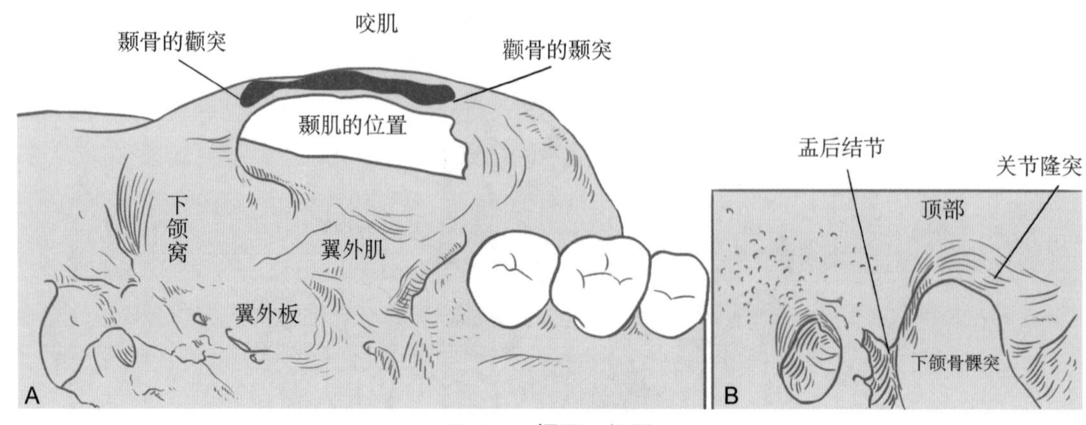

图 9-4　**颅骨下视图**

(图 9-1，图 9-4)，咬肌主要附着在颧骨及相邻的颧弓处。

6. 蝶骨　蝶骨虽然不是构成颞下颌关节的其中一部分，但它提供翼内肌与翼外肌作为近端附着点，且其横跨于颅骨底部，主要结构为大翼、翼内板与翼外板（图 9-5A），若将颧弓移去，则可清楚呈现大翼外侧及翼外板的表面（图 9-5B）。

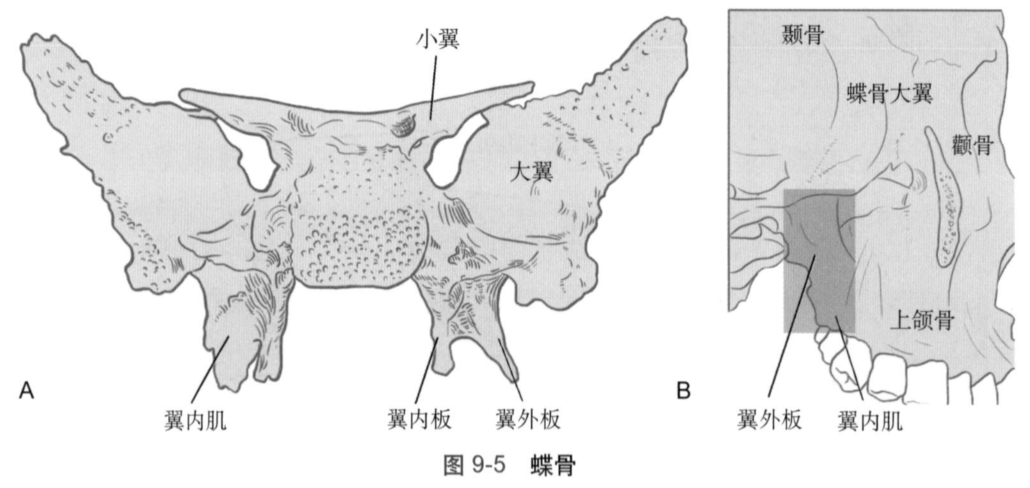

图 9-5　**蝶骨**

7. 舌骨　舌骨是一个 U 形骨，位于第 3 颈椎之前，在咽喉基底部可以摸到（图 9-6），舌骨体向前突出，双侧舌骨大角形成略呈弧状的两侧，舌骨主要有茎突舌骨韧带悬吊着，移动舌、吞咽和说话使用到的肌肉有一些附着于舌骨上。

（二）牙

上颌骨和下颌骨分别包含 16 颗恒牙，每颗牙的构造与其咀嚼功能相关。每颗牙都包含牙冠及牙根两部分，牙冠被牙釉质包覆固定在牙龈上方，牙根镶嵌于牙槽骨中，牙周韧带附着于牙根上，固定牙的位置。

牙尖是牙表面的锥状凸起，最大牙尖交错位（maximal intercuspal position ，MIP）是牙科术语，用来描述当上、下牙尖紧密咬殆时下颌骨的位置，同时，在描述关节表面与颞下颌关节的相关位置时，此术语与咬殆中心位相互交替使用。在下颌骨处于息止位时，上、下牙之间会留有些许间隙，称为息止颌间隙，正常状态下，上、下牙只有在咀嚼和吞咽时会相互接触咬殆。

（三）颞下颌关节的关节学

颞下颌关节是颞骨下颌窝与下颌骨髁突相互形成的一个结构比较松散的关节，滑膜结构使得关节可以大范围地旋转和滑动，关节盘的缓冲功能可产生巨大和反复的力量用于咀嚼，关节盘将颞下颌关节分成上、下两个滑膜腔（图 9-7），下滑膜腔位于关节盘下方及下颌骨髁突之间，上滑膜腔位于关节盘上方与下颌窝和关节结节形成的部分骨头之间。

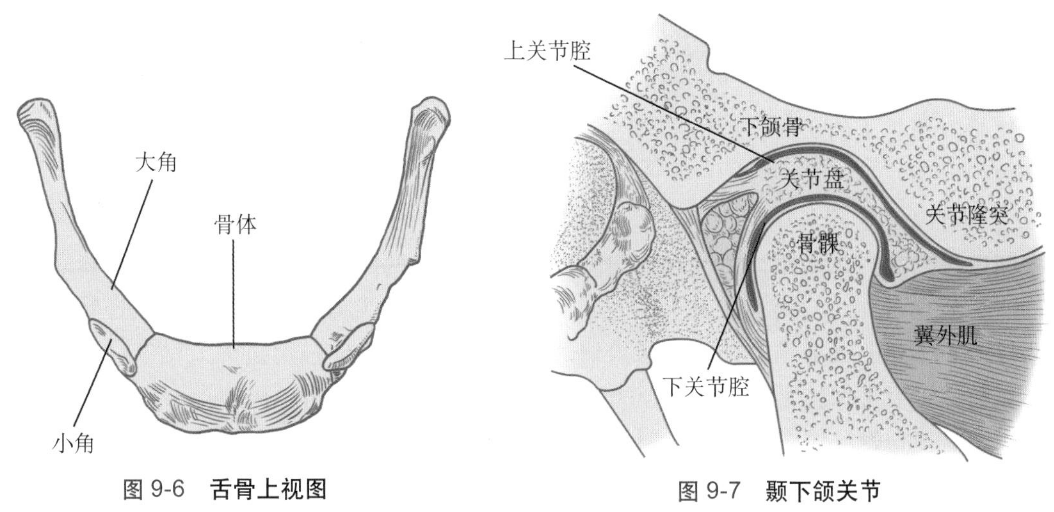

图 9-6　**舌骨上视图**

图 9-7　**颞下颌关节**

左、右颞下颌关节共同作用，但却各自保有其相互独立作用的能力，咀嚼动作对于下颌骨而言通常是不对称的，经常会有其中一边下颌骨所施加的咬力大于另一端，而施加咬力较大的一侧称为“工作端”，而另一侧被称为“平衡端”，工作端与平衡端的肌肉和关节则根据不同的取向与需求而有不一样的工作方式。

（四）骨头及关节结构

1. 下颌骨髁突　下颌骨髁突由前向后平展，内外横向长度为前后长度的 2 倍，髁突一般是凸面，具有小凸起称为内极（或外极），内极较外极突出，当口开合时，外极的外缘就位于外耳道的前方，可以被触摸到。下颌骨髁突的关节表面有一层薄而致密的纤维软骨，拥有良好的修复能力，可以吸收咀嚼时产生的力量。

2. 下颌窝　颞骨的下颌窝被分成两个表面：关节面和非关节面。下颌窝的关节表面是由关节结节形成的，位于下颌窝前侧倾斜的地方（图 9-3 和图 9-4），关节表面被一层厚厚的纤维软骨所覆盖，形成一个有厚度且光滑的负载承重面。张大口时需要两侧下颌骨髁突向前滑过关节结节，一般而言，关节结节的倾斜度对于水平面平均为 55°，倾斜度的大小将会部分影响下颌骨髁突在口开合时的运动路径。下颌窝的非关节面表层覆盖有一层非常薄的骨头和纤维软骨，主要位于下颌窝顶部及后方（图 9-4）。由于仅有一层薄薄的纤维软骨覆盖着，下颌窝的非关节面并没有足够的能力可以负载力量，若有一股强大的向上的力量施加在下颌，可能使得下颌窝的这个部位骨折。

3. 关节盘　颞下颌关节中的关节盘主要由致密的纤维软骨构成，且和周围组织不同，缺乏血液供应，也无感觉神经支配，而此关节盘的组织学和身体内部其他承重关节内的关节盘类似，如远端尺桡关节及膝关节的半月板。颞下颌关节的纤维软骨有高含量的胶原蛋白，结实、富有弹性。

关节盘的整个外围附着于周边的关节囊上，其主要分成3个区域：后侧、中间及前侧（图9-7），各区域的形状不同使得关节盘可以契合于下颌骨髁突及下颌窝之间不同的轮廓，后侧关节盘的形状为上凸下凹，下方凹槽容纳大部分的下颌骨髁突，就像一个球窝关节，最后面连接着排列松散的盘后组织层，内含胶原蛋白及弹性纤维，经由盘后组织层将关节盘连接于骨头后方，脂肪、血管及感觉神经网分布于上下方的盘后组织层中间。

关节盘的中间区域为上平下凹，而前侧区域则为了契合于关节结构，形成上方些许微凹陷而下方平坦的结构，关节盘的前区连接着几个重要的组织：沿着前半部的颞下颌关节囊相接于下颌骨头的边缘；相接于翼外肌上部肌肉附着点的肌腱；或在关节结节前方相接于颞骨。

关节盘厚度随着各区域而不同，最薄的中间区域厚度只有1mm，前侧与后侧区域则有中间区域的2～3倍厚，关节盘的中间区域狭窄，与两侧相邻较厚的前侧和后侧区域共同形成关节盘下方的凹窝，在处于最大牙尖交错位时，此凹窝必须契合于下颌骨髁突前上方边缘及下颌窝的关节结节之间。张大口时，下颌骨髁突会向前滑过关节结节，此时关节盘所处的位置恰可保护下颌骨髁突与关节结节相互滑动时不受伤。

关节盘使得颞下颌关节作用时减少接触压力，且同时使得下颌骨髁突在运动过程中更顺利并增加关节稳定性，健康的颞下颌关节其关节盘透过滑动的下颌骨髁突而移动，此动作是由关节内压力、肌肉力量，以及连接关节盘与髁突的侧副韧带所共同产生的。

4. 关节囊　颞下颌关节与关节盘由松散的关节囊所包裹，关节囊内表面覆盖着一层滑膜，其上方相接于下颌窝边缘，位于关节结节的前方；关节囊下方则相接于邻近的关节盘及下颌骨的下缘。关节囊前侧及一些关节盘前缘相接于翼外肌上部肌肉附着点的肌腱上(图9-7)。颞下颌关节的关节囊为关节衔接的重要结构，内侧及外侧关节囊相对较为紧实，用以增加横向运动时的关节稳定性。例如，咀嚼时所产生的动作，前侧及后侧关节囊相对较松弛，是为了使下颌骨髁突和关节盘在张口时可以向前滑动。

（五）关节韧带

1. 外侧韧带　加强颞下颌关节力量的主要韧带为外侧韧带（图9-8A），外侧韧带为横向与斜向纤维的组合（图9-8B），较为表层的斜向纤维为前后走向，由下颌骨颈后方连接至关节结节和颧弓外缘，而较为深层的横向纤维亦为相似的附着方式，走向为水平且朝后方相接于外侧髁突极。外侧韧带的主要功能为稳定外侧关节囊，韧带撕裂或过度拉伸可能因为失去翼外肌肌腱的拉力抗衡导致关节盘向内偏移，正如关节面运动学中讨论到的，外侧韧带的斜向纤维在张口时提供给下颌骨髁突运动时的特殊功能，帮助稳定关节盘。

2. 副韧带　茎突下颌韧带和蝶下颌韧带为颞下颌关节的副韧带，两者皆位于关节囊内侧（图9-9），这两束韧带协助将下颌骨悬吊于颧骨下方，且在咀嚼动作时只有有限的动作能力。

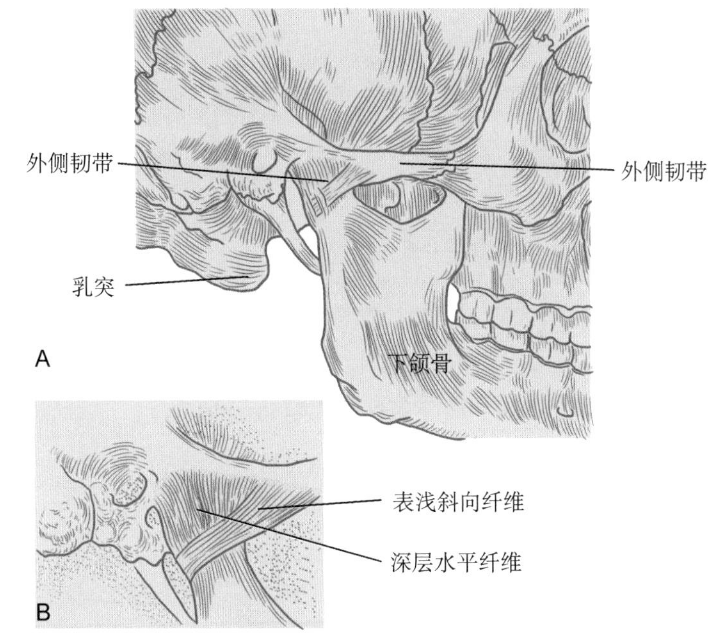

图 9-8　**外侧韧带**

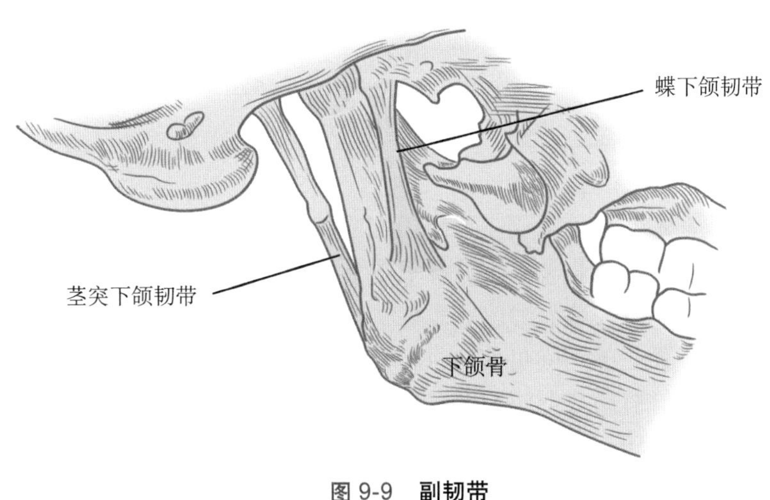

图 9-9　**副韧带**

（六）颞下颌关节的骨运动学

下颌骨的骨运动学包含前突、后缩、侧向移动、下降及上提，这些运动皆会出现于咀嚼不同时期。

1. *前突和后缩*　下颌骨的前突运动主要是下颌骨向前移动且不会出现明显的转动（图 9-10），前突运动是口在进行最大张口运动时的重要组成动作。下颌骨后缩的运动方向则与前突相反（图 9-10），可使已经张开前突的口合上。

2. *侧向移动*　下颌骨的侧向移动主要是指下颌骨左右移动（图 9-11）。下颌左右移动

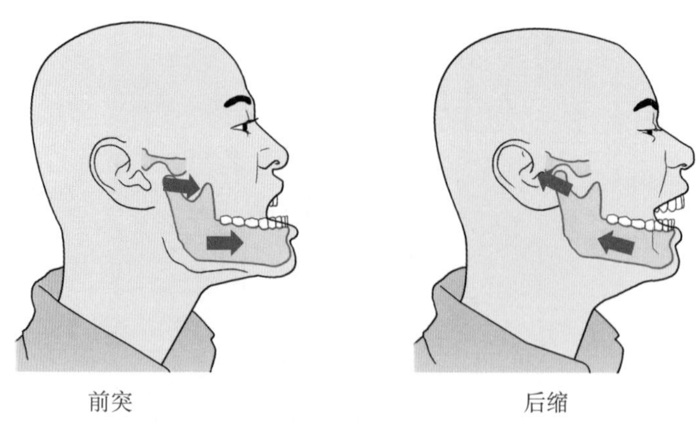

图 9-10　下颌骨的前突和后缩运动

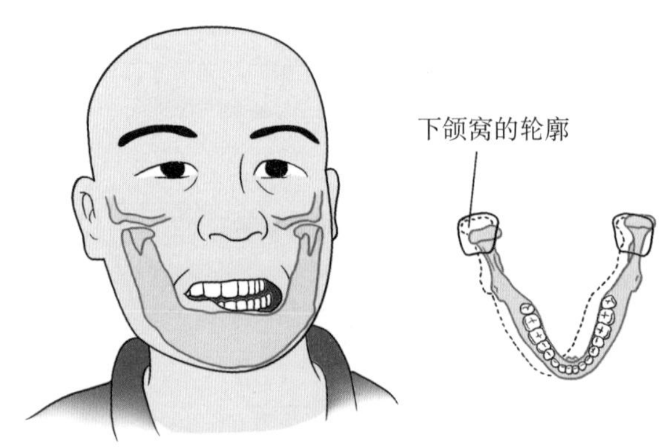

图 9-11　下颌骨的侧向移动

的动作方向（向左或向右）会由同侧主要肌肉的收缩来决定。成人侧向移动的正常活动度为 7 ～ 11mm，下颌骨侧向运动通常伴随着下颌骨移动与转动发生，一般来说其移动轨迹主要是沿着下颌窝的形状及关节盘的位置而移动。

3. 下降与上提　下颌骨的下降可使口打开，下降运动也是咀嚼时的重要部分，而最大的开口运动主要是发生在打哈欠与唱歌时。成人最大的开口活动度是以上下门牙切迹的距离来估算，平均为 40 ～ 50mm，通常可以容纳 3 个竖直的近端指间关节。人在咀嚼运动当中需要最大的张口距离约为 18mm。当张口少于两指时，属于不正常的现象。下颌骨的上提则可使已张开的口合上（图 9-12）。

（七）颞下颌关节的关节运动学

下颌骨的运动通常包含双侧颞下颌关节的运动，当一侧关节发生功能异常时很容易妨碍到另一侧关节的正常功能。

颞下颌关节的关节运动正常包含滑动及转动两部分。由关节盘分成的上、下关节腔，在关节运动时，分别发生不同的关节附属运动，滑动或平移运动都发生在颞下颌关节的上关节腔，而旋转或铰链运动则发生在下关节腔（图 9-13）。旋转发生于张口运动的开始到中期，翼外肌的上侧头拉住关节盘向前滑动，并同时为髁突的旋转做准备，旋转动作发生在关节盘和髁突之间。滑动发生在关节运动的后期，髁突和关节盘在关节窝沿着倾斜的关

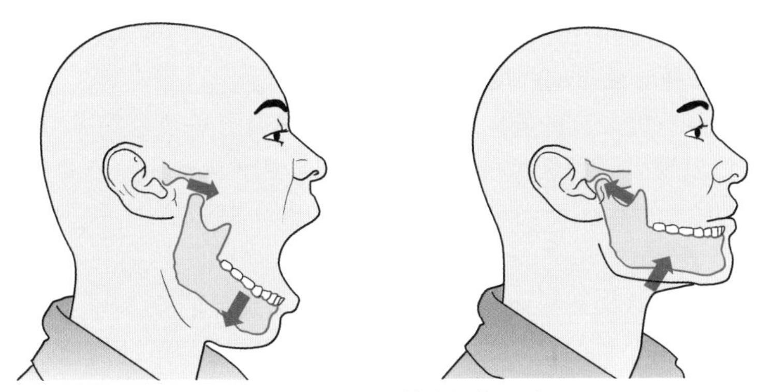

图 9-12　**下颌骨的上提与下降**

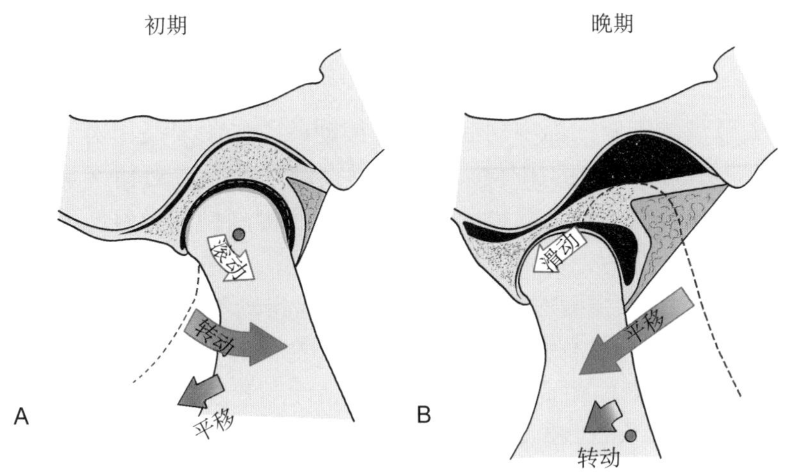

图 9-13　**颞下颌关节的关节运动**

节结节向前平移滑动。关节盘保证关节的外形一致，润滑关节并保证关节得以正常滑动，滑动和旋转对于最大限度地张口和闭口都很重要。

颞下颌关节运动主要是轻微向前和向外侧移动。张口时，髁突和关节盘一起在关节窝里，而在一些突然运动时，如打哈欠，可能一侧或双侧髁突向前移动。当张口运动时下颌骨向前移动，关节盘相对髁突做向后、内侧移动直至外侧韧带和翼外肌使之停止运动，这时关节盘位于下颌骨髁突的顶点，双侧关节盘和下颌骨都向前滑动来完成最大限度的张口。如果关节盘不能完成位于髁突顶点的运动，关节运动受限，不能完成最大张口。在张口的第一阶段，旋转主要发生在关节盘的下部；在第二阶段，下颌骨和关节盘一起向前移动，发生在关节盘的上部。

颞下颌关节的关节囊薄而松弛，尤其是关节上腔，而关节下腔，也就是关节盘和髁突周围的关节囊非常紧。因此，关节运动时，髁突和关节盘作为一个整体得以相互发生旋转并在关节表面一起向前运动。

1. *前突和后缩*　在下颌骨的前突和后缩运动中，下颌骨髁突与关节盘会分别相对于关节窝向前与后侧滑动（图 9-10），而下颌骨髁突与关节盘的滑动会随着颞骨关节突向下的斜面动作，因此当下颌骨前突时会有些许的向下滑动；反之，当下颌骨后缩时会向上滑动，而关节活动的路径会随着开口的程度而不同。

2. *侧向平移* 颞下颌关节的侧向移动主要包含髁突与关节盘在关节窝内的左右滑动。侧向滑动通常合并出现多平面轻微的转动。图 9-11 中可观察到当下颌骨侧向移动时会伴随着轻微水平面的转动发生。而当右侧的髁突向前及向内侧转时，左侧的髁突会于关节窝中形成支点。

3. *下降与上提* 口的张开与闭合主要是分别由下颌骨的下降与上提运动所完成，在关节活动期间，颞下颌关节的活动综合了滑动与旋转，这些运动都通过下颌骨髁突、关节盘及关节窝相互活动来完成。人的身体其他部分无法像颞下颌关节一样，做出如此较大幅度的滑动及旋转动作。而因为旋转与滑动时常同时发生，因此在关节活动时旋转轴是一直在移动改变的。颞下颌关节理想运动时可以使口中达到最大并且在关节面上产生的压力最小。图 9-13 中所描绘的是口张开的初期及后期中关节的活动方式。口张开早期占整个关节活动度的 35% ～ 50%，主要包含下颌骨相对于头盖骨旋转。如图 9-13A 所示，髁突会在关节盘的下侧凹面中向后滚动（滚动的方向主要是相对于下颌支上的一点而动），此种滚动可将下颌骨的主体向下及向后摆动，此时转动轴不是固定不动的，而是会在髁突附近区域改变移动。髁突的滚动会牵拉到侧副韧带的斜向部分，随着髁突的持续滚动会增加韧带的张力，可协助后期的张口运动。口张开后期涵盖整个关节活动度的后 50% ～ 65%。此时期主要是关节由转动转变为滑动平移运动，此转变可轻易地在口完全张开时期借由触摸髁突外极位置而感受到。在此时期，髁突与关节盘会一起沿着上颌骨关节隆起的倾斜面向前向下滑动（图 9-13B）。当口完全张开时，此时旋转轴会向下转移，然而旋转中的位置很难被精确定义，因为每个人的关节旋转与平移的比例会有不同。在后期口张开的阶段，旋转轴通常是位于下颌骨颈的下方。口完全张开会牵拉并将关节盘拉向前方，口向前突的距离是有限的，其中部分限制因素是关节盘上部后侧薄薄的一层构造受到拉扯而产生的张力。关节盘中间的区域则会向前滑动，此时关节盘位于髁突与关节隆突之间，关节盘如此配置可使关节契合度达到最大并减少关节之间的应力。

口闭合的关节运动方向为前面描述的张口运动的相反方向。当口完全张开后准备要闭上时，此时关节盘上方的薄片产生的张力会使关节盘回缩，并开始口闭合运动的初期，口闭合运动的后期主要是由髁突在关节盘凹窝间的活动所构成，并在上牙与下牙接触时停止。

（八）肌肉与关节的相互影响

肌肉与关节的神经支配 表 9-1 列出了与咀嚼相关的肌肉及其神经支配。根据肌肉的尺寸大小，咀嚼肌可分为两个部分：主要肌肉及次要肌肉。主要肌肉为咬肌、颞肌、翼内肌、翼外肌。次要肌肉的肌肉尺寸较主要肌肉小很多，咀嚼肌群主要肌肉的神经支配来自下颌神经，下颌神经为三叉神经的分支。此神经从下颌窝前内侧的卵圆孔离开头骨。

颞下颌关节的关节盘中间部分缺乏神经支配，然而关节盘的周围、关节囊、侧副韧带及关节盘后组织拥有疼痛神经纤维及机械性刺激感受器。另外，口腔黏膜、牙周韧带及肌肉组织内的机械性刺激感受器及感觉神经，都提供丰富的本体感觉所需的神经信号。这些

表 9-1　咀嚼功能的主要肌群和次要肌群及其神经支配

肌肉	神经支配
主要肌肉	
咬肌	下颌神经的分支，第Ⅴ对脑神经的部分
颞肌	下颌神经的分支，第Ⅴ对脑神经的部分
翼内肌	下颌神经的分支，第Ⅴ对脑神经的部分
翼外肌	下颌神经的分支，第Ⅴ对脑神经的部分
次要肌肉	
舌骨上肌群	
二腹肌（后侧肌腹）	面神经（第Ⅶ对脑神经）
二腹肌（前侧肌腹）	下牙槽神经（下颌神经的分支，属于第Ⅴ对脑神经的一部分）
颏舌骨肌	颈椎第一节神经根经由舌下神经（第Ⅻ对脑神经部分）
下颌舌骨肌	下牙槽神经（下颌神经的分支，属于第Ⅴ对脑神经部分）
茎突舌骨肌	面神经（第Ⅶ对脑神经）
舌骨下肌群	
肩胛舌骨肌	颈椎第一节至第三节的腹神经支
胸骨舌骨肌	颈椎第一节至第三节的腹神经支
胸骨甲状肌	颈椎第一节至第三节的腹神经支
甲状舌骨肌	颈椎第一节的腹神经支（通过舌下神经）

感觉信息有助于保护口腔组织（如舌或脸颊），避免在咀嚼或讲话时受伤。此外，这些感觉作用可帮助协调颞下颌关节区域的神经肌肉反射，并帮助颞下颌关节与颅颈区域的肌肉协调同步运动，而由颞下颌关节传出的神经信号主要是通过两条下颌神经的分支，分别是耳颞神经及咬肌神经。

二、肌肉解剖构造及其功能

（一）咀嚼的主要肌群

咀嚼的主要肌群为咬肌、颞肌、翼内肌及翼外肌。

1. 咬肌　咬肌是一条较厚且强壮的肌肉，容易在下颌骨角上摸到（图 9-14）。此肌肉起始于颧弓及颧骨的位置，向下延伸连接至下颌支的外侧表面。

咬肌可分为浅层头及深层头两部分。咬肌的浅层头拥有较大的肌纤维，并向下向后连接至下颌骨角的位置。另外，较小的深层头则向下连接至下颌支上面区域，靠近冠突基部的位置。

咬肌两个头的活动基本上是相同的，当两侧咬肌收缩可使下颌骨上提至牙互相碰触为止，肌肉的力线几乎垂直于臼齿的咬殆面，因此咬肌的主要功能是在臼齿间产生巨大的力以协助有效研磨及碾碎食物，双侧的咬肌活动可使下颌骨些许地前突。然而，单侧的咬肌收缩，则会使同侧的下颌骨产生些许偏移活动，这类侧向磨削食物的活动可能会发生在咀

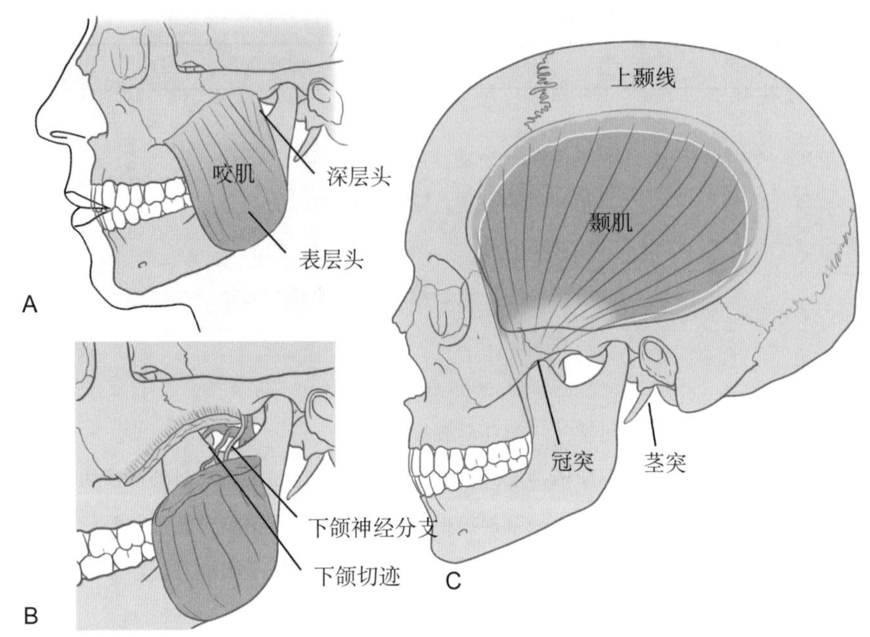

图 9-14　咬肌与颞肌

嚼食物时（图 9-15）。综上所述，咬肌产生各种运动是咀嚼时必要的功能。

2. 颞肌　颞肌是一层平坦并呈现扇子形状的肌肉，位于并填满颞骨的颞窝凹陷处。此肌肉借由一宽广的肌腱附着于头颅的一端，而较远那一侧则渐渐缩小并通过颧弓与颅骨外侧间的位置（图 9-14）。此肌肉远端附着于冠突及下颌支的前缘内侧表面。两侧的颞肌收缩可以使下颌骨上提，而肌肉中较后侧斜向部分的纤维则可协助下颌骨上提并后缩。

颞肌与咬肌类似，颞肌的端缘附着点较向内侧偏移。当口以左右方向咀嚼时，单侧颞肌的收缩可使下颌产生轻微的同侧移动（图 9-15）。

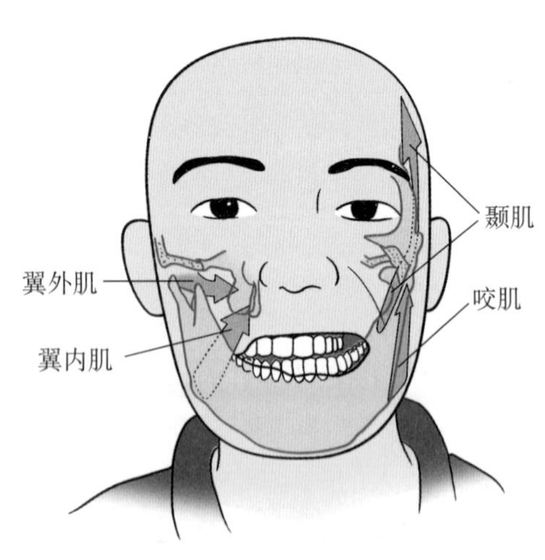

图 9-15　咀嚼模式图

3. 翼内肌　翼内肌起始端分成两个头，较大的深层头连接于蝶骨的翼外板内侧面，而较小的表浅头则连接至上颌骨后侧区域，约位于第三磨牙上方。翼内肌的双侧头几乎与咬肌平行延伸至下颌支的内侧表面，靠近下颌角的位置。

翼内肌两个头产生的运动方向基本上是相同的，当双侧翼内肌作用时可使下颌骨上提并限制下颌骨前突的程度；另外，由于此肌肉相对于冠状面的力线方向为斜向的，因此当单侧翼内肌收缩时可有效使下颌骨产生侧向偏移（图 9-16）。

4. 翼外肌　翼外肌通常被描述为两个不同头端的两条羽状肌。上侧头起源于蝶骨大翼的部分，较大的下侧头则起源于翼外板的外缘、靠近上颌骨的部分（图 9-17）。

整体来说，翼外肌水平穿越嵌入下颌骨颈与翼窝、关节盘及颞下颌关节的关节囊。多

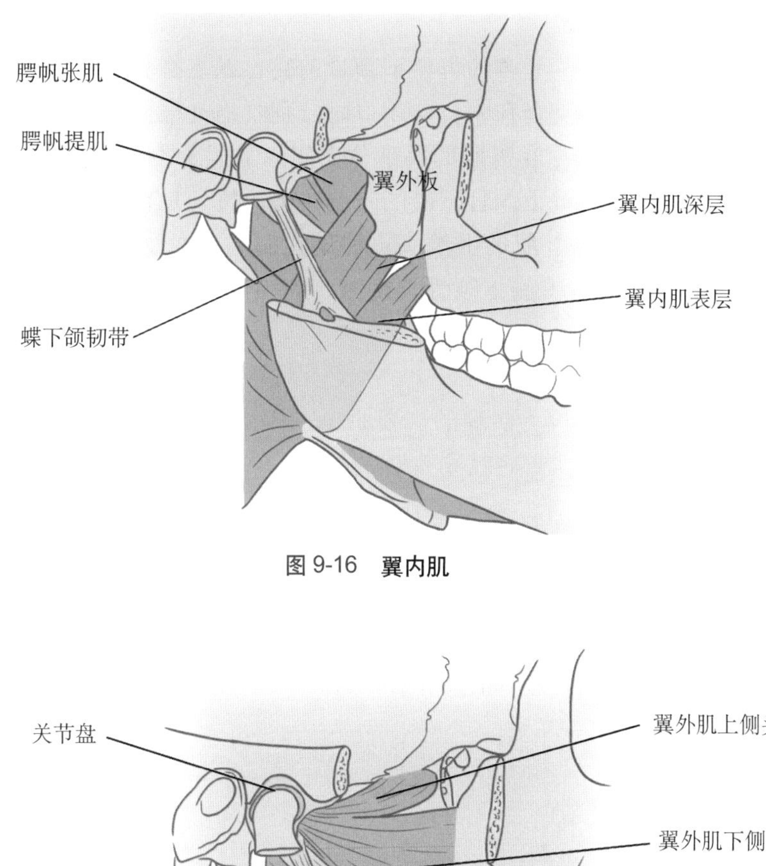

图 9-16　**翼内肌**

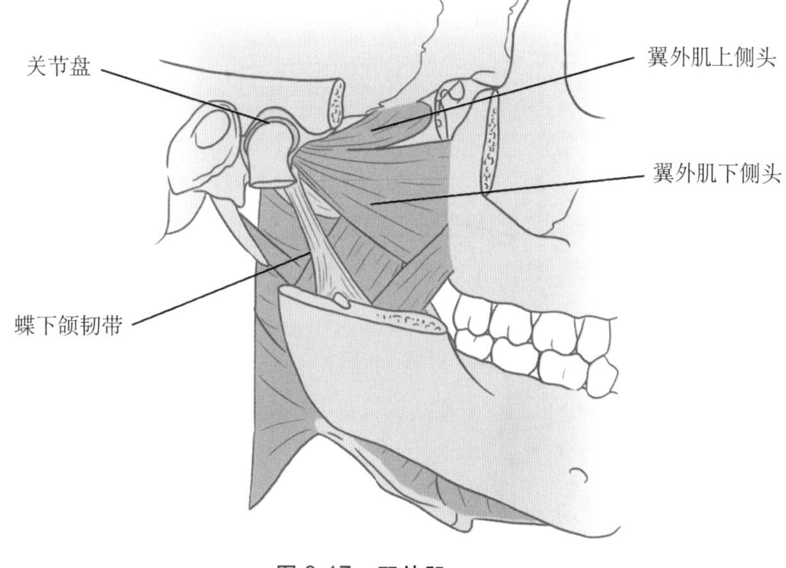

图 9-17　**翼外肌**

数文献指出约 65% 的翼外肌上侧头肌肉纤维连接至翼窝内，而其他剩余的肌肉纤维则连接至关节囊的内侧及关节盘的内缘部分，但目前此结果仍有争议。翼外肌的下侧头则连接至翼窝及邻近下颌骨颈的位置。

目前人体在咀嚼时，翼外肌两个分支的精确动作仍有争议，并未完全被了解，主要是因为此肌肉位于较深层的位置，因此很难使用肌电图研究来进行测量判定。然而，大多数的研究人员同意单侧翼外肌双头的收缩可产生下颌骨向对侧的偏移的理论。单侧的肌肉收缩同时也会使同侧的下颌骨髁突向前滑动。通常当人咀嚼时，左侧或右侧的翼外肌收缩通常会伴有其他肌肉协同收缩，左边外侧偏移有关的咬秴运动是受到右边翼内肌与翼外肌，以及左侧咬肌与颞肌的控制。

双侧翼外肌的两个分支一起收缩可使下颌骨前突，以下将分别介绍张口与闭口时此肌肉的作用。外侧翼的两个分支会在张口与闭口时分别收缩（根据翼外肌两个分支的形态与动作等，部分研究人员曾争论翼外肌的两个分支实际上属于不同的两块肌肉）。大多数研究指出翼外肌的下侧头为负责下颌骨下降的主要肌肉，特别是在维持张口时负责拮抗、限制闭口的任务。相反的，翼外肌的上侧头可协助控制关节盘受到的张力，以及控制下颌骨关闭时的位置，特别是对单侧下颌骨关闭时，如当咬下一粒糖时，该动作机制特别的重要。

（二）咀嚼的次要肌肉

舌骨上肌群与舌骨下肌群为咀嚼的次要肌群，详见表 9-1，这些肌肉可直接或间接的对下颌骨产生力量。舌骨上肌群连接于头骨的基部、舌骨及下颌骨等处；舌骨下肌群则由舌骨上缘向下连接至甲状软骨、胸骨及肩胛骨。如图 9-18 所示可看到舌骨下肌群连接于下颌骨的 3 个部分，分别为二腹肌的前腹、颏舌骨肌及下颌舌骨肌。

通过舌骨下肌群活动以协助舌骨的稳定性，舌骨上肌群则可协助下颌骨下降使得口得以张开，舌骨上肌群及舌骨下肌群同时会参与说话、舌活动及吞咽动作。通常也协助控制在吞咽前将食物滚成食团以利进食的动作。

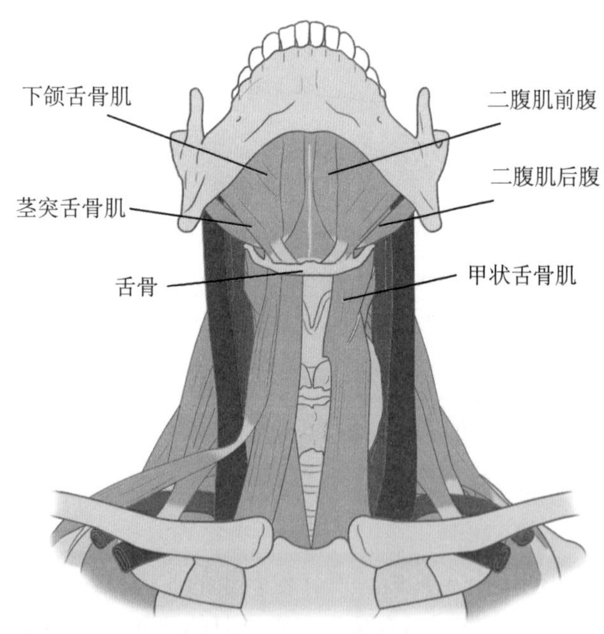

图 9-18　咀嚼的次要肌肉

三、张口与闭口的肌肉控制

（一）张口

张口的动作主要是通过翼外肌的下侧头及舌骨上肌群收缩来达成，图 9-19A 所描绘的是张口准备咬葡萄的过程。翼外肌的下侧头主要负责下颌骨髁突向前滑动，此肌肉会与舌骨上肌群同时收缩并形成力偶。此力偶会顺着旋转轴旋转下颌骨，下颌骨支下方的绿点为力偶的轴心之处。虽然下颌骨于张口动作的后期中旋转幅度很小，但是此动作会诱发下颌骨关节活动度达到最大。另外，地心引力同时也会协助张口的动作。

如前面所述，关节盘及髁突在张口末期会向前滑动，关节盘会借由髁突的移动及翼外肌下侧头收缩活动使关节内压力增加，而被延展并拉向前侧。虽然翼外肌的上侧头直接连接至关节盘，但是大多数文章指出张口时翼外肌的上侧头并不参与活动。

（二）闭口

闭口主要借由咬肌、翼内肌及颞肌的收缩来达成（图 9-19B），这些肌肉皆拥有合适的力臂来帮助完成此动作，颞肌的斜后肌纤维可使下颌骨后缩，此动作可使下颌骨向后上方移动，可协助髁突重新固定于关节窝中。

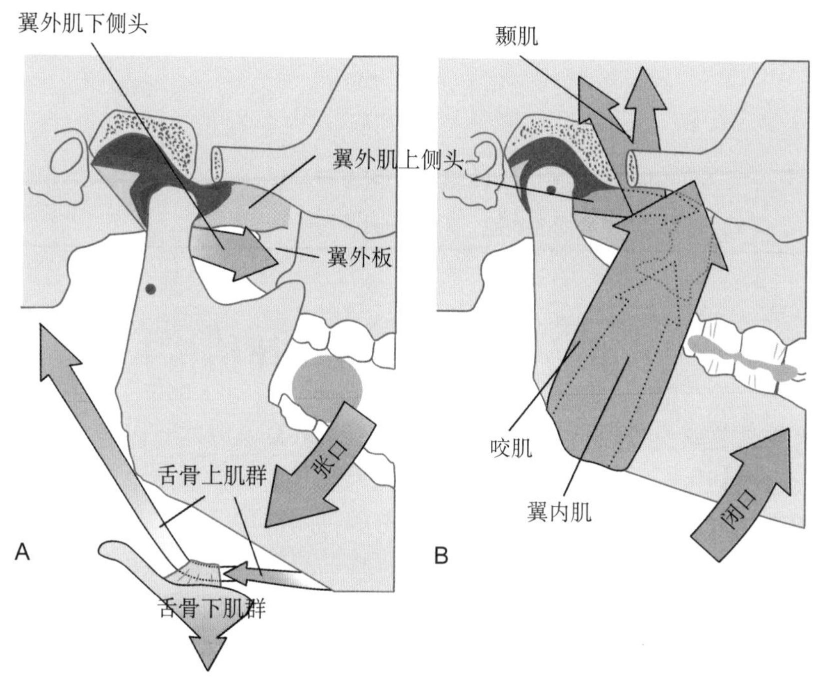

图 9-19　**张口与闭口的肌肉控制**

虽然闭口相关肌肉的动作机制尚未完全明了，但是翼外肌的上侧头在闭口时会做离心收缩。下颌骨侧通常是最活跃的区域（该侧通常在咀嚼时需要用力）。离心收缩会使关节盘及下颌骨受到向前的张力，张力可以协助关节盘与髁突和关节隆突间的稳定度以固定于适当的位置，肌肉活化也可以帮助平衡抵抗颞肌的后侧纤维收缩而使下颌骨后缩的力量。

表 9-2 总结了在不同的下颌动作中肌肉参与情况。

表 9-2　不同的下颌动作中的肌肉参与情况

动作	参与肌肉
闭口运动	颞肌
	咬肌
	翼内肌
张口运动	二腹肌
	翼外肌
	下颌舌骨肌
	颏舌骨肌
	舌骨下肌群（张口过程稳定舌骨）
下颌前伸	翼外肌
	翼内肌
下颌后缩	颞肌（后束）
	二腹肌
	颏舌骨肌、咬肌（抗阻运动时参与）
侧向运动	运动同方向的颞肌，对侧的翼外肌

第二节　物理检查评估

分析颞下颌关节或姿势是一门复杂的学科，需要具有一般牙科医学、牙齿矫形学、口腔颌面手术与一般临床医学等方面的相关专业知识。对于接受过颞下颌关节进阶训练的治疗师，则必须掌握常见头颅区域的疾病，熟练对颅骨颜面部结构的分析。对于初学者，要先学会分析下颌骨的活动度，软组织的触诊与颈椎的影响，然后再分析结构上的排列，包括评估患者的咬殆关系。对于颞下颌关节 / 颜面区域的评估应注意下颌位置的偏移与改变，包括下颌矢状面的偏移（下颌后缩与突出）、冠状面的颜面不对称。

一、主观资料

1. 张口或闭口时是否会出现疼痛？在完全张口时出现疼痛（如张口咬苹果、打哈欠时疼痛）有可能是由于关节外的问题所致，当咬硬的物体时出现疼痛（如坚果、生冷的水果和蔬菜）则可能是关节内在的问题。

2. 吃东西时是否有疼痛？患者是用左侧还是右侧咀嚼？还是两侧相当？磨牙缺失或佩戴义齿可导致咀嚼时垂直高度的缺失，这样会引起咀嚼疼痛。垂直高度是面部任意两点的距离，其中一点在上面，而另一点在口下方，通常在中线上。一般情况下，用一侧咀嚼是咬殆错位的结果。

3. 下颌什么样的运动导致疼痛？在患者讲话时观察患者下颌的运动情况。如果患者清醒时下颌僵硬并伴有疼痛，并且随时间逐渐降低，则提示骨关节炎。

4. 这些运动会导致疼痛或不适吗？如打哈欠、咬、咀嚼、吞咽、说话或喊叫时疼痛，在什么部位？所有这些动作会引起颞下颌关节软组织的移动、压缩和（或）伸长。

5. 患者是通过鼻子还是口呼吸？正常的呼吸是通过鼻（闭口）呼吸，并且没有将“空气咽下。”如果患者用口呼吸者，相对于腭，舌头并不在合适的位置。在青少年，如果舌没有顶到腭，可能会出现进展性异常，因为舌可提供内部压力以维持口腔的形状。颊肌提供外部的压力以平衡舌内部的压力。颈部失衡通常是由于患者用口及上位呼吸器官呼吸，导致更频繁地使用辅助呼吸肌。腺样体增生、扁桃体炎和上呼吸道感染可能会导致相同的问题。

6. 患者主诉有无弹响？正常情况下，颞下颌关节的髁突滑出凹面到关节的边缘。弹响通常是关节盘和颞下颌关节不正常运动的结果，弹响通常发生在髁突从边缘滑回中央时（图 9-20）。如果关节盘粘住或轻微起褶，张口引起髁突突然移出关节盘到其他正常的位置（图 9-21），这时有可能会有部分的前移位（不全脱位）或关节盘脱臼。

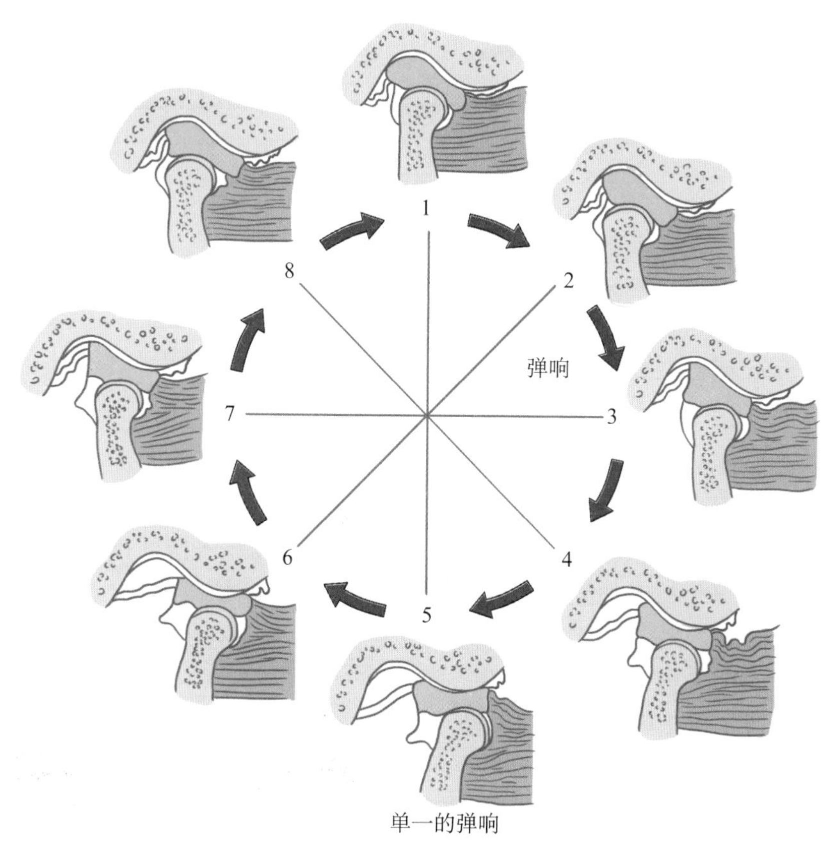

图 9-20　**颞下颌关节的弹响**

7. 口或下颌是否不能活动？不能活动可能意味着不能完全张口或完全闭口，不能活动通常晚于交互的弹响，如果下颌在闭口时不能活动，这很可能是由于髁突位于关节盘的后侧或中前侧。即使不能活动（如关节盘卡住），下颌骨仍能通过旋转打开 30mm。患者常抱怨下颌有时会被绊住，这种情况偶尔发生，表现为张口受限。如果关节盘有功能性的前脱位而不伴位置降低，不能闭合就会发生。

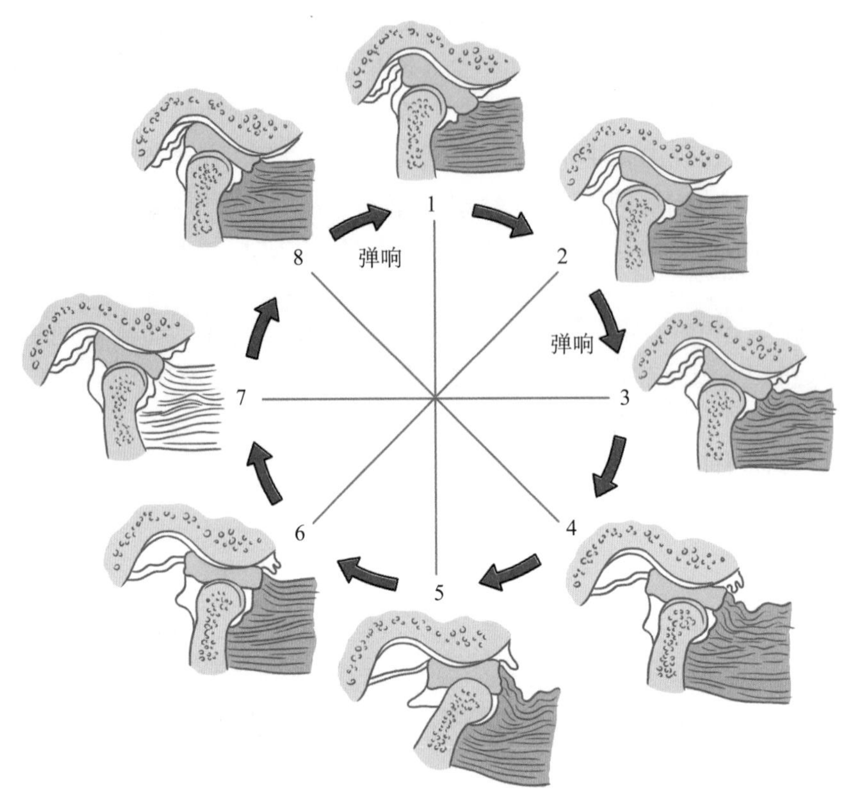

图 9-21　关节盘的功能性脱位与复位

8. 患者是否有不良习惯，如用烟斗吸烟、咀嚼口香糖等。这些会给颞下颌关节增加额外的压力。

9. 患者是否有磨牙或咬牙的习惯？这可能会导致面部、腭和牙齿疼痛，或晨起时头痛。如果前牙接触而磨牙无接触，这种咬𬌗错位就会导致面部和颞下颌关节疼痛。

10. 有无牙缺失？如果某些牙缺失，相邻的牙就会偏移以填补空间，改变牙的咬𬌗关系。

11. 有无牙痛或牙敏感？如果有，可能会对颞下颌关节增加压力。

12. 有无吞咽障碍？患者是正常吞咽，还是狼吞虎咽？是否有嚼舌和吮吸舌的习惯？

13. 是否有耳的问题，如听力丧失、耳鸣、耳堵塞。这是由于内耳、颈部神经或颞下颌关节问题所致。

二、视诊

1. 面部上下、左右是否对称及面部比例是否正常（图 9-22），检查者需要检查眼睑、眼球、鼻、耳和口角在水平面和垂直面上是否对称。水平方向上，成年人的面部被划分为 3 个区域（图 9-23），这表示正常的垂直距离。通常上下牙用于

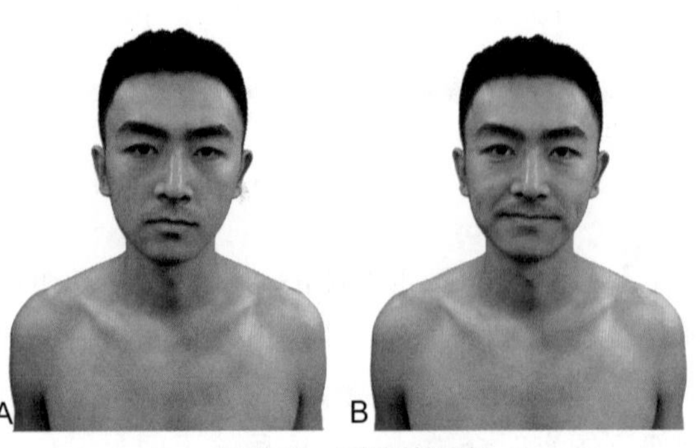

图 9-22　对称的面容

测量垂直距离。水平的瞳孔连线、耳垂的连线和口唇的闭合线应是互相平行的（图 9-24）。一个快速的测量垂直距离的方法就是测量外侧眼角到口角的距离和鼻底到下颌的距离（图 9-25）。通常两者之间的结果是一致的。如果第 2 个测试结果比第 1 个 < 1mm 或更多，则表示垂直距离减少，这有可能是牙齿缺失、过度咬殆或颞下颌关节功能障碍的结果。

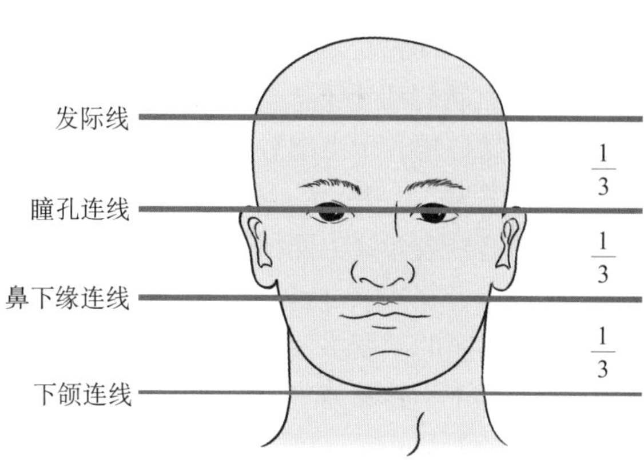

图 9-23　**面部的划分（水平方向）**

2. 检查者需要注意是否有反殆、开殆、深覆殆（图 9-26）。反殆时，上颌牙相对于下颌牙一侧在外侧，一侧在中间，这是一种不正常的错位，前牙反殆时，下前牙在上前

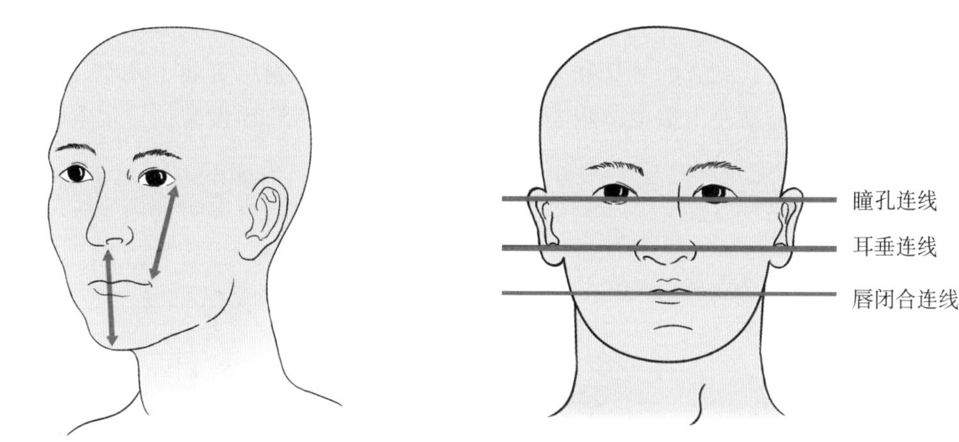

图 9-25　**一种快速测量垂直距离的方法**

图 9-24　**几种连线是否水平**

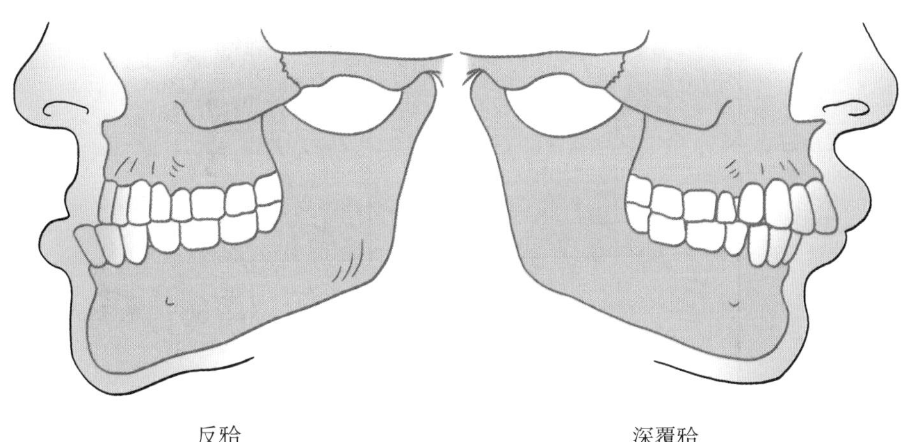

图 9-26　**反殆及深覆殆图解**

牙的前面。磨牙反𬌗时，牙齿横向的关系不正常。不完全覆𬌗时，上颌牙呈单侧的、双侧的或成对的颊向错位（如它们位于下颌牙的前方）。深覆𬌗时，当正中咬𬌗时下颌的牙切迹延伸到上颌的切牙下面。通常情况下牙咬𬌗位置呈现轻微向前覆咬𬌗（2 ～ 3mm），这是因为下颌弓稍长于上颌弓。上牙突出的距离（图 9-27）是闭口时下颌前牙与上颌前牙的距离。正常为 2 ～ 3mm。乳牙接触会干扰闭合，会使下颌有向两侧和(或)前侧偏斜的趋势。一些正畸器械或牙缺失同样需要评价是否合适。

3. 检查者要注意是否有导致不正确𬌗合的错位咬𬌗。错位咬𬌗是导致颞下颌关节的关节盘发育问题的主要原因。咬𬌗发生在牙齿接触和闭口时。错位咬𬌗被定义为正常咬𬌗发生了偏移。I 类错𬌗及上颌牙和下颌牙的前后位关系。仅仅是轻微的前牙改变和下颌的变长，常被定义为 I 类 1 型错𬌗。深覆𬌗发生在下颌牙，位于与上颌牙正常位置靠后的位置。这种咬𬌗错位畸形涉及所有牙齿，包括磨牙。

4. 侧面像是什么样？正颌侧面像是正常的、直下颌的样子，在侧面像上一条与两侧瞳孔垂直的垂线，会经过双唇和下颌尖。在下颌回缩者的侧面像中，下颌位于垂线之后，这种人被称为“缩下颌”，在下颌前凸者的侧面像中，下颌位于垂线之前，这种人有一个凸出的或是“大”下颌（图 9-28）。

5. 检查者需要注意患者的骨架和软组织外形是否正常。当患者向下咬时，咀嚼肌是否像正常一样凸出？经常使用造成的咀嚼肌肥大会导致不正常的牙齿磨损。观察软组织时注意是否对称也很重要。

6. 患者能否正常地移动舌？患者能否移动舌并顶住上腭？舌能否伸出和转动？能否使

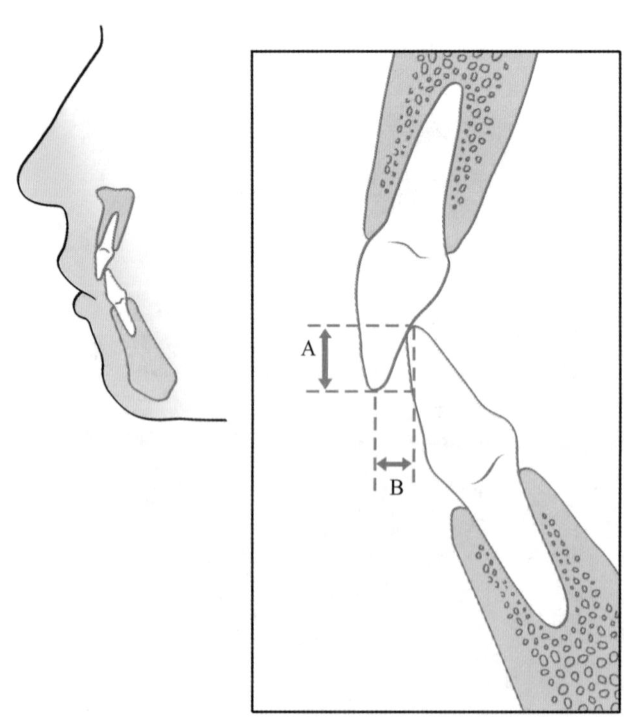

图 9-27 **下颌前牙的部分重叠**

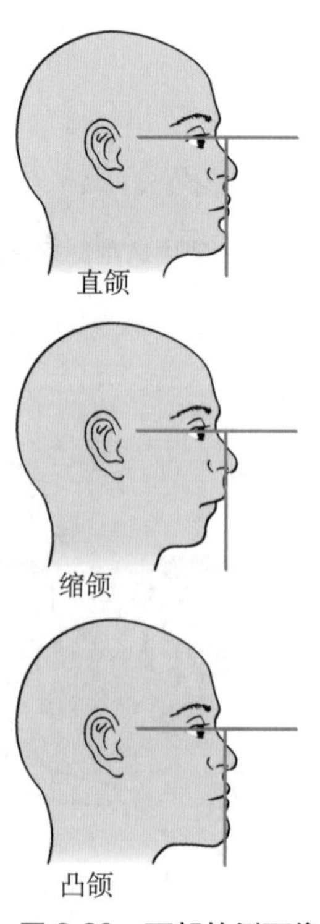

图 9-28 **面部的侧面像**

舌发出响声？因此。检查伸舌时，患者的头部姿势要正确，并且需叮嘱患者吞咽。对于舌前拱者，吞咽可引起舌向前运动，导致舌前伸。

7. 舌的休息位在什么位置？舌是否经常被咬？舌是否有扇状征或隆起线？患者吞咽正常吗？吞咽时舌在什么位置？吞咽时面部的肌肉紧张吗？这些检查提示了关于口和下颌结构的灵活性及其神经生理机制。

对于患者牙齿咬骀的测试已超过治疗师的能力范围，但这些牙科的观念能帮助检查者了解头 - 颈姿势在颞颌肌动学及病理肌动学上所扮演的角色。最大牙尖交错位（MIP）指上下牙在上下颌完全咬紧的状态，这是牙齿解剖与几何学上的功能，不会因暂时性的头颈位置改变而受影响。咬合垂直距离（vertical dimension of occlusion,VDO）指在最大牙尖交错位的状态下，鼻子到下颌的距离，这也是决定牙相互关系的结构，除了咬合，它不受任何因素影响。牙科医师凭借他们的专业训练可以处理因 MIP 及 VDO 造成的相关病理、损伤、功能受限和失能。如之前所述，也有因功能性因素而影响牙的状况，包括头 - 颈姿势，这很明显属于物理治疗专业的范畴。5 个功能性因素相关且明确的范围，包括下颌息止位、息止颌间隙、习惯性闭合路径、牙垂直距离（vertical dimension of tooth,VDT）、休息垂直距离（vertical dimension of rest，VDR）。虽然这些观念本质是属于牙科的范畴，但不可否认牙以外的因素（头 - 颈位置）也扮演一定角色。例如，头颈后伸时会对下颌产生一个往后的力，这会改变下颌闭合的路径，以及使牙碰触起始位置往后移。依据头颈位置，头前伸姿势（forward head position，FHP）会对下颌施予一个向上的力，影响下颌的休息位置及减少咬骀间隙与休息垂直距离。因此，下颌姿势评估必须包括观察下颌以下部位对其所产生的影响，应对颈椎与肩胛胸廓区域做全面检查。

三、触诊及测量

（一）下颌的主动运动

下颌主动运动主要有 4 种，包括下颌下降或打开，左、右的侧边位移及下颌前突。当评估下颌下降时，检查者需要做以下几个方面的工作。

1. 触诊两侧的下颌骨髁突，感觉关节声音（图 9-29）。

2. 从前方观察下颌是否有偏向或偏斜（图 9-29）。

3. 从侧面观察下颌是否有过早和（或）过多的向前位移（图 9-30）。

4. 测量最大前齿间距（maximal interincisal opening，MIO）（图 9-31）。

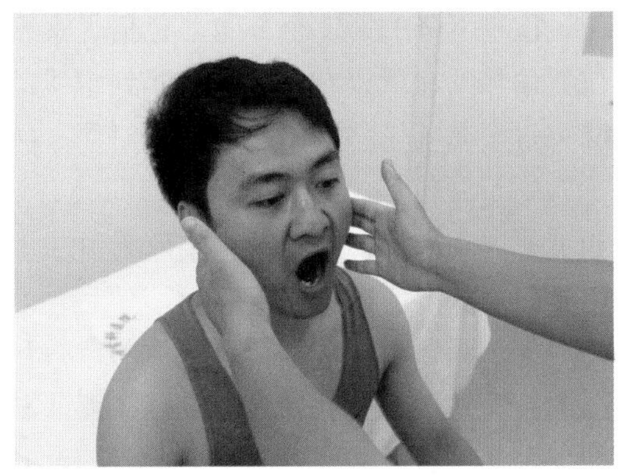

图 9-29 触诊两侧的下颌骨髁突

正常的颞下颌关节只移动，无摩擦也无声音。然而在受损的颞下颌关节中，借由触诊可能会发现弹响声、关节碾轧声及爆裂声 3 种关节音。大多数的弹响声为单一、短促的杂音且合并关节盘的复位。声音能在张口和（或）闭口期间被触诊出来，且可能发生在整个张口（闭

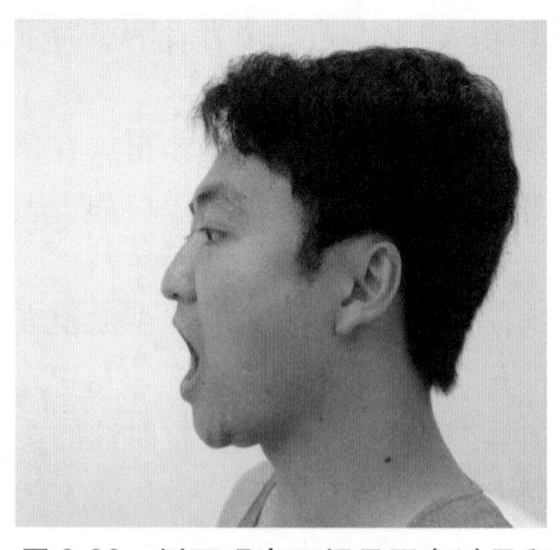

图 9-30　**侧面观察下颌是否有过早和（或）过多地向前位移**

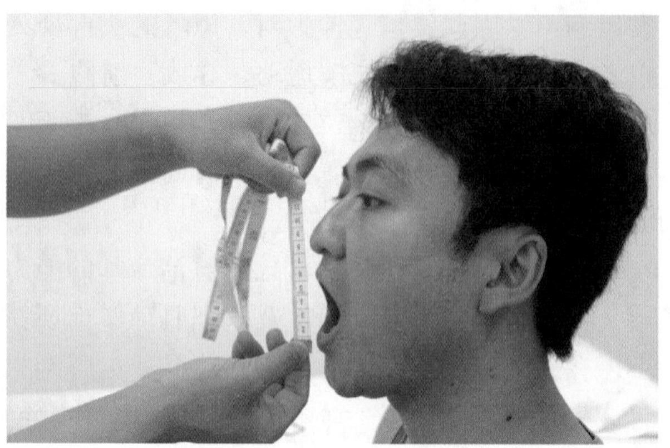

图 9-31　**测量最大前齿间距**

口）周期中的任何一个时刻。

当颞下颌关节呈现张口与闭口的弹响声，称为交互的关节弹响，这是一个可复性关节盘前移位［anterior disc displacement（ADD）with reduction］的病征。张口时的弹响声通常较闭口时的声音明显。而对于不可复关节盘移位的颞下颌关节，这种情况下不会出现弹响声。交互的弹响声应与因关节面损伤而产生的弹响声相鉴别，在关节损伤的情形下，弹响声会出现在张口或闭口周期的同一时刻点上，而交互的弹响声很少发生在同一时刻点上。张口时的弹响声通常发生在张口＞20mm 后，而闭口的弹响声通常发生在牙咬𬌗前瞬间。

关节碾轧声是一种摩擦或碎石杂音，常与下颌退化性关节疾病有关。在触诊时发现张口末有响亮的爆裂声或“砰”的一声，表示颞下颌关节活动度过大，发生这样的声音就是关节盘与髁突一起滑动转移超过颞骨的关节结节。当关节盘髁突复合体向前滑动超过关节结节，而不能回到其正常的解剖位置时，就认为关节发生脱位或开放式卡住。

检查下降的第 2 个方向，包括观察下颌是否有偏向或偏斜。下颌偏向，是指它自中线位置偏移到左侧或右侧而不能回到中线上。下颌髁突被限制往前，下颌偏移向同侧。如果髁突过度向前位移，下颌则偏向对侧。例如，受限位移发生在右侧，下颌偏向右侧；如右侧发生过度位移，下颌则会偏向左侧（通常是在活动范围的最终角度）。导致位移受限的病理原因多为单侧关节囊紧绷或关节盘前移且无法复位。虽然潜在的病因不一样，但表现出来的下颌偏向损伤是一样的。

下颌偏斜，指在张口时，下颌歪斜并超过中线而偏到一侧，但当继续张口时会回到中线上。当张口发生偏斜，同时有同侧交互的弹响声，多数为关节盘前移且复位的原因。因为关节盘前移导致下颌移向损伤侧（下颌的移动受到瞬间的阻碍），因此当前移的关节盘复位时，下颌便能回到中线上，这个关节盘复位的动作产生特殊的张口弹响声。而在闭口末期，髁突又会划过关节盘的后侧产生闭口的弹响声，但很多情况下，这个声音非常轻甚至很难被感受到。

下颌的下降动作亦需从侧面来评估。为了简化，将下颌的下降动作分成三期。张口初期由绕着 X 轴旋转的动作组成；中期由绕 X 轴旋转，以及沿 Z 轴或前后轴向的位移所组成；

末期则主要是沿 Z 轴做更多的位移所组成。颞下颌关节内的旋转动作被认为是发生在下半部的关节区域，即髁突的头与关节盘之间；而位移或滑动动作则发生在上半部的关节区域，即关节盘与颞骨的关节面。在颞下颌关节紊乱的患者身上多会表现出一个普遍的模式，就是有过早和（或）过多的位移，使得在颞下颌关节内的组织产生机械应力及扭力，导致普遍发展成活动过度。

正常的下颌下降动作活动度为 40 ～ 50mm，测量上、下前牙之间的距离，如在缺乏量尺的情况下，请患者把自己的手指并排垂直置于上、下前牙之间以供参考测量。一指宽的距离表示活动度减少，两指属于偏少，三指属于基本正常，四指则倾向于张口过大。

5. 正常下颌侧移的活动度，两侧各为 7mm。可以利用量尺去测量，但更方便的做法是当下颌从一侧移到另一侧时，观看下唇系带（图 9-32 和图 9-33），治疗师戴手套的手把患者的下唇往下拉，使得唇系带暴露出来。患者上、下牙稍微分开，并把下颌先向右、后向左移动。因上前牙宽约 7mm，正常的侧边平移便是下唇系带离中线的一个上前牙宽度。因此，不用量尺便能测量出患者的侧边平移。如果动作受限，则以微小、中等、严重作为程度上的描述。相反的，活动过大也需要同时注意。对于下颌做侧边平移有困难的患者来说，把舌置于上方的磨牙上有助于做出该侧的侧边平移。对于动作，必须能分辨受限与不协调的差异。

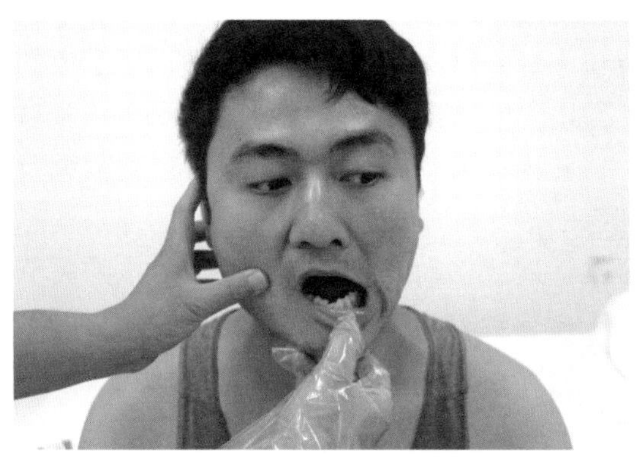
图 9-32 下颌侧边平移（一）

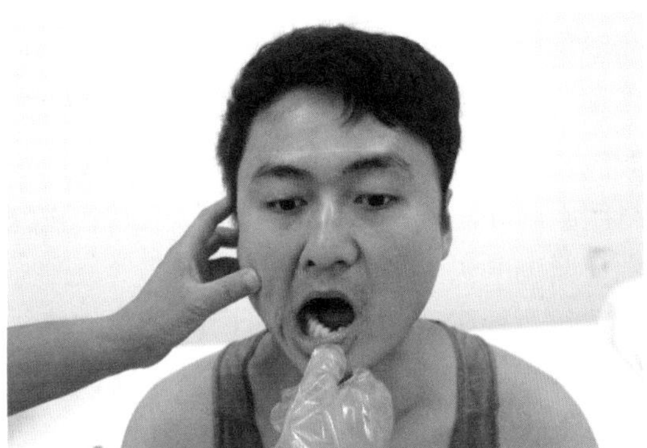
图 9-33 下颌侧边平移（二）

6. 最后一个主动下颌动作是评估前突（图 9-34）。下颌前突的评估包括触诊两侧下颌髁突的外极并感受关节声音，观察下颌是否有偏向或偏斜并测量动作的量。正常的前突应为 8mm。一个简单的方法是请患者把自己的下牙超过上牙向前移动，如能完成这个动作，则属于达到正常活动范围。异常的动作用微小、中等、严重的受限或活动过度来描述。临床上对前突时发现的关节声音及偏向（偏斜）的解释，与前述下颌张口（闭口）周期所发现的情形解释相似。

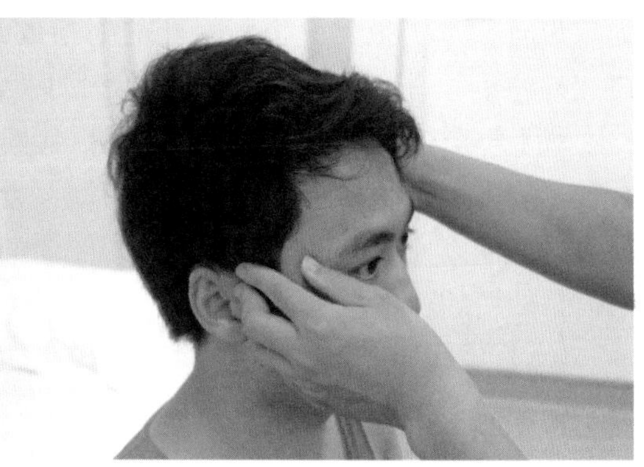
图 9-34 下颌前突

（二）口腔内的关节附属运动

口腔内关节面活动测试有两大适应证：一是怀疑关节囊的活动性低，二是关节盘前移且不能复位。由于颞下颌关节较常出现活动度过大多于活动度过小，因此治疗师必须小心，不要使这些组织接受不必要的机械应力。关节囊活动度过小的适应证如下。

1. 下颌曾有重大创伤史并随后发生发炎现象和（或）手术后、感染后或接受颞下颌关节治疗后，下颌必须制动的病史。

2. 当单侧呈现关节囊模式的损伤，即下颌下降动作受限伴随偏向损伤侧，对侧的侧边平移受限，以及前突受限且偏向损伤侧。在双侧损伤的状况下，下颌不会出现偏向或偏斜，但会呈现下降、侧边平移及前突的动作幅度变小。

关节内封闭式卡住的适应证为有交互弹响声、间断性封闭式卡住及曾经呈现上述关节囊模式的病史（在此关节囊模式是用以形容动作丧失而非反映结构上的缺失）。虽然封闭式卡住可能发生在单次的重大创伤后，但事实上较常发生的原因是长时间的累积性微小伤害，同时伴有一些功能性以外的活动，如夜磨牙症（bruxism）、咬指甲、嚼口香糖或其他不必要的活动，对颞下颌关节内在支持性结构产生应力与扭力。

所以，口腔内的颞下颌关节附属运动能有效地确定颞下颌关节活动度过小的原因，以及有效地分辨是因关节囊紧绷或是关节盘前移且不能复位所致（虽然封闭式卡住会导致活动度下降，但它的前一阶段，关节盘前移且能复位，却是髁突与关节盘之间活动度过大的表现）。MRI 检查为诊断封闭式卡住的标准诊断工具，可以直观显示关节盘于闭口到张口的过程、关节盘和髁突的运动与相互位置关系。口腔内关节附属运动测试在关节囊紧绷及封闭式卡住之间的结果有明显的差异，接受过训练的治疗师应能感受两者不同的终末端感觉。紧绷的关节囊在活动范围末期会有一点慢慢被伸展或移动的感觉，而无法复位的关节盘移位会较少变形且伴有肌肉的防卫性收缩，终末端感觉较为紧实。然而，比较明显的区别是两者对徒手治疗的反应，紧绷的关节囊经徒手治疗后只能增加数毫米的活动度，而前移且无法复位的关节盘则可增加几厘米的活动度。

3. 颞下颌关节共有 3 个关节面活动需要在口腔内进行评估。它们分别是长轴牵拉、侧向滑动及向前滑动。治疗师站在被动关节的对侧并用示指或中指监控患侧关节，同时固定患者头部。把另一手戴手套的拇指放到患者口腔内的下颌弓或磨牙，同时示指放在口腔外的下颌骨上。检查是在患者平卧时操作（图 9-35），也可以在坐姿下操作。

对于每个口腔内活动的检查应包括它们的量（0 ～ 6 分）、质、组织的反应及终末端感觉。长轴牵拉为下颌髁突向尾端移动并与颞窝分离，侧向滑动为在侧向直线上的位移，向前滑动为在往前方向上的位移动作。因为磨牙的尖端可能会造成治疗师拇指不适，建议在手套内拇指处增加纱布作为缓冲。

（三）软组织触诊

就如各区域肌肉骨骼系统的触诊一样，软组织损伤的 3 个指标包括评估压痛点、紧绷及张力。紧绷包括肌筋膜密度上升而未伴有高张力，而张力的上升（如肌肉痉挛等）其本质则为神经性反射，使得组织的反应性上升。下颌的关节囊外损伤（即肌筋膜疼痛）是很多颞下颌关节紊乱患者所经历过的。它可能与关节囊损伤同时发生，也可能在关节囊内错位或在正常的颞下颌关节中被发现。

对颞下颌关节软组织的基本评估包括以下组织的口腔外检查（图 9-36 ～图 9-40）。

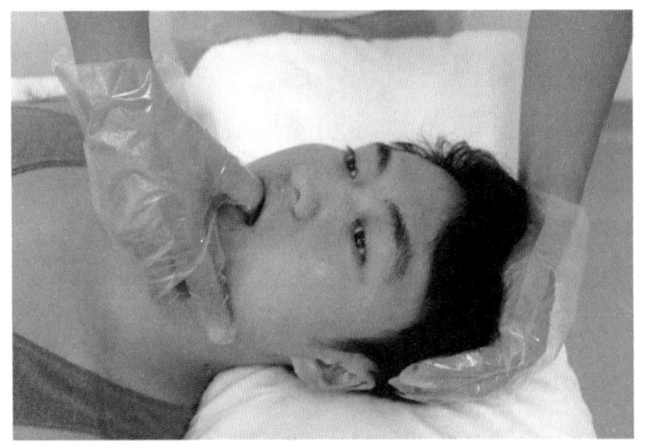

图 9-35 **颞下颌关节面活动评估**

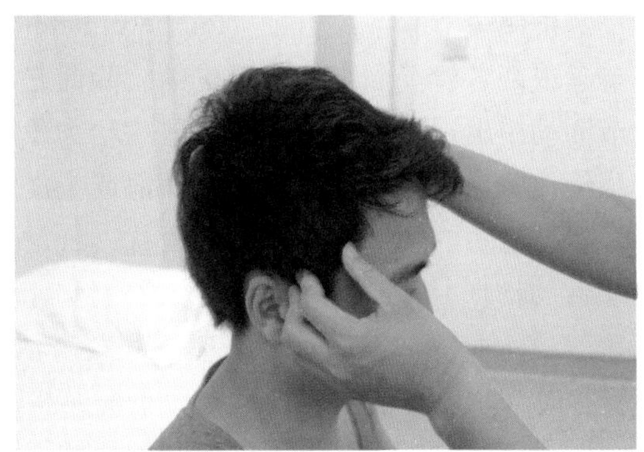

图 9-36 **颞肌 - 前、中、后纤维**

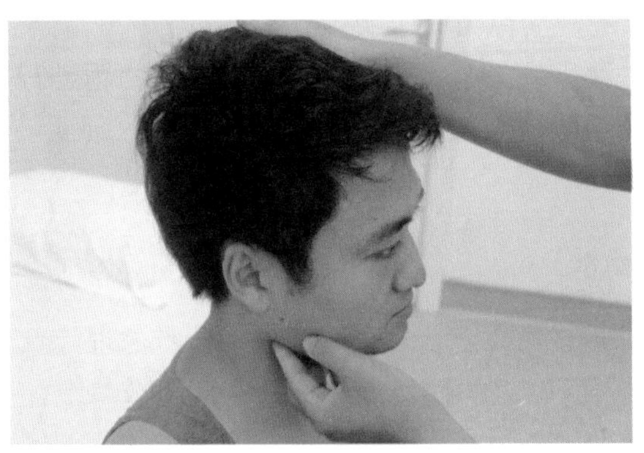

图 9-37 **咬肌 - 无法区分的浅及深层的肌纤维**

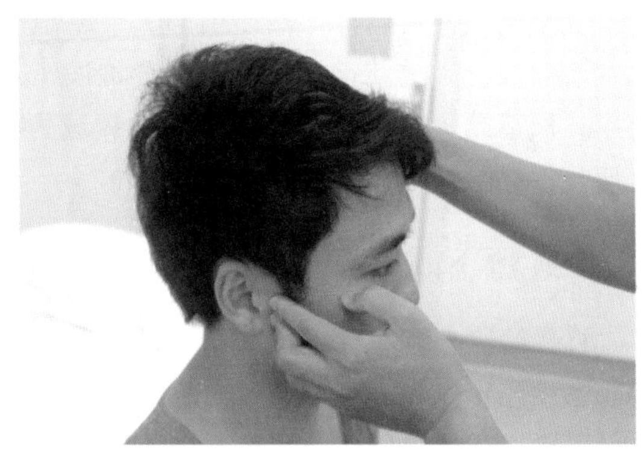

图 9-38 **翼内肌**

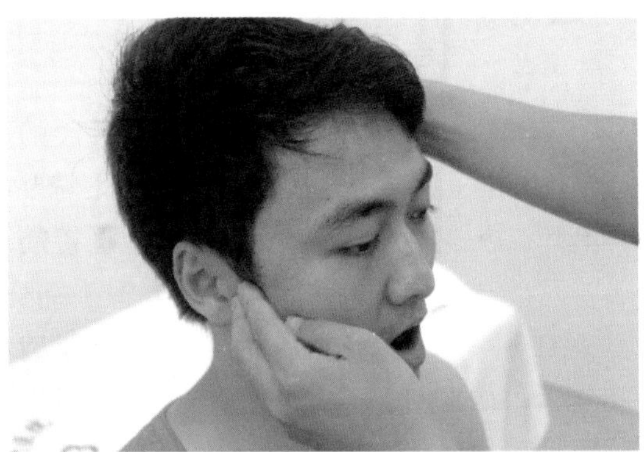

图 9-39 **下颌骨髁突外侧及后侧的软组织（颞下颌关节韧带，外侧、后侧关节囊及外侧韧带）**

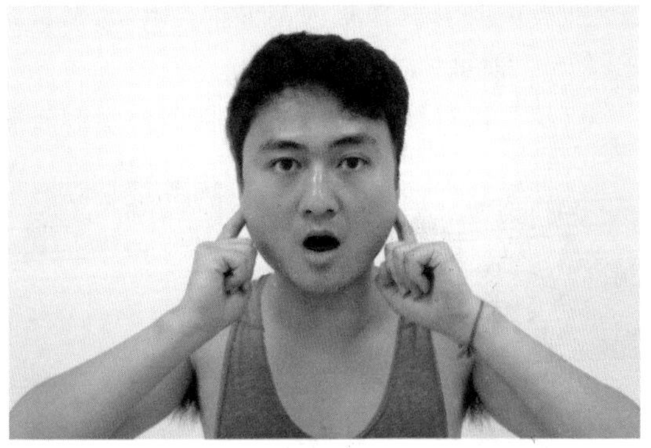

图 9-40 **下颌骨髁突后侧关节囊触诊**

下颌骨髁突在闭口时进行触诊，但评估后侧关节囊时必须张口，则后侧关节囊就在髁突的后侧。也可以经由外耳道进行触诊，但可能会造成患者不必要的疼痛

第三节 颞下颌关节紊乱综合征的治疗技术及关节松动术

颞下颌关节紊乱综合征（temporomandibular joint disorder syndrome，TMD）是肌肉、关节盘或两者皆受到损伤而造成的。除此之外，当咀嚼过程中出现疼痛，常可听到颞下颌关节活动中出现爆破声，共生磨牙咬殆力量减少、口张开的关节活动度降低、头痛、关节出现锁住情形，以及疼痛转移至面部或头皮的现象。造成颞下颌关节紊乱综合症的因素很多，包括过多的关节应力、情绪困扰、日常不良的咀嚼功能习惯（如磨牙、重复的口唇或舌咬合的动作）、不对称的肌肉收缩、睡眠时磨牙、慢性颈部前突的姿势或是中枢神经敏感等。虽然大多数案例仅会使颞下颌关节活动受到影响，但少数的患者会发展成关节炎，使得关节产生明显的退化性病变，骨骼结构改变使得关节功能明显丧失。

通常单独的机械或生理机制的解释并无法说明颞下颌关节基本出现的各种症状，其病理机制包括可能是由于关节不正常的解剖构造或齿列而使得应力增加；关节盘内部紊乱；或是外伤，如摔跤跌倒或是颈椎挥鞭样损伤。其他的因素则可能包括关节长期受到过多的压力或是风湿性疾病等，然而引起关节基本症状的确切原因尚未明确。

治疗颞下颌关节疾病的方式主要取决于产生颞下颌关节疾病的起因，再针对问题进行治疗。颞下颌关节疾病通常需要不同领域的临床团队合作来完成，包含牙科医师、康复科医师、物理治疗师及心理治疗师等。

一、颞下颌关节（颜面区域的软组织技术）

直接筋膜技术可使肌筋膜放松和解除颞下颌关节障碍症状，同时建议与传统的理疗仪器联合使用（如电疗、超声波治疗）。虽然口腔内的软组织操作非常有效，此章节将专注于探讨更多口腔外的治疗，但首先要了解口腔内的敏感组织。当执行颞下颌关节和面部区域的肌筋膜按摩时，治疗师必须留意患者的面部情绪表现。有效的筋膜技术关键在于温和与呵护般的接触。一旦患者逐渐适应下颌和面部的按摩，治疗师可开始探索深层组织张力，进行肌筋膜扳机点和肌肉紧张状态的放松。

（一）额肌

很多患者过度使用额肌，通常会引起前额皱纹、前额头痛，有时会引起上眼眶神经的压迫。由于额肌和枕肌相互邻近，因此需要同时治疗。头盖骨肌肉与相连颞肌的直接筋膜法，可为慢性张力性头痛患者缓解头痛。如图 9-41 所示，结缔组织技术将额肌的肌肉纤维分为由内向外。这样的手法可以往后延伸至枕肌，往外侧至颞肌。

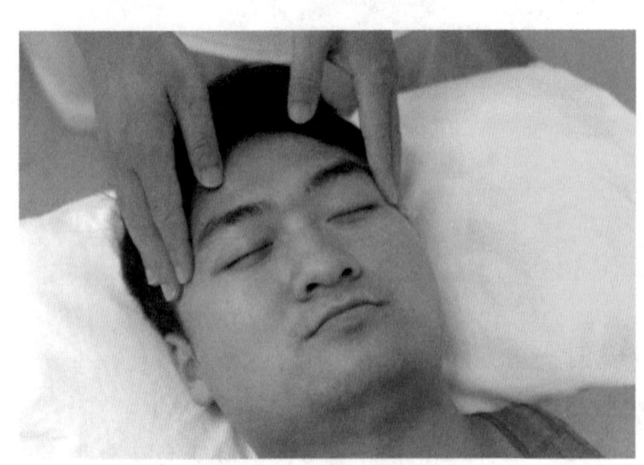

图 9-41 额肌

（二）皱眉肌、眼轮匝肌、鼻肌

鼻肌（图 9-42）从眉弓的内侧末端到眼弓中间上面的皮肤深层，它可能是眉毛的内下缘疼痛的来源，一般都是因为习惯皱眉的患者而被过度使用。眼轮匝肌是靠近眼的肌肉，习惯斜眼的患者常导致其疼痛和紧张，使用适当的眼镜或太阳镜改善症状，直接筋膜技术用在这些肌肉上会非常敏感，特别是放松紧张的眼轮匝肌，它终止于眼以上的眼眶和额骨。当在上鼻区域，如果需要的话，鼻肌应该用温和的直接筋膜技术去治疗。它起源于鼻骨的一边，向上延伸并终止于前额下半部和眉毛之间的皮肤。当鼻肌收缩，鼻子上的皮肤会被上提而前额下半部会被下拉，在眉毛和鼻缘间产生水平的皱纹，它是负责表现厌恶表情的面部肌肉。

（三）颞肌

颞下颌关节紊乱综合征常会影响颞肌（图 9-43），特别是有关磨牙、情绪压力的关节囊外 / 肌筋膜的损伤，它也是张力性头痛症状的源头之一。另外，头部前伸姿势与颞肌活动增加有关，可导致下颌骨向后和向上位移，因此减少了咬殆的自由空间。因此，颞肌在不同的骨骼肌肉状态下，使用直接筋膜技术治疗是很有帮助的。治疗师针对前、中、后的肌肉纤维使用直接垂直肌肉纤维的手法。所有的软组织松动术，其目标是去软化并增加局部的循环，希望改善疼痛症状和恢复正常的功能。治疗师确认和矫正所有相关的功能损伤也是很重要的一点（如姿势、下颌功能、压力），如此一来可以使颞肌恢复其正常的张力。

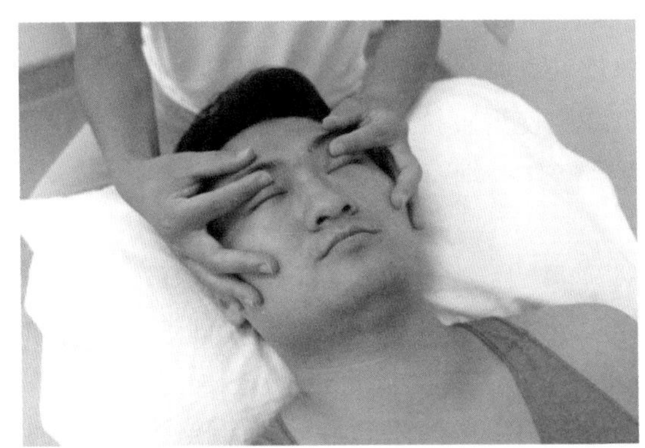

图 9-42　**皱眉肌、眼轮匝肌、鼻肌**

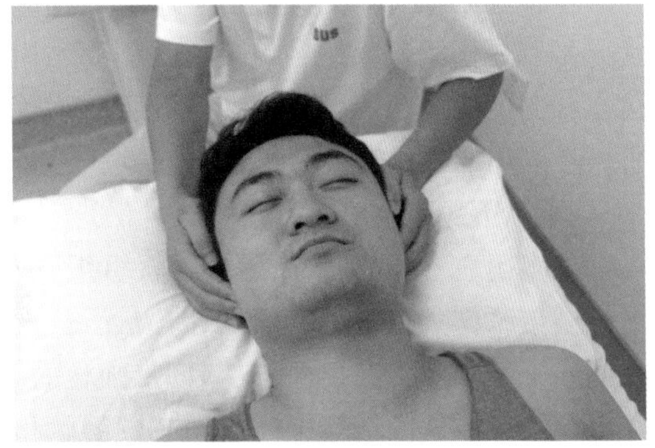

图 9-43　**颞肌**

（四）咬肌

咬肌（图 9-44）是强而有力、可将下颌骨向上提的肌肉，所以它常引发下颌张开受限。浅层的肌筋膜扳机点常引起面部疼痛，深层组织可能会引起颞下颌关节和耳的症状。除单侧的耳痛之外，深层纤维组织也是引起耳鸣的原因之一。在执行咬肌的直接筋膜技术时无须分辨深层或浅层。治疗师沿着颧骨弓下缘处与下颌角，可寻找最常发生肌筋膜功能损伤的位置（如疼痛、紧张和张力）。沿这些骨突出处，利用手指的振动（digital oscillations）对解除该区域的张力是相当有效的。

（五）舌骨上肌群

舌骨上肌群（图 9-45）包含下颌舌骨肌、茎突舌骨肌、颏舌骨肌和二腹肌。随着头部前伸姿势，舌骨下肌群处于被拉长的状态，而舌骨上肌群的起点和止点会相互靠近，所以处于缩短的状态，其会影响吞咽和下颌骨休息的位置。然而在下颌舌骨肌的肌筋膜扳机点

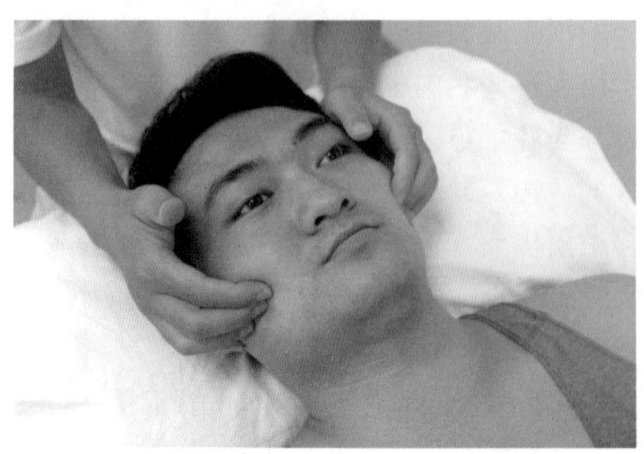

图 9-44　**咬肌**

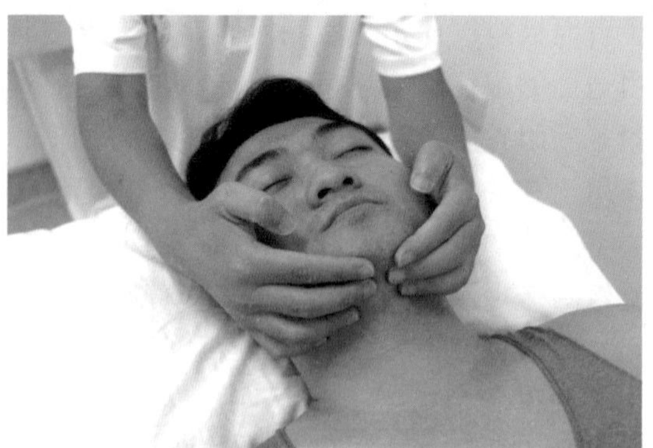

图 9-45　**舌骨上肌群**

可导致舌痛，在茎突舌骨肌和二腹肌后部肌腹扳机点可引起头痛和颈部疼痛。

（六）翼内肌

翼内肌（图 9-46）和咬肌、颞肌是负责上提下颌的肌肉。在常会咬紧牙齿和磨牙的患者，这些肌肉会有肌筋膜疼痛的趋势。由于靠近腭帆张肌，翼内肌肥大可能会导致压力性听力减退。其他的肌筋膜症状包含转移到口、下颌和耳的疼痛。

在检查和治疗时可以口腔内或口腔外触诊。口腔外触诊是让患者的头部倾斜到同侧，这样可以放松同侧组织且更接近我们要触摸的部位。下颌骨内侧角的探索是通过手指施加向上和向内的压力。要评估在下颌骨的附着处肌纤维使用直接筋膜技术来治疗。对于翼内肌，在紧缩的纤维利用直拨法去减少张力和恢复延展性特别有效。

（七）下颌骨髁突

许多附着在下颌骨髁突上的软组织（图 9-47）对于软组织松动术反应良好，一般选用划圈按摩作为这个部位的治疗方法。从浅层到深层的结构包括颞下颌关节韧带（外侧和内侧水平纤维）；被颞下颌关节韧带强化的关节囊；保护关节盘固定于髁突上的外侧韧带。在髁突附近做划圈按摩可以协助减少静脉和淋巴充血的情形，并借由增加动脉血流量和通过许多机械感受器的刺激来缓解疼痛症状。

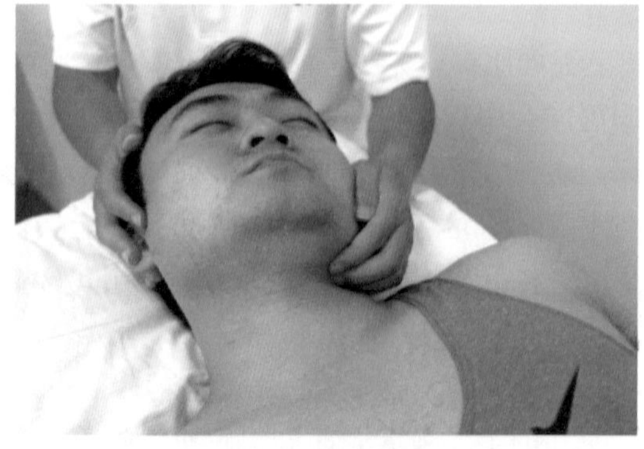

图 9-46　**翼内肌**

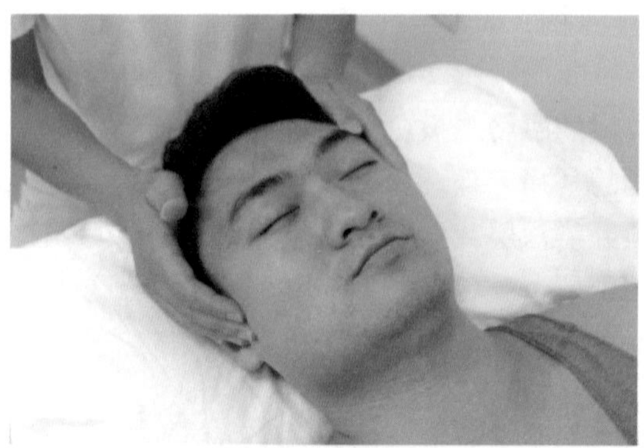

图 9-47　**下颌骨髁突**

二、口腔内直接筋膜技术

如果口腔外技术不能达到令人满意的治疗效果，治疗师应考虑口腔内技术，消除咀嚼肌疼痛的肌筋膜扳机点。此技术主要针对颞肌、翼外肌的下束、翼内肌和咬肌（所有口腔内操作技术都需要使用手套）。

（一）颞肌

患者仰卧，治疗师站在患侧。治疗师的小指（手掌背面朝向患者）放置于上颌牙的颊面，尽可能向下颌骨和上颌骨之间伸向远端（经由患者下颌骨主动向治疗师的方向横向偏移可以让出更多空间）。接着治疗师的小指朝上方与外侧方向向冠突移动（图 9-48），这是颞肌肌腱的附着点，对于触摸可能会极度敏感。接着对颞肌肌腱缓和地按摩 30 ～ 60 秒，目的是要软化这些组织。

（二）翼外肌

治疗师站在治疗区域的对面，如图 9-49 所示。治疗师的小指放置高于上颌牙颊面，越远越好，介于上颌骨与下颌骨之间（如上所述，下颌骨主动横向移动到治疗侧会给治疗师的小指更多空间）。然后，小指的指腹朝上方和内侧对蝶骨的外侧翼板按压。这里对按压的触觉也是相当敏感，所以技术上必须缓慢地、轻柔地进行。对此肌筋膜附着点给予按摩运动 30 ～ 60 秒。

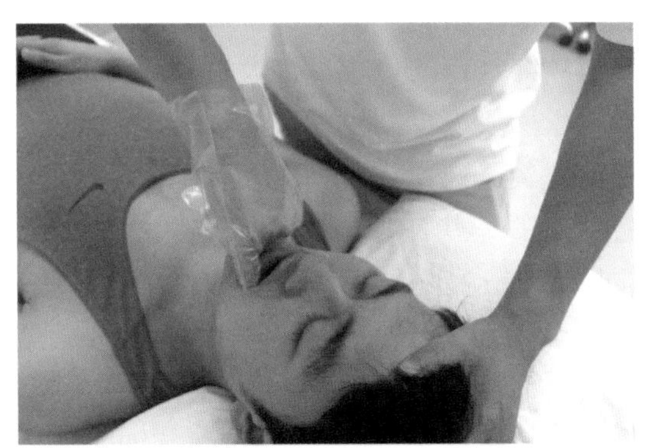

图 9-48　**颞肌**

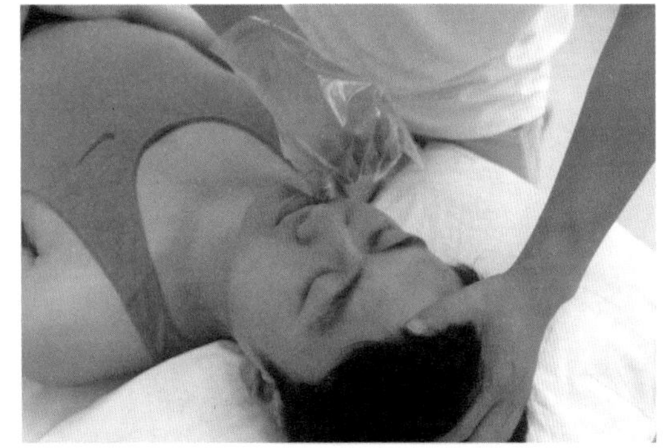

图 9-49　**翼外肌**

（三）翼内肌

治疗师站在治疗区域的同侧，将示指沿着下颌牙的咬殆面向前伸直到下颌骨垂直支（图 9-50），在下颌支的内侧面刚好高于后排磨牙的位置可以发现内侧翼内肌。给予翼内肌缓和地按摩 30 ～ 60 秒。正如前面提到，内侧翼内肌毗邻腭帆张肌，如果发生痉挛，可能会机械性限制腭帆张肌打开咽鼓管，导致患者耳鸣或耳胀感。因此，如果有这种症状存在时，以肌筋膜治疗术治疗翼内肌可改善症状。

（四）咬肌

治疗师使用夹握的方式可以放松肌筋膜紧绷区和消除咬肌浅部与深部纤维疼痛的肌筋膜激痛点（图 9-51）。此技术尤其适用于常紧咬牙与磨牙的患者。

若患者可以忍受，任何口腔内发现的肌筋膜激痛点，都可以轻柔地特定点按压的方式

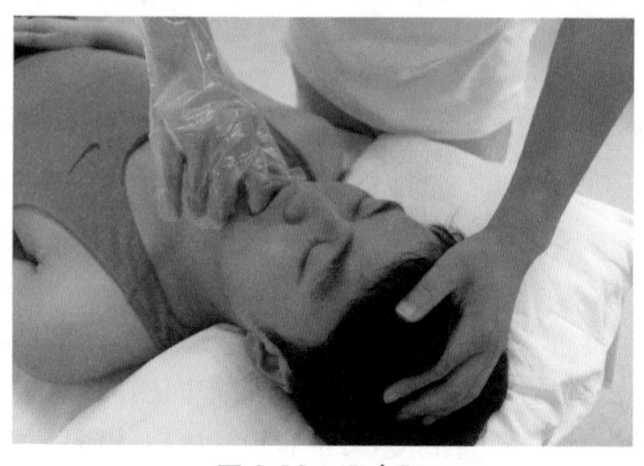
图 9-50 **翼内肌**

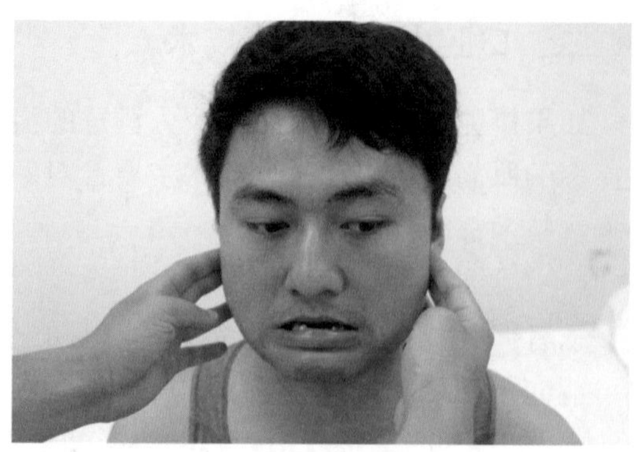
图 9-51 **咬肌**

治疗。然而，由于口腔内组织极度敏感，对治疗师而言，非常重要的是在何时都要注意患者的感受，患者要能很容易地用举手来表示他们已达忍受极限。

三、口腔内颞下颌关节的操作治疗：关节松动术

在前文已经讲到，两种情形可使颞下颌关节的活动度变低，即关节囊损伤和封闭式卡住（如关节盘不可复前移位）。在挛缩和受限的关节囊案例中，治疗目的是通过一连串关节活动恢复失能组织纤维其正常的延展性。在关节盘的案例中，目的在于减少关节盘移位和恢复它至正常的功能位置。对于处理颞下颌关节紊乱综合征的患者，在大多数活动度较高的患者，一般很少需要关节操作治疗，而是较常使用神经肌肉稳定技术（表 9-3 为颞下颌关节松动术的一些注意事项）。事实上，封闭式卡住是活动度高的结束，当复位后必须用稳定性训练去治疗。患者一般在平卧姿势下接受治疗（图 9-52），平卧的优点是可以使咀嚼肌最大程度地放松，当然，如果需要，也可以在坐位下操作针对颞下颌关节的松动术。

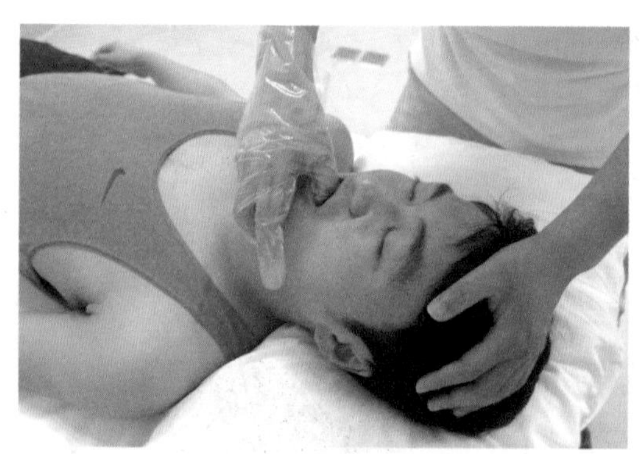
图 9-52 **颞颌关节松动术**

（一）向内侧活动下颌骨

[方向] 将下颌骨的髁突相对关节窝做水平向内的活动。

[患者体位] 仰卧，头下垫枕，头向治疗侧关节对侧方向旋转；或侧卧，头下垫枕。

[治疗师体位] 治疗师站在患者治疗侧，面对患者头部。

表 9-3 **颞下颌关节松动术注意事项**

休息位	口微张，两唇相贴，上、下牙轻微地分开
紧闭位	上、下牙紧紧地闭合，髁突在关节结节的后方
关节囊模式	最大张口时
终末端感觉	紧实
治疗平面	关节窝的凹面

［治疗师手的摆放方法］ 双侧拇指指尖并排放置在髁突，双手其余四指放松放置在周围，以提供操作时治疗师手的稳定性，拇指垂直于髁突，在水平面向对侧用力（图 9-53）。

［治疗师松动术操作方法］ 通过拇指轻柔地用力做小范围（第一级）的振动松动术，尽量避免产生不适。

［作用］ 使患者放松下颌，缓解疼痛与因为疼痛产生的肌肉紧张，往无痛的方向操作松动术通常可以改善原本向对侧操作产生的疼痛。

（二）向外侧活动下颌骨

［方向］ 将下颌骨的髁突相对关节窝做水平向外的活动。

［患者体位］ 仰卧，头下垫枕，头稍向治疗侧关节方向旋转。

［治疗师体位］ 站立或跪站在患者治疗侧关节的身体对侧，面对患者头部。

［治疗师手摆放方法］ 治疗师戴手套，一手固定患者头部，另一手拇指指腹放在口腔内下颌骨内缘，尽量靠近髁突，方向向外，其余四指握住下颌骨。该项操作需要和患者沟通，获得患者同意后才能开始。有些患者会有干呕现象，治疗师也需等患者放松后再次操作（图 9-54）。

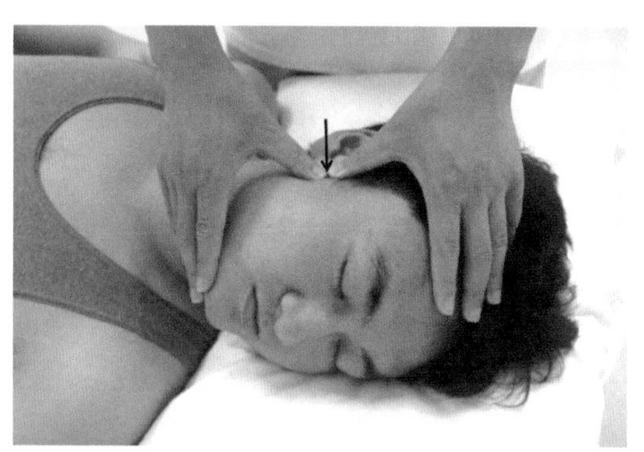

图 9-53 **向内侧活动下颌骨**

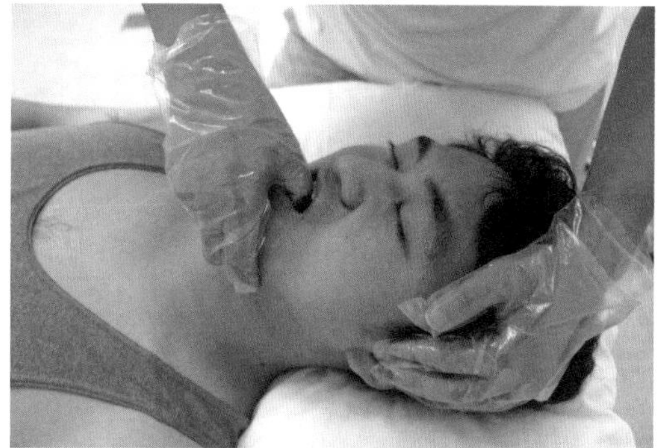

图 9-54 **向外侧活动下颌骨**

［治疗师松动术操作方法］ 通过拇指由内向外轻柔地用力做小范围的振动松动术，尽量避免产生不适。治疗师用手臂带动拇指用力，避免单纯用拇指做向心用力。固定手的手指应放在髁突部位以感受关节被动运动的幅度。如果操作时口腔内的拇指压在下颌骨内缘引起患者非常不适，可将施力点下移至磨牙内缘。

［作用］ 缓解疼痛，增加张口过程灵活性，如果患者关节盘有内移，可以改善关节盘的位置。

（三）后向前（前向后）活动关节

［方向］ 后向前（前向后）。

［患者体位］ 仰卧，头下垫枕，头向治疗侧关节对侧方向旋转；或侧卧。

［治疗师体位］

（1）后向前活动关节：治疗师站在患者身体治疗侧，面对患者头部。

（2）前向后活动关节：治疗师站在患者治疗侧对侧，面对患者头部。

[治疗师手的摆放方法]

(1) 后向前活动关节：双手拇指指尖相对，放在患者下颌支后缘，尽量靠近髁突头部、外耳道下方。双手一起施加后向前的力。也可以放在外耳道内向前用力（图 9-55）。

(2) 前向后活动关节：双手拇指指尖相对，放在患者下颌支前缘，尽量靠近髁突头部，其余四指放松地放在患者头部、下颌部、颈部。双手一起施加前向后的力。也可以拇指放在下颌支处用力（图 9-56）。

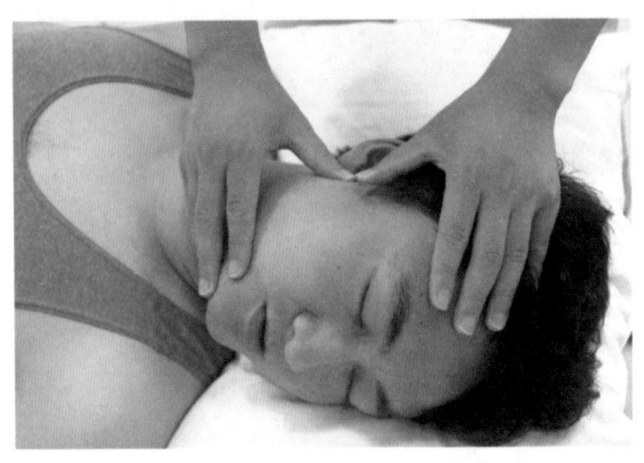

图 9-55 **后向前活动关节**

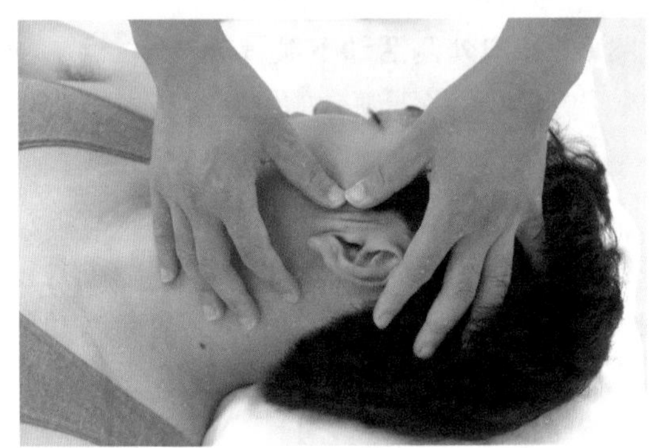

图 9-56 **前向后活动关节**

[治疗师松动术操作方法] 治疗师的手臂用力带动拇指，由于治疗部位较易引起患者不适，必须轻缓用力。

[作用] 缓解疼痛，改善关节运动僵硬。

(四) 长轴尾向和头向运动关节

[方向] 将髁突相对关节窝做尾向和头向的运动。

[患者体位] 靠着治疗师仰卧。

[治疗师体位] 站立或跪站在患者治疗侧对侧、肩关节处。

[治疗师手的摆放方法]

(1) 尾向：操作手的拇指指腹压在患者后方磨牙上，其余四指放松地抓握下颌骨，固定手固定患者头部，手指放在髁突位置以感受关节运动。

(2) 头向：固定手不变，操作手抓握住下颌骨下颌角。

[治疗师松动术操作方法]

(1) 尾向：固定头部，做关节的分离牵引。最好在关节附属运动末端做振动操作。

(2) 头向：固定头部，握住下颌骨向关节盘和关节窝的方向做挤压操作。

[作用] 尾向滑动主要是改善由于关节囊挛缩或关节内关节盘不可复移位引起的张口活动度降低（图 9-57）。

头向滑动很少用到，挤压往往会在关节面产生疼痛。

(五) 下降下颌骨

[方向] 相对关节窝，下降下颌骨。

[患者体位] 仰卧，头下垫枕。

[治疗师体位] 站在患者体侧，面对患者头部。

［治疗师手的摆放方法］ 双手两指固定患者上、下切牙，左手固定，右手在张口末端做振动，轻缓用力，避免让患者产生不适。

［治疗师松动术操作方法］ 治疗师通过腕关节和手臂一起带动患者下颌运动。

［作用］ 对于缓解疼痛和改善张口活动受限非常有效（图 9-58）。

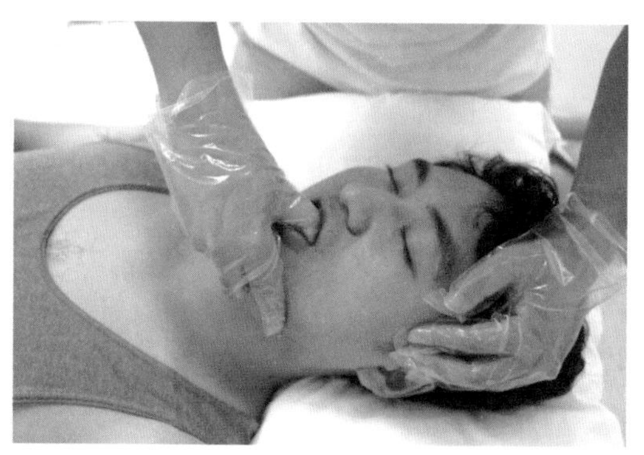

图 9-57　长轴尾向和头向运动

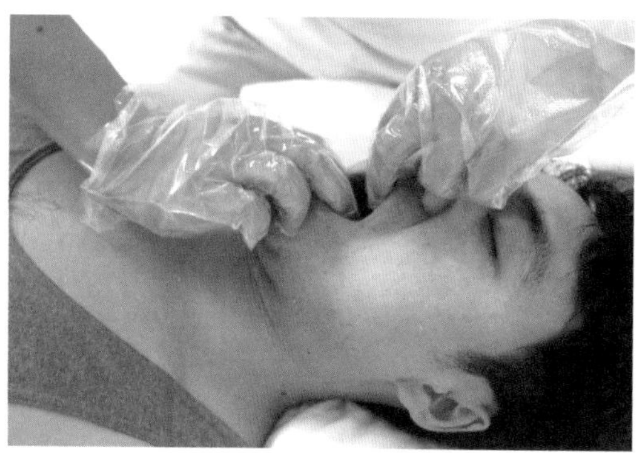

图 9-58　下降下颌骨

（六）前伸与后缩下颌骨

［方向］ 将髁突做相对关节窝的前伸和后缩运动。

［患者体位］ 仰卧，头下垫枕。

［治疗师体位］ 站立或跪站在患者体侧（操作前伸技术），站在患者头顶（操作后缩技术）。

［治疗师手的摆放方法］

（1）前伸：治疗师示指和中指放在患者下切牙后侧，拇指固定下颌骨。另一手侧面固定患者头部（图 9-59）。

（2）后缩：两侧拇指指尖面对患者足侧，放在下颌支的前缘。拇指尽量多地接触患者下颌骨，避免点按（图 9-60）。

［治疗师松动术操作方法］

（1）前伸：操作手把下颌向前拉，另一手固定患者头部的同时感受关节运动。

（2）后缩：手臂用力，带动下颌后缩，避免产生侧向应力。

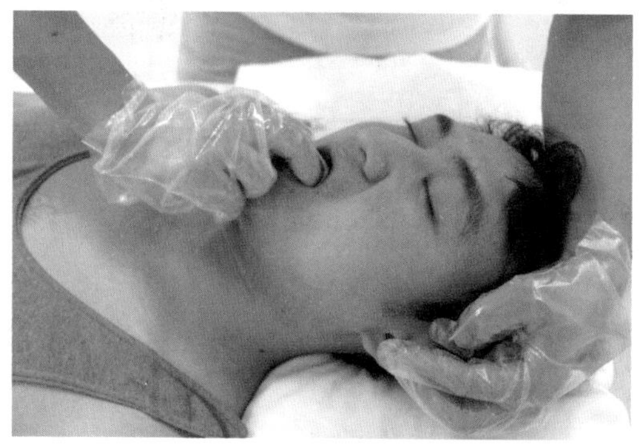

图 9-59　前伸下颌骨

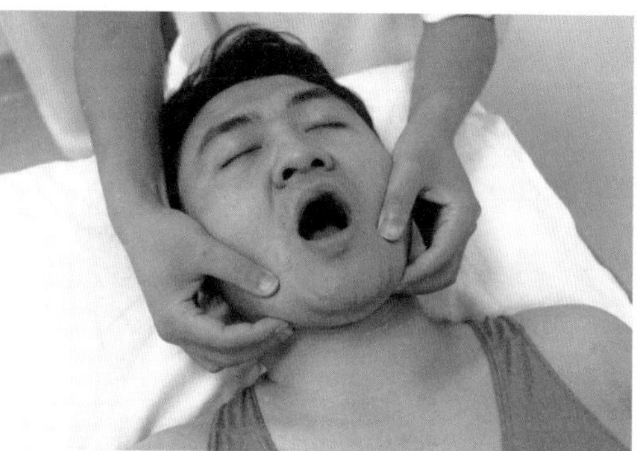

图 9-60　后缩下颌骨

[目的] 恢复下颌前伸和后缩运动。

(七)下颌侧向运动

[方向] 下颌侧向运动。

[患者体位] 仰卧，头转向一边。

[治疗师体位] 治疗师站患者头转向的对侧，面对患者头部。

[治疗师手的摆放方法] 固定手固定偏向侧颧弓，避免在操作时下颌过度移动，同时操作手的示指和拇指放在下颌体部外缘，中指放在下颌处以控制下颌张开或闭合的动作，环指和小指屈曲放在下颌角内缘。这样的抓握方式可以保护下颌关节而产生有效的下颌侧向运动。

[治疗师松动术操作方法] 患者口微张，治疗师使下颌产生侧向运动。

[目的] 恢复下颌无痛的侧向运动，缓解疼痛，改善关节活动度(图9-61)。

(八)横向和旋转运动舌骨和甲状软骨

[方向] 甲状软骨相对舌骨、舌骨相对下颌骨横向和旋转运动。

[患者体位] 仰卧，头下垫枕。

[治疗师体位] 站在患者体侧。

[治疗师手的摆放方法]

(1)活动甲状软骨：操作手的示指和拇指轻轻捏着甲状软骨上半部，另一手示指、拇指轻轻捏着下半部，其余手指放松。

(2)活动舌骨：操作手的示指和拇指固定舌骨，另一手固定甲状软骨。

[治疗师松动术操作方法] 通过治疗师盂肱关节内收，肘关节做伸直动作，小指作为一个支点，用拇指推动甲状软骨，用力轻柔，避免引起患者不适。可以用另一手将甲状软骨做反方向推动。也可以用相同方法推动舌骨。

[目的] 缓解推动甲状软骨和舌骨的疼痛，改善由于舌骨上下结构活动性降低导致的下颌运动受限或影响休息位(图9-62)。

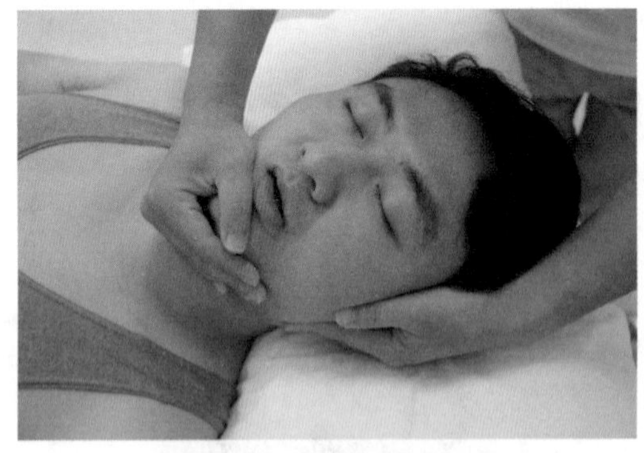

图9-61 下颌侧向运动

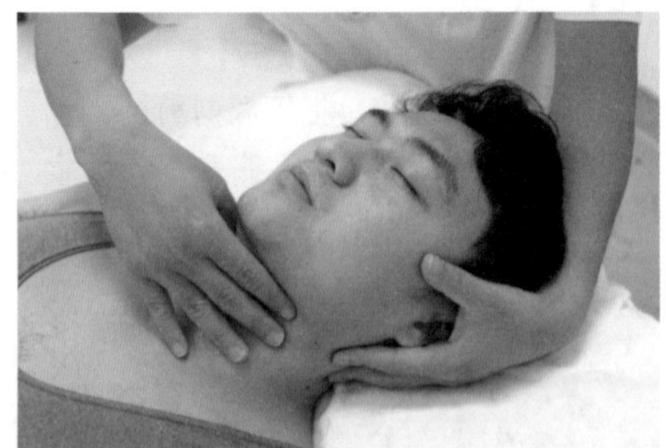

图9-62 横向和旋转运动舌骨和甲状软骨

四、患者自我治疗

对于关节囊挛缩的患者，在接受治疗师治疗后，需要额外增加治疗时间，使得挛缩的关节囊被更有效地牵张，得到更大的关节活动度。每次治疗师所给予的治疗时间有限，教授患者自己使用压舌板操作就可以弥补治疗时间的不足（图 9-63）。在自我松动和牵拉之前，患者可以先干（或湿）热敷，然后将压舌板置于上、下磨牙之间，压舌板放置越多，获得的张口度越大。上切牙之间的距离和后磨牙之间的距离比例为 3 ∶ 1，而压舌板只有 1mm 厚，刚开始放置压舌板的数量是用最大张口度除以 3。例如，患者张口 30mm，一开始就要从 10 根压舌板开始，一次牵伸要维持 30 秒，2 小时做 3 次。可以根据患者的功能需要和组织反应，逐渐地增加压舌板的数量来牵伸。

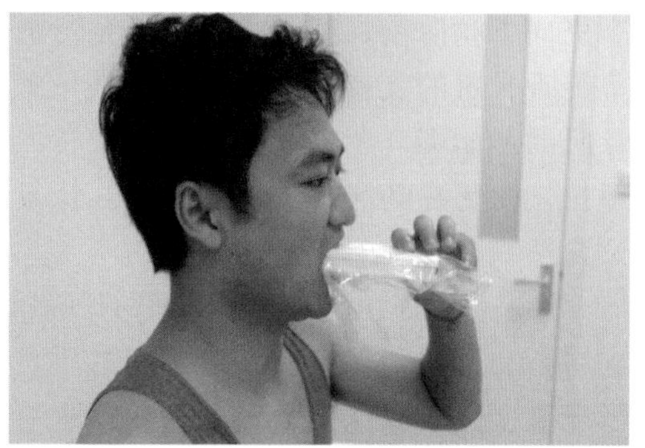

图 9-63 **患者自我治疗**

前文所述，颞下颌关节紊乱综合征发病初期是由于关节周围韧带与关节囊松弛导致关节内结构紊乱，继而出现关节弹响与张口受限。因此，在有关节病的患者中，更多的是关节过度运动引起关节不适，那就必须通过运动治疗去改善和纠正错误的关节运动。

（一）休息位

上半身（包括头面部、颈部、胸部、肩膀、上肢）的平衡主要是为了让这些区域的关节和组织达到神经肌肉骨骼最佳的休息位置，而下颌骨与颞下颌关节的休息位是关键。传统下颌骨的生理休息位置（physiologic rest position）是指下颌相对于上颌骨使髁突在关节窝内处于自然、没有拉紧的姿势，而且下颌骨的肌肉处于最放松的状态。虽然这个概念表达了休息位置的本质，但并不完整，必须将头颈部的姿势对下颌的影响列入考虑，才能达到下颌关节的自然休息位。

由于头部姿势在神经肌肉和运动学上会对颅颌区域产生影响，有必要将头部、颈部和背部同时放置于生理休息位或中立位的关系上。在这样的姿势下，能提供颞下颌关节软组织最大放松、缓解疼痛及恢复功能的机会。

患者首先要学习彻底地放松，患者要自我评估整个身体，包括颈部、肩部、下颌和面部、手臂、腿还有躯干的肌肉张力。必要时可以用肌电图生物反馈来协助放松。

现在的工作生活已离不开计算机，为了缩短眼与计算机屏幕的空间距离，常不自觉地前伸头部，这样就维持在上颈段后伸、颈胸段屈曲的头前伸姿势。如果长期维持，就会造成颈肩部的软组织与脊柱的适应性改变。在这样的姿势下，任何试图恢复正常下颌骨休息位的做法都很困难。下颌骨会被向后向上牵拉移位，导致减少正常的关节间隙和静止时的垂直距离。因此，需要患者学会把前伸的头颈回缩到肩膀的上方，感觉是颈椎向上连同枕后向天花板，下颌自然轻微后缩，并时刻提醒自己，学会放松地维持在这样的姿势。

接下来患者应知道除吞咽和咀嚼外，牙不应紧紧地合在一起，为了防止咀嚼肌过度使用，患者应定期检查自己的牙是否分开，上提下颌骨的肌肉（咬肌、翼内肌、颞肌）是放松的，咀嚼肌疼痛的患者往往有这样的习惯，这也是引发症状的原因。

下颌休息位置取决于头部姿势，同时也依赖于舌的位置。在休息时，舌放松，位于上牙后面的上腭褶皱处，略高于上切牙的位置，这也会使下颌骨相对牙咬上的状态更向下和向前。把调整头颈部姿势放在舌的位置之前，主要因为舌的直立位置依赖茎突舌骨肌的支持，所以又是间接依赖头颈部的姿势。而在头前伸的姿势下，茎突舌骨肌的起始端（茎突和下颌骨的前部）变近，肌肉长期缩短，从而将舌在口腔中向下牵拉，改变吞咽与上下颌的关系。恢复正常的头颈部姿势，舌才能放松地位于正常的位置。

如果患者存在胸式呼吸，辅助呼吸肌（斜角肌、胸锁乳突肌、上斜方肌、胸大肌、胸小肌）会过度活跃，使颈肩部姿势不良，接近头前伸的姿势。因此，教导患者腹式呼吸很重要，不仅从呼吸效率的角度来看如此，从身体上半部姿势平衡正常化的角度来看也是如此。

（二）关节运动控制训练

许多颞下颌关节不适患者的问题是过早或过度的下颌骨移位，在髁突与关节盘于关节窝旋转的阶段就早早向前滑动或滑动距离过大。因此需要通过关节运动控制训练去学习和锻炼，以恢复正常关节运动幅度和时相。患者双手示指放置在外耳道前髁突外极，面对镜子作为反馈，尝试控制髁突在不同阶段做出正确的运动。

如果张口偏向是由于关节松弛、髁突过度运动所致，则应训练颞下颌关节神经肌肉稳定性，主要是做各个方向的小负荷等长抗阻运动（图 9-64）。

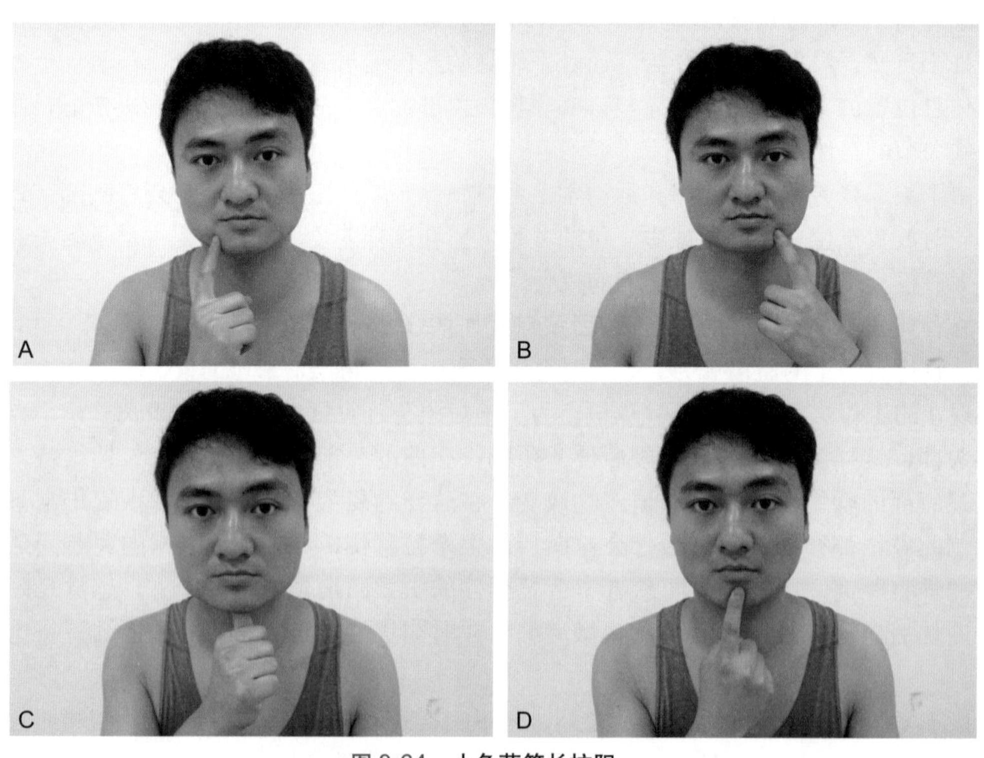

图 9-64 **小负荷等长抗阻**

A. 右前方等长抗阻；B. 左前方等长抗阻；C. 垂直向下等长抗阻；D. 正前方等长抗阻

第四节 循证实践

2013 年，西班牙的 González-Iglesias 及其同事在 *Physiotherapy theory and practice* 上报道颞下颌关节松动术、胸椎松动术和干针疗法对颞下颌关节紊乱综合征的疗效观察：15 名颞下颌关节紊乱综合征患者接受 15 天的颞下颌关节松动术、胸椎松动术和干针疗法，结果发现疼痛、颞下颌关节的功能都有显著的改善。2015 年，巴西的 Amaral 及其同事在 *Brazilian journal of physical therapy* 上报道关节松动术对改善颞下颌关节紊乱综合征患者姿势控制的临床随机对照试验，结果显示颞下颌关节松动术对改善姿势控制也有显著的疗效。学者 Calixtre 于 2016 年在 *Journal of applied oral science* 上报道关节松动术和运动疗法在改善颞下颌关节紊乱综合征的疗效：12 名受试者被诊断为颞下颌关节紊乱综合征，平均年龄为 22.08 岁，接受 10 次关节松动术和运动疗法的干预。结果发现，颞下颌关节紊乱综合征患者在治疗后疼痛改善、颞下颌关节的功能方面明显优于治疗前。

国内金翩翩于 2016 年在《中国康复医学杂志》报道关节松动术配合物理疗法治疗颞下颌关节紊乱综合征的疗效评估：将 40 例颞下颌关节紊乱综合征患者随机分为关节松动术组（A 组，n=20）和对照组 (B 组，n=20)，关节松动术组接受关节松动术配合物理因子治疗，对照组接受针灸配合物理因子治疗。治疗前及治疗 4 周后采用疼痛视觉模拟评分、最大张口度、下颌功能障碍问卷评价疗效。结果发现，治疗后，关节松动术组在改善疼痛、最大张口度和下颌功能障碍等结果指标方面，明显优于对照组。国内张顺喜将 46 例慢性颞下颌关节不可复性关节盘前移位患者随机分为联合治疗组 (n=24) 及对照组 (n=22)，对照组仅接受传统治疗 (包括超短波、超声波、软组织按摩及健康教育)，治疗组在传统治疗的基础上应用关节松动术，在治疗前和治疗后 2 周采用疼痛视觉模拟评分、口腔健康影响程度量表评价疗效。结果发现，关节松动术组治疗颞下颌关节慢性不可复性关节盘前移位疗效明显，在改善疼痛、最大张口度和口腔健康影响程度明显优于对照组，值得推广。关节松动术的原理是基于关节可活动性，通过下颌关节的分离牵引、前后左右向滑动，提高关节面与关节面之间的活动状况，减轻软组织挛缩和恢复肌肉的长度，减轻关节盘后区组织的受压程度，从而持续改善张口度和功能偏侧化的症状，进一步缓解疼痛。

（方仲毅　徐丽丽　胡浩宇）

主要参考文献

[1] Sato H, Strom D, Carlsson GE.Controversies on anatomy and function of the ligaments associated with the temporomandibular joint：a literature survey. J Orofac Pain,1995,9:308-316.

[2] Okeson JP. Management of temporomandibular disorders and occlusion. 6th ed.St. Louis: Mosby，2005.

[3] Sinn DP, de Assis EA, Throckmorton GS. Mandibular excursions and maximum bite forces in patients with temporomandibular joint disorders.J Oral Maxillofac Surg，1996，54:671-679.

[4] Orlando B, Manfredini D, Salvetti G, et al. Evaluation of the effectiveness of biobehavioral therapy in the treatment of temporomandibular disorders：a literature review. Behav Med, 2007, 33:101-118.

[5] Rocabado M. Arthrokinematics of the temporomandibular joint. Dent Clin North Am, 1983, 27:573-594.

[6] Standring S. Gray's anatomy：the anatomical basis of clinical practice. 40th ed. St Louis: Elsevier, 2009.

[7] Murray GM, Bhutada M, Peck CC, et al. The human lateral pterygoid muscle. Arch Oral Biol, 2007, 52: 377-380.

[8] Desmons S, Graux F, Atassi M, et al. The lateral pterygoid muscle, a heterogeneous unit implicated in temporomandibular disorder：a literature review. Cranio, 2007, 25:283-291.

[9] Bourbon B. Craniomandibular examination and treatment//Myers R. Saunders manual of physical therapy practice. Philadelphia: W.B.Saunders,1995.

[10] Curnette DC. The role of occlusion in diagnoses and treatment planning//Morgan DH, House LR, Hall WP, et al. Diseases of the temporomandibular apparatus. St Louis:C.V. Mosby, 1982.

[11] Enlow DH. Handbook of facial growth. Philadelphia: W.B. Saunders,1975.

[12] Petty NJ, Moore AP. Neuromusculoskeletal examination and assessment—a handbook for therapists. London: Churchill Livingstone,1998.

[13] González-Iglesias J, Cleland JA, Neto F, et al. Mobilization with movement, thoracic spine manipulation, and dry needling for the management of temporomandibular disorder：a prospective case series. Physiother Theory Pract, 2013, 29(8):586-595.

[14] Amaral AP, Politti F, Hage YE, et al. Immediate effect of nonspecific mandibular mobilization on postural control in subjects with temporomandibular disorder：a single-blind, randomized, controlled clinical trial. Braz J Phys Ther, 2013, 17(2):121-127.

[15] Calixtre LB, Grüninger BL, Haik MN, et al. Effects of cervical mobilization and exercise on pain, movement and function in subjects with temporomandibular disorders：a single group pre-post test. J Appl Oral Sci, 2016, 24(3):188-197.

[16] 金翩翩，舒真谛，夏婉，等 . 关节松动术配合理疗治疗颞下颌关节紊乱综合征的疗效评估 . 中国康复医学杂志 , 2016, 31(7):775-778.

[17] 张顺喜，陈钰杰，张瑾，等 . 关节松动术联合运动疗法对颞下颌关节慢性不可复性盘前移位的疗效观察 . 广州医药 , 2015, 46(3):22-25.

第 10 章

颈　　椎

第一节　功能解剖

一、颈椎骨性解剖

颈椎共有 7 节，是整个脊柱最上方的部位，可分为上颈段和下颈段。上颈段包括枕骨和第 1 颈椎（寰椎）组成的寰枕关节，以及第 1 颈椎和第 2 颈椎（枢椎）组成的寰枢关节。从第 2 颈椎到第 1 胸椎称为下颈段（图 10-1）。

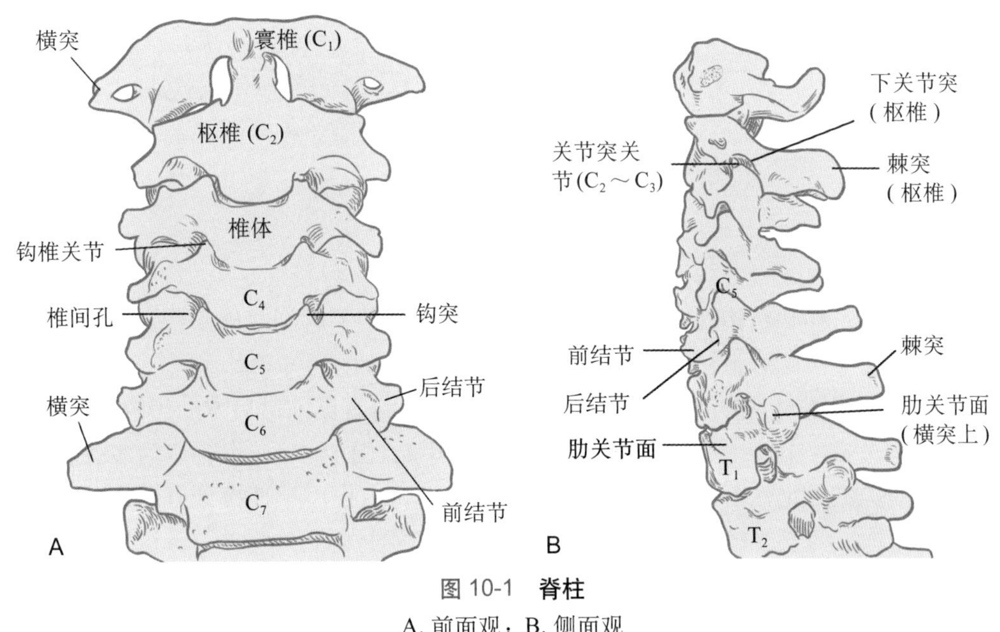

图 10-1　**脊柱**

A. 前面观；B. 侧面观

（一）上颈段

上颈段是最复杂、也是最容易受伤的部位。

1. 寰椎　大体上是一个中空的环形结构，没有椎体、棘突和关节突，由前弓、后弓及两个侧块和横突组成。前弓比较短，约占整个环形结构的 1/5，前弓的后面正中位置有一个软骨关节面，称为齿突凹，与枢椎的齿突互相关节。后弓较长，起始部位呈上下扁平状，向后向内逐渐增厚，在正中位置形成一个垂直的后结节。两个侧块分别连接两侧的前弓、后弓。侧块上方有一个双凹形的椭圆形上关节面，其长轴向前向内倾斜，关节面向内向前上与枕髁相关节；侧块下方有一个前后方向上凸起的下关节面，向内向下与枢椎的上关节面相关节（图 10-2）。两个侧块后方各有一条较深的椎动脉沟，有椎动脉通行于此。侧块外侧各有一个横突，中间有孔，称为横突孔，有椎动脉和椎静脉通过。

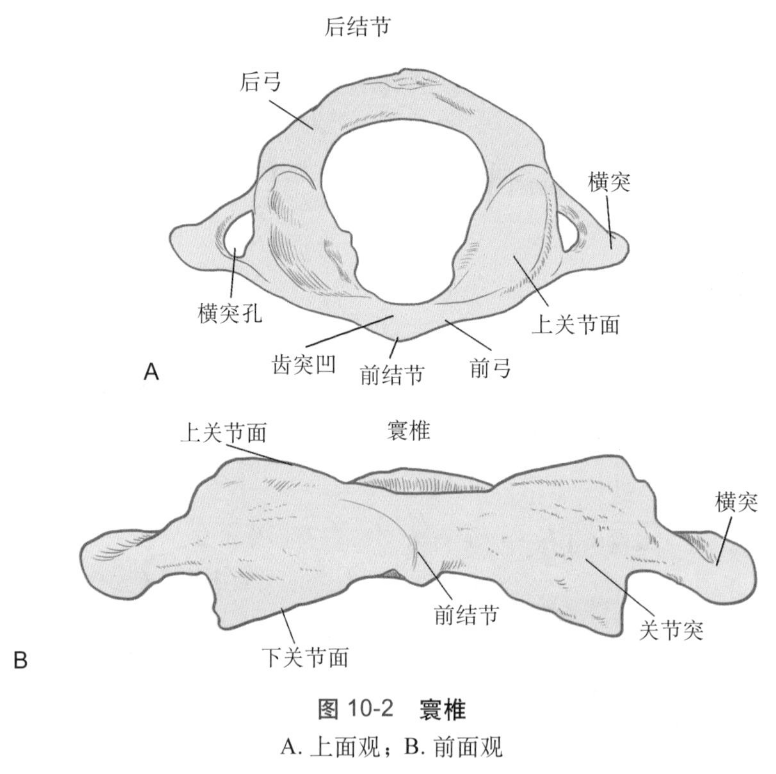

图 10-2　寰椎

A. 上面观；B. 前面观

寰枕关节中，杯状结构及其周围广泛的结缔组织提供了解剖基础和稳定基础。枕髁相对于寰椎的上关节面向后下、向内倾斜，从而产生上颈段的后伸动作。

2. 枢椎　其椎体向上伸出一齿状凸起，称为齿突，与寰椎前弓后方的齿突凹互相关节，形成寰枢正中关节，是产生旋转动作的轴心（图 10-3，图 10-4）。齿突作为多条肌肉韧带的附着点，对提供稳定性起到了很大的作用。椎体两侧与椎弓根连接处有两个前后方向上突起的上关节面，与寰椎的下关节面互相关节，形成两个寰枢外侧关节。这 3 个单独关节共同形成寰枢联合关节。枢椎后方有两个斜向后、向内的狭窄椎板组成椎弓，互相交接形成末端分叉的棘突，多条后方的肌肉附着于此。椎弓根下方分别有两个下关节突，有软骨覆盖的关节面向前向下，与第 3 颈椎的上关节突相关节。和寰椎一样，椎孔两侧分别有一个横突，横突中间有一个垂直方向的横突孔供椎动脉通过。

（二）下颈段

下颈段的 5 节颈椎从形体到功能都非常相似（图 10-5）。枢椎在中间起一个过渡作用。

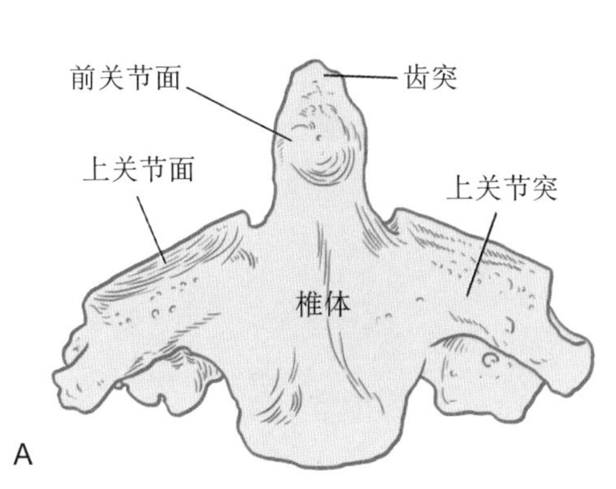

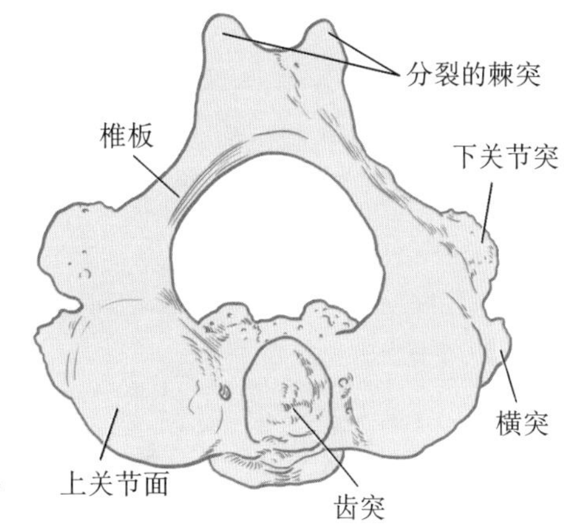

图 10-3 **枢椎**

A. 前面观；B. 上面观

下颈段的颈椎椎体较小，其横截面类似于椭圆形，其两侧的边界向上凸起形成椎体钩，钩突向内向上与上方椎体下表面两侧唇缘相关节，称为钩椎关节 (图 10-1A)。椎体两旁是椎弓根，连着横突前根，横突有孔，供椎动脉向上通行，横突末端有前、后两个结节，供斜角肌附着，上方凹槽供颈神经穿行。横突后侧是与椎弓根相连的关节突，有上、下两个关节面，分别与毗邻椎体的关节突相关节。关节突后方的两侧椎板向后向内于中线汇合后形成末端分叉的棘突。因此，后方椎弓主要由椎弓根、关节突、椎板和棘突构成，与椎体一起围成三角形的椎孔（图 10-6）。

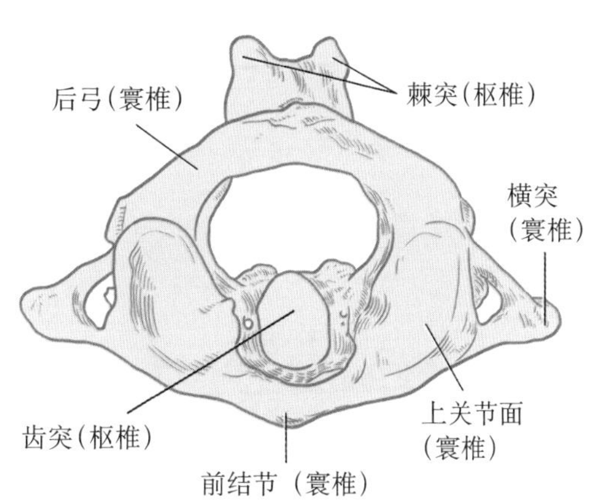

图 10-4 **寰枢正中关节（上面观）**

下颈段两个毗邻的椎节之间有 5 个基本关节，分别是与起缓冲作用的椎间盘一起形成的椎间关节，椎体两侧限制颈椎侧屈的钩椎关节，以及两侧后方椎弓上协助颈椎旋转的关节突关节 (图 10-1)。由于椎间盘的存在，椎间关节可以在 3 个平面上产生运动。关节突关节可以在关节面上产生滑动。钩椎关节也可以产生滑动，但是侧屈动作及矢状面上的动作则被限制了一定的活动范围。

二、颈椎间的连结

颈椎间的连结可以分为椎体间连结和椎弓间连结。

（一）椎体间连结

椎体间连结包括椎间盘、前纵韧带和后纵韧带。除了上颈椎没有椎间盘，下颈椎相邻两个椎体间都有一个纤维软骨盘作为缓冲，对抗外力施加的振动，同时又可以增加颈椎的运动幅度。颈椎的椎间盘前厚后薄，从而形成了颈椎的生理前凸。颈椎的椎体前面有一束

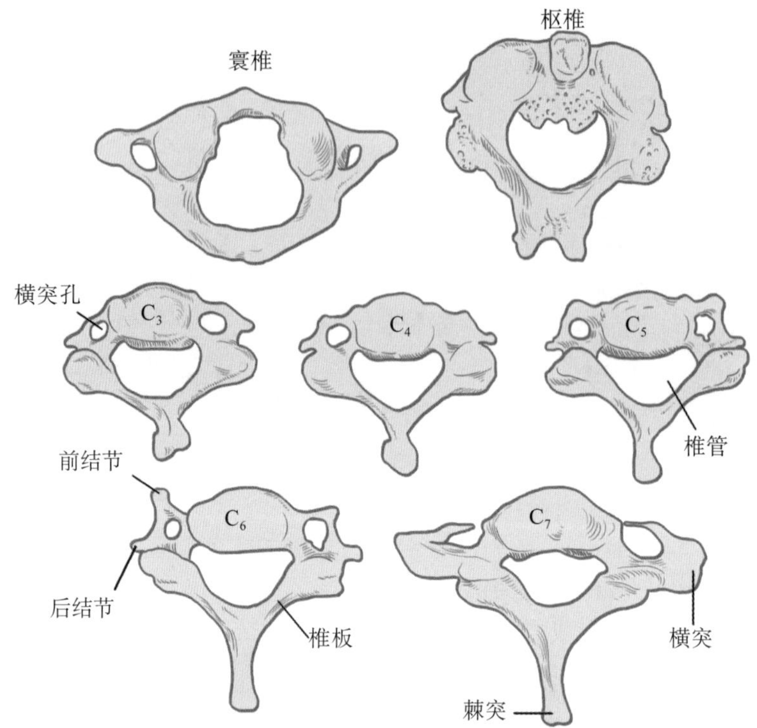

图 10-5　7 块脊椎（上面观）

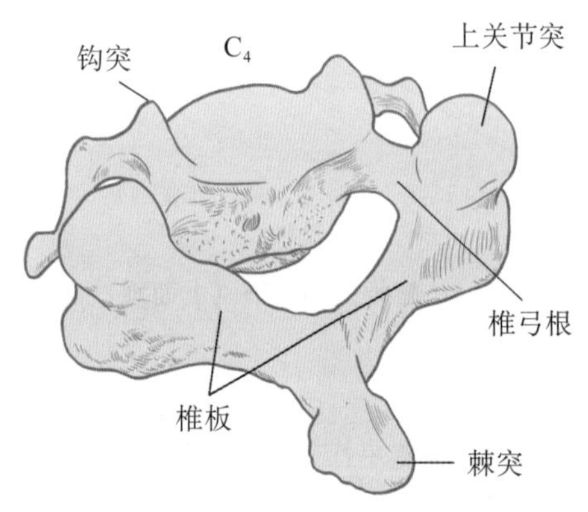

图 10-6　第 4 颈椎（后侧面观）

宽而坚韧的前纵韧带，起自枕骨大孔前缘，一直向下延伸至第 1 腰椎或第 2 腰椎椎体。其纵向的纤维紧紧附着于椎体和椎间盘，起到了防止颈椎过度后伸和椎间盘向前脱出的作用。而在椎体的后面，椎管的前壁有窄而坚韧的后纵韧带自枢椎向下与覆膜一起直达骶骨，牢牢附着在各个椎间盘与椎体上下缘上，防止颈椎过度前屈。

（二）椎弓间的连结

椎弓间连结包括黄韧带、棘间韧带、项韧带及横突间韧带，除横突间韧带外，均有防止颈椎过度前屈的作用。黄韧带是位于椎管的后壁，连结上下相邻椎弓板的黄色弹性纤维。棘间韧带是连结相邻棘突间的韧带。项韧带是由棘上韧带向上延伸而来，向上附着于枕外隆凸和枕外嵴，向下至第 7 颈椎棘突并向下延续成为棘上韧带。横突间韧带位于相邻椎骨的横突之间，作用时防止颈椎过度侧弯。

（三）上颈段的特殊连结

上颈段的寰枕关节（图 10-7）及寰枢关节因其骨性解剖的复杂性，其结缔组织也相对下颈段更为复杂。

1. 寰枕关节　除上述韧带外，稳定寰枕关节的组织还有寰枕前膜和寰枕膜。

（1）寰枕前膜是前纵韧带的最上部分，起自枕骨大孔前缘，附着于寰椎前弓上缘（图 10-8）。

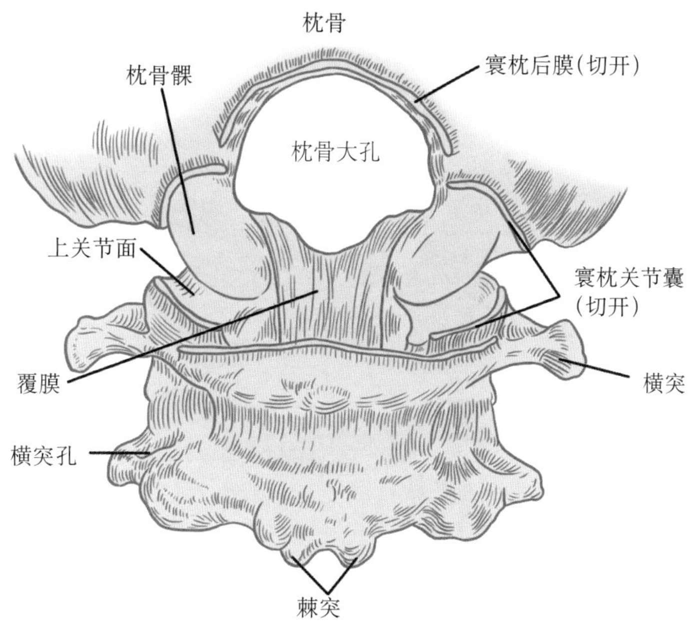

图 10-7 **暴露出来的寰枕关节（后面观）**

颅骨向前旋转以接触关节表面。注意覆膜会通过颅骨和寰椎之间

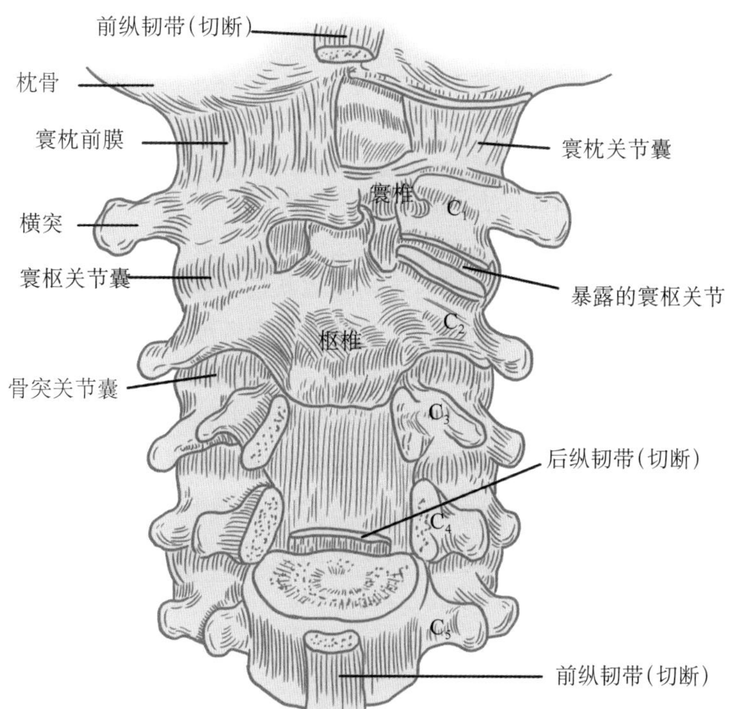

图 10-8 **与寰枕关节和寰枢关节相关的结缔组织（前面观）**

右侧寰椎前膜去除以显示寰枕关节的关节囊，右侧寰枢关节囊也去除以暴露其关节面，脊髓与 C_3、C_4 椎体亦去除以显示后纵韧带的方向

（2）寰枕后膜位于枕骨大孔后缘与寰椎后弓上缘之间（图 10-9）。

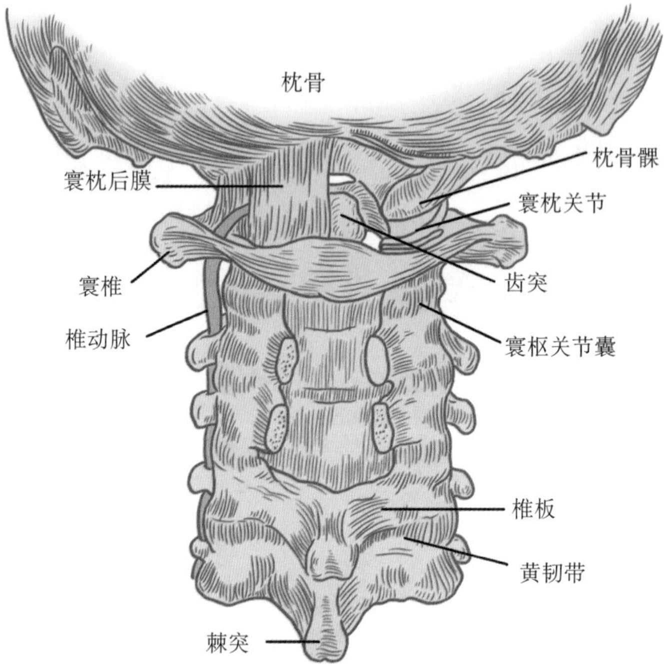

图 10-9　与寰枕关节和寰枢关节相关的结缔组织（后面观）

寰椎后膜与寰枕关节下骨突关节囊的左侧被去除。C_2 椎体和 C_3 椎体的棘突与椎板、脊髓、后纵韧带及覆膜也被去除，以暴露椎体和齿突的后侧

2. 寰枢关节　除两个外侧关节和一个正中关节的关节囊起稳固作用之外，寰枢关节还有下列韧带加强。

（1）齿突尖韧带：连结枕骨大孔前缘和齿突尖。

（2）翼状韧带（图 10-10 和图 10-11）：是一对从齿突的背外侧发出，斜向内止于枕髁内侧的韧带。当头部相对于颈部侧屈时，同侧翼状韧带靠近枕骨的部分处于放松位，而对侧则处于被拉紧的位置。当头部旋转时，对侧翼状韧带被拉紧，同侧处于放松位。

（3）寰椎横韧带（图 10-10）：连结寰椎左、右两侧的侧块，目的是防止齿突后退。寰椎横韧带的中部有向上止于枕骨大孔前缘的纤维束，以及向下止于枢椎椎体后侧的纤维束，三者共同构成寰椎十字韧带，为上颈段复合体提供稳定支持。

（4）覆膜(图 10-7):是后纵韧带的延伸，从枕骨斜坡下降，覆盖于上述韧带，相对坚韧。

上颈段广泛的结缔组织使其的关节活动范围比其他节段都要大。复杂的结构是为了实现动作的控制，同时通过各个韧带提供稳定支持。

三、颈部周围的肌群及活动范围

颈椎周围肌群根据其分布位置可分为颈浅外侧肌、颈前肌、颈深肌和颈后肌 4 个肌群。

（一）颈浅外侧肌群

1. 颈阔肌　位于浅部筋膜，宽而薄，起自胸大肌和三角肌筋膜，向上止于口角，作用

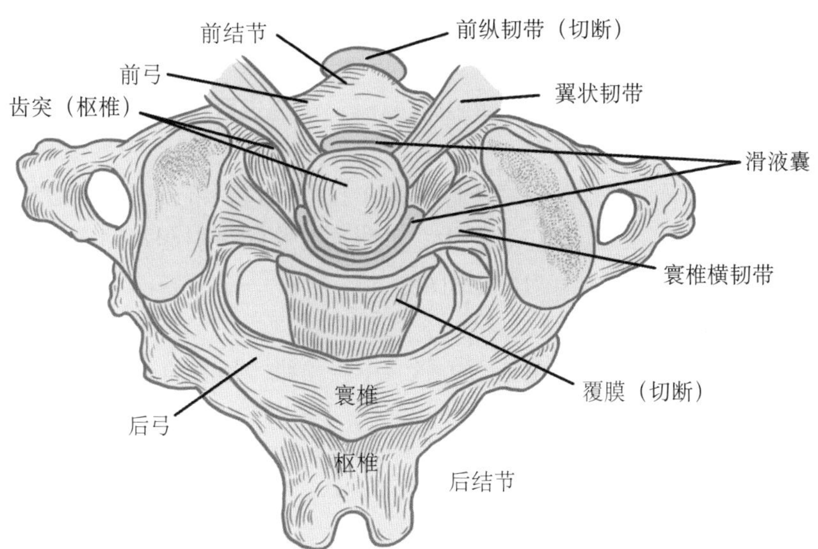

图 10-10 **齿突及其相关中央寰枢关节的结构（上面观）**

图中已去除脊髓，滑膜为蓝色

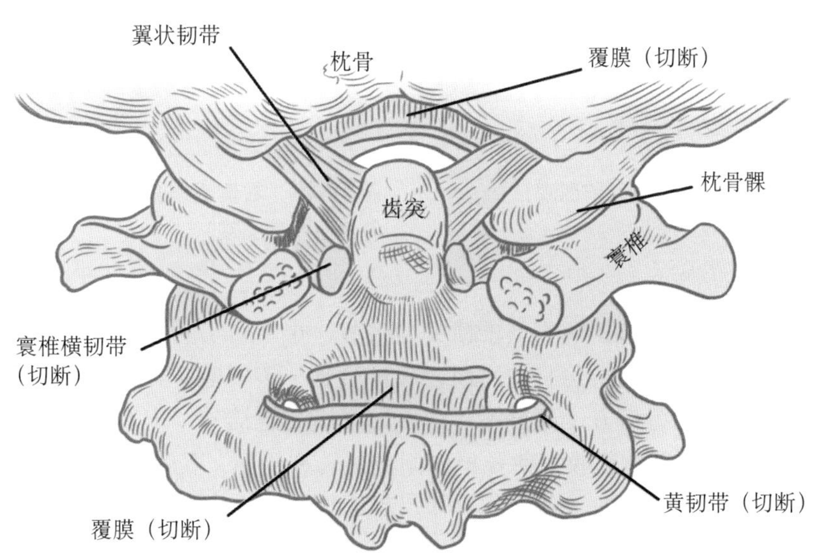

图 10-11 **寰枢关节复合体（后面观）**

寰椎的后弓、覆膜和寰椎的横韧带被切除掉以暴露齿突的后侧及翼状韧带

时下拉口角。

2. 胸锁乳突肌　起于胸骨柄和锁骨内侧 1/3 处，斜向上向后止于枕骨上项线和颞骨乳突（图 10-12）。单侧收缩使头部后伸、同侧侧屈和向对侧旋转。双侧收缩产生头前屈及颈前屈。

（二）颈前肌群

1. *舌骨上肌群* 位于下颌骨和舌骨之间，每侧有4块肌，即二腹肌、下颌舌骨肌、茎突舌骨肌、颏舌骨肌。

2. *舌骨下肌群* 位于舌骨下方的正中线两侧，每侧也有4块肌，即胸骨舌骨肌、肩胛舌骨肌、胸骨甲状肌、甲状舌骨肌。

舌骨上、下肌群同时收缩，能将下颌骨向下拉而张口，帮助完成吞咽动作。但当咬肌和颞肌同时收缩将下颌骨固定时，舌骨上、下肌同时收缩可引起头部屈曲和颈部屈曲。因此，颈前肌群是头部和颈部强有力的屈肌群。

（三）颈深肌群

1. *外侧群* 位于颈椎两侧，由前斜角肌、中斜角肌、后斜角肌组成（图10-13）。

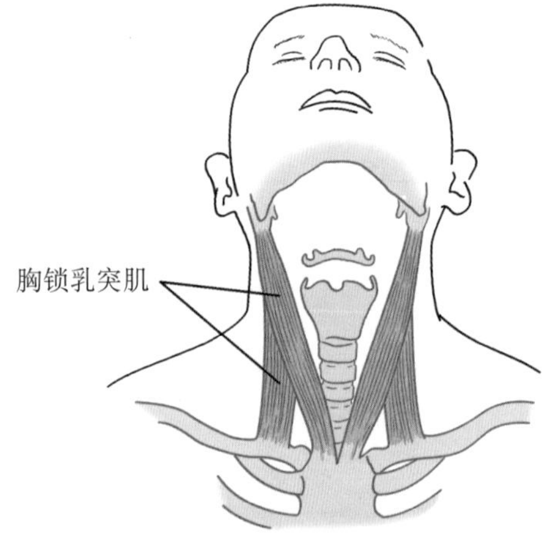

图10-12 **胸锁乳突肌（前面观）**

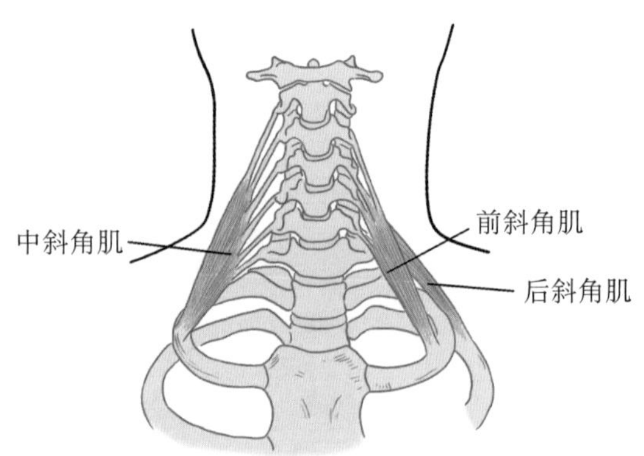

图10-13 **右侧后斜角肌和前斜角肌及左侧的中斜角肌（前面观）**

（1）前斜角肌：起自第3～6颈椎横突前结节，止于第1肋。

（2）中斜角肌：紧贴前斜角肌的后面，起自第2～7颈椎横突，同样止于第1肋。

（3）后斜角肌：在最后方，起自第4～6颈椎横突后结节，止于第2肋。

肋骨固定时，单侧斜角肌收缩使颈椎向同侧旋转和侧屈，双侧斜角肌收缩使颈椎前屈。若颈椎固定时，双侧斜角肌收缩能上提第1、第2肋骨，从而协助深吸气。

2. *内侧群*

（1）颈长肌：位于最深处，走行于寰椎前结节到第3胸椎椎体前面。分为斜降、斜升、纵向3个纤维束。颈长肌覆盖于整个颈椎椎体前面，两侧颈长肌同时收缩，能使颈椎生理弧度变直并使颈椎前屈。单侧颈长肌收缩，使颈椎前屈及同侧屈。

（2）头长肌、头前直肌和头外侧直肌：都位于颈椎上部，双侧肌肉同时收缩，能使头部在寰枕关节产生前屈。其中头长肌还能使下颈段的上部产生运动，双侧头长肌收缩，使颈椎前凸，上部变直；单侧头长肌收缩，使头部前屈和同侧屈。

内侧群又称椎前肌群，包括颈长肌、头长肌、头前直肌和头外侧直肌（图10-14）。

（四）颈后肌群

1. 肌层　由深至浅共分为4个肌层：深层肌、头半棘肌层、夹肌和肩胛提肌层、浅肌层。

（1）深肌层：包括头后大直肌、头后小直肌、头上斜肌、头下斜肌（图10-15）、横突棘肌颈椎部和棘间肌。

（2）头半棘肌层：包括头半棘肌（图10-16）、头最长肌、颈最长肌、胸最长肌和颈髂肋肌（图10-17）。

（3）夹肌和肩胛提肌层：包括头夹肌、颈夹肌和肩胛提肌（图10-18）。

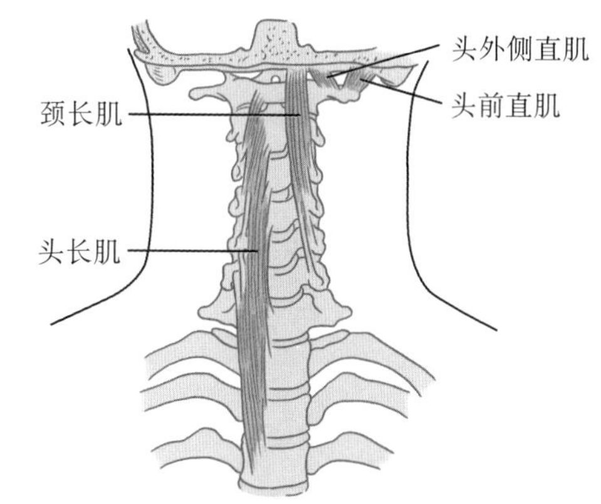

图10-14　**颈部深层肌肉内侧群（前面观）**

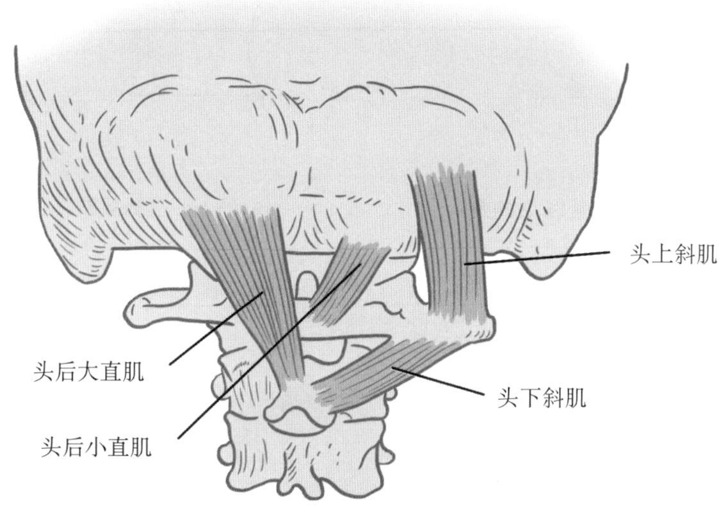

图10-15　**枕骨下肌（后面观）**

左侧的头上斜肌、头下斜肌、头后小直肌和右侧的头后大直肌

（4）浅肌层：包括斜方肌和胸锁乳突肌后上部。

2. 分组　颈后肌群的作用是使颈椎后伸，根据肌肉走向及肌肉收缩引起的动作可以将颈后肌群分为3组。

（1）颈夹肌、颈最长肌和颈髂肋肌、肩胛提肌：这组肌肉附着在颈椎横突上，斜向后下走行至胸部。双侧收缩时能后伸颈椎，增大颈椎曲度；单侧收缩能产生下颈段的后伸、同侧屈和同侧旋转的动作。

（2）横突棘肌群、半棘肌、头最长肌、头夹肌、枕骨下肌群：这组肌肉走行均为斜向前下方，除后伸颈椎、增加颈椎前凸曲度之外，还有后伸头部的作用。

（3）斜方肌、胸锁乳突肌：这组肌肉跨越颈椎，但与椎骨没有附着点，直接将乳突和肩胛骨相连。都能使头部后伸，颈椎前屈，增大颈椎前凸曲度。

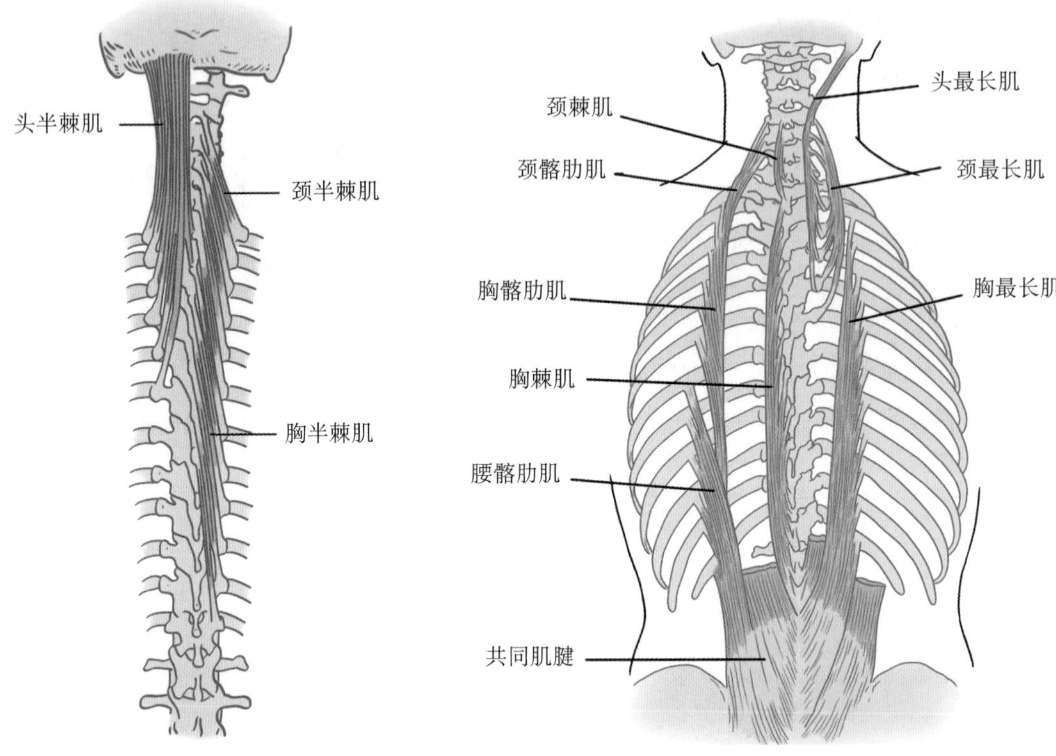

图 10-16 **在横突棘肌群中，最浅层的是半棘肌（后面观）**

图中为左侧的颈半棘肌、胸半棘肌和右侧的头半棘肌

图 10-17 **竖脊肌群（后面观）**

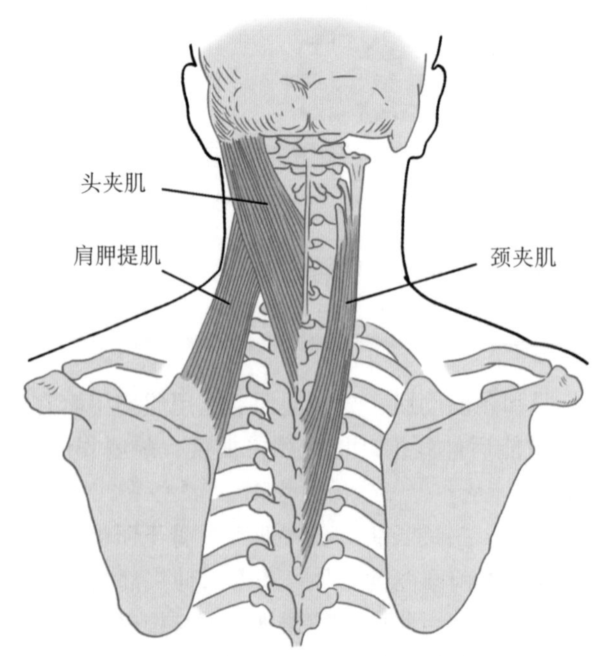

图 10-18 **左侧颈夹肌、右侧头夹肌和右侧肩胛提肌（后面观）**

（五）颈椎的活动范围

颈椎的活动范围在相邻两个椎骨之间有限，但是借助于较厚的椎间盘，以及接近水平面的关节突关节面，使得整个颈椎节段的活动范围较大。颈椎可在 3 个平面上做前屈、后伸、侧屈、旋转外加环转。其各个方向上的关节活动范围如下：屈曲 60°，后伸 60°，左、右侧屈 60°，左、右旋转 80°。

四、颈椎生物力学

颈椎基本上分为两个不同的区域——上颈段和下颈段。关于颈椎的生物力学有两个需要考虑的地方，即关节活动度和耦合作用（表 10-1）。其中关节活动度有两种表现形式：全颈段的活动及颈椎单关节的运动。利用三维 Isotrak 评估系统，Trott 等给出了年龄在 20 ～ 59 岁人群的颈椎标准平均活动范围。研究发现，颈椎平均屈曲角度为 45.1° ～ 57.5°，平均伸展角度为 60° ～ 76.1°，平均左旋 63.4° ～ 71.7°，平均右旋 70.4° ～ 78°，左侧屈为 32.4° ～ 45.5°，右侧屈为 35.4° ～ 47.6°。较低的数值取自 50 ～ 59 岁年龄段，表明颈椎活动度与年龄存在明显相关性。

表 10-1 颈椎的总体生物力学和活动

专题	总体生物力学和活动
活动受限	颈椎的小关节面方向使得伸展受限，但对侧屈和旋转起引导作用。屈曲和伸展都是单纯的活动，因为它们不包括附属运动，如侧屈和旋转。旋转发生在 C_0-C_1-C_2 椎体之间。头部和寰椎一起在枢椎上方产生活动。翼状韧带的两端跨过寰椎直接连接头部和枢椎，因此它们限制的是头部的运动，而非寰椎

在此用到的几种测量颈椎活动度的方法，越精确、代价越高的方法得到的颈椎活动度其信度和效度也越高。大多数临床徒手治疗师都使用传统的标准量角器测量主要的 3 个活动平面（矢状面、冠状面和水平面），此方法在之后的特定评估中表现出较为公平的信度。Nilsson 等建议结合动态评估（如屈曲和伸展的整体活动范围），会比随意找个中立位或 0° 作为起始参考点获得更高的信度（表 10-2）。那些用 0° 作为测量方法者认为组内相关系数为 0.6 ～ 0.8，在适当可接受范围内。以研究为目的，一个能够精确测量活动度的装置无疑是有利的，但在临床上，普通量角器就能满足信度和效度。

表 10-2 颈椎的活动度数值（在不同关节活动中）（单位：度）

关节	屈曲	伸展	旋转	侧屈
枕寰关节	5	10	0	5
寰枢关节	5	10	40 ～ 45	0
C_2 ～ C_7	35	70	45	35
总体	45 ～ 50	85	90	40

（一）上颈段

1. *关节活动度* 寰枕关节主要活动平面为屈曲（伸展），总体节段活动度描述为 25°。单侧侧屈被限制在 5° 范围内，单侧旋转也一样（表 10-3）。

表 10-3 枕寰关节的特殊生物力学及运动

区域	生物力学和运动
寰枕关节屈伸运动	此关节大致遵循凹凸定律，可以用凸面的运动来描述枕寰关节的活动。例如，屈曲时枕骨髁前方滚动的同时相对于寰椎向后方滑动。而伸展时枕骨髁向后滚动的同时向前滑动
寰枕关节旋转运动	枕寰关节没有明显旋转
寰枕关节侧屈运动	在寰椎的上关节面，枕骨髁能产生轻微的左右滚动。侧屈至最大范围时，同侧的关节产生轻微的关节挤压，而对侧的关节产生轻微的关节分离。因此，头部在寰椎上方向侧屈的对侧滑动。寰椎向同侧转动时会发生侧方滑动（如寰椎的横突转移到凹面）

寰枢关节占整个颈椎旋转活动的 50%。其中枕寰关节承担整个颈椎屈伸活动的 50%。单独的侧屈运动只有 5°，但当与屈或伸做协同运动时则能达到 20°。上颈段的基本动作发生在枕骨和枢椎之间，并通过寰椎来调节。在所有动作的起始端，无论是上颈段的近端还是远端，寰椎都是可动的，而枢椎和枕骨之间的运动则是基于具体的起始动作。

2. *生物力学和运动* 见表 10-4。

表 10-4 寰枢关节的特殊生物力学和运动

区域	生物力学和运动
寰枢关节屈伸运动	有 15° 的屈伸，寰椎在颈屈曲时向前回转，在颈伸展时向后回转
寰枢关节旋转运动	寰椎下关节面在枢椎上关节面上方滑动。关节表面的软骨均稍稍凸起。旋转合并明显伸展或屈曲均取决于通过枢椎传导的力线方向
寰枢关节侧屈运动	在寰枢关节基本上没有任何侧屈。如果在影像学检查时发现侧屈，则可推断为有骨折发生

（二）下颈段

1. *关节活动度* White 和 Panjabi 表示中下段颈椎活动度有很大范围的可变性（表 10-5）。$C_2 \sim C_3$、$C_3 \sim C_4$、$C_6 \sim C_7$ 节段和 $C_7 \sim L_1$ 节段的屈伸范围较小，而 $C_4 \sim C_5$ 节段和 $C_5 \sim C_6$ 节段的屈伸范围相对较大。单侧屈的角度从上到下逐渐减小，$C_2 \sim C_3$、$C_3 \sim C_4$ 节段和 $C_4 \sim C_5$ 节段的侧屈从 10° ～ 11° 下降至 $C_7 \sim T_1$ 节段的 4°。单侧旋转度最大的在 $C_3 \sim C_4$ 到 $C_6 \sim C_7$ 节段，几乎是全颈椎的旋转范围。但 $C_4 \sim T_1$ 节段的单侧旋转角度最小，仅为 0° ～ 7°。

2. *生物力学的耦合作用* Cook 等对颈椎的耦合模式进行了三维调查的详细总结。有 5 篇合格文章研究耦合运动的三维分析结果起初是侧弯。每篇研究被鉴定为在所有测试

表 10-5 C_2 ～ C_7 节段的特殊关节生物力学和运动

区域	生物力学和运动
C_2 ～ C_7 屈伸活动	整个颈椎的屈曲有 20% ～ 25% 发生在枕寰关节和寰枢关节，剩下 75% ～ 80% 发生在 C_2 ～ C_7。伸展受限是由于上位脊椎的下关节面相对于下位脊椎的上关节面做向后下方的滑动。屈曲则与上面的过程相反，同时受到韧带和关节囊张力的限制。从 C_2 ～ C_3 到 C_6 ～ C_7，每一节段在矢状面上的活动度均为 20° 左右。最大的活动度发生在 C_5 ～ C_6
C_2 ～ C_7 旋转活动	旋转活动主要取决于小关节面的朝向。颈椎旋转到一侧时，同侧下方小关节面会向后且稍稍向下滑动，对侧下方小关节面会向前并且稍稍向上滑动。旋转主要发生在靠近颅骨的节段
C_2 ～ C_7 侧屈活动	侧屈主要发生在 C_2 ～ C_7 节段。枕寰关节有 5° 侧屈但寰枢关节则无法发生侧屈

平面上屈曲和旋转活动同时发生的耦合运动。在大多数节段水平上明显是一致的。所有研究显示受试节段 C_0 ～ C_1、C_2 ～ C_3、C_3 ～ C_4、C_4 ～ C_5、C_5 ～ C_6、C_6 ～ C_7、C_7 ～ T_1 侧屈一致并向同侧自转。两篇研究显示侧屈和轴向旋转发生在 C_1 ～ C_2 节段的对侧，另外两个在同侧发生耦合运动。

5 篇研究测量旋转活动的文章，其中 2 篇测量了所有水平，与侧屈相似，轴向旋转显示都是一致的。有研究显示 C_0 ～ C_1、C_1 ～ C_2、C_3 ～ C_4、C_4 ～ C_5、C_5 ～ C_6、C_6 ～ C_7 和 C_7 ～ T_1 节段基本一致。C_0 ～ C_1 节段和 C_1 ～ C_2 节段向对侧侧屈是轴向旋转的起始运动。脊柱水平中 C_2 ～ C_3、C_3 ～ C_4、C_4 ～ C_5、C_5 ～ C_6、C_6 ～ C_7 和 C_7 ～ L_1 节段显示轴向旋转的起始运动是向同侧侧屈。只有 2 篇研究报道说 C_2 ～ C_3 节段和 C_3 ～ C_4 节段的活动在旋转和侧屈时是同侧。

生理活动中的 Fryette 定律不值一提，因为在这章中没有讨论过耦合运动。1954 年，在 Lovett 结果的基础上提出了 Fryette 定律。Fryette 对颈椎区域耦合运动的看法是“侧屈合并椎体旋转在侧方曲线的椎体凹面，也在腰椎中”。Fryette 发现结果并不包含在内，因为它们不是系统的调查评估方法，最多只是二维的。

（三）总结

参考生物力学运动，上颈椎大多发生生理旋转及屈伸运动。上颈段在 C_1 ～ C_2 节段的耦合形式在侧屈起始时不一定发生，但一定出现在旋转起始运动中。寰椎无论在尾部或头部的各种形式的运动中都是灵活的。下颈段显示各范围的生理活动中生物力学运动的模棱两可的概率。下颈椎表示在耦合形式中尽管是运动初期也有一致并可预计的活动轨迹；同侧会发生侧屈和旋转。

第二节 物理检查评估

一、主观资料

检查者可获得患者如下信息。

1. 患者的年龄：颈椎病多见于 25 岁以上的患者，60% 的患者年龄＞ 45 岁，80% 的患者年龄＞ 65 岁。

2. 患者的症状有多重？损伤发生时患者是否在运动？损伤的机制是什么？是否包括创伤、牵张性损伤或劳损？这些问题有利于确定损伤的类型。

3. 患者平时的活动或娱乐活动是什么？患者从事什么工作？患者是否长时间保持某一个姿势？

4. 患者头部是否受到过冲击？患者的意识是否有丧失？这些将有利于确定损伤机制和严重程度。

5. 症状是否立即出现？骨性疼痛通常在损伤后就会出现，而肌肉和韧带疼痛则可能在损伤后立即出现（如撕裂伤）或在伤后数小时或数天后才出现（如牵拉伤）。

6. 疼痛的部位和范围，患者是否能明确指出疼痛点？ C_4 或 C_4 以上神经根症状不会累及上肢。颈椎脊髓性病变或是脊髓本身损伤，常表现为痉挛性肌力下降、感觉异常、单侧或双侧下肢不协调，以及本体感觉和（或）括约肌功能障碍。

7. 是否有放射性疼痛？疼痛的性质是深部的、表浅的、电击样的、烧灼感，还是钝痛？

8. 姿势的改变是否会影响头痛或颈痛？如果会，什么姿势能够减轻或加重疼痛？有时，患者将手部或患侧上肢抬高过头部就能缓解疼痛，这称为 Bakody 征，常提示病变在 C_4 或 C_5 节段。

9. 患者是否有下肢症状？如果有，意味着患者有影响到脊髓本身的（脊髓性病变）的严重问题。

10. 患者行走是否有困难？患者平衡能力是否有障碍？患者行走时脚步是否蹒跚，夜路行走是否有障碍？如果以上情况存在，表面可能存在颈椎脊髓病变。

11. 症状是否有改善？加重恶化？改变不大？这些问题能提示损伤的发展过程。

12. 哪些活动会加重症状？哪些活动会缓解症状？是否有某一特殊的头部或颈部姿势能使症状明显？如果症状与姿势改变无关，那很可能不是机械的原因。C_3、C_4 和 C_5 节段病变可能影响膈肌，从而影响呼吸。

二、客观资料

通过视诊可以提供患者的客观资料。患者在接受视诊检查时必须适当地脱去衣服，检查者应观察患者面部表情，了解患者是否存在疼痛及疼痛程度。在颈椎视诊过程中，检查者应注意以下几点。

1. *头部和颈部的姿势*　头部是否在身体正中线上，是否倾斜或有其他颈部畸形？患者是否存在下颌前伸？习惯性的下颌前伸会导致枕骨下肌肉适应性短缩。

2. *肩部高度*　通常优势侧的肩部比非优势侧的略低。受到损伤时，损伤侧的肩部会被抬高提供保护（如上斜方肌或肩胛提肌）。

3. *肌肉痉挛或存在不对称*　是否存在三角肌萎缩（腋神经瘫痪）或斜颈（肌肉痉挛、紧张或胸锁乳突肌凸起）？

4. *面部表情*　检查者应在患者讲述病情、移动、改变姿势等活动过程中仔细观察患者的表情变化。这些可以帮助检查者了解患者主观的经历和痛苦。

5. 骨与软组织的轮廓 如果患者存在颈椎损伤，头部更多的是向患侧对侧倾斜或旋转，同时面部斜向上。如果患者精神躁狂，头面部的姿态会与上面提到的相反。

6. 上肢缺血的迹象 检查者应详细记录皮肤颜色、溃疡、静脉曲张等上肢缺血性改变的迹象。

7. 正常的坐姿 正面：鼻部应在胸骨柄和剑突连线上；侧面：耳郭应在肩峰和髂前上棘的连线上。颈椎病所导致的牵涉性疼痛常在肩关节和上肢表现出来，而不是在颈部。

三、功能评估

（一）颈椎病理学检查概述

颈椎是一个易产生严重损伤的身体区域，所以在治疗颈椎之前需仔细及谨慎地检查，尤其是当患者有急性或重复损伤的病史时，因为检查本身可能产生严重的损害。虽然大多数涉及颈椎和上肢症状的疾病在仔细的问诊和物理学检查后能被诊断，但在严重损伤的情况下，影像学检查有助于排查骨折和不稳定。

颈椎病理学检查及治疗选择流程可参考图10-19，但碍于篇幅，无法详细地将颈椎所有检查逐一介绍。

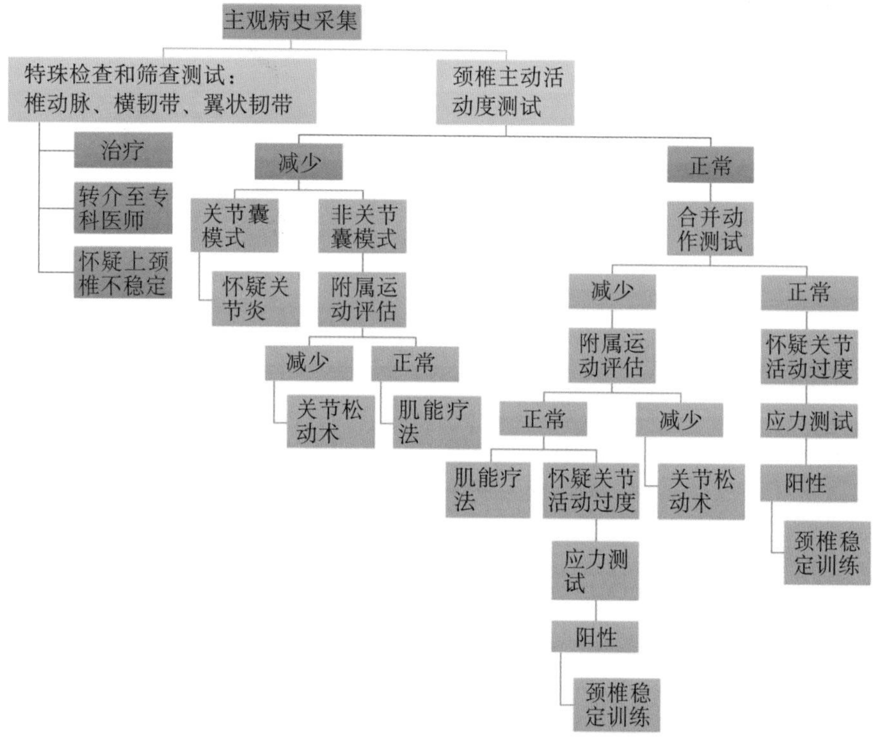

图10-19 颈椎病理学检查及治疗选择流程

（二）颈椎椎动脉功能障碍检查

1. 椎-基底动脉供血不足（VBI）测试（图10-20）

（1）患者取坐位或仰卧位，嘱患者执行全范围的一侧颈椎旋转并保持10秒，治疗师观察患者是否有 VBI 的体征和症状 [5 个 D，(dizziness：头晕；diplopia：复视；dysphasia：语言障碍；dysarthria: 构音障碍；drop attacks：猝倒)；3 个 N（Nausea：恶心；nystagmus：眼球震颤；Numbness：麻痹)]。

（2）患者把头回到中立位并最少保持 10 秒。

（3）患者旋转头到另一侧并保持 10 秒，治疗师观察患者是否有 VBI 的体征和症状（5 个 D，3 个 N）。

（4）如果患者在旋转时出现 5 个 D、3 个 N，则试验为阳性。

2. Wallenberg 测试（图 10-21）

（1）患者取坐位，头旋转至一侧、后伸，并保持 30 秒，治疗师观察是否有 VBI 的体征和症状（5 个 D，3 个 N）。

（2）在另一侧重复测试。

（3）如果患者出现 5 个 D、3 个 N，则试验为阳性。

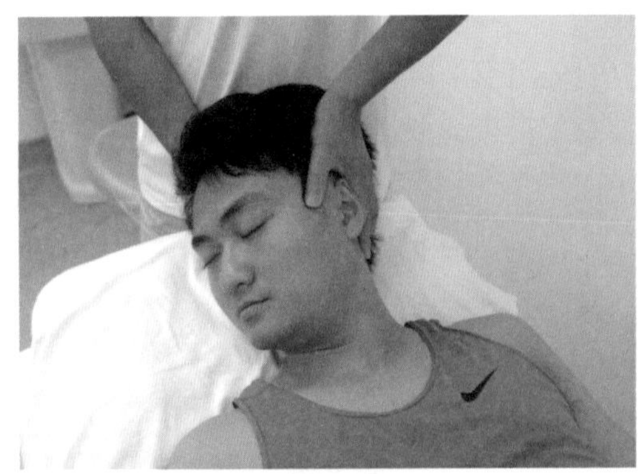
图 10-20　VBI 测试

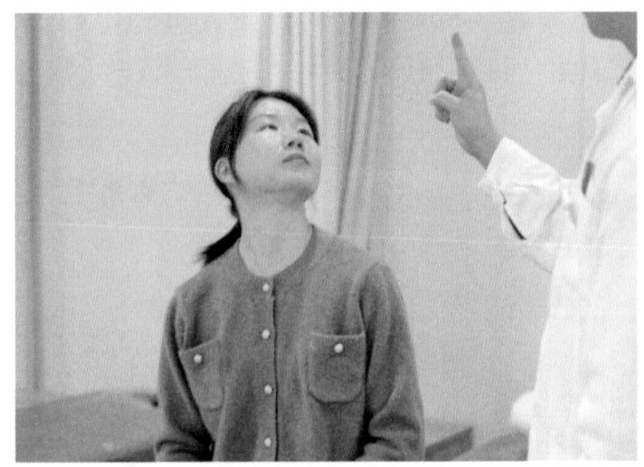
图 10-21　Wallenberg 测试

（三）上颈段不稳定测试

1. 改良的 Sharp-Purser 测试（图 10-22）

（1）患者取坐位并保持头部轻微屈曲的位置，治疗师评估患者静息时的症状。

（2）治疗师站在患者一侧，用一手的拇指和示指以钳捏的方式稳定 C_2 棘突。

（3）治疗师通过另一手的手掌在患者的前额施予向后平移的力量。

（4）治疗师评估平移的幅度或症状的激发。

（5）如果在轻微屈曲头部时再现患者脊髓压迫的症状，而治疗师由前往后移动患者头部时症状减少，则为阳性。

2. 翼状韧带稳定性测试

(1) 患者取坐位，头部轻微屈曲，治疗师评估患者静息时的症状。

(2) 治疗师站在患者一侧，用一手的拇指和示指以钳捏的方式稳定 C_2 棘突。

(3) 治疗师被动侧弯或旋转患者头颈部，在被动运动时，治疗师感觉 C_2 的运动。

(4) 如果在侧弯和旋转时没有感觉到 C_2 运动，则为阳性。

（四）颈神经根病变测试

1. 椎间孔挤压试验（spurling test）（图 10-23）

（1）患者坐在有靠背的椅子上，如果患者面向一面镜子，也可以帮助治疗师在检查过程中监测患者疼痛的面部表情。

（2）治疗师站在患者后面。

（3）执行椎间孔挤压试验 A 时，治疗师被动侧弯患者头部至症状侧并加压，如果患者再现颈部和手臂症状，则为阳性。

（4）执行椎间孔挤压试验 B 时，治疗师执行的动作成分合并颈椎后伸和旋转、侧弯至症状侧，如果患者再现颈部和手臂症状，则为阳性。

（5）测试阳性提示手臂疼痛由神经根激惹所致。

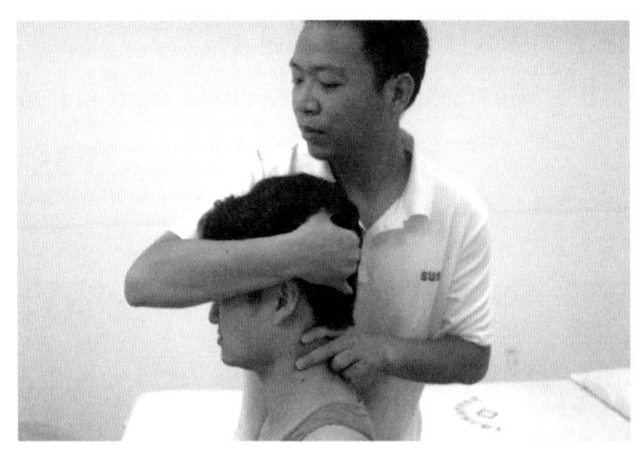

图 10-22　**改良的 Sharp-Purser 测试**

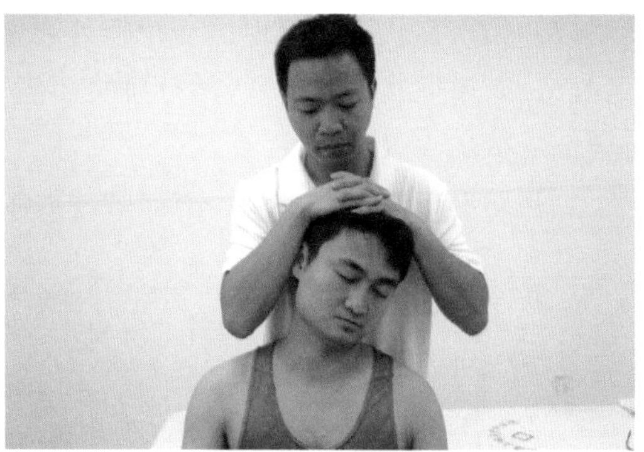

图 10-23　**椎间孔挤压试验（spurling test）**

2. 肩关节外展测试（图 10-24）

（1）患者取坐位。

（2）治疗师嘱患者将有症状的上肢放在头上。

（3）如果肩关节外展能减轻或消除患者症状，则测试为阳性，提示手臂疼痛由神经根激惹所致。

3. 颈椎牵引测试（图 10-25）

（1）患者取卧位。

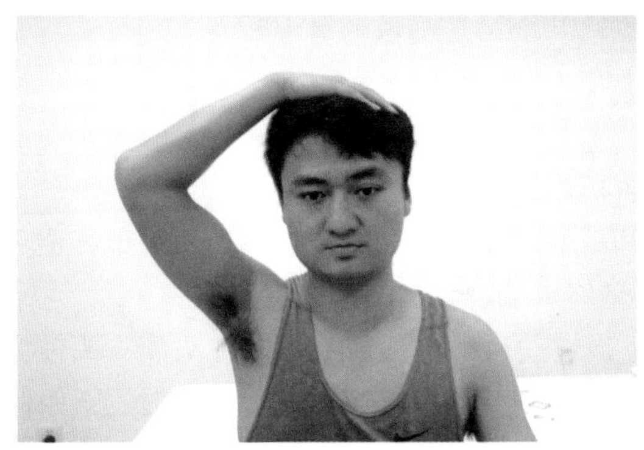

图 10-24　**肩关节外展测试**

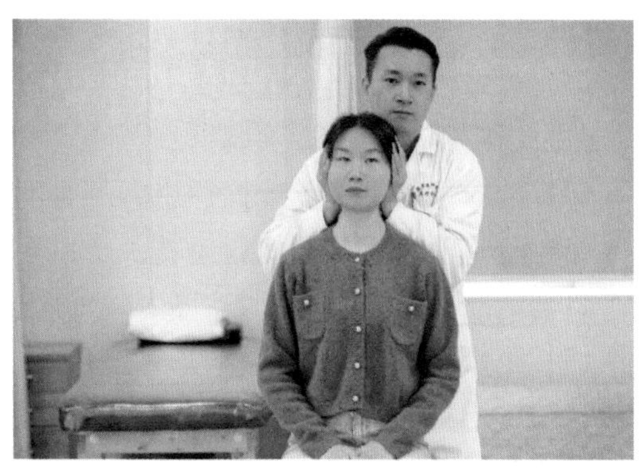

图 10-25　**颈椎牵引测试**

(2) 治疗师坐或站在患者后面。

(3) 治疗师使用双手的拇指和鱼际托住患者的枕骨和乳突，前臂放在患者肩关节后面。

(4) 治疗师通过抬起患者的头部向上产生颈椎牵引，如果在牵引时患者症状减轻，则为阳性。

4. 正中神经张力测试（图 10-26）

(1) 患者仰卧，治疗师评估患者静息时的症状。

(2) 治疗师以骑跨的方式站在要检查的上肢侧，靠近患者的腿在前方，以便在检查过程中支撑患者上臂。

(3) 治疗师远离检查侧的手以“7”字法握住患者手。

(4) 治疗师将靠近患者的手握成拳头，拳头压在检查床面并下压患者肩胛骨，治疗师再评估症状是否改变。

(5) 如果症状没有再现，治疗师外展患者盂肱关节 110°，再评估症状是否改变。

(6) 如果症状没有再现，治疗师将患者前臂完全旋后、腕关节和手指伸展、腕关节尺偏，再评估症状是否改变。

(7) 如果症状没有再现，治疗师伸展患者肘关节，再评估症状是否改变。

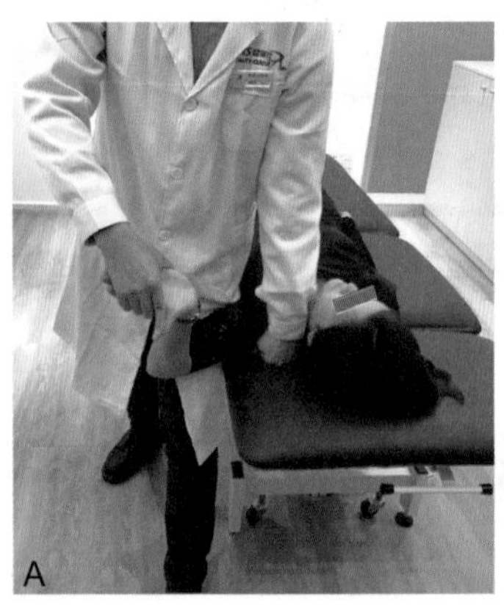

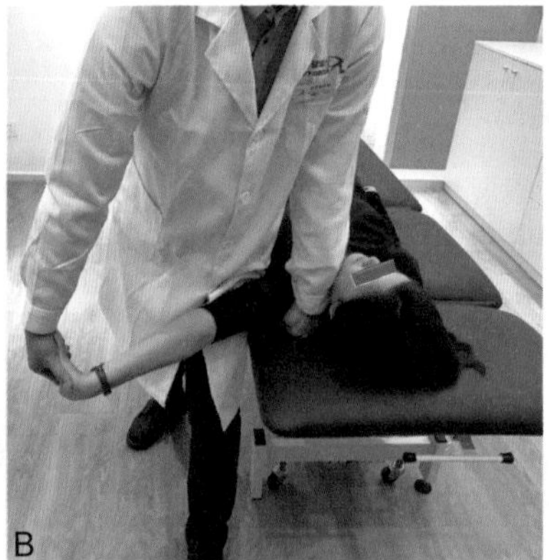

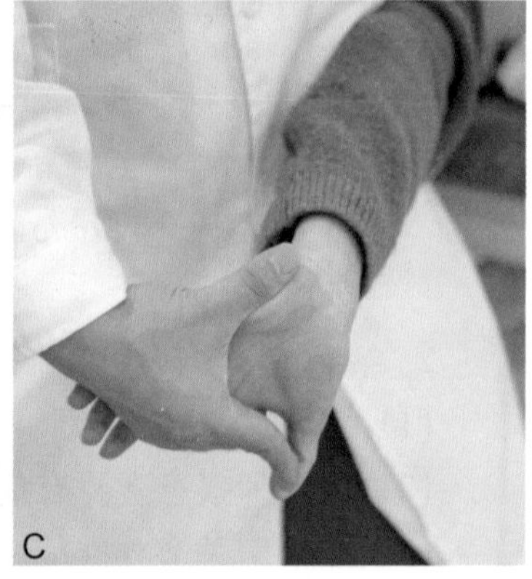

图 10-26　**正中神经张力测试**

颈部侧弯被用于敏感化检查，如果远处的动作能再现患者症状，则测试为阳性。

(五) 颈椎活动度测试

1. 寰枕关节前屈和后伸的椎间被动生理运动（PPIVM）测试（图 10-27）

(1) 患者仰卧，头放在枕头上且头与床沿平齐。

(2) 治疗师站在患者头端。

(3) 治疗师双手轻柔地握住患者颅骨的后面和外面。

(4) 治疗师双手被动执行寰枕关节的屈曲和后伸（注意活动只发生在寰枕关节，避免整个颈椎活动），可以应用活动度末端加压去评估终末端感觉。

(5) 正常屈曲和后伸的活动度为 10°～30°，被动运动受限常见于颈性头痛、头前突和轻微颈椎不稳定的患者。后伸检查时，下颌倾向于向受限侧偏移；前屈检查时，下颌倾向于向非受限侧偏移。

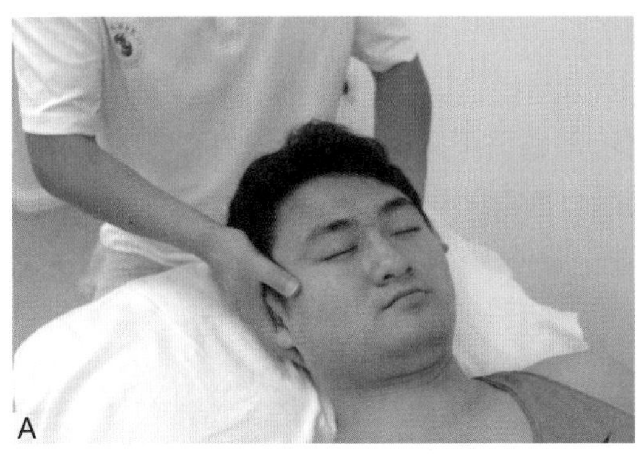

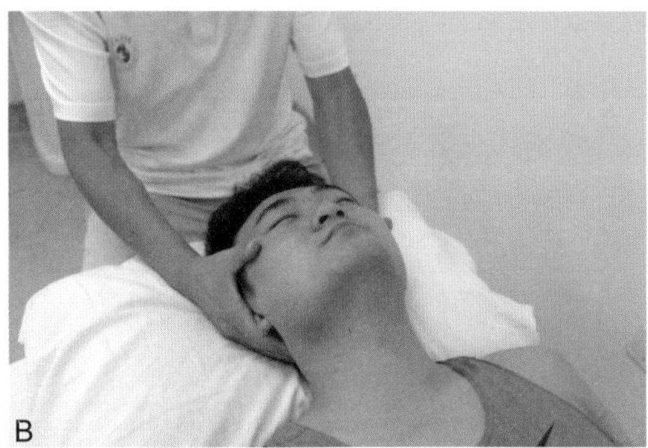

图 10-27　**寰枕关节前屈和后伸椎间被动生理运动（PPIVM）测试**

2. 寰枕关节侧弯的椎间被动生理运动测试（图 10-28）

（1）患者仰卧，头放在枕头上且头与床沿平齐。

（2）治疗师站在患者头端。

（3）治疗师双手轻柔地抓握患者头部。

（4）治疗师双手轻柔地侧弯患者头部向右，注意避免颈椎运动，同时记录患者被动侧弯的次数，在活动度的末端加压可以评估终末端感觉。重复同样的操作，侧弯患者头部向左。

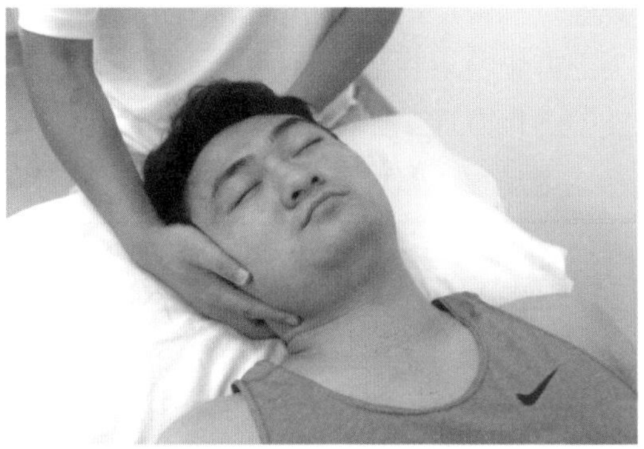

图 10-28　**寰枕关节侧弯的椎间被动生理运动（PPIVM）测试**

（5）头颈部侧弯的运动轴假想为通过鼻根的线，正常头颈部侧弯 5°～ 15°，被动运动受限常见于颈性头痛、头前突和轻微颈椎不稳定的患者。

3. 寰枕关节旋转活动度测试（图 10-29）

（1）患者仰卧。

（2）治疗师站在患者头端。

（3）治疗师双手轻柔地抓握患者头部。

（4）治疗师被动全范围屈曲患者头颈部。

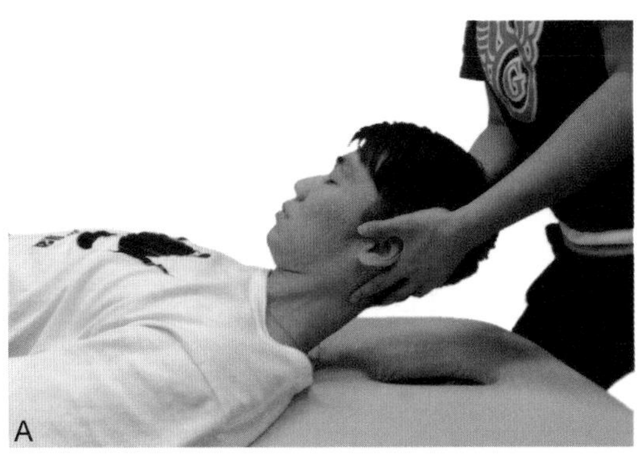

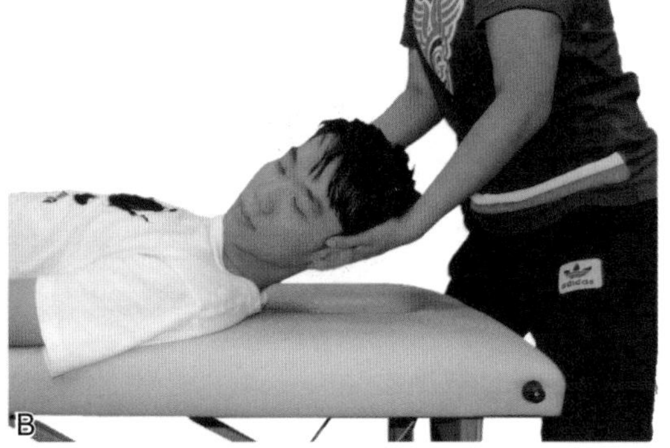

图 10-29　**寰枕关节旋转活动度测试**

(5) 在完全屈曲头颈部的位置下，治疗师旋转患者头部到一侧，然后再到另一侧，对比两侧的活动范围。

(6) 两侧活动范围不对称或疼痛激发被记录，这个测试下的活动受限被认为是由于寰枕关节活动减少所致。

4. 颈椎下滑（侧弯）椎间被动运动检查（图 10-30）

(1) 患者仰卧，头放在枕头上且头与床沿平齐。

(2) 治疗师站在患者头端。

(3)治疗师左手第 2 掌指关节桡侧接触左侧枢椎的椎板,第 4、第 5 指支撑患者头部。

(4) 治疗师右手第 2 掌指关节桡侧接触右侧枢椎的椎板，第 4、第 5 指支撑患者头部。

(5) 治疗师些微屈曲患者颈部（约 20°），并将患者头部放在治疗师手中，通过右手接触点（右手第 2 掌指关节桡侧）朝对侧腋窝方向推引起枢椎右侧下滑动作，操作时患者头部持续稳定在治疗师手中，治疗师记录能得到的下滑活动度、压痛及肿胀，然后重复一样的动作检查左侧下滑活动度。

(6) 一样的检查步骤从枢椎检查到 C_7 椎体，双比两侧及上下节段活动度。

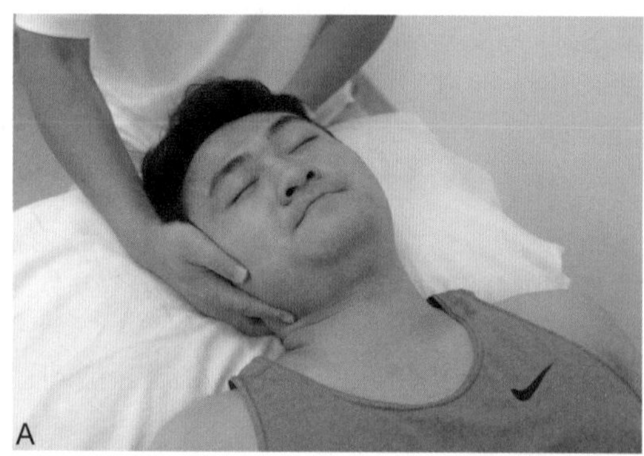

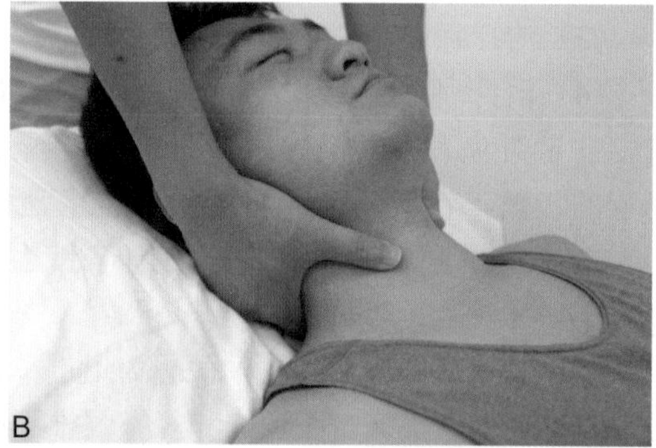

图 10-30 **颈椎下滑（侧弯）椎间被动运动检查**

5. 颈椎上滑（旋转）椎间被动运动检查（图 10-31）

(1) 患者仰卧，头放在枕头上且头与床沿平齐。

(2) 治疗师站在患者头端。

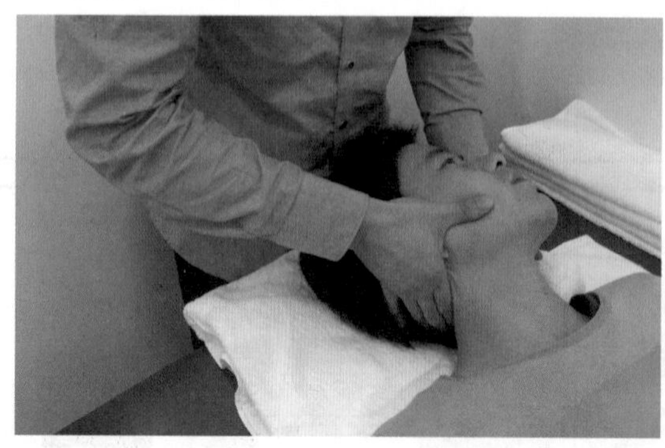

图 10-31 **颈椎上滑（旋转）椎间被动运动检查**

(3) 治疗师右手的放置：当测试左上滑动作时，治疗师右手示指钩住枢椎右侧椎板的后面和外侧面，当测试右上滑动作时，则使用右手去支撑患者头部。

(4) 治疗师左手的放置：当测试右上滑动作时，治疗师左手示指钩住枢椎左侧椎板的后面和外侧面，当测试左上滑动作时，则使用左手去支撑患者头部。

(5) 治疗师通过右手示指将枢椎关节柱朝着左边眼睛的方向拉，引起右侧枢椎上滑动作，左手支撑头部并将头部轻微右侧弯和后伸，治疗师记录能得到的上滑动作活动度。

(6) 一样的检查步骤从枢椎检查到 C_7 椎体，对比两侧及上下节段活动度。

6. 颈椎中央后向前椎间被动附属运动测试

（1）患者俯卧并在胸廓下方放置一个枕头，前额放在毛巾上，颈椎在中立位。

（2）治疗师站在患者头端。

（3）治疗师使用拇指指尖定位触摸想要治疗的脊椎的棘突。

（4）治疗师使用双手拇指并排在一起的方式在检查的脊椎棘突上施予向前的力量，评估活动度、终末端感觉和疼痛激惹。

7. 颈椎单侧后向前椎间被动附属运动测试

（1）患者俯卧并在胸廓下方放置一个枕头，前额放在毛巾上，颈椎在中立位。

（2）治疗师站在患者头端。

（3）治疗师首先定位到想要治疗的脊椎的棘突，接着向外侧滑动约一个拇指的宽度，然后治疗师上下移动其拇指去定位椎板，拇指下感觉突起的地方便是关节突关节。

（4）治疗师使用双手拇指并排在一起的方式在检查的脊椎棘突上施予向前的力量，评估活动度、终末端感觉和疼痛激惹。

（六）颈椎应力测试

颈椎应力测试用于评估 C_2 ～ C_7 椎体的稳定度，包括前向、后向及横向应力测试。

1. 后前向和前后向应力测试

（1）测试后前向稳定时患者俯卧，测试前后向稳定时患者仰卧。

（2）治疗师站在患者头部位置的侧边。

（3）后前向稳定检查：治疗师将其双手拇指放在要检查节段的下段脊椎的横突后面（如果检查 C_2 ～ C_3 椎体，拇指放在 C_3 横突后面），然后施予向前的推力，如果活动过度或再现脊髓病变的症状，则试验阳性（图 10-32）。

（4）前后向稳定检查：治疗师双手拇指放在上节脊椎的前面，示指放在下节脊椎的后面，然后治疗师在上节脊椎稳定的情况下把下节脊椎向前推，产生上节脊椎的相对向后平移运动，如果活动过度或再现脊髓病变的症状，则试验阳性。

2. 横向应力测试（图 10-33）

（1）患者仰卧。

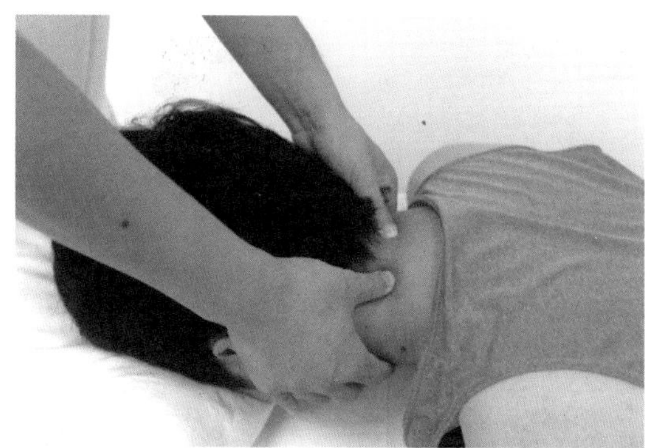

图 10-32　后前向稳定检查

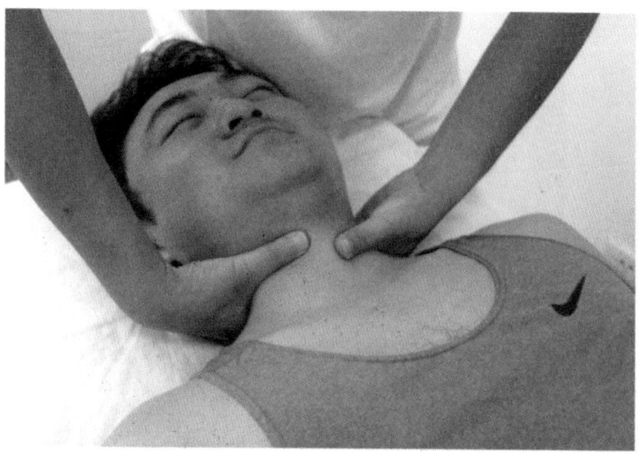

图 10-33　横向应力测试

（2）治疗师将右手第 2 掌指关节桡侧放在要检查脊椎的右侧横突上。

（3）左手第 2 掌指关节桡侧放在右手放置上节或下节脊椎左侧的横突上。

（4）治疗师双手应用向内的力量。

（5）如果在检查中活动过度或再现脊髓病变的症状，则试验阳性。

第三节　关节松动术

一、上颈段关节松动术（$C_0 \sim C_2$ 椎体）

（一）寰枕关节牵引松动术

[患者起始体位]　仰卧。

[治疗师体位]　站在患者头外侧，以右侧为例。

[操作方法]

（1）左手托住患者下颌，并用前臂及肩前部支撑头部，将右手第 2 掌指关节的桡侧置于右侧乳突下方。

（2）用左手带动头颈部左侧旋转及右侧弯，直至感觉到组织抵抗，保持寰枕关节处于无屈伸的中立位。

（3）左手固定，右手朝患者头顶方向做节律性推动。用力轻柔，避免引起患者的不适（图 10-34）。

[作用]　增加寰枕关节所有方向的活动度。

（二）寰枕关节横向滑动技术

[患者起始体位]　仰卧，颈椎在中立位且头顶与床沿平齐。

[治疗师体位]　治疗师坐在患者头侧。

[操作方法]

（1）治疗师右手第 2 掌指关节桡侧接触寰椎侧块,左手及前臂托住患者下颌并支撑头部。

（2）使用左手向左侧弯患者寰枕关节活动受限处并稳定住，然后使用右手的接触点施予左侧横向滑动的力（图 10-35）。

[作用]　改善寰枕关节侧弯（图 10-35 为左侧横向滑动改善左侧弯）。

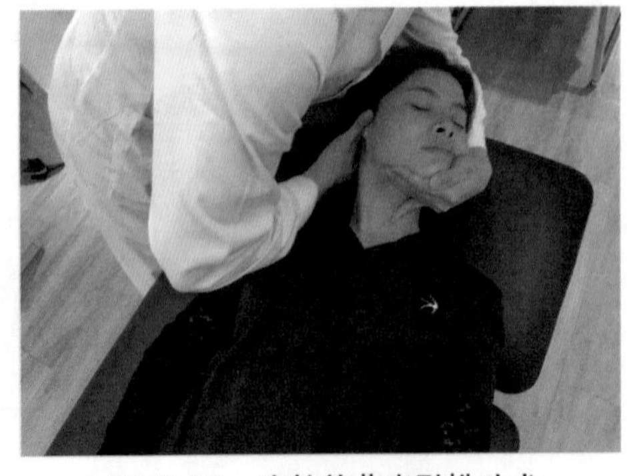

图 10-34　寰枕关节牵引松动术

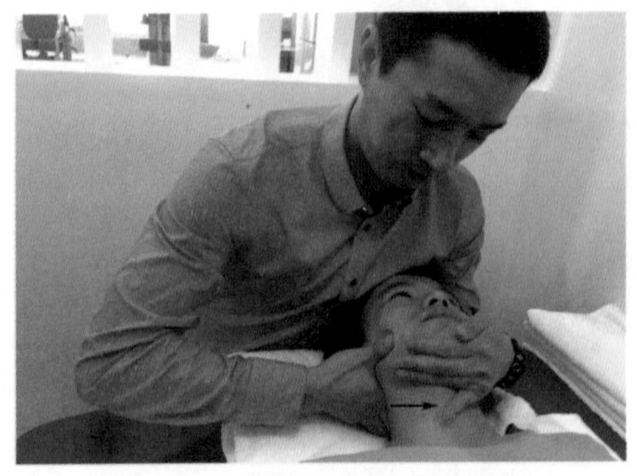

图 10-35　寰枕关节横向滑动技术

（三）寰枕关节牵引徒手操作术

[患者起始体位]　仰卧，头和颈椎在中立位。

[治疗师体位]　站在患者侧面，左手及前臂托住患者下颌并支撑头部，右手第 2 掌指关节桡侧接触患者右侧乳突。

[操作方法]　治疗师使用左手屈曲、右侧弯和左旋转患者头部（为使牵引作用于寰枕关节），直到感觉到组织抵抗，治疗师稳定头部的位置，然后通过右手的接触点施予一个高速低幅的头向推力 (图 10-36)。

[作用]　增加寰枕关节所有方向的活动度（图 10-36 为右侧寰枕关节示例)。

（四）自我动态关节松动术

[患者起始体位]　患者端坐位。

[操作方法]

（1）使用治疗带或毛巾的边缘压在寰椎的右侧后弓上，用左手握住治疗带或毛巾的右边，水平向前拉（图 10-37），右手握住治疗带或毛巾的左边，朝右侧髋部拉。

（2）嘱患者保持左手往前拉的同时主动左侧旋转头部到最大角度，然后回到起始位，重复动作。(注意：嘱患者全程保持往前拉，且拉力方向始终与颊部平行)。

[作用]　增加 $C_1 \sim C_2$ 椎体旋转（图 10-37 为增加左侧旋转)。

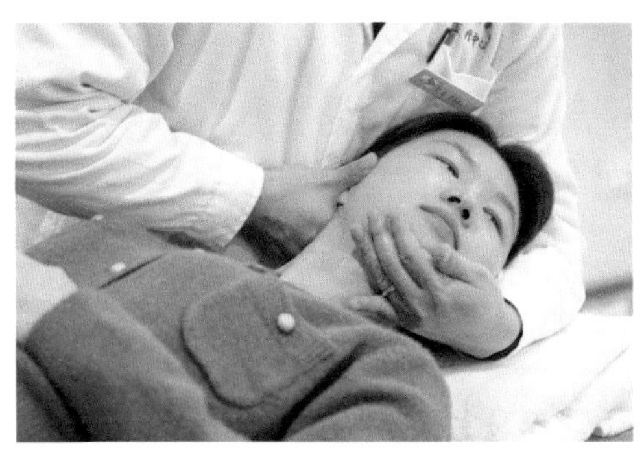

图 10-36　**寰枕关节牵引徒手操作术**

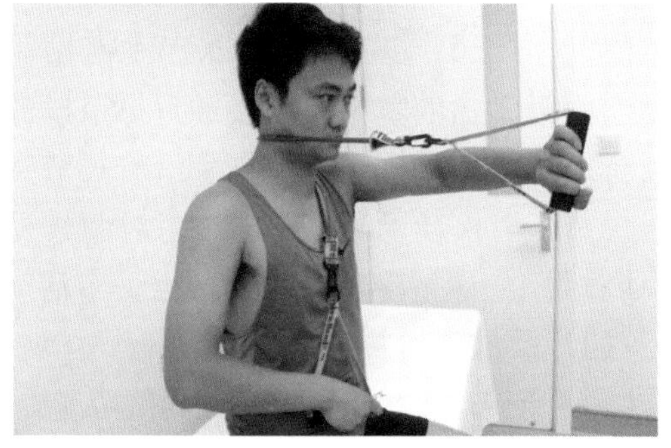

图 10-37　**自我动态关节松动术**

二、下颈段关节松动技术（$C_3 \sim C_7$ 椎体）

（一）颈椎中央后前向滑动松动术

[患者起始体位]　俯卧，头部在中立位。

[治疗师体位]　站在患者头侧。

[操作方法]　治疗师使用拇指指尖定位触摸想要治疗的脊椎的棘突，使用双手拇指并排在一起的方式在想要治疗的脊椎的棘突上施予向前的力（图 10-38)。

[作用]　①改善颈椎节段所有方向的活动度；②中央前向滑动改善屈曲、后伸。

（二）颈椎单侧后前向滑动技术

[患者起始体位]　俯卧，头部在中立位。

[治疗师体位]　站在患者头侧。

[操作方法]　治疗师首先定位到想要治疗的脊椎的棘突，接着向外侧滑动约一个拇指

的宽度，然后治疗师上下移动其拇指去定位椎板，拇指下感觉凸起的地方便是关节突关节。最后使用双手拇指并排在一起的方式在椎板上施予向前的力（图 10-39）。

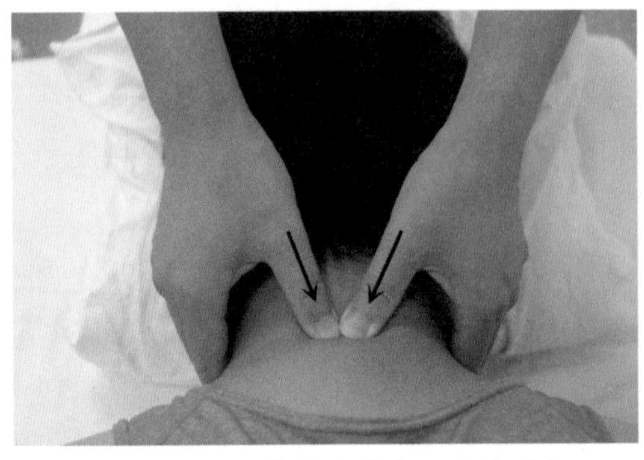

图 10-38　颈椎中央前向滑动松动术

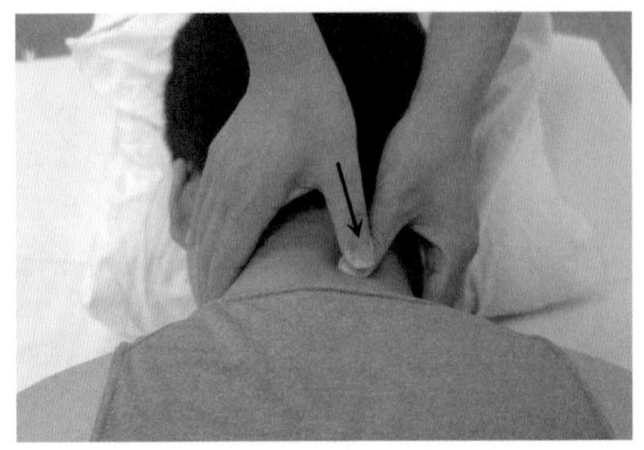

图 10-39　颈椎单侧前向滑动技术

[作用]　①改善颈椎节段所有方向的活动度；②单侧滑动改善侧弯和旋转。

（三）颈椎上滑关节松动术

[适应证]　当患者诉疼痛在其侧弯或旋转的对侧时，如侧弯或旋转到右侧时疼痛在左侧。

[患者起始体位]　仰卧，头和颈部在中立位。

[治疗师体位]　站在患者头侧。

[操作方法]　以右侧颈椎关节上滑松动术的步骤为例。①治疗师用左手支撑患者枕骨，使用右手第 2 指的掌指关节接触目标节段的椎板；②用左手带动患者头颈部向左旋转，直至目标节段开始活动；③用右手沿着关节突关节的治疗平面朝患者的眼部拉；④进行左侧颈椎关节上滑松动术时，左、右手对调放置位置和操作方法即可（图 10-40）。

[作用]　缓解疼痛，增加颈椎关节活动度。

（四）颈椎下滑关节松动术

[适应证]　当患者诉疼痛在其侧弯或旋转的同侧时，如侧弯或旋转到右侧时疼痛在右侧。

[患者起始体位]　仰卧，头和颈在中立位。

[治疗师体位]　站在患者头侧。

[操作方法]　以右侧颈椎关节下滑松动术的步骤为例（图 10-41）。①治疗师用左手支撑患者枕骨，使用右手第 2 指的掌指关节接触目标节段的椎板；②用左手带动患者头颈

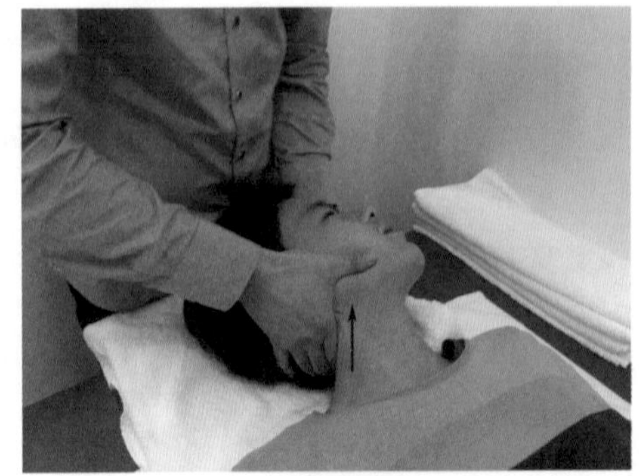

图 10-40　颈椎上滑关节松动术

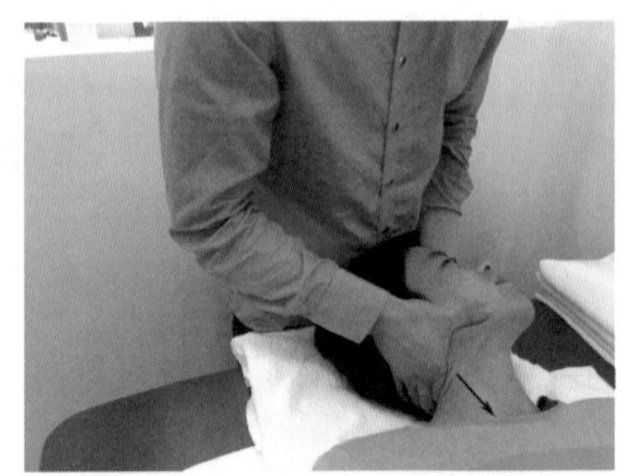

图 10-41　颈椎下滑关节松动术

部后伸、右侧弯及向右旋转，直至目标节段开始活动；③用右手在接触点上施予下后方向朝向患者对侧腋窝的力；④进行左侧颈椎关节下滑松动术时，左、右手对调放置位置和操作方法即可。

［作用］ 减轻疼痛，增加颈椎关节活动度。

第四节 循 证 实 践

2016 年，土耳其的 Copurgensli 及其同事在 *Journal of Back and Muschloskeletal Rehabititation* 上报道动态关节松动术对改善颈椎病患者运动功能的临床随机对照试验：将 45 例颈椎病患者随机分为对照组、关节松动术组和贴扎组，对照组接受常规康复治疗方案，关节松动术组在常规治疗方案中增加关节松动术治疗，贴扎组在常规治疗方案中增加贴扎治疗，干预 3 周。结果发现，关节松动术组在改善颈椎病患者的颈椎后伸、左侧旋转和右侧旋转的关节活动范围方面都显著优于对照组。学者 Youssef 于 2013 年在 *Journal of Back and Muschloskeletal Rehabititation* 上报道关节松动术对比按摩治疗在改善颈源性头痛的疗效：将 36 例颈源性头痛患者随机分为按摩治疗组和关节松动术组。按摩治疗组接受颈部区域的按摩治疗，关节松动术组接受上颈椎的关节松动术，每周干预 2 次，干预 6 周。结果发现上颈椎的关节松动术在改善疼痛、颈椎关节活动度和颈椎功能方面明显优于按摩治疗组。

国内李辉在《中国康复医学杂志》上报道关节松动术治疗颈椎病的疗效观察：将 96 例颈椎病患者随机分为对照组和关节松动术组，对照组接受常规康复治疗，关节松动术组接受 Maitland 关节松动术治疗，干预 10 次，结果发现关节松动术组的疗效明显优于对照组。国内谷昱奇将 60 例神经根型颈椎病患者随机分为观察组和对照组（各 30 例）。观察组采用颈椎关节松动术治疗，对照组采用常规推拿手法治疗。比较两组患者治疗前后疼痛积分的变化及临床疗效。结果发现关节松动术组在改善疼痛方面明显优于对照组。该作者结论为颈椎关节松动术在改善神经根型颈椎病疼痛症状方面疗效确切，其疗效明显优于常规推拿手法。以上资料表明，应用关节松动术治疗颈椎病，安全、高效，患者痛苦少，且较易学习掌握，值得进一步推广使用。

（杨钦杰　杨潇俊　黄俊民）

主要参考文献

[1] Neumann DA. Kinesiology of the Musculoskeletal System-Foundations for Rehabilitation. 2nd ed. Elsevier Health Sciences, 2009.

[2] Magee DJ. Orthopedic Physical Assessment. 6th ed. Elsevier Health Sciences, 2013.

[3] Copurgensli C, Gur G, Tunay VB. A comparison of the effects of Mulligan's mobilization and Kinesio taping on pain, range of motion, muscle strength, and neck disability in patients with cervical spondylosis: A randomized controlled study. J Back Musculoskelet Rehabil, 2016, May 27[Epub ahead of print].

[4] Youssef EF, Shanb AS. Mobilization versus massage therapy in the treatment of cervicogenic headache:a clinical study. J Back Musculoskelet Rehabil, 2013, 26(1):17-24.

[5] 李辉，张宏 . 关节松动术治疗颈椎病疗效观察 . 中国康复医学杂志 , 2003, 18(7):402.

[6] 谷昱奇，张弘扬，赵虎，等 . 颈椎关节松动法治疗神经根型颈椎病 30 例 . 针灸临床杂志 , 2013, 12:28-29.

第 11 章

胸　椎

第一节　功能解剖

一、关节结构

中段胸椎显示许多特定脊椎的重要解剖与功能特征（图 11-1）。一般而言，任一脊椎可分为 3 个区域。前侧最大的椎体，是椎骨最主要承受重量的部分。后侧为横突与棘突、椎板和关节突，统称为后半部（也称为椎弓）。椎弓根为第三部分，作为连接椎体与后半部的桥梁。宽又强壮的椎弓根转换肌肉力量至脊椎后半部，分散至椎体与椎间盘。

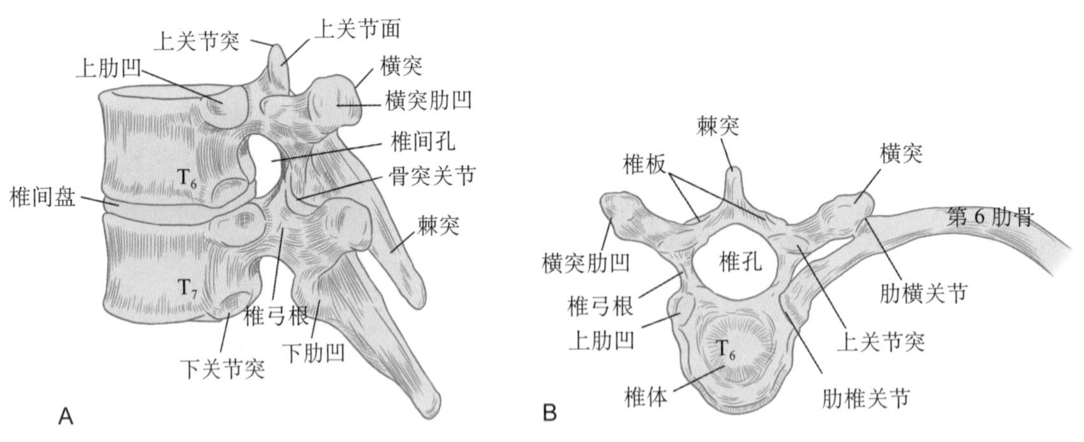

图 11-1　**胸椎基本特征**

A. 第 6 胸椎和第 7 胸椎（侧面观）；B. 第 6 胸椎与左侧肋骨（上面观）

第 2 ～ 9 胸椎通常显示相似的特征（图 11-1 的 T_6 椎体和 T_7 椎体）。椎弓根从椎体直接向后，造成此处的椎管比颈椎段窄。较大的横突向后外侧伸长，每个横突包含一个肋关节面，与对应的肋结节（肋横突关节）相连接。短而厚的椎板为向下倾斜的棘突形成一个宽的基部。

胸椎的上、下关节面为垂直方向，且有略微向前的坡度（图 11-2）。上关节面通常朝

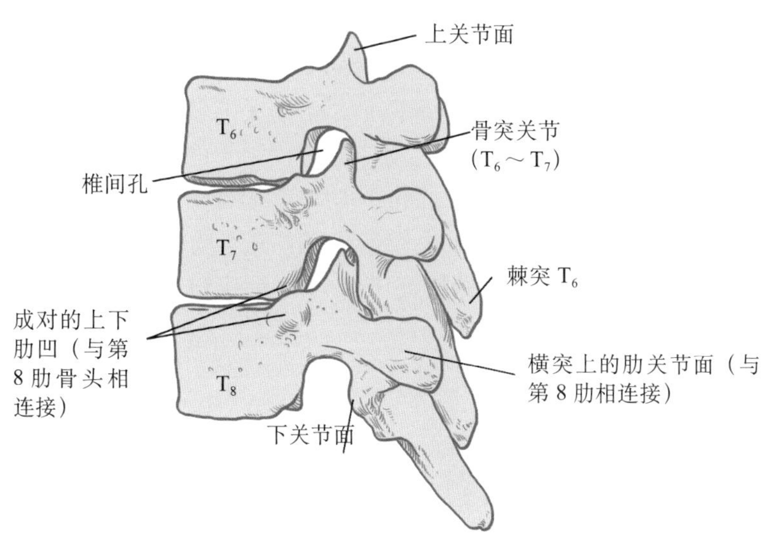

图 11-2 **第 6 ～ 8 胸椎（侧面观）**

向后方，下关节面通常朝向前方。一旦相互连接，上关节面与下关节面形成骨突关节，以相对接近冠状面的方式排列。

第 2 ～ 9 肋骨的每个头部典型地与相邻胸椎椎体旁的上、下肋凹相连（图 11-2 与第 8 肋骨头相连的上、下肋凹）。如前所述，该连接部位称为肋椎关节。肋间神经会经由骨突关节正前方、对应的胸椎间孔穿出。

由于肋骨附着的特殊方式，第 1 胸椎和最后 3 个胸椎（T_1 和 T_{10} ～ T_{12}）通常被认定为非典型胸椎。第 1 胸椎有个完整向上的肋关节面，其接受第 1 肋骨的整个头部，以及一个下肋凹，接受第 2 肋骨头的一部分（图 11-3）。第 1 胸椎的棘突格外瘦长且往往如第 7 颈椎的棘突一样显著。T_{10} ～ T_{12} 椎体有单一、完整的肋凹，分别与第 10、第 11 肋骨和第 12 肋骨的头部相连接。T_{10} ～ T_{12} 椎体通常缺乏肋横突关节。

胸椎有 24 个骨突关节，左、右各 12 个。每个关节具有相互连接且大致处在冠状面上的关节面，与垂直方向有 15° ～ 25° 的前倾（图 11-4）。骨突关节可以动作的范围被相对较为固定的邻近肋椎及肋横突关节所限制。间接地说，一对关节会将一节胸椎的大部分连

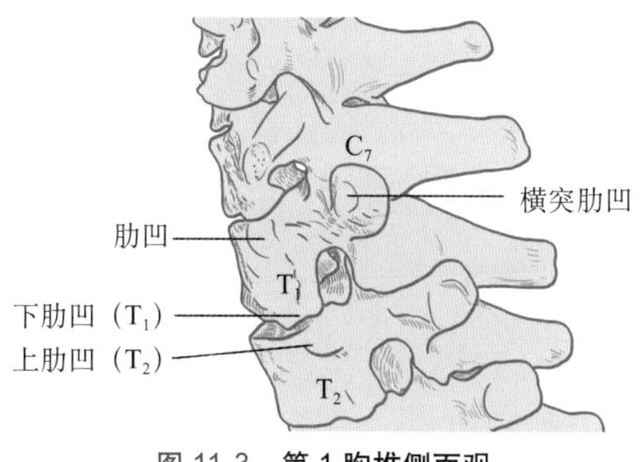

图 11-3 **第 1 胸椎侧面观**

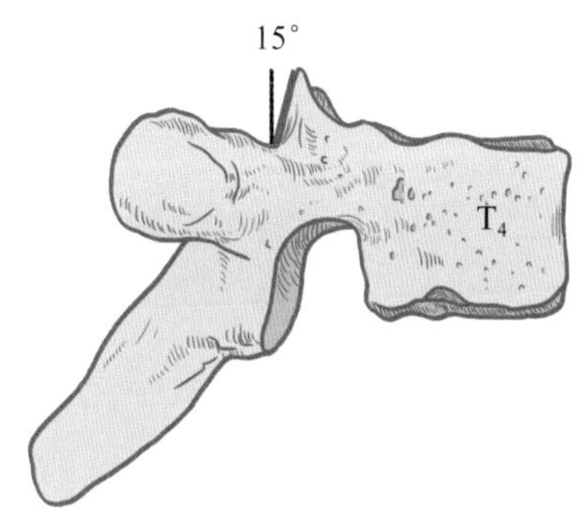

图 11-4 **胸椎骨突关节的上关节面表面**

红线表示上关节面的平面，以相对于垂直参考线的方式测量

接到前方固定的胸骨上。

大多数肋椎关节是把肋骨头及胸椎体上成对的上、下肋凹及其邻近的椎间盘连接起来（图 11-5）。肋椎关节的关节面呈现些微的卵圆形，借由关节囊及辐射状韧带维持。

肋横突关节把大多数肋骨的关节结与相对应胸椎横突上的肋凹连接起来。这个滑膜关节有一个关节囊包覆着。延伸出去的（约 2cm）肋横突韧带牢牢地将肋骨头与相对应的横突固定住（图 11-5）。除此之外，上肋横突韧带稳定着每个肋横突关节。这个强壮的韧带连接着一根肋骨的颈部及上一节脊椎的横突下缘（图 11-5A）。第 11 肋及第 12 肋通常缺乏肋横突关节。

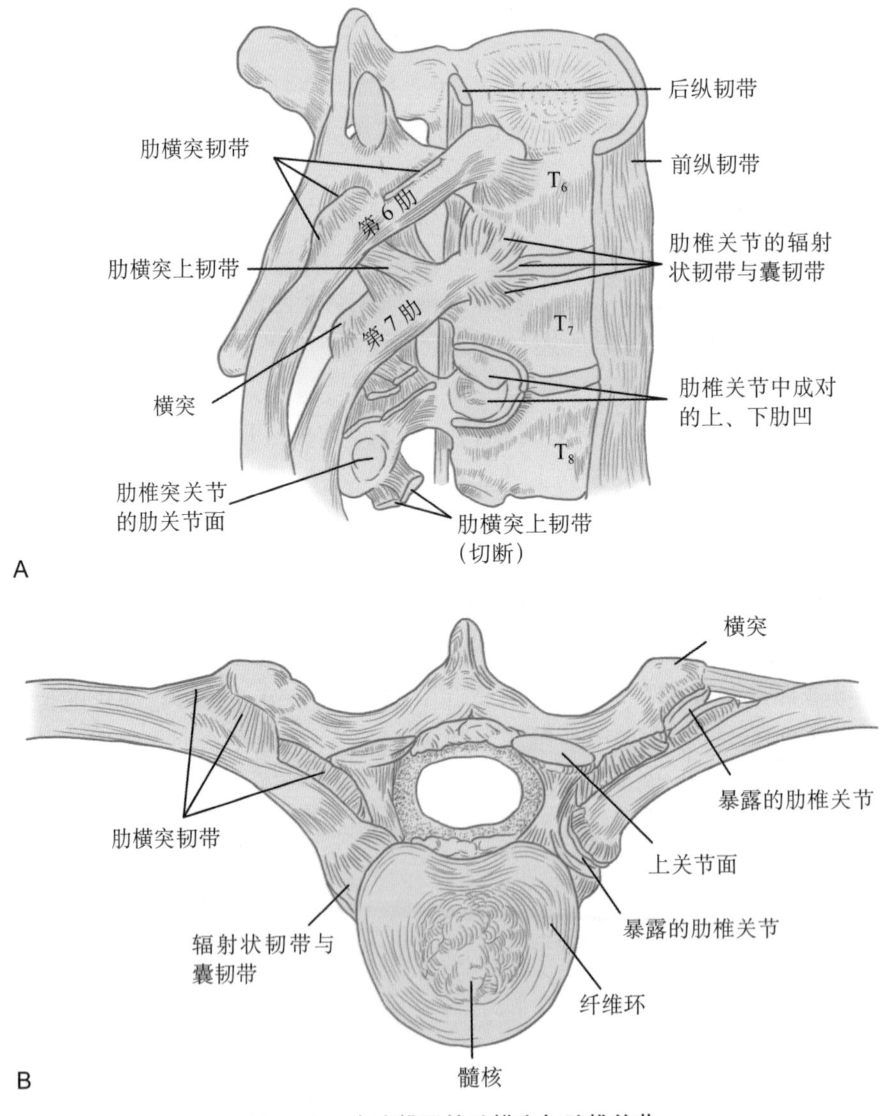

图 11-5　**中胸椎区的肋横突与肋椎关节**

A. 第 6 ～ 8 胸椎的肋横突关节与肋椎关节结构及结缔组织。第 8 肋被移除（上外侧视图）。B. 切除左侧肋横突关节与肋椎关节的关节囊以呈现关节表面。注意髓核、纤维环与脊柱的空间关系（俯视图）

除骶髂关节外，整个胸椎区域是脊柱中最具机械稳定性的部分。许多固有的稳定性由胸椎及胸廓之间的附着来承担。Watkins 等以大体进行的研究结果显示，胸廓（包含胸骨）在胸部动作中提供 20% ～ 40% 的被动阻力。然而这样的阻力并不包含生活中的额外因素，如有意识地提高腹内压及使用肋间和躯干肌肉。一个稳定且完整的胸廓保护着胸椎及脊髓。举例来说，跌倒时对于胸椎的冲击部分会被胸廓及相关的肌肉和结缔组织吸收并消散。证据就是胸椎受伤时，会有很高的概率伴有胸骨骨折。

当一个成人站立时，胸椎区域典型地呈现 40° ～ 45° 的自然后突。从正中位置来看，动作发生在 3 个平面上。虽然每一个胸椎连接部位点的活动度都相对较小，但整个胸椎区域累积起来也呈现出可观的角度。胸廓动作的程度和方向在每一个平面都被许多因素影响，包含这个区域的休息姿势、骨突关节、与胸廓的连接，以及椎间盘的相对高度。与颈椎与腰椎相比，胸椎的椎间盘与椎体的高度比值相当小。较薄的椎间盘至少在矢状面及冠状面的活动中，在达到因骨受压而造成的动作阻断前，自然限制椎体与另一椎体间的旋转程度（滚动）。虽然该因素稍微地降低胸椎的活动度，但也增加这个区域的整体稳定性。

二、关节运动

（一）胸椎屈曲与伸展的运动学

在胸椎区域具有 20° ～ 25° 的伸展及 30° ～ 40° 的屈曲。图 11-6 和图 11-7 中呈现出整体胸、腰椎区域分别处在屈曲和伸展的运动学。屈曲末端受到椎体后方结缔组织的张力限制，包括骨突关节的关节囊及棘上韧带和后纵韧带。另一方面，伸展的极限则受到前纵韧带的张力与椎板之间或相邻棘突向下倾斜潜在的影响所限制，尤其是在上段及中段胸椎处。胸椎屈曲与伸展的幅度在尾端较大，其中很大一部分原因是最末端肋骨为浮肋，且骨突关节移动至较接近矢状面的方向。

在胸椎区域的骨突关节的关节表面运动学，一般来说类似于第 2 ～ 7 颈椎的区域。细微的差异主要在于脊椎的形状差异、肋骨的连接及骨突关节中关节面的空间方向。举例来说，T_5 椎体和 T_6 椎体的屈曲是借由 T_5 椎体的下关节面在 T_6 椎体的上关节面上发生向上与稍微向前的滑动而达成 (图 11-6)。适度的向前倾斜，自然诱发整个区域的屈曲。伸展则是借由相反的过程来达到（图 11-7）。

（二）胸椎轴向旋转的运动学

胸椎区域水平面（轴向）上的旋转在两侧 30° ～ 35° 。整体胸腰椎区域联合轴向旋转描绘于图 11-8。如 T_6 椎体及 T_7 椎体间的旋转，是发生于 T_6 椎体的下关节面(接近冠状面排列)在类似排列方向的 T_7 椎体上关节面上滑动一段短距离所造成的（图 11-8）。胸椎轴向旋转的自由度，在下段区域会减少。在这个区域，骨突关节逐渐移向矢状面方向时，也会些微变为垂直方向。

（三）胸椎侧向屈曲的运动学

胸椎关节面的优势方向为冠状面，使其侧向屈曲有较佳的自由度。然而，这样的活动能力从不表现出来，因为与肋骨的连接提供稳定度。胸椎区域的侧向屈曲是每边 25° ～ 30° 。如图 11-9 所示，T_6 椎体在 T_7 椎体上的侧向屈曲，是由于 T_6 椎体下关节面在与屈曲方向同侧向上滑动，对侧则向下滑动而产生。注意侧向屈曲侧的肋骨会略微向下沉，

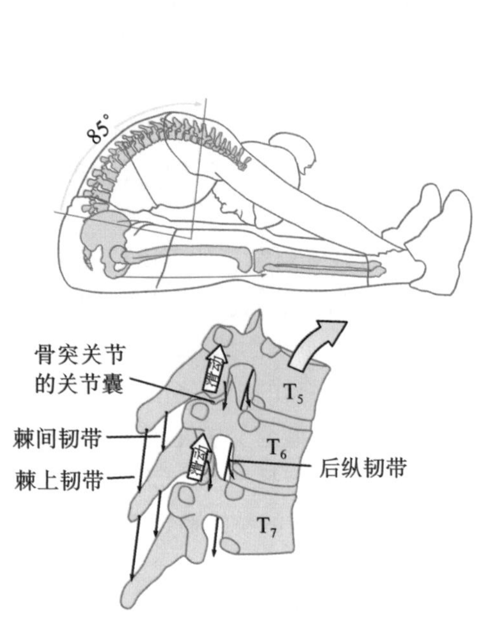

图 11-6　**胸椎屈曲的运动学**

在这个受试者中，胸腰椎屈曲的运动学呈现出约 85° 的弧形，腰椎区域呈现 35° 的弧形。被拉长及拉紧的组织以细黑箭头表示

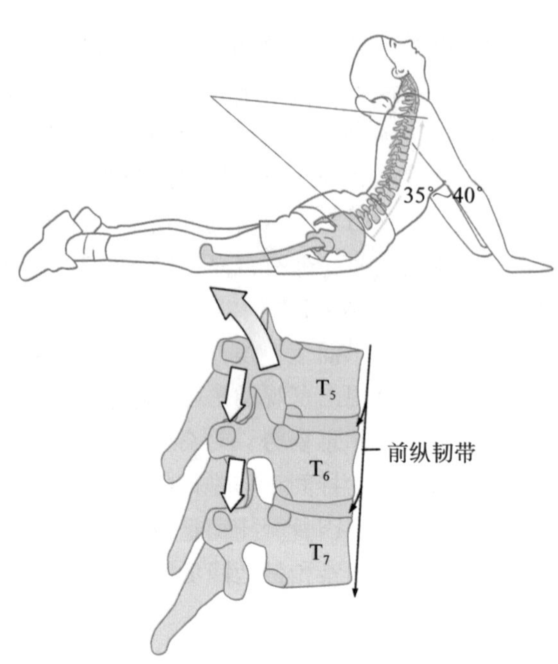

图 11-7　**胸椎伸展的运动学**

在这个受试者中，胸腰椎屈曲的运动学呈现出 35° ～ 45° 的弧形，腰椎区域呈现 20° ～ 25° 的弧形。被拉长及拉紧的组织以细黑箭头表示

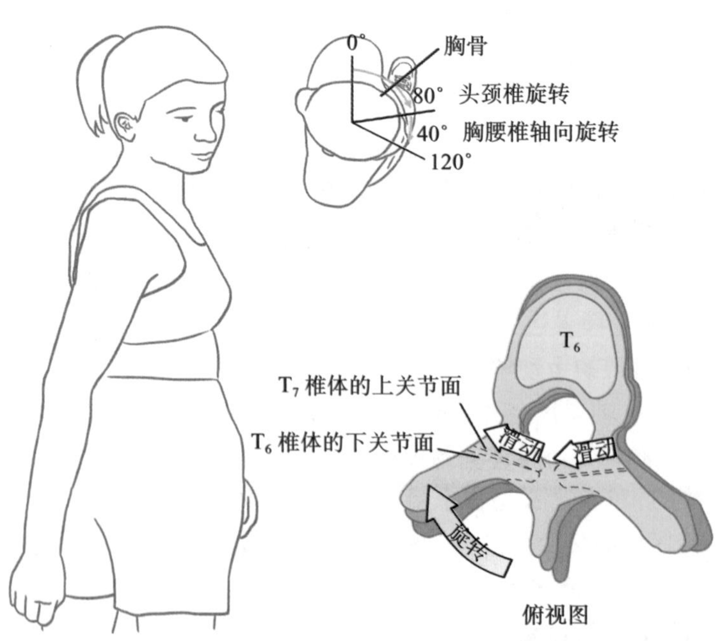

图 11-8　**胸椎旋转运动学**

胸腰椎区域的轴向旋转以受试者的脸转向右侧 120° 来表示。胸腰椎轴向旋转呈现出 40° 的弧形，胸椎发生 35° 的旋转

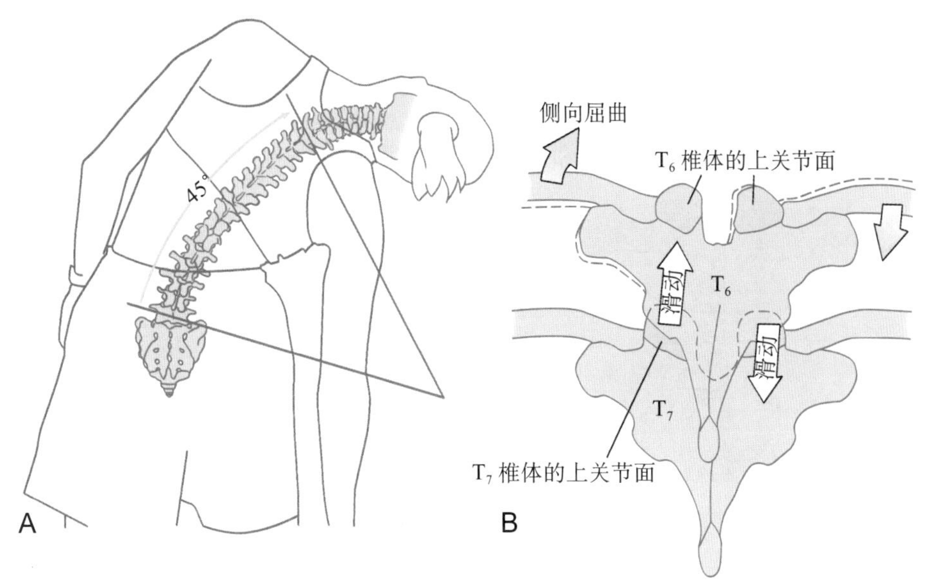

图 11-9 **胸椎侧向屈曲运动学**

胸腰椎侧向屈曲呈现出接近 45° 的弧度来。其中胸椎侧向屈曲占 25°

而对侧则略微提高。

三、肌肉

背部的深层肌群包括：①竖脊肌群；②横突棘肌群；③短节肌群（棘间肌和横突间肌）。图 11-10 是竖脊肌群与横突棘肌群在解剖位置上的示意图。

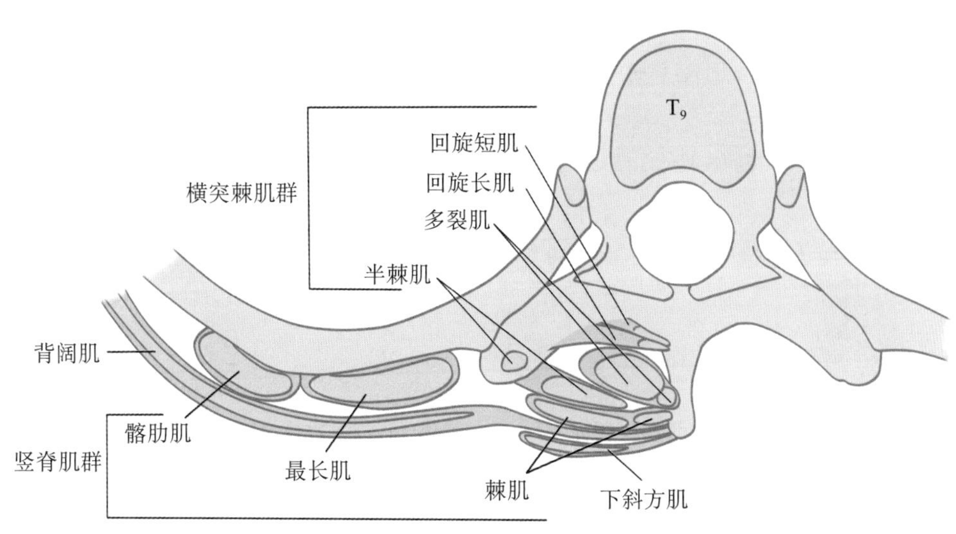

图 11-10 **竖脊肌群和横突棘肌群（上面观）**

此图为 T_9 椎体的横切面，特别标注竖脊肌群及横突棘肌群的位置。短节肌群在此图中省略

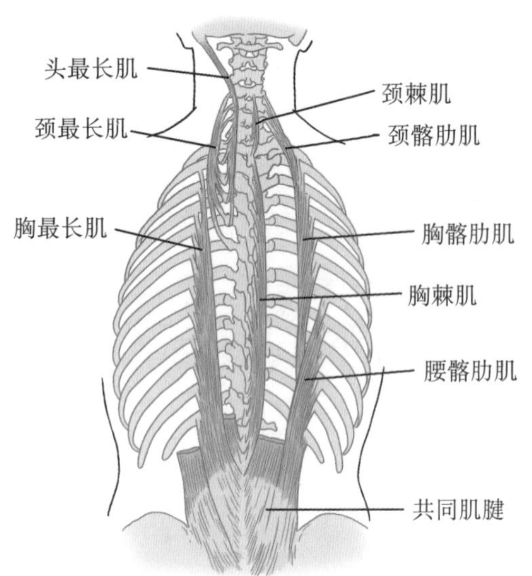

图 11-11 **竖脊肌群（后面观）**

为了理解，左侧的髂肋肌、棘肌和右侧的最长肌只显示它们的共同肌腱

竖脊肌群位于棘突往外一个手掌内的距离（图 11-11）。大部分竖脊肌位于胸腰筋膜及中层和浅层背肌下层。竖脊肌群包含棘肌、最长肌和多裂肌。每一组肌肉又再根据 3 个部位被区分为 3 组，因此共有 9 组肌肉。个别的肌肉之间也有重叠的情况，且在大小和长度上都有很大的变异性。

横突棘肌群位于竖脊肌的正下方，比竖脊肌更深一层，包括半棘肌、多裂肌和回旋肌（图 11-12 和图 11-13）。半棘肌是横突肌群中最浅层的，多裂肌位在中层，最深的是回旋肌。

短节肌群包含棘间肌和横突间肌（图 11-12）。它们位于横突棘肌群的下方，"短节"指的是它们的长度极短，且在空间位置上是单节的。每一条个别的棘间肌或横突间肌都仅跨越一个椎间关节。这些肌肉在颈部区

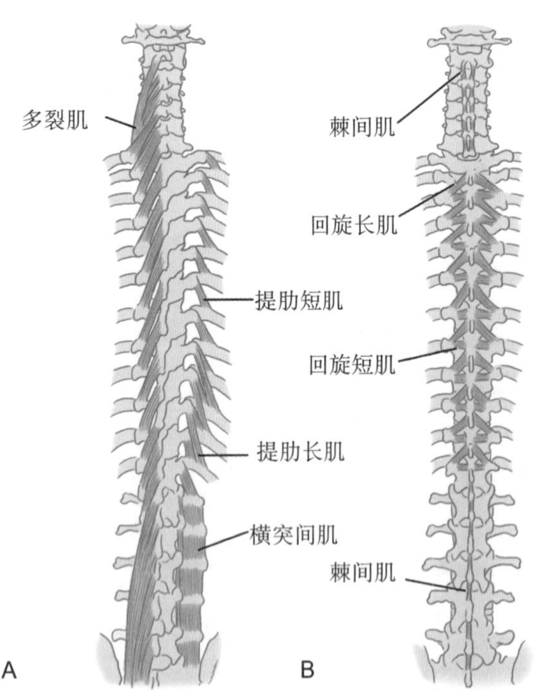

图 11-12 **横突棘肌群较深的肌肉（后面观）**

A. 图左侧呈现的是完整的多裂肌；B. 图中则是呈现两侧的回旋肌。短节肌在图 A 和图 B 中亦被标示出来，包括横突间肌和棘间肌。注意横突间肌在腰部区域只画出右侧部分，左侧则被省略。提肋肌与呼吸作用有关

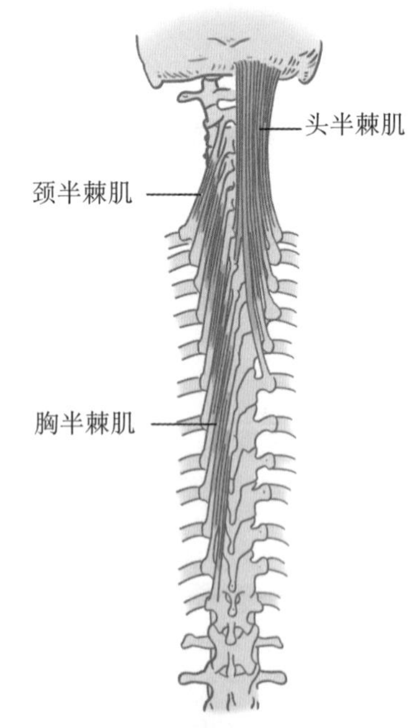

图 11-13 **在横突棘肌群中，最浅层的是半棘肌（后面观）**

图中为左侧的颈半棘肌、胸半棘肌和右侧的头半棘肌

域最发达，因为颈部和头部的精细控制是很重要的。每一对棘间肌都位于相对应的棘间韧带两边，且常与该棘间韧带融合。这些棘间肌有很优势的力矩和机械走向以产生伸直力矩。但因为肌肉很小，因此它们产生的力矩还是相当的小。

第二节 物理检查评估

一、主观资料

1. 患者的年龄和职业？例如，青年性驼背多发生于 13 ～ 16 岁的青少年；特发性脊柱侧弯则多见于青春期女性。

2. 创伤的机制？基本上肋骨损伤多由外伤所致；胸椎问题可能由疾病导致（如脊柱侧弯），且可能为隐匿起病；胸部外伤导致的疼痛多局限于受伤部位；小关节突综合征多引起僵硬和局部疼痛。

3. 疼痛与其他症状的详细情况？疼痛的部位和范围？患者有无明确的单处或多处定位发作表现？有无放射痛？检查者应注意腹部脏器如胃、肝、胰的疼痛多可引起胸部的牵涉痛。由于胸椎相当稳定，因此在有胸椎椎间盘损害时，即使较大动作也无法引出典型的疼痛、感觉和肌力的改变，也通常难以察觉和判断。胸椎的根性痛或强直常可导致沿肋骨走向的疼痛，或者一种深在的全胸痛。

4. 疼痛是否在吸气、呼气或呼吸时发生？呼吸时发生的疼痛可能是肺部疾病的特点，也可能与肋骨的运动有关。胸壁处的疼痛可能是肋软骨疾病引起的。患者是否存在呼吸困难？如果是，则可能有下列原因：畸形（如脊柱侧弯）；胸部外伤如椎间盘损伤、骨折、挫裂伤；或者有胸部病变如气胸、胸膜炎、肿瘤或心包炎引起。

5. 是浅表性疼痛还是深部痛？是刺痛、烧灼样痛、钝痛，还是隐痛？胸部神经根性疼痛常较剧烈，疼痛沿肋间走行，呈一斜行条带。肩胛间的疼痛可能由颈椎病所致。有报道称，任何肩胛下角连线以上的疼痛，尤其是在没有外伤史的情况下，除非有其他不支持的证据，都应首先考虑为颈椎源性疼痛。

6. 疼痛是否会受咳嗽、打喷嚏或用力的影响？ 硬膜受压所产生的疼痛常可因这些动作加重。

7. 何种动作会加重疼痛？上肢较大范围的活动可能加重胸部疼痛；推、拉上肢尤可加重胸部疾病患者的痛苦。呼吸或举手过肩可加重肋骨源性疼痛。

8. 何种动作可缓解疼痛？例如，支具制动上臂有助于增强呼吸辅助肌的功能而改善呼吸。

9. 病情是好转、恶化，还是无变化？

10. 患者是否在某些特定体位时感到不适？

11. 是否有提示椎间盘病变或神经根疾病的感觉异常存在？

12. 患者是否存在上下肢、头颈部的放射痛？若有，检查者必须同时检查这些部位。例如，肩部活动受限可能与胸椎疾病有关。

13. 患者是否有消化系统的疾病？胸部或腹部病变引起的疼痛可能会牵涉胸椎或肋骨。

内脏疼痛多是感觉模糊不清的钝痛，并可伴有恶心和出汗，疼痛有特定的放射性皮肤感觉区。例如，心源性疼痛可放射至肩部（C_4）及背部（T_2），胃痛可向背部放射至 T_6 ～ T_8，溃疡可向背部放射至 T_4 ～ T_6。

14. 胸部的皮肤是否正常？带状疱疹可导致单侧自发性疼痛。因此检查者应注意皮肤是否有红斑和成簇水疱。

二、客观资料

检查时患者需脱衣充分暴露。若是女性患者，需嘱其脱下胸罩，以便观察脊柱和胸部情况。按先立位后坐位的顺序进行检查。

注意全脊柱姿态的任何变化，因这可能与胸椎疾病有关。观察患者整个躯体的姿态，注意是否有异常改变（图 11-14）。从背面观，肩胛冈的内侧缘应与 T_3 棘突齐平；肩胛下角则随肩胛骨的大小不同而与 T_7 ～ T_9 的棘突齐平，肩胛线与脊柱平行，距棘突约 5cm。

（一）脊柱后凸

脊柱后凸是胸椎最常见的疾病（图 11-15）。检查者应明确的是正常情况下胸椎存在后凸，因为每个人都可有轻微的后凸或向后弯曲，这属正常。另外，有些人的肩胛骨扁平，显得脊柱后凸，如同翼状肩胛一样。故检查者应确定是否存在脊柱的过度弯曲。脊柱后凸畸形的几种类型如下所述。

1. 圆背畸形　骨盆倾斜角变小（20°），伴有胸腰段或胸段的脊柱后凸。大多数的脊柱后凸均可见骨盆倾斜角变小。因代偿和维持身体重心导致结构性脊柱后凸，因持续性姿态引起软组织紧张或因发育异常（如舒尔曼病）而导致圆背畸形。

2. 驼背畸形　是一种局部的向后尖锐成角的驼背畸形。驼背多属结构畸形，多因骨折、肿瘤或骨病导致一个或两个椎体的前部楔形改变所致，骨盆倾斜角常正常（30°）。

3. 平背畸形　骨盆倾斜角变小（20°），该畸形类似圆背，但其胸椎可沿其长轴转动，

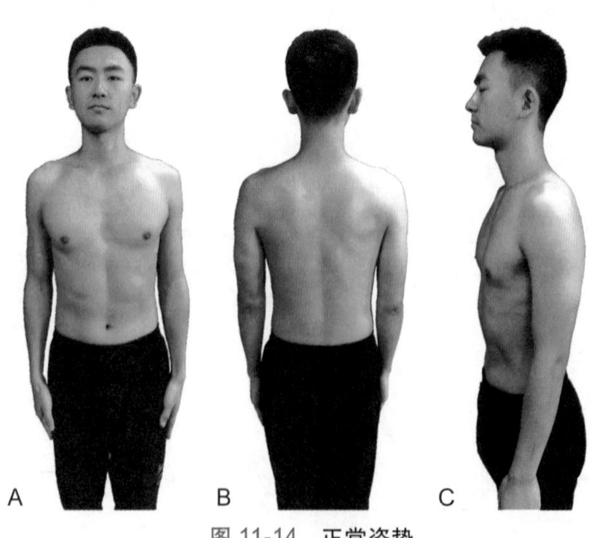

图 11-14　**正常姿势**

A. 正面观；B. 后面观；C. 侧面观

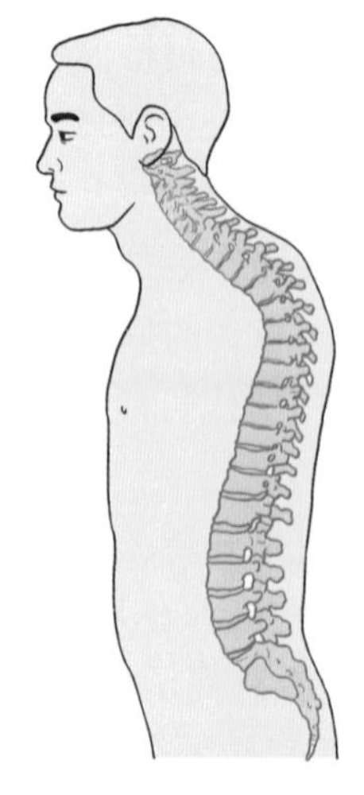

图 11-15　**先天性胸椎后凸**

从而纠正因骨盆倾斜角变小引起的重心改变。因此，即使存在脊柱后凸也未必能观察到后凸曲线。

4. *寡妇型驼背畸形* 由绝经后骨质疏松所致。由于骨质疏松，多个椎体发生前部楔形骨折，常发生于胸椎的中上段，引起结构性脊柱侧弯伴身高下降。

（二）脊柱侧弯

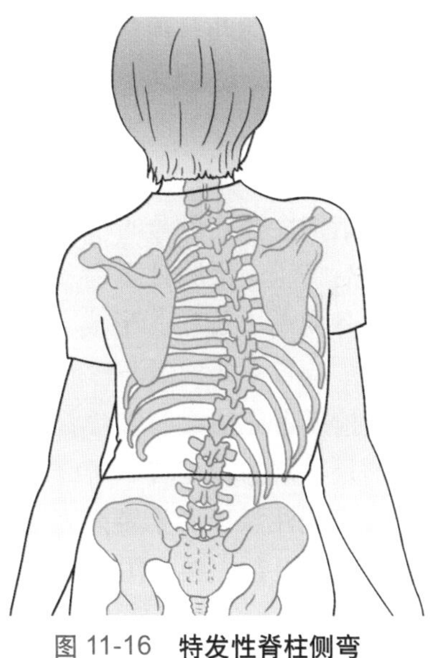

图 11-16 **特发性脊柱侧弯**

脊柱侧弯是胸椎或腰椎向侧方发生一个或多个弯曲的畸形（发生在颈椎则为斜颈）。侧弯畸形可仅发生于胸椎或腰椎，也可胸、腰椎均发生（图 11-16）。脊柱侧弯可能是非结构性的，即在明确病因后相对易于矫治；也有可能是结构性的。姿势不正、癔症、神经根激惹、脊柱区炎症、下肢不等长或髋部骨折均可导致非结构性脊柱侧弯。结构性脊柱侧弯则可能是遗传性、特发性或由先天性因素如楔形椎体、半椎体或椎体分节不全引起。也就是说，椎体的结构发生改变，因此脊柱丧失正常的屈伸性。

脊柱侧弯可有许多侧弯类型（图 11-17）。侧弯类型根据侧弯曲线顶椎的位置命名。胸椎右侧凸的凸面朝向右方，曲线的顶椎为胸椎，如有颈椎后凸或斜颈，顶椎在 C_1 ～ C_6 椎体。

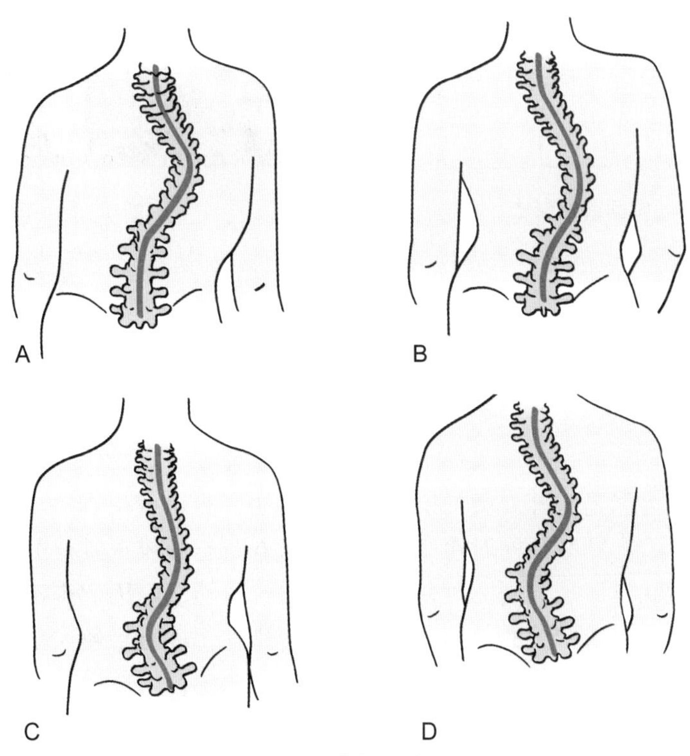

图 11-17 **脊柱侧弯类型**

A. 右侧胸弯；B. 右侧胸腰弯；C. 左侧腰弯；D. 右侧胸弯、左侧腰弯

若是颈胸椎侧凸，顶椎为 C_7 或 T_1 椎体。胸椎侧凸的顶椎介于 $T_2 \sim T_{11}$ 椎体。胸腰椎侧凸顶椎为 T_{12} 或 L_1 椎体。腰椎侧凸的顶椎为 $L_2 \sim L_4$ 椎体，腰骶侧凸的顶椎为 L_5 或 S_1 椎体。胸椎及肋骨的畸形严重影响美观，其程度可从轻度肋骨隆起到椎体严重扭转引起的剃刀背畸形。

结构性脊柱侧弯的椎体转向凸面，且逐渐变形。如果是胸椎侧凸，该扭转引起凸侧肋骨向后挤压，使肋骨隆起及凸侧胸腔狭窄。由于椎体转向凸侧，棘突则向凹侧偏移。凹侧的肋骨向前方旋转，形成“凹谷”或凹侧胸腔扩大。自 C_7 棘突或枕骨粗隆放置铅垂线可进一步检查来明确侧凸诊断（图 11-18)。

检查者应注意肋骨是否对称，外形是否正常，两侧是否对等。特发性脊柱侧弯的肋骨外形是异常的，左右不对称。畸形引起的肌肉痉挛也是诊断依据之一。如果脊柱曲线外观正常，应注意患者坐姿是否正确（图 11-19A)；耳尖、肩峰和髂嵴是否成一条垂直线；患者坐位时是否塌腰（图 11-19B 示塌陷坐姿)。

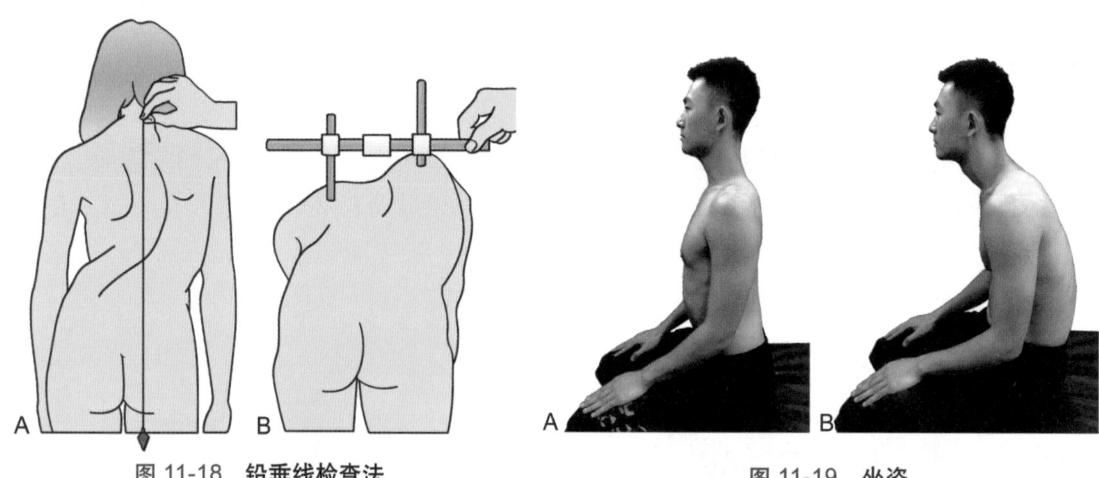

图 11-18 **铅垂线检查法**

图 11-19 **坐姿**

A. 正常坐姿；B. 塌陷坐姿

还应检查皮肤是否有异常或瘢痕。如有瘢痕，是否有外伤或手术史？瘢痕的新旧程度如何？如果是手术瘢痕，为何种手术？

三、功能评估

虽然初步诊断可能是胸部或胸椎疾病，如果病史、视诊或检查提示有颈部、上肢、腰椎或下肢引起的症状，则必须同时检查这些部位，并进行颈椎或腰椎的详细检查。如果在检查中发现任何症状或体征，则应对颈椎或腰椎进一步检查。因此胸椎检查应是相当广泛的。除非有明确的胸椎或肋骨的外伤或损伤史，否则，都应进行较大范围的检查。如果怀疑是胸椎问题，应同时检查颈椎和上肢。如果疑为胸椎以下的问题，应检查腰椎和下肢。本章只介绍胸椎的检查方法。

（一）主动运动

主动运动检查常于患者立位进行。但胸椎活动受到胸廓及胸椎棘突较长的限制，故检查时应明确运动是发生在脊柱还是髋部。如果髋关节活动度较大，脊柱完全强直的患者仍能触及足趾。同样，腘绳肌肌腱紧张也可影响检查结果。故主动运动检查应在坐位下，减少或排除髋部活动的影响后进行。不论何时，可致患者痛苦的检查都应在最后进行。胸椎主动运动检查如图 11-20 所示。

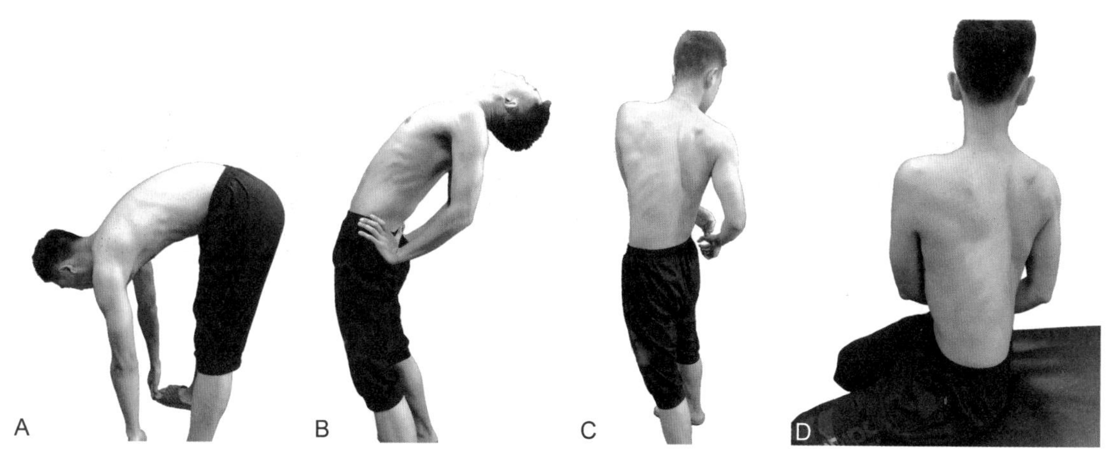

图 11-20　**胸椎主动运动检查**

A. 前屈；B. 后伸；C. 旋转（站立位）；D. 旋转（坐位）

1. *前屈*　正常胸椎前屈活动度为 20°～45°。由于每个椎体的活动度难以测量，可用卷尺大略估计总体的活动情况（图 11-21）。首先于患者自然立位下测量从 C_7 棘突到 T_{12} 棘突间脊柱的长度，然后嘱患者向前弯腰，再次测量。两次测量结果相差约 2.7cm 为正常。

还可于患者自然立位下测量从 C_7 棘突到 S_1 棘突间脊柱的长度，然后嘱患者向前弯腰，再次测量。两次测量结果相差约 10cm 属正常。这样就同时测量了胸椎和腰椎的活动度，活动度最大的部位在 T_{12} 椎体和 S_1 椎体间，约 7.5cm。

第 3 种测量脊柱屈曲活动度的方法是嘱患者在伸膝位弯腰向前触摸自己的足趾，测量并记录指尖与地面的距离。检查者应注意此时不仅有胸椎活动，腰椎和髋部也可能活动，甚至只有髋部活动。

上述方法均为间接法。为了测量每节椎体的活动度，有必要进行系列 X 线片检查。检查者可根据患者情况选择不同方法及相关检查。

当患者向前屈曲时，检查者可从水平位观察其背部（图 11-22）。非结构性脊柱侧弯患者在前屈时侧弯曲线消失；结构性脊柱侧弯患者则相反，检查者从水平位可见一侧凸起（侧弯的凸面），另一侧凹陷（侧弯的凹面）。这种外观是由于特发性脊柱侧弯时椎体旋转，挤压一侧的肋骨和肌肉，而对侧则形成椎旁凹陷。在屈曲位椎体旋转最为明显。

当患者向前屈曲时，胸椎应形成平滑的曲线，无旋转或侧弯（图 11-23）。检查者应注意患者做动作时有无明显的肌紧张或成角（如驼背）。如果患者自然站立时便有明显的脊柱后凸，胸椎的前活动度将很小。McKenzie 主张为消除骨盆和髋部运动的影响，使患者于坐位做前屈动作，向前缓慢屈曲，在弯曲到极限时患者可将双手环扣于颈上施加压力。

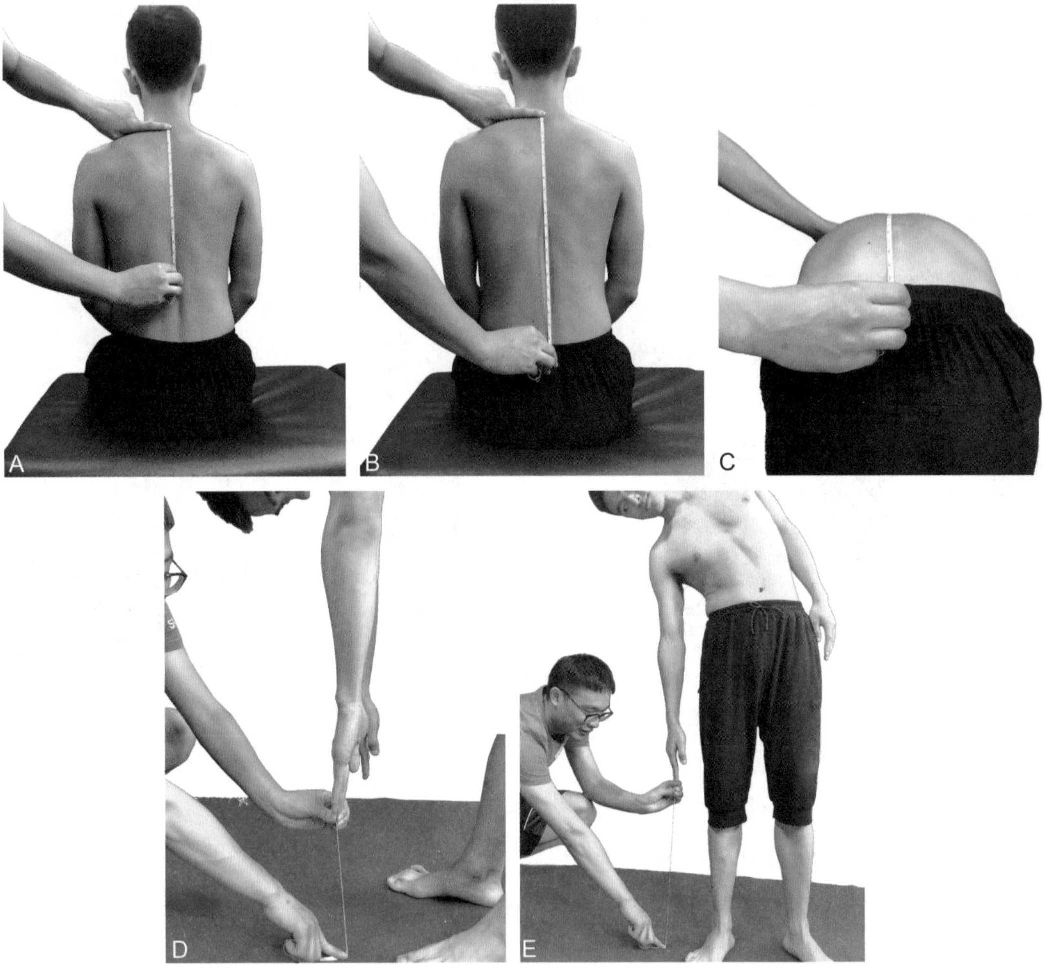

图 11-21　卷尺测量胸椎活动度

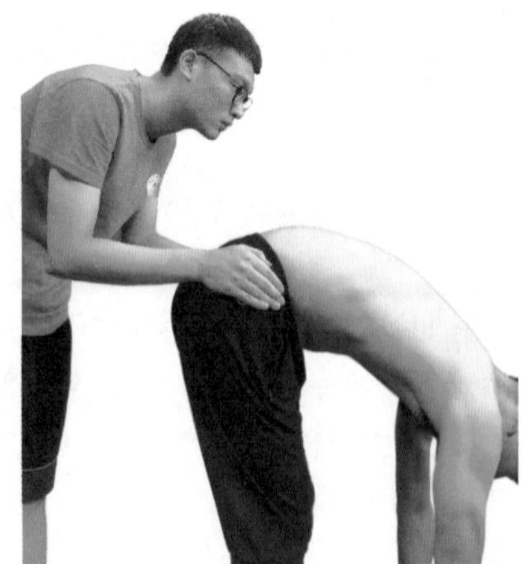

图 11-22　水平位观察其背部是否有脊柱弯曲

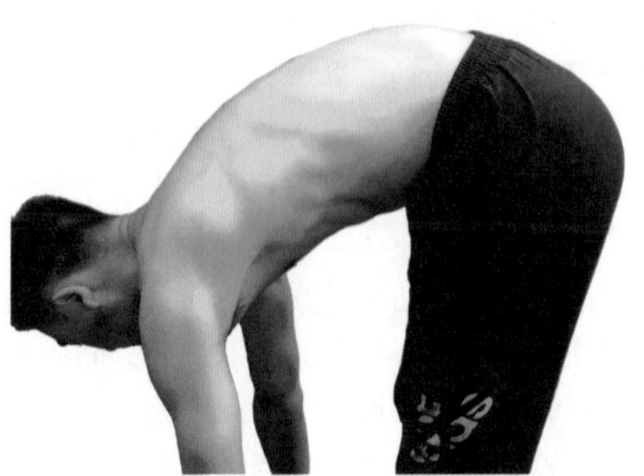

图 11-23　患者前屈时观察有无脊柱后凸

若用手加压时出现症状，应使患者松开双手，略伸颈部。

2. *后伸* 正常胸椎后伸（向后弯曲）的活动度为 25°～45°。因为该动作牵涉全部 12 节胸椎，故每一节椎体的活动度难以单独测量。与屈曲时相同，可用卷尺测量 C_7 棘突与 T_{12} 棘突间距离的变化，中立位与后伸位时相差 2.5cm 属正常。McKenzie 主张在坐位或俯卧位（斯芬克斯位）做该动作时患者可双手扶腰，保持稳定。

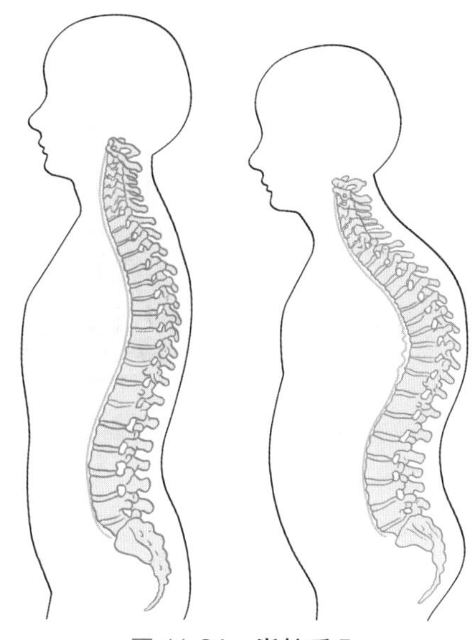

图 11-24 **脊柱后凸**

当患者做后伸动作时，胸椎曲线应向后形成平滑弯曲或至少成一直线，且无旋转或侧弯。Lee 主张做该动作时应嘱患者尽量将手臂向后弯曲以助后伸。检查者应注意患者做动作时有无明显的肌紧张或成角。若患者有脊柱后凸（图 11-24），后伸时后凸曲线仍存在，即不论患者于立位或俯卧位，做此动作时胸椎始终是弯曲的。

若在俯卧位检查后伸情况，大部分胸椎后凸将消失。McKenzie 主张在俯卧位后伸时应将双臂伸直撑于床面上，使脊椎向下塌陷（图 11-25）。

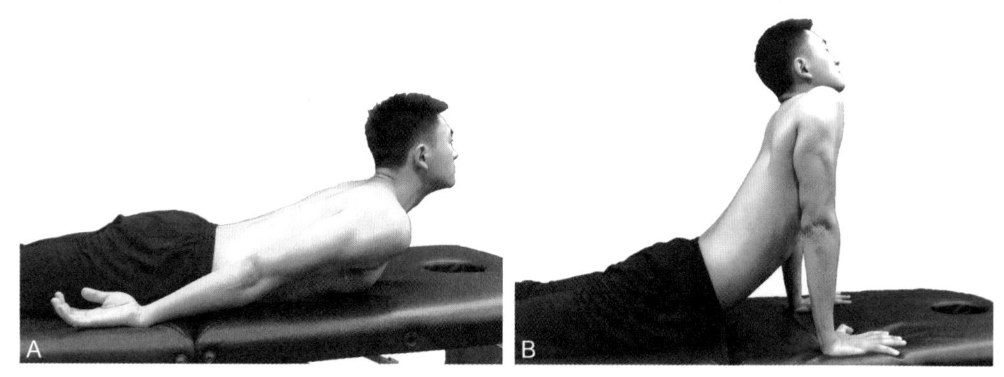

图 11-25 **俯卧位胸椎后伸**

A. 俯卧位后伸；B. McKenzie 俯卧位后伸

3. *侧屈* 胸椎向左、右侧屈的活动度为 20°～40°。令患者勿前屈或后伸，尽量伸手触摸同侧下肢。检查者则可估计侧屈的角度，用卷尺测量指尖与地面间的距离，与对侧比较。正常情况下两侧应对等。检查者应注意此动作同时检查了胸椎和腰椎的活动度。当患者向侧方屈曲时，脊柱也应成一平滑的连续曲线。检查者应注意有无肌紧张和异常成角，这可能提示脊柱某一节段活动度减小或过大。如果侧屈时同侧椎旁肌肉有明显的紧张或挛缩，则可考虑有强直性脊柱炎或可致肌肉痉挛的疾病。

4. *肋椎伸展* 肋椎关节活动度检查多采用测量胸廓活动度的方法（图 11-26）。检查者平第 4 肋间用卷尺环绕患者胸部，嘱患者用力呼气，测量其胸围；再嘱患者用力吸气，屏住呼吸后再次测量。两次结果相差应在 3～7.5cm。

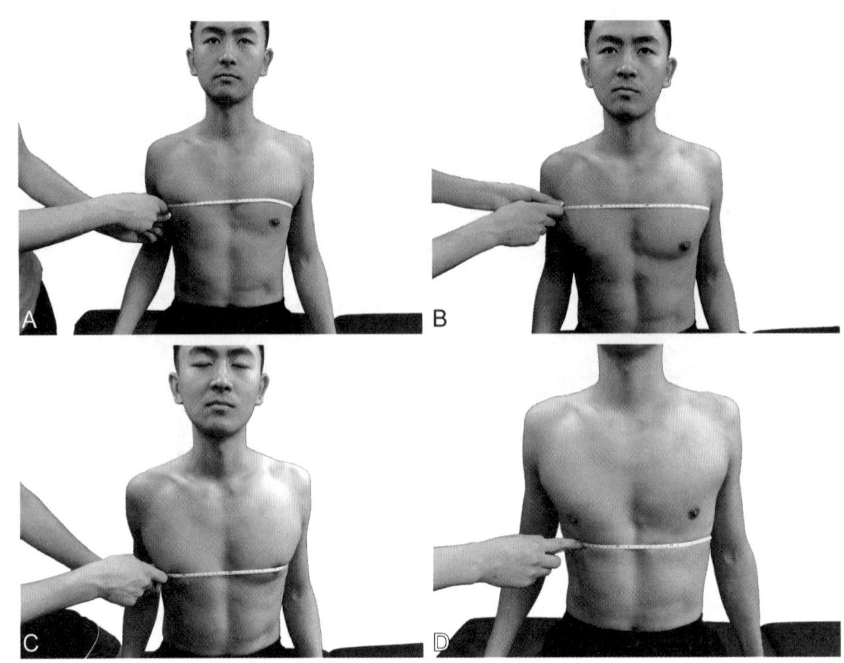

图 11-26 **测量胸部扩张活动度**

A. 第 4 肋间；B. 腋窝；C. 乳头连线；D. 第 10 肋

另一种方法是在 3 个不同的水平进行测量：①腋窝下，测顶部活动度；②乳头平面或剑突连接处，测中部活动度；③ T_{10} 椎体平面，测底部活动度。测量同样在深呼气和深吸气后进行。检查者注意使用该法时应确保测量的部位须前后一致。

完成胸部扩张活动度的检查后，最好让患者深呼吸和咳嗽，观察是否引起或改变疼痛。如果有此现象，则应怀疑有呼吸系统相关疾病或可增加脊髓鞘内压力的疾病。Evjenth 和 Gloeck 提出一种可以区分胸椎疼痛和肋骨疼痛的运动检查法。如果患者在屈曲时感到疼痛，则在直立位时令其深吸气后屏住呼吸，再做屈曲动作直至感到疼痛，此时停止屈曲并呼气。如果呼气后能够继续完成屈曲动作，说明问题更可能存在于肋骨而非胸椎。该法同样适用于后伸动作。

5. 肋骨活动度　嘱患者仰卧，检查者将双手平放于患者上胸部，可以感觉到肋骨的前后运动（图 11-27）。当患者吸气和呼气时，检查者应比较两侧的活动度是否对称。注意是否有运动受限或异常。如果在吸气时某一肋不随其他肋骨运动，则为塌陷肋；若在呼气时不随其他肋骨运动，则为隆起肋。应注意某一肋的运动受限会影响其邻近肋骨。塌陷肋通常是运动受限最严重的肋骨，影响也最大。之后检查者将手移开，再以同样方法观察中部和下部肋骨。

为测量肋骨侧方活动度，检查者将双手置于患者两侧胸部，与患者身体中线成 45°。从腋窝平面开始，沿肋骨侧面逐渐向下，感受吸气和呼气时肋骨活动度的变化，注意有无活动受限。

肋骨疾病可分为结构性、扭转性及呼吸性。结构性肋骨异常主要由关节半脱位或脱位引起。脊椎活动度过小或过大引起胸椎疾病，导致扭转性肋骨异常。呼吸型肋骨疾病是由

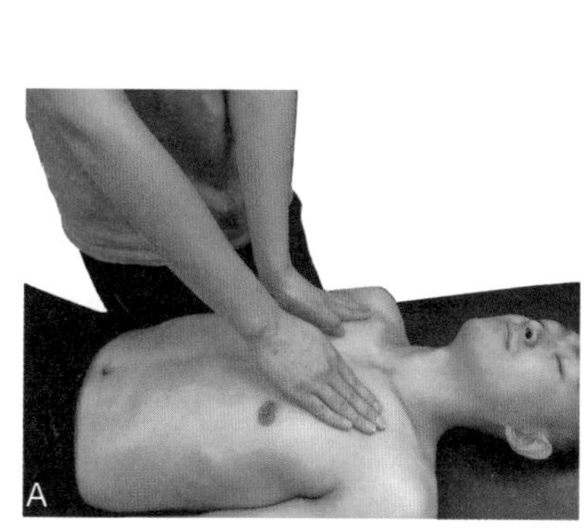
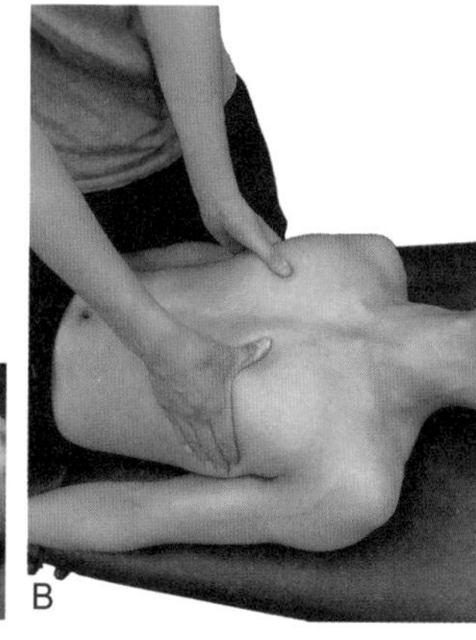
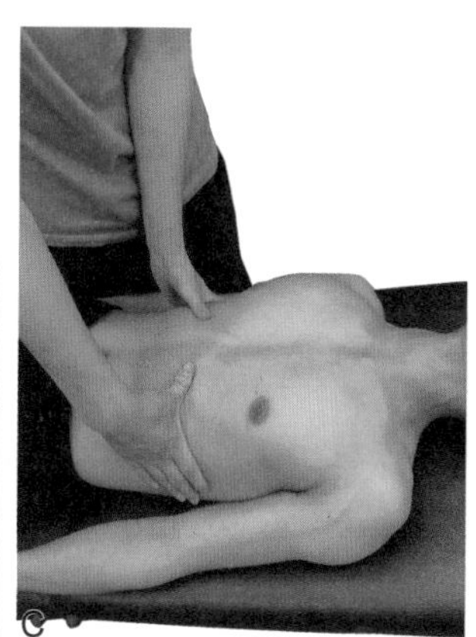

图 11-27　**测量肋骨活动度**

A. 上部肋骨；B. 中部肋骨；C. 下部肋骨

肋间活动度过小如肋间狭窄或肋横突、肋椎关节活动度减小引起的。

检查肋骨与相应胸椎的活动时，患者取坐位，检查者用一手拇指按压横突，另一手拇指置于肋骨突起旁。令患者俯首向前（检查上位胸椎），胸部前屈（检查下位胸椎），感受肋骨的活动（图 11-28）。正常情况下，肋骨旋前，肋骨结节与横突在脊柱前屈运动中位于同一平面。如果肋骨活动度过大，则肋骨较横突为高；如果肋骨活动度过小，则肋骨先于胸椎活动停止。后伸位时也可进行此法检查，但是后伸位检查时，肋骨旋后。

（二）被动运动

由于胸椎被动运动无法进行整体检查，因此只能测量每对椎体的运动。患者取坐位，检查者将一手置于患者额上或头顶（图 11-29），另一手触诊低位颈椎和上位胸椎（C_5 ～ T_3）的棘突及其间隙，当患者将头前屈（棘突分散）或后伸（棘突靠拢）时感受棘突的运动。嘱患者将头旋转和侧屈，检查旋转（一侧棘突向前运动，另一侧向后运动）和侧屈（一侧棘突靠拢，另一侧分散）运动。检查者将中指置于待检椎体的棘突上，示指和环指置于其两侧椎体的棘突上，感受其运动、运动的性质、与邻近椎体相比是否活动度减小或过大。

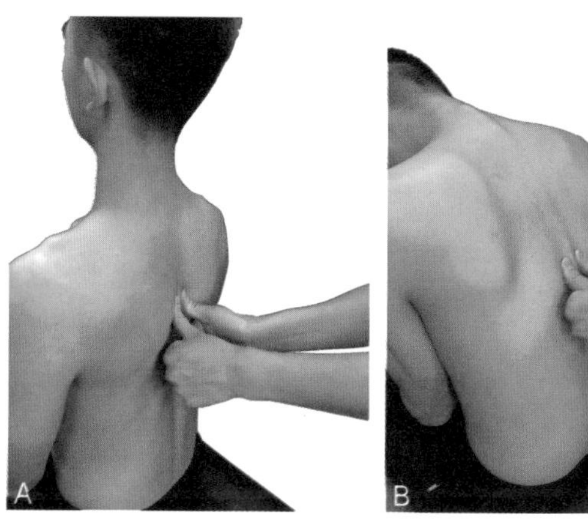

图 11-28　**检查肋骨相对于相应胸椎的活动**

注意一手拇指置于椎体横突，另一手拇指置于肋骨上。A. 上部肋骨；B. 下部肋骨活动度减小或过大提示可能有疾病。

如果在触诊时有一棘突偏离中线，检查者可触诊两侧横突，并比较其上、下椎骨棘突的位置，确定该椎体是旋转位还是侧屈位。如 T_5 棘突因旋转而偏向右侧，则其左侧横突将向后转向体表，而其右侧横突则向深部转动。如果棘突发生异常旋转，则两侧横突及肋骨也会发生相应的变化。脊柱被动或主动运动时触诊横突，比较两侧或上、下的差异有助于判断是否有异常运动。如果棘突连线在静止时是正常的，但运动中出现异常；或开始是异常的，但运动中变为正常，提示可能是功能性的异常，而非结构性的。一般来说，结构性的异常在各种动作中均表现为外观不对称。

检查 T_3 ～ T_{11} 椎体的运动时，患者取坐位，双手交叉于颈后，双肘向前；检查者一侧前臂及手环绕于患者肘上，一手如前所述触摸患者棘突及其间隙，然后检查者将患者的肘部抬起或压下，从而使脊柱屈曲或后伸时感受 T_3 ～ T_{11} 椎体的运动（图 11-29B）。

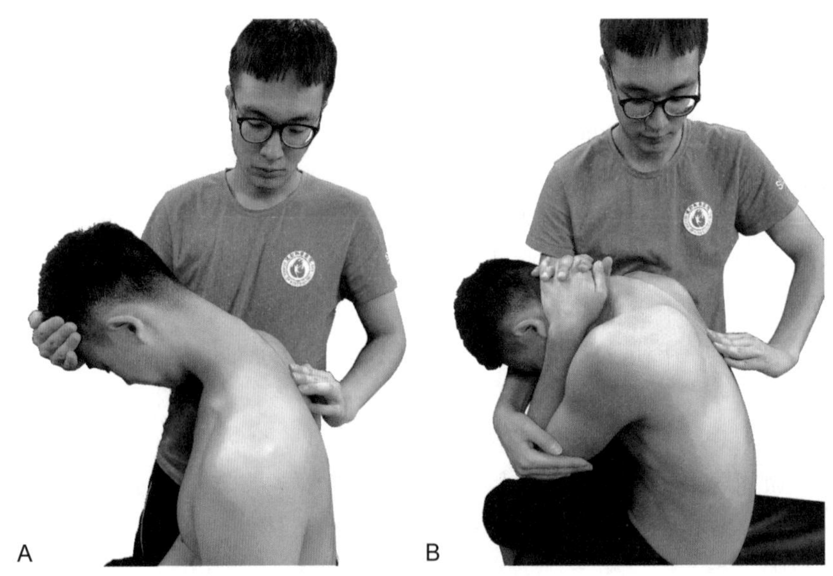

图 11-29　**胸椎被动运动**

A. 上位胸椎；B. 中下位胸椎

同法检查脊柱的侧屈和侧旋。患者双手抱头坐好，检查者将拇指置于棘突一侧，示指和（或）中指置于另一侧，触诊棘突间隙。侧屈时，使患者先向右侧屈曲，然后再向左侧屈曲，触诊对比两侧及邻近节段活动的幅度和性质（图 11-30A）。检查侧旋时，向左、向右转动患者的肩部，比较每一椎体及邻近节段活动的幅度和性质（图 11-30B）。

（三）等长抗阻运动

躯干等长抗阻运动检查于患者坐位进行，检查者站立于患者侧方，将一条腿置于患者臀后部，双臂环抱患者的胸背部（图 11-31），嘱患者极力保持稳定，然后逐渐用力将其移动，注意是否有力量变化和疼痛出现。

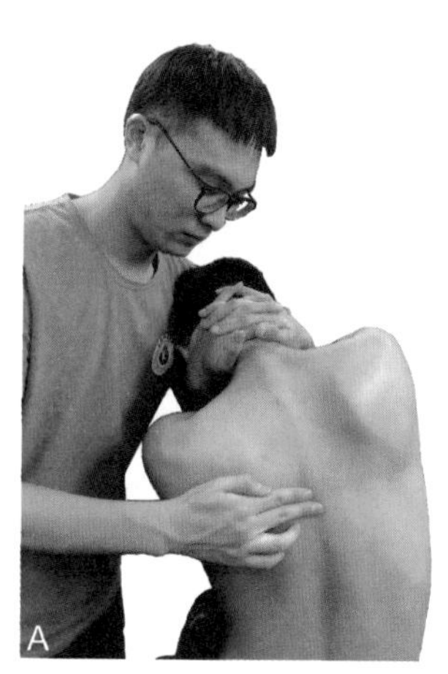
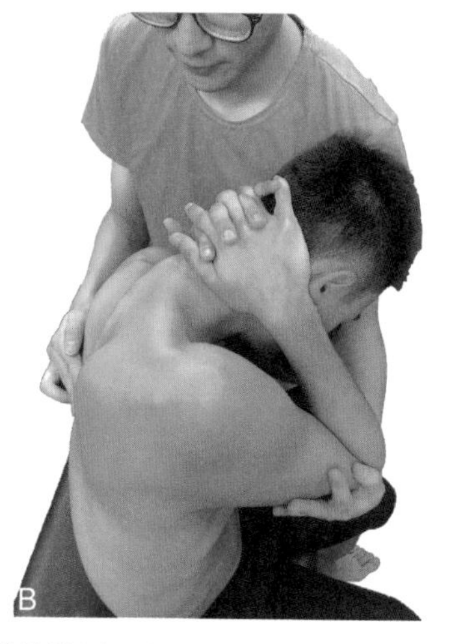

图 11-30　**检查脊柱的侧屈和侧旋**

A. 胸椎的被动侧屈；B. 胸椎的被动旋转

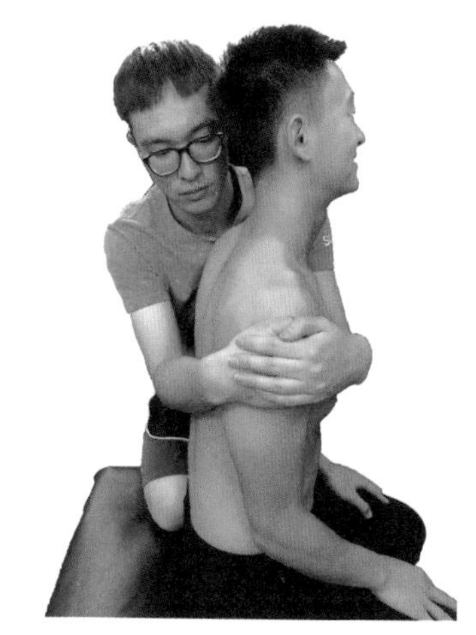

图 11-31　**等长抗阻试验的体位**

第三节　关节松动术

一、后前向中央椎体松动

[患者起始体位]　俯卧位。松动上段胸椎（$T_1 \sim T_5$）时，前额平放于双手背面；松动中、下段胸椎（$T_5 \sim T_9$，$T_{10} \sim T_{12}$）时，头转向一侧，上肢放于体侧，使需要松动的胸椎节段放松。如果患者胸椎伸展位有疼痛，可在胸下垫一枕头。

[治疗师体位]　松动上段胸椎时，站在患者头端；松动中、下段胸椎时，站在患者体侧。①上胸段（$T_1 \sim T_5$ 椎体）棘突较大，治疗师双手拇指可指尖相对或前后并排放于棘突上，其余手指自然分开放在胸壁上稳定拇指；②中胸段（$T_5 \sim T_9$ 椎体），治疗师双手拇指可指尖相对放于棘突上，其余手指自然分开放在胸壁上以稳定拇指（图 11-32）；③下胸段（$T_9 \sim T_{12}$ 椎体），治疗师注意肩膀需位于下胸椎平面的垂直上方，双手拇指指尖相对放于棘突上或将第 5 掌骨的前内侧部分放于棘突上，避免豆状骨按压棘突导致患者不适。

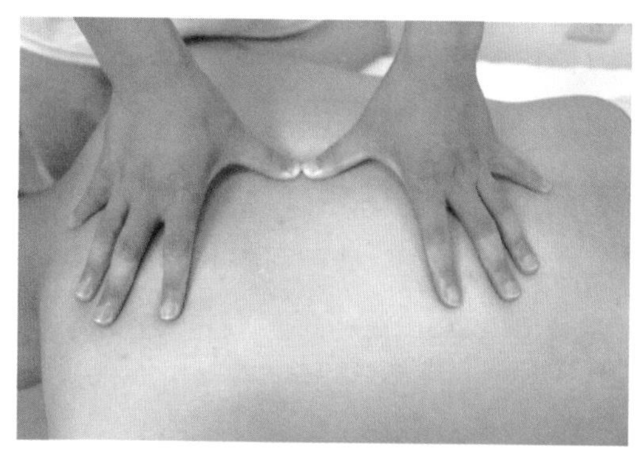

图 11-32　**后前向中央椎体松动**

[操作方法]　拇指指腹放在棘突上，拇指指间关节过伸及掌指关节微屈。治疗师身体前倾，肘关节微屈。作用于患者椎体上的压力来自于治疗师自身的重力而不是仅用拇指的挤压，使患者胸椎在垂直体表的方向上产生节律性振动。

[作用]　增加胸椎屈伸活动度，缓解疼痛。

二、椎体旋转后前向松动

（一）单个椎体

[患者起始体位] 侧卧位。

[治疗师体位] 治疗师站在患者旁边(以右侧为例),把右手放在患者椎体和左肩胛骨，将压力通过靠近豌豆骨的小鱼际隆起转移（图 11-33）。

[操作方法] 第一步是将靠近椎体的手掌尺侧缘放在患者后背上，与后正中线平行，右手稍微向关节尾端移动，左手向关节末端稍微移动。最初，治疗师前臂朝着患者后背，与椎体成向右角度，豆状骨平行放在椎体肌肉和椎体之间。第二步涉及软组织的松弛。这是通过应用后前向和旋转压力来实现；旋转压力通过改变前臂方向来实现，一个摇摆扭曲的方式，方向为从身体尾部（右臂）至近头部（左臂）。该技术包括 3 个方向的振动运动：后前向、头尾向、侧向。运动使用豌豆骨作为主要连接点来传递压力，在广泛区域使用手掌基底部和手掌小鱼际更加舒服。该技术通过节律性操作，随着患者呼吸节律，增加和减少后前向压力。

[作用] 增加关节活动度。

（二）多个椎体

[患者起始体位] 俯卧位。

[治疗师体位] 治疗师站在患者右边，在移动椎体的节段处，把手放患者背部，拇指指腹连接椎体右侧，其余手指分散在患者肋骨上（图 11-34）。

[操作方法] 左手拇指在连接点，指腹尽可能多连接椎体。为了防止拇指在椎体上打滑，示指掌指关节掌侧表面必须牢牢地按压在指间关节上面。并且向下按压在椎体和脊旁肌之间的沟里，以便于拇指指腹按压，使椎体侧面在右手边上。双手的手指分散在胸壁以稳定拇指，手腕需要轻微伸直让压力通过拇指水平面转移。右手拇指作为增加力量，指腹放在左拇指的指尖（图 11-34）。

[作用] 增加关节活动度。

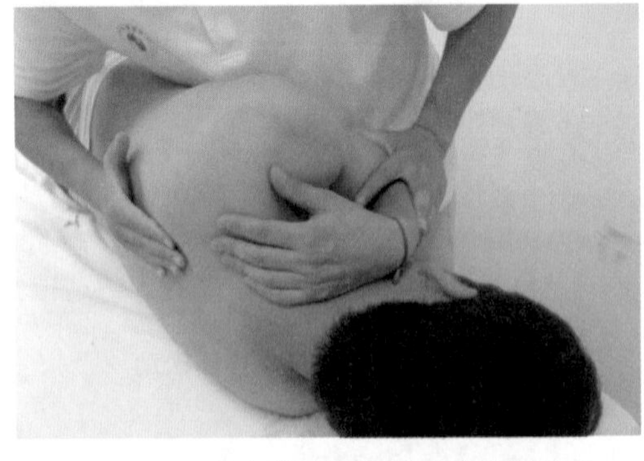

图 11-33 **单个椎体旋转后向前椎体松动**

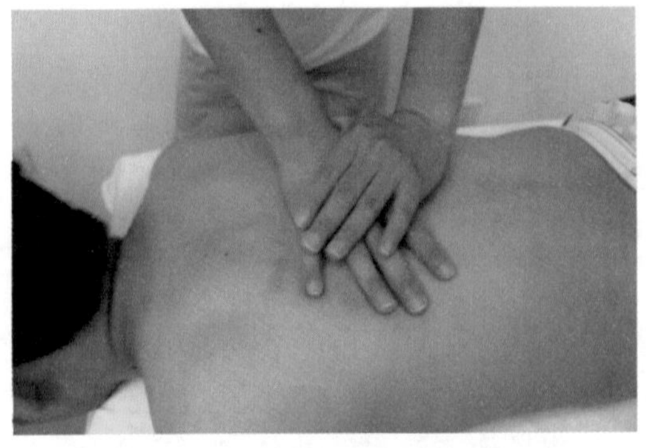

图 11-34 **多个椎体旋转后向前椎体松动**

三、后前向单侧椎体松动

[患者起始体位] 患者俯卧，手放于体侧。

[治疗师体位] 治疗师站在患者右侧，将手放在患者背部，以便于拇指指腹相对并横跨横突。

[操作方法] 左手手指分散在胸壁，对着患者头，右手手指朝着足和拇指对抗。小压力作用于拇指指腹进入邻近椎体的肌肉组织，直到达到横突。拇指的掌指关节需轻微屈曲，指间关节必须过伸，使得拇指指腹更舒服地传递压力。取一个更好角度的压力是必需的，拇指甲应在一起，以便于拇指尖变成很小、但舒服的连接点。在这样的位置下，拇指的掌指关节产生和拇指尖更紧密的直接联系。治疗师的肩膀和手臂（轻微屈肘）和压力方向一致，与身体平面成向右角度（图 11-35）。

[作用] 增加关节活动度。

四、后前向单侧肋椎松动

[患者起始体位] 俯卧位。

[治疗师位置] 治疗师站在患者一侧。

[操作方法] 双手交叠，通过掌根将力量传递至肋骨，对比一个肋角产生的运动角度和肋角上下产生的运动角度。如果有疼痛，对比有问题肋骨产生的疼痛和肋骨上下产生的疼痛。和对侧对比运动范围和疼痛（图 11-36）。

[作用] 增加关节活动度。

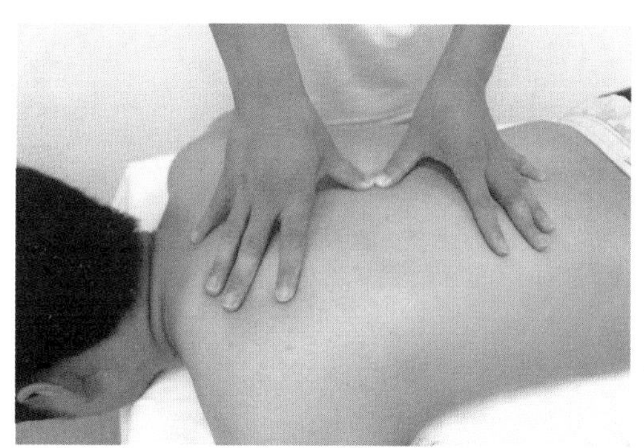

图 11-35 后前向单侧椎体松动

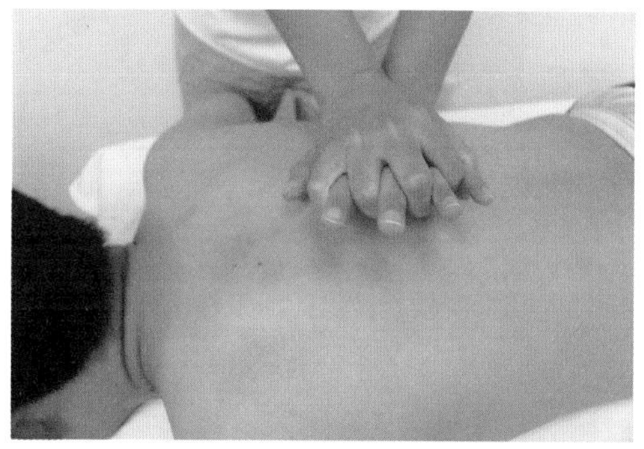

图 11-36 使用手的单侧肋椎后前向松动

五、胸椎旋转（$T_2 \sim T_{12}$）（以右侧为例）

[患者初始体位] 患者仰卧，两手于胸前交叉后放在对侧肩膀（图 11-37）。

[治疗师体位] 治疗师站在患者左侧，右手抓住患者右肩，左手抓住患者右髂嵴（图 11-38）。

[操作方法] 患者躯干朝着治疗师旋转以便于右肩露出床，并暴露出胸椎。左手放在用于屈拇指间关节在胸椎旋转横突上，把手指放在胸

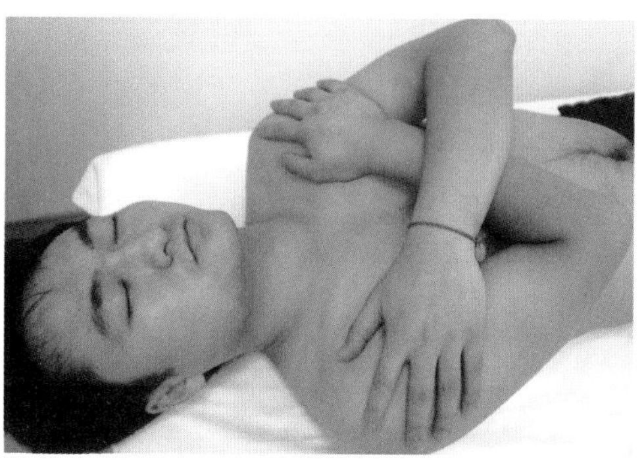

图 11-37 胸椎旋转手法时的患者体位

椎上。连接手放在允许拇指在指间关节上屈曲的位置，内收并轻微放在掌指间关节以便于与手掌、近节指骨和示指线一致（图 11-39）。左手示指放在被旋转的椎体上（图 11-40）。患者躯干向左转超过左手，治疗师斜靠在患者身上以便于患者屈前臂在治疗师胸上。治疗师躯干向左手边滚动（图 11-41）。

[作用]　改善活动受限，增加胸椎旋转角度。

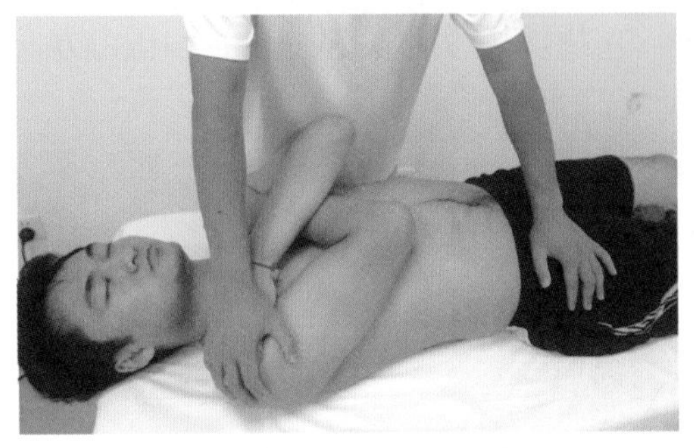

图 11-38　**胸椎旋转手法时治疗师体位**

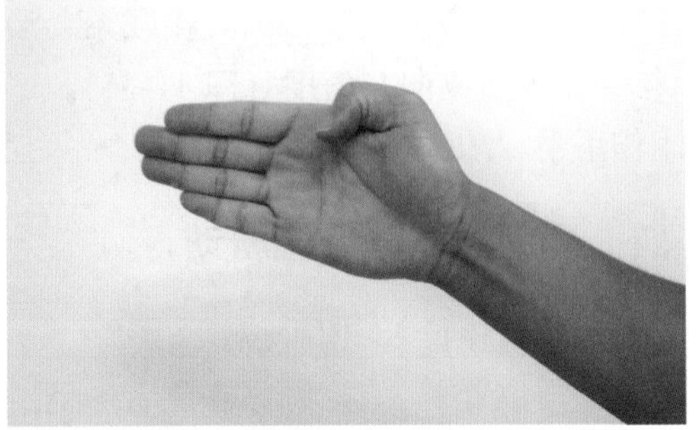

图 11-39　**胸椎旋转手法时治疗师手势**

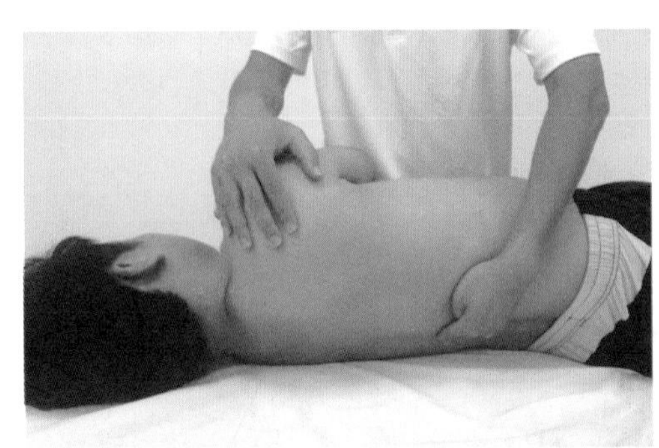

图 11-40　**胸椎旋转治疗师手在胸椎的位置**

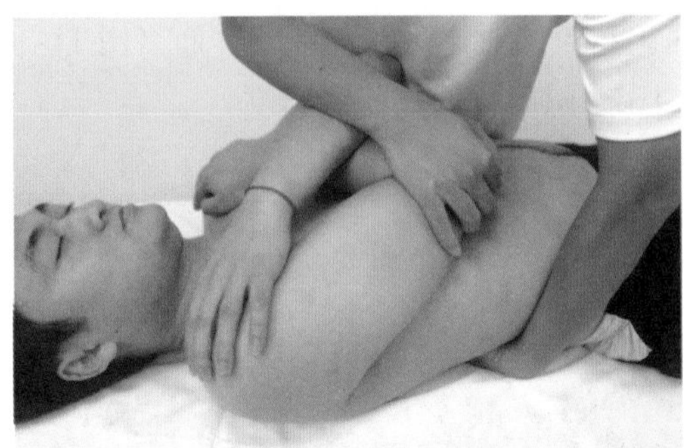

图 11-41　**胸椎旋转松动**

六、胸椎牵引

（一）上胸椎

[患者起始体位]　患者头下垫一个或两个枕头，屈曲颈部，直到被治疗的椎间关节发生微小屈曲（位于成角的交点）。

[操作方法]　将牵引带佩戴于患者骨盆，并固定好牵引带以稳定患者脊柱远端。调节颈椎牵引带的固定点，使颈椎的被牵引方向与水平面约成 45°（图 11-42）。实际角度与上胸椎脊柱后凸的情况有关，目的是让胸椎间关节可产生纵向分离活动。为了在牵引期间减轻患者腰部的压力，髋关节、膝关节可屈曲。

[作用]　缓解疼痛。

（二）下胸段

[患者起始体位]　仰卧位牵引更有效，也可以俯卧。

[操作方法]　胸带用于固定被治疗节段椎体上胸廓，和固定点相连接。之后应用骨盆带，连接固定点。拉的方向和躯干长轴在一条线上，可用枕头调节椎体位置以便放松躯干

（图 11-43）。

［作用］ 缓解疼痛。

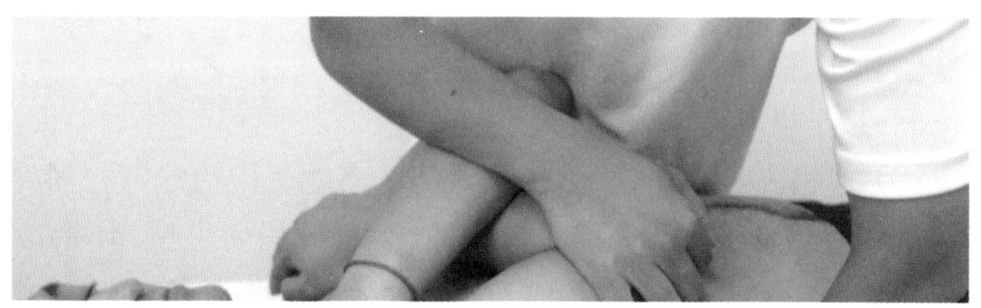

图 11-42 **上胸段胸椎牵引**

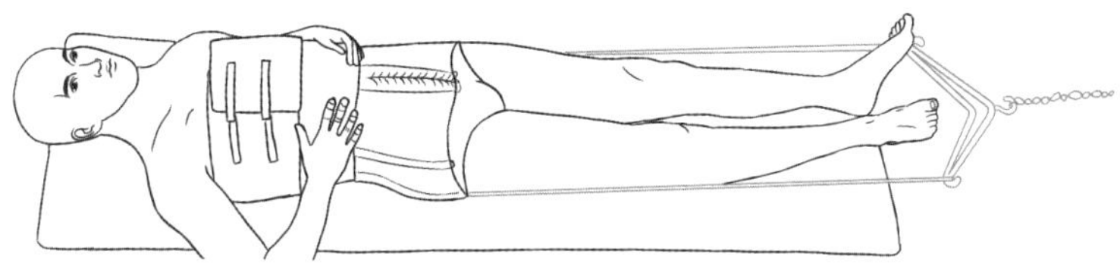

图 11-43 **下胸段胸椎牵引**

七、椎体间关节松动（C_3 ～ T_3）（侧屈摆动）

［患者起始体位］ 坐在中等高度的治疗床上。

［治疗师体位］ 站于患者后方。

［操作方法］ 治疗师把左足放在治疗床上并靠近患者左臂，患者左上肢放于治疗师左腿上，要求患者放松背部（图 11-44A）。治疗师右手拇指抵住椎间关节的下位椎体棘突右侧，拇指沿冠状面施加水平方向的力（图 11-44B），其余四指放于右锁骨上方，以增加拇指的稳定性。另一手将患者头部右屈直到拇指感受到紧张度。颈椎侧屈紧张度，在小振幅运动下将颈部从中立位旋转（面朝上）至受限角度。

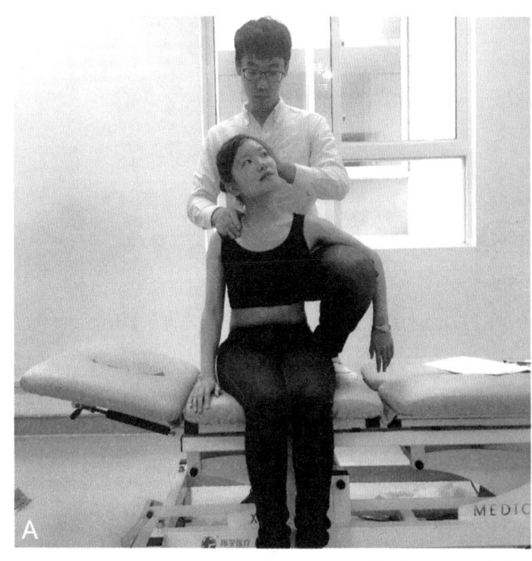

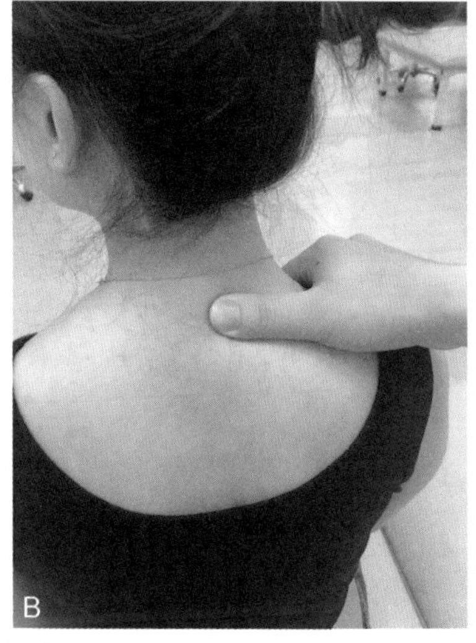

图 11-44 **侧屈摆动**

A. 椎体间关节松动 C_3 ～ T_3 椎体；B. 椎体间关节松动 C_3 ～ T_3 椎体

［作用］ 增加胸椎侧屈时的活动范围。

八、椎体间关节松动（$T_3 \sim T_{10}$）（后向前）

［患者起始体位］ 去枕仰卧位，双手抱于颈后。

［治疗师体位］ 站于患者右侧。

［操作方法］ 治疗师左手抓握住患者左肩，将患者躯干向治疗师一侧旋转。治疗师俯身靠近患者，另一手触诊定位椎间关节的下位椎体，治疗师屈曲中指、环指、小指作拳头状，拇指和示指伸直（图 11-45A）。拳头状手放在脊椎下，将棘突抓握于中指远节和第 1 掌骨掌面之间，治疗师用胸前区和左手将患者背部压向床面（图 11-45B）。

［作用］ 增加胸椎侧屈时的活动范围。

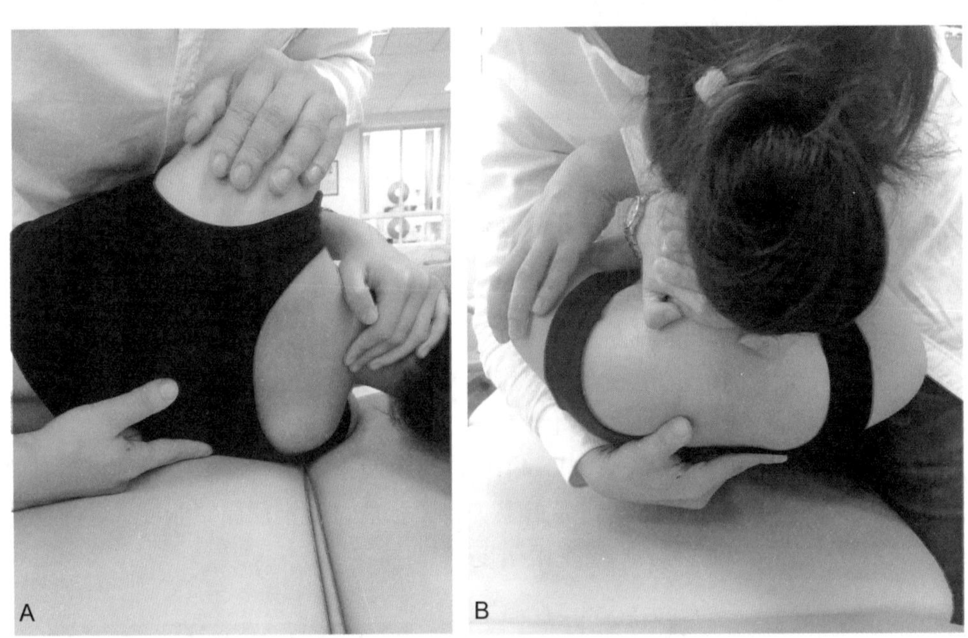

图 11-45 **后前向松动**

A. 椎体间关节松动 $T_3 \sim T_{10}$ 椎体；B. 椎体间关节松动 $T_3 \sim T_{10}$ 椎体

第四节 循证实践

2013 年，美国的 Aiken 及其同事在 *The Journal of Manual & Manipulative Therapy* 上报道胸椎关节松动术对于改善慢性胸椎疼痛患者的病例报告：患者 51 岁，胸椎疼痛 9 个月，治疗前疼痛数字模拟评分为 8 分，主动关节活动度胸椎受限 25%，接受 4 个月的脊柱关节松动术后，患者的疼痛数字模拟评分为 0 分，主动关节活动度胸椎达到正常。学者 McGregor 于 2014 年在 *The Journal of Manual & Manipulative Therapy* 上报道胸椎关节松动技术对机械性颈痛的临床试验，结果发现胸椎关节松动术可以减轻疼痛，提高颈椎的伸展和两侧的旋转活动范围。韩国学者 Sung 将 36 例腰痛患者随机分为 3 组，1 组接受关节松动术，1 组接受手法治疗，1 组接受常规运动疗法，每周干预 3 次，干预 6 周。结果发现关节松动术组和手法治疗组在改善疼痛、提高功能和关节活动范围方面都显著优于对照组。

国内李海峰在《中国康复》上报道关节松动术治疗胸椎后关节紊乱的疗效观察：将 56 例胸椎后关节紊乱患者随机分为对照组和关节松动术组，对照组以接受传统推拿整复治疗为主，关节松动术组以接受关节松动术治疗为主，干预 1 周，结果关节松动术组治疗效果及治疗时间均优于对照组。该研究者认为关节松动术在治疗胸椎后关节紊乱具有疗程短、疗效快的特点，值得临床推广。国内崔华将 66 例胸椎后关节紊乱患者分为对照组和关节松动术组，对照组接受常规传统推拿手法松解，关节松动术组接受关节松动术，干预 1 周。结果发现关节松动术组的治疗效果显著优于对照组。研究者认为关节松动可以促进关节液的流动，增加关节软骨和软骨盘无血管区的营养，缓解疼痛；同时防止因活动减少引起的关节退变。慢性期关节松动术，特别是Ⅲ、Ⅳ级手法，可以直接牵拉关节周围软组织，保持或增加其伸展性，改善关节活动范围，从而循序渐进地调整胸椎脊柱的失衡和紊乱。

（万　里　卞　荣　郑依莉）

主要参考文献

[1] Neumann DA. Kinesiology of the Musculoskeletal System-Foundations for Rehabilitation. 2nd ed. Elsevier Health Sciences, 2009.

[2] Watkins R 4th, Watkins R 3rd, Williams L, et al. Stability provided by the sternum and rib cage in the thoracic spine. Spine, 2005, 30:1283-1286.

[3] Masharawi Y, Rothschild B, Dar G, et al. Facet orientation in the thoracolumbarspine：threedimensional anatomic and biomechanicalanalysis. Spine, 2004, 29:1755-1763.

[4] Sizer PS Jr, Brismee JM, Cook C. Coupling behavior of the thoracicspine:a systematic review of the literature. J Manipulative Physiol Ther, 2007, 30:390-399.

[5] Standring S. Gray’s anatomy：the anatomical basis of clinical practice. 40th ed. St Louis: Elsevier, 2009.

[6] Magee DJ. Orthopedic Physical Assessment. 6th ed. Elsevier Health Sciences, 2014.

[7] Aiken DL, Vaughn D. The use of functional and traditional mobilization interventions in a patient with chronic thoracic pain：a case report. J Man Manip Ther, 2013, 21(3):134-141.

[8] McGregor C, Boyles R, Murahashi L, et al. The immediate effects of thoracic transverse mobilization in patients with the primary complaint of mechanical neck pain：a pilot study. J Man Manip Ther, 2014, 22(4):191-198.

[9] Sung YB, Lee JH, Park YH. Effects of thoracic mobilization and manipulation on function and mental state in chronic lower back pain. J Phys Ther Sci, 2014, 26(11):1711-1714.

[10] 李海峰，王俊华，王刚，等 . 关节松动术治疗胸椎后关节紊乱的疗效观察 . 中国康复 , 2003, 18(3):178.

[11] 崔华 . 关节松动术治疗胸椎后关节紊乱的临床效果 . 按摩与康复医学 , 2007, 23(8):14-15.

第12章

腰　椎

第一节　功能解剖

腰椎是由 5 节腰椎通过椎间盘、后关节突关节及前纵韧带、后纵韧带、黄韧带等韧带连接而成的骨关节结构 (图 12-1)，承担着将上半身重量传导到骨盆和下肢的功能。腰

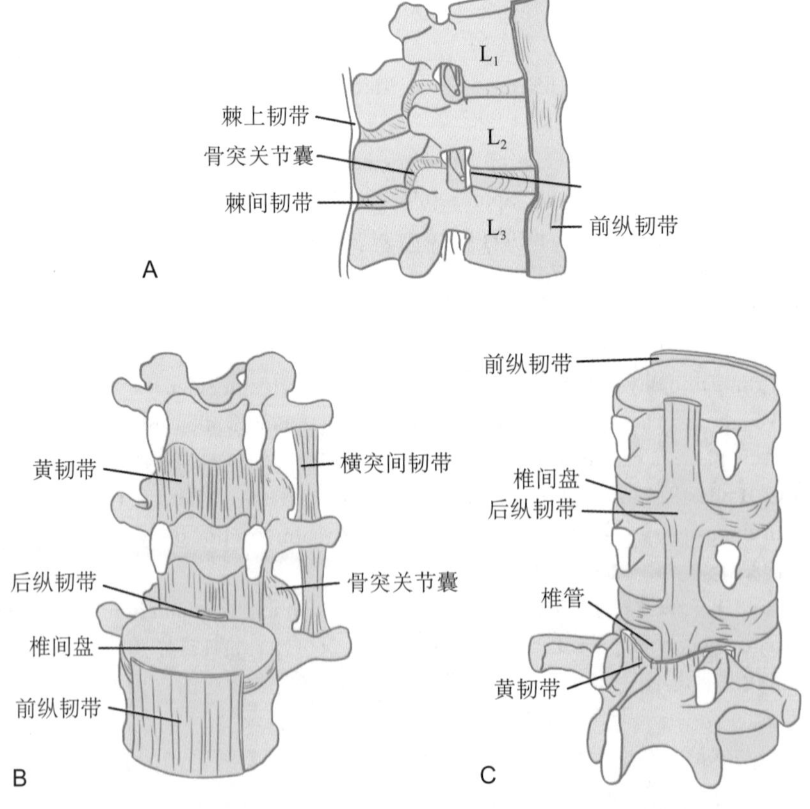

图 12-1　**稳定腰椎的主要韧带，也是稳定脊柱的主要韧带**

A. 前 3 个腰椎（L_1 ～ L_3 椎体）的侧面观；B 和 C. L_1 ～ L_3 椎体的前面观（B）和后面观 (C)，其中第 1 腰椎和第 2 腰椎的椎体和神经根已去除

椎向前弯曲的生理曲度还可以缓冲人体运动过程中所产生的震荡，避免对脊髓和大脑产生损伤。

腰椎间盘是将腰椎连接成一个功能整体的重要解剖结构，主要由周围的纤维环和中央部髓核组成（图 12-2）。正常椎间盘的高度占腰椎高度的 20% ～ 25%，承担和分散、吸收作用于腰椎的负荷。椎间盘的髓核含水量高达 85% ～ 90%，但随着年龄的增长含水量逐渐下降至 65% 左右，从而造成腰椎高度减少，椎间孔孔径变小，腰椎关节周围韧带松弛，关节稳定性下降。椎间盘所承受的压力除与个人体重相关之外，还与人体的姿势和活动相关。如果将人体处于站立位时的椎间盘压力设定为正常，行走时椎间盘压力将增加 15% 左右，笑时将增加 40% ～ 50%，而前屈将增加到 150%（图 12-3）。

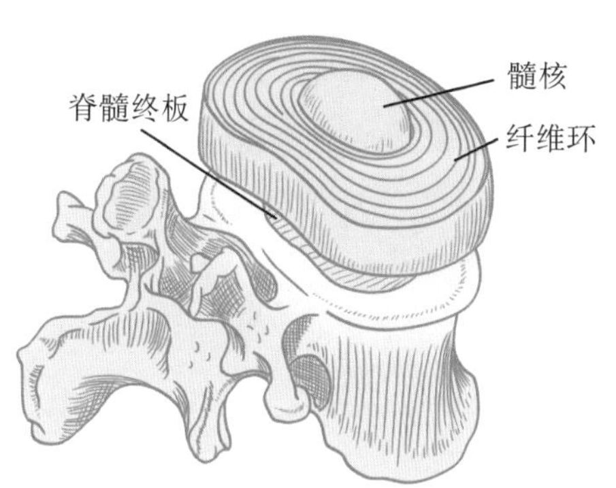

图 12-2 **椎间盘显示从下方的脊椎终板升起**

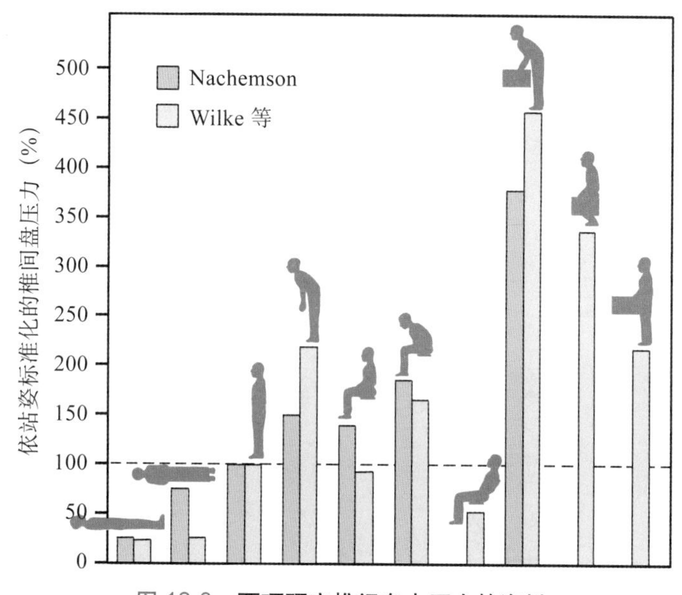

图 12-3 **两项研究椎间盘内压力的资料**

在进行常见的姿势及活动时，测量一位 70kg 的受测者体内腰椎髓核的压力。压力均以站立位的值进行标准化

腰椎共有 10 个关节突关节，分别由上一节椎体的一侧下关节突和下一节椎体的上关节突及关节囊共同组成。在腰椎节段，后关节突关节的关节面几乎呈矢状面。正常情况下，腰椎处于中立位时，后关节突关节负担着 20% ～ 25% 的轴向负荷，随着后伸角度的增大，小关节突关节承受的重量逐渐增大。当椎间盘退变或损伤时，后关节突关节承受的负荷可增大至轴向负荷的 70%。后关节突关节面的特点限制了腰椎的旋转活动（图 12-4），同时也影响腰椎的屈（图 12-5）、伸（图 12-6）和侧屈（图 12-7）的角度。

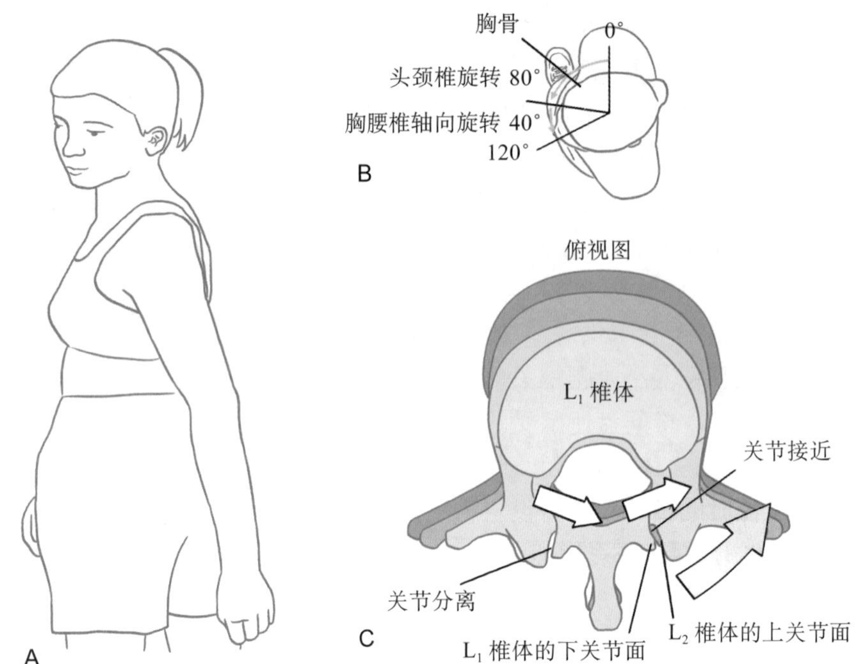

图 12-4　**轴向旋转时，腰椎区域的运动学**

以受试者脸转向右边 120° 来表示。胸、腰椎呈现出约 40° 的轴向旋转，其中腰椎区域产生约 5° 的旋转

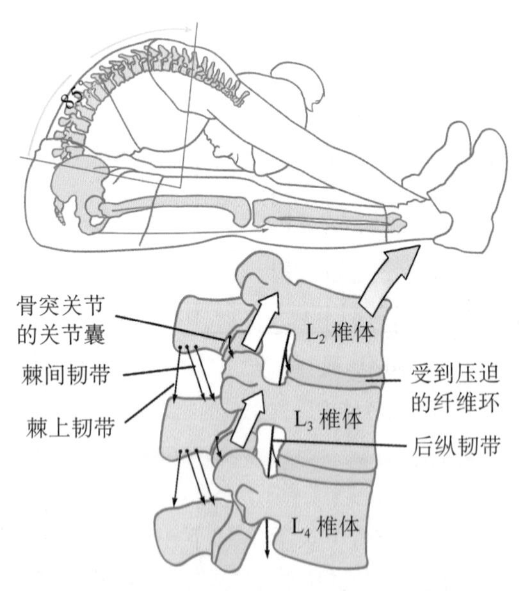

图 12-5　**屈曲时，腰椎区域的运动学**

胸、腰椎屈曲呈现约 85° 的弧形，在这个受试者中，腰椎区域产生 50° 的屈曲

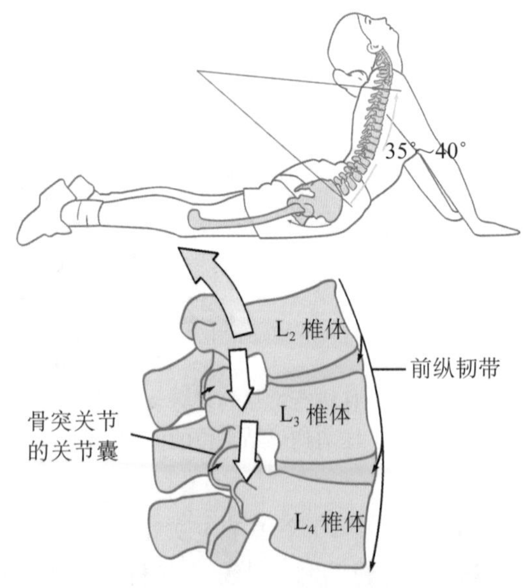

图 12-6　**伸展时，腰椎区域的运动学**

胸、腰椎伸展呈现 35° ～ 40° 的弧形，在这个受试者中，腰椎区域产生约 15° 的伸展

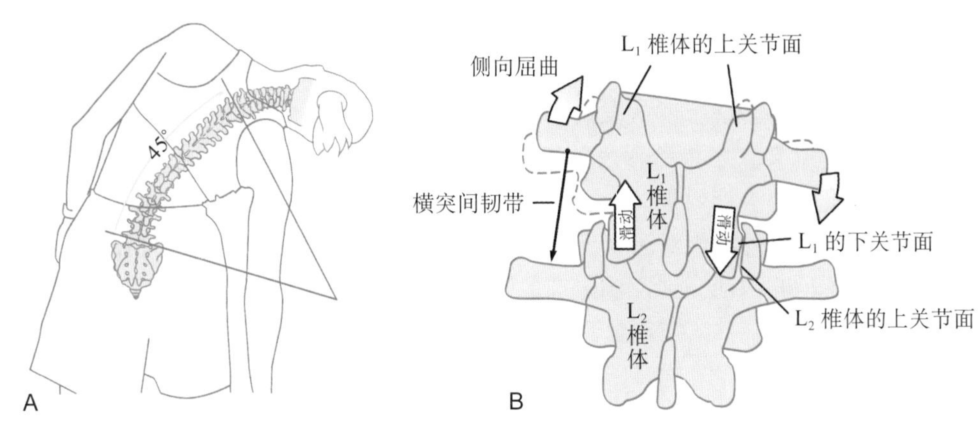

图 12-7　**侧向屈曲时，腰椎区域的运动学**

胸、腰椎侧屈呈现约 45° 的弧度，腰椎区域产生约 20° 的侧屈

第二节　物理检查评估

一、主观资料

（一）病史

大部分腰椎功能障碍病例的主诉都是疼痛，包括后背、臀部、下腹部、腹股沟和腿部。采集患者功能障碍的病史，将为确定病因和损伤机制提供线索。病史的采集往往从以下几个方面进行。

1. *年龄*　不同年龄段，意味着症状和体征的病理机制可能不同。例如，椎间盘病变常见于 20 ～ 50 岁，强直性脊柱炎多发生于年轻人，骨性关节炎和关节强直常发生于 45 岁以上的人群等。

2. *性别*　性别是腰痛的危险因素之一，女性的下腰痛发病率高于男性。对于女性患者，需要了解月经周期情况（是否有痛经、周期是否规律等）和分娩情况（如顺产还是剖宫产）。

3. *损伤机制*　患者功能障碍的损伤机制常与活动相关。如果症状是由搬运重物时产生的，提示可能存在腰椎间盘损伤。因为在搬运重物时，尤其是在腰椎前屈的情况下搬运重物，椎间盘的压力将会显著增大（图 12-3），容易导致纤维环损伤破裂。如果症状是在腰椎发生旋转的过程中产生，则提示后关节突关节很可能存在损伤或关节错位。如果症状发生在久坐的情况下，则需同时考虑腰椎间盘和腰背部肌肉是否存在损伤。

4. *病史长短*　对患者功能障碍演变信息的采集有助于判断病程的进展。根据症状持续的时间，可将其分为 3 个阶段：急性期（4 周之内）、亚急性期（4 ～ 12 周）和慢性期（12 周以上）。通过了解患者从发病到现在的症状持续时间，可以判断其病变处于什么阶段。

5. *症状的演变*　患者的症状演变情况可以提示功能障碍的发生机制及预后。如果患者的症状逐渐加重，可能处于急性期或存在病理性原因；如果患者的症状逐渐减轻，则提示患者的损伤在逐步恢复，预后比较乐观；如果患者的症状时好时坏，则需要多了解患者的日常活动情况，以找出更为可靠的损伤机制和原因；如果患者的症状保持不变，则说明症状和体征来源于炎性反应或是其他病理性改变。

6. 既往治疗史　了解患者从发病到现在的治疗经历，对于诊断、判断预后和制订治疗计划具有重要的意义。如果患者之前做过治疗，则需要了解具体治疗措施、剂量和频次，并且需要了解相应的治疗效果。如果之前的治疗对症状和体征有改善，则提示该治疗可以继续使用；如果之前的治疗对患者无改善作用，则需要考虑之前的治疗措施的剂量和频次是否足够，如果足够的话，则说明之前的治疗对患者的功能障碍没有针对性，否则，同样的治疗措施可以通过调整治疗剂量和频次实现治疗目的。

（二）人体图表

人体图表可用来标记患者的症状相关信息，在此图表上可以标记出各症状的严重程度、分布区域、性质、深度和各症状之间的相互关系。

1. 严重程度　症状的严重程度反映病理性改变的严重程度及对患者功能影响的程度。评估严重程度往往采用视觉模拟量表 (visual analogue scale, VAS) 或 0 ～ 10 分的数字化疼痛量表 (numerical pain rating scale, NPRS)。

2. 分布区域　人体的感觉和运动功能都由相应神经节段来支配，通过了解症状分布区域的信息，可以提示相应节段的中枢神经或外周神经是否存在问题。根据症状的种类，可以参考神经的皮节支配图、神经肌节支配图和神经骨节支配图进行推测假设。例如，中心性疼痛提示病变在躯干或腰椎中央，而外周性疼痛则提示存在放射痛（图 12-8）。有学者认为，只有临床确诊的椎间盘源神经性疼痛才会放射到膝关节以下。这意味着患者可能同时存在着腰背痛和腿痛，但腿痛往往是主要症状。

3. 性质　症状的性质提示潜在的损伤结构及机制。这些症状可能是深层的疼痛、锐痛、灼烧样痛、钝痛、麻木感觉而非感觉的减退，或是针刺样痛。这些患者也会表述肌肉痉挛（这时就有必要进一步了解他是不是经常肌肉痉挛）、温暖或寒冷的感觉。例如，

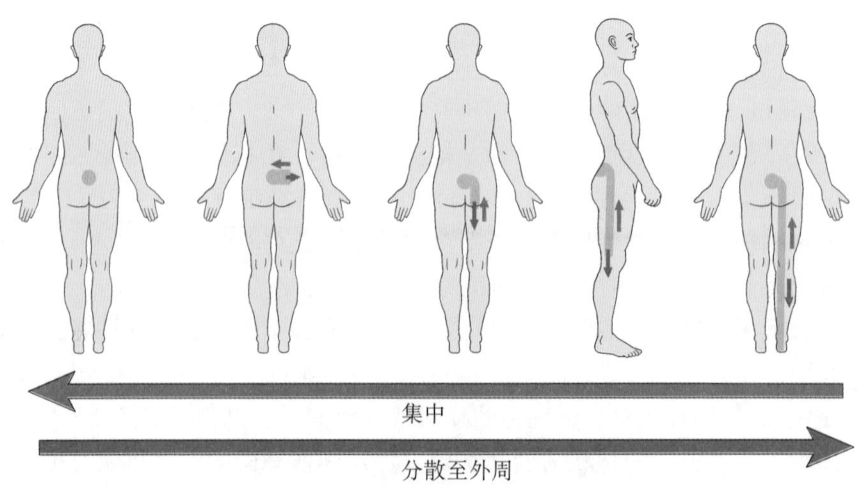

图 12-8　**中心性疼痛与外周性疼痛**

中心性疼痛指远距离放射痛向着腰椎中线；外周性疼痛则朝向相反的方向

局部酸痛意味着局部的肌肉疲劳和力量减退；锐痛则提示可能存在软组织卡压和撕裂损伤；灼烧感则意味着可能存在外周神经损伤或神经根刺激；放射样症状则表明可能存在神经根卡压。

4. 深度　症状的深浅可提示损伤的位置和疼痛的来源。当患者在某一区域有症状时，去判断患者的症状是在该区域的表层还是深层，将有助于判断损伤结构是浅层组织还是深部的骨骼或内脏器官。

5. 其他　另外，也有必要去了解不同部位的疼痛是不是会因为同样的原因增强或减轻，或者不同部位的疼痛是否是独立的，一个部位的疼痛是不是会比另一个更加强烈。

描述病例疼痛位置时需要在人体图表中记录症状的区域和深度、感觉异常和感觉缺失、检查症状相关的所有其他区域这3个内容。在考虑患者的症状位置时，需考虑3个信息：①上腰段甚至胸椎的问题能让患者感觉到后背的症状中心化。②患者可能会有由下腰段失调上升而引起下腹部的广泛性症状。症状偶尔出现在下腹部的一侧、腹股沟甚至在睾丸区。③有下腰段神经根紊乱的患者会有膝部和踝部的症状。当试图去区分这些症状是从后背上升还是来自于关节本身，一定不能忘记对于关节之前的一些损伤也可能会对症状有影响。

（三）症状影响因素

来自脊柱的疼痛往往会受到体位和运动的影响。了解诱发、加重和缓解患者症状的因素，如哪些动作会加重或减轻疼痛，可为诊断和制订治疗方案提供依据。例如，如果患者腰椎前屈或后伸会加重症状，提示椎间盘可能存在病变或后关节突关节存在僵硬；如果长时间保持坐位或站立位会引起症状加重，则意味着患者的关节稳定性较弱，核心肌力和腰椎间盘存在问题；如果患者自述平卧可以缓解症状，提示症状来源于椎体和关节突关节承受负荷，牵引或其他减轻腰椎负荷的方法可以作为治疗措施；如果站立或行走引起症状加重，提示过伸是引起症状的原因；如果躺下（尤其是俯卧位）会引起症状加重，也提示过伸是引起症状的原因。

（四）24小时变化情况

患者的症状在24小时内的变化对于理解发生机制和影响因素具有重要的提示作用，评估检查时需要根据患者的自述描绘出24小时症状变化曲线图。如果患者的症状，不管是发生部位还是严重程度，在24小时之内没有明显变化，说明症状的发生原因是病理性的，而非力学相关的。晨起症状的信息可以提示患者的症状来源是否与床的质地或炎性病变相关。如果患者晨起腰部症状主要以僵硬为主，活动之后改善，则提示存在关节炎的可能。若晨起以腰部酸痛为主，提示可能床的质地偏软或睡觉姿势不良，导致腰部肌肉无法充分放松。

白天患者的症状与时间进展的关系，可揭示出症状与日常生活活动的关系。如果白天症状与活动并无明显相关，说明症状来源于非力学性质的原因。如果症状与某一项活动相关，需要进一步了解从事该活动之后多久才出现相关症状，以及停止该活动之后症状是否可以缓解。

夜间睡觉时需要关注患者的症状有无变化。如果患者因为症状的存在导致入睡困难，需要进一步了解睡觉姿势及症状的具体表现。如果症状可以随着卧位时间的延长而缓解，说明症状的来源与力学性机制相关。对于夜间会因为腰部症状而醒来的患者，需要进一步询问其翻身是否存在困难，以及再次入睡所需时间等信息，以帮助判断症状的来源。

（五）激惹性

激惹性指的是患者的症状被激惹和消退的容易程度，症状越容易被激惹则激惹性越高，同样的症状越不容易消退则激惹性越高。判断患者症状的激惹性对于体格检查和治疗方案的制订均有重要的意义，可以避免实施不恰当的检查和治疗导致患者症状加重。在评估患者症状的激惹性时，需要从以下 3 个方面考虑。

1. 明确激惹症状的活动或动作，并充分了解此活动或动作的机制，尤其是体格检查或治疗可能涉及此动作时更要注意。

2. 明确该活动或动作引起症状加重的程度。

3. 明确症状的变化需要多长时间才可以恢复到被激惹之前的水平。

（六）特殊问题

针对腰部功能障碍的患者，还需要了解其他相关的信息以帮助明确诊断和制订治疗方案。除以上问题需要详细询问之外，还需要了解以下几个方面的问题。

1. 咳嗽、打喷嚏是否会引起症状的变化？如果会加重症状，说明可能是椎间盘源性的损伤。例如，腰痛伴有向腿部放射痛时，咳嗽可能会激惹后背疼痛，并加重腿部的症状，这种病例的症状要比那些咳嗽仅引起后背疼痛的病例更加难减轻。

2. 患者是否存在下肢肌力减退的情况？如果存在，需要进一步检查以确定是否是肌肉本身的损伤，还是因为神经损伤，或是疼痛本身导致的肌肉抑制？

3. 患者是否存在大小便功能障碍（包括尿潴留、尿不尽、性功能障碍及排便困难等）？如果这些症状伴有腰部症状或坐骨神经症状，则可能是由椎间盘突出引起。否则，需要考虑是否存在马尾综合征、脊髓病变、肿瘤等其他病理改变。

4. 患者的日常活动和娱乐情况是什么？ 在患者发病前，是否存在大运动量的不经常做的运动。这样有助于确定损伤是否同此运动相关。

5. 患者的腰椎是否受过外伤或进行过手术？如果存在外伤史或手术史，需要了解具体的情况，以帮助判断此次发病是否与之前的病史相关。如果有外伤史，需要了解此次症状是否与其相关。如果有手术史，还需要了解是否有内固定，以及该内固定的稳定性等信息。

6. 患者是否有其他重大疾病病史？如果患者曾患有肿瘤、结核病、血液疾病等重大疾病，需要考虑此次腰部症状与之前这些重大疾病之间的相关性。

7. 患者的用药史。患者曾经服用哪些药物，以及此次发病是否在服用药物，也是要掌握的重要信息。如果现在正服用某些药物，需要考虑此药物是否会影响此次评估的结果，如长期服用类固醇类药物会导致骨质疏松。

二、客观资料

客观检查是基于主观检查结果、形成功能障碍原因的假设列表来分步骤进行验证和排除假设的过程，通常按照“视诊、功能性运动、肌力检查、感觉检查、神经反射检查、特殊检查、触诊和功能评定”的流程进行。在检查过程中，需要注意以下几个问题：①检查之前要先向患者解释清楚所要检查内容并做示范。②尽量在同一体位下完成相应检查。③检查前后均要确认患者的症状情况。④检查过程中诱发出症状时，需要确认是否是主诉症状。⑤检查过程中要避免加重患者的损伤。

（一）视诊

腰椎的视诊包括静态和动态的观察。除了观察各体表解剖结构是否存在畸形、不对称及异常改变之外，还需要在日常功能性运动中去观察患者腰椎的活动性，以及相邻结构的运动表现。

1. *静态视诊* 应从前方、侧方和后方分别进行观察。

（1）前面观（图 12-9A）：重点要注意骨盆是否中立、前正中线是否笔直、躯干是否有侧移等。站立位出现任何保护性畸形的迹象必须注意和纠正。询问患者这是否是正常的站立。为确认该姿势是否是保护性姿势，可以通过将其纠正到正常中立位，观察症状的变化，如果疼痛或其他症状再次发作，则可以判定该畸形姿势与疼痛的发生有关。

（2）后面观（图 12-9B）：注意双肩的高度，双侧脊柱与肩胛骨的角度，脊柱有无侧弯，腰椎两侧肌肉是否对称等。

（3）侧面观（图 12-9C）：确定耳郭、肩峰、髂嵴的最高点是否在一条直线上；腰椎的前凸后弯是否正常；上下相邻关节位置有无变化等。

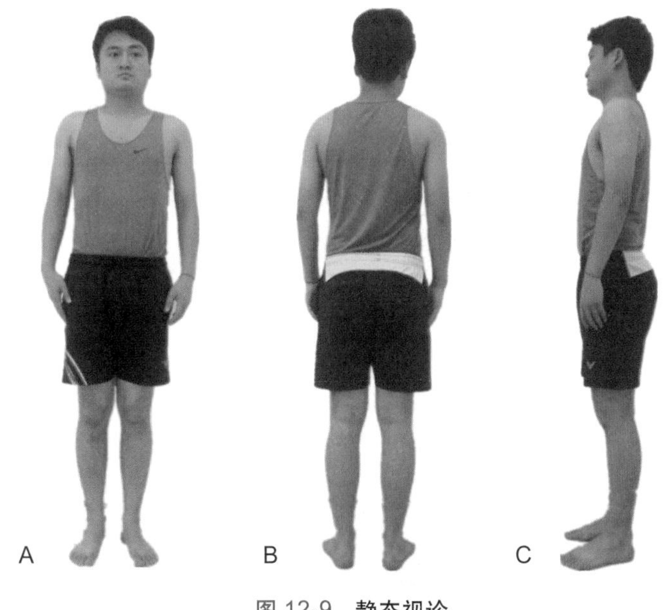

图 12-9 **静态视诊**

2. *动态视诊* 主要看患者腰椎的屈曲、伸展、侧曲和旋转的运动。需注意最开始时脊柱的活动范围和运动时的疼痛反应。另外，需要注意（在运动过程中）局部的椎间运动。例如，如果脊柱前屈时，需要观察运动过程中各椎体之间的活动顺序、腰椎曲度的变化、两侧皮肤和肌肉是否对称，以及前屈主要发生在腰椎还是髋关节。

（二）功能性运动

1. *主动运动检查* 腰椎的主动活动包括前屈、后伸、左右侧屈和左右旋转 6 个方向的运动及复合运动。腰椎的主动运动检查在患者站立位下进行，并遵循以下步骤。

（1）向患者解释检查的内容，并嘱咐患者注意运动过程中症状的变化，如有变化及时向检查者报告。

（2）检查者向患者演示标准检查动作，并确认患者已经明白。

（3）确认患者运动前症状的基线值，并让患者进行主动运动。

（4）患者运动结束之后，询问患者的症状情况并进行相应记录。

在患者进行主动运动时，检查者应观察并记录以下信息。

（1）是否有症状：如果主动运动诱发症状，需记录引起症状的动作、症状的具体部位和程度，以及当时腰椎的活动角度。

（2）运动的顺畅程度：腰椎的活动是腰椎在骨盆上的活动，除了要观察各腰椎之间的活动是否顺畅之外，还需注意观察腰部与髋部的活动是否协调顺畅。

（3）主动活动度：正常的腰椎主动前屈角度是 40°～60°，后伸角度为 20°～35°，侧屈角度为 15°～20°，旋转角度为 3°～18°（图 12-10 和图 12-11）。腰椎的活动范围通常采用长度和目测来进行评估。具体测量方法见图 12-10。

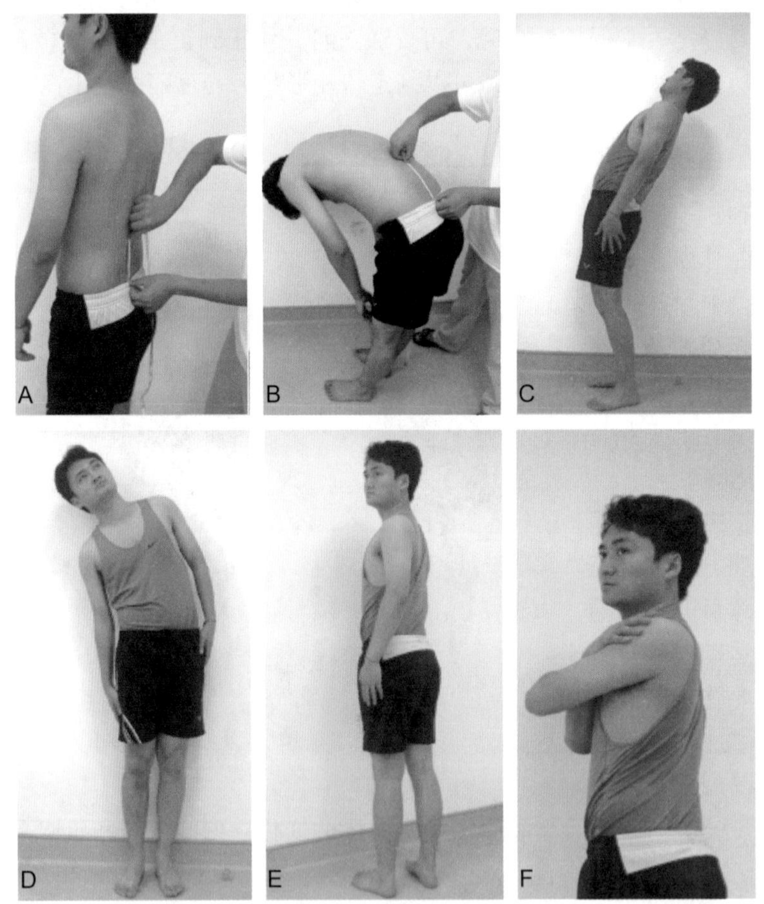

图 12-10　**主动活动度测量**

A 和 B. 用卷尺测量前屈；C. 主动后伸；D. 主动侧屈（前面观）；E. 主动旋转（立位）；F. 观察主动旋转（坐位）。注：C ～ F 可拍照，做前后对比

2. 被动运动检查　在患者进行主动运动时，如果没有诱发出相应症状，可在主动活动的末端进行被动加压，以确定腰椎关节的运动终末端感觉。正常的腰椎被动前屈、后伸、旋转都为组织牵伸感。被动加压的检查需要施加一两次轻微的压力，并要帮助患者回到中立位。如果在被动加压时出现相应症状，需要记录下运动终末端感觉，以及症状的部位、性质和程度。

3. 等长抗阻运动检查（肌肉检查）　腰椎的稳定性依靠周围的肌肉来共同维持，检查

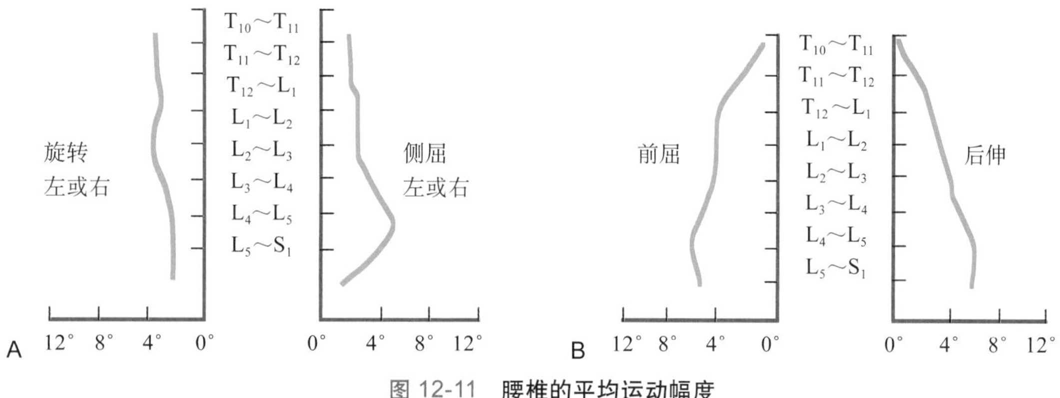

图 12-11　**腰椎的平均运动幅度**

时需要根据腰椎前部、后部及两侧肌肉的等长抗阻收缩能力来确定腰椎的稳定性。检查通常在坐位下进行，并要求患者尽量保持中立位，不要被检查者的力量破坏现有姿势（图 12-12）。

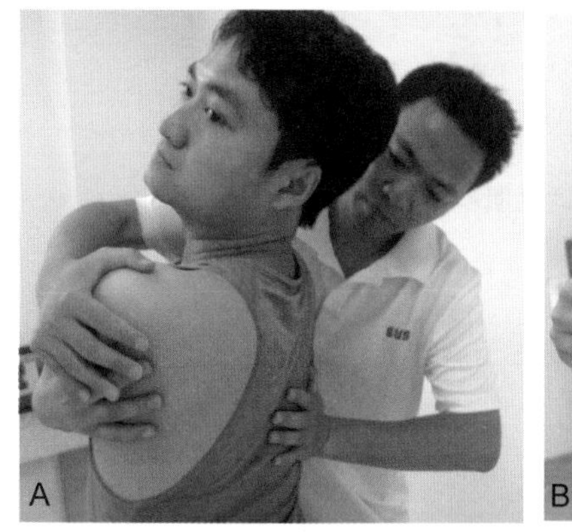

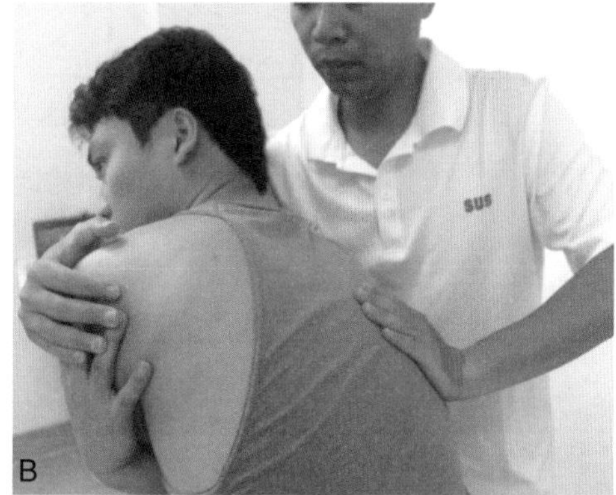

图 12-12　**等长抗阻运动检查**

图 12-13 显示了所查的肌肉群。

（三）肌力检查

为评估可能存在的神经病变，需要进行肌力检查。患者采取仰卧位，检查者让相应关节处于无痛位置，施加至少 5 秒的对抗等长收缩的阻力，嘱咐患者保持所在位置不被破坏。针对腰髓的肌节支配关系，检查相应腰椎所对应的关键肌肉（图 12-14）。

（四）感觉检查

当患者主诉存在麻木、感觉缺失或感觉异常时，必须进行相应的感觉检查。感觉的检查需要注意以下事项。

1. 检查前要先准备好所要用到的针、棉签或音叉等。
2. 检查感觉功能时，患者必须意识清晰，语言客观，不能有任何暗示。
3. 检查时环境应安静，要求患者闭目，最好在患者无自发疼痛的情况下检查。
4. 检查时要注意双侧比较及远近比较。可由感觉障碍区向正常区逐步移行，如果感觉过敏，也可由正常区向障碍区移行。

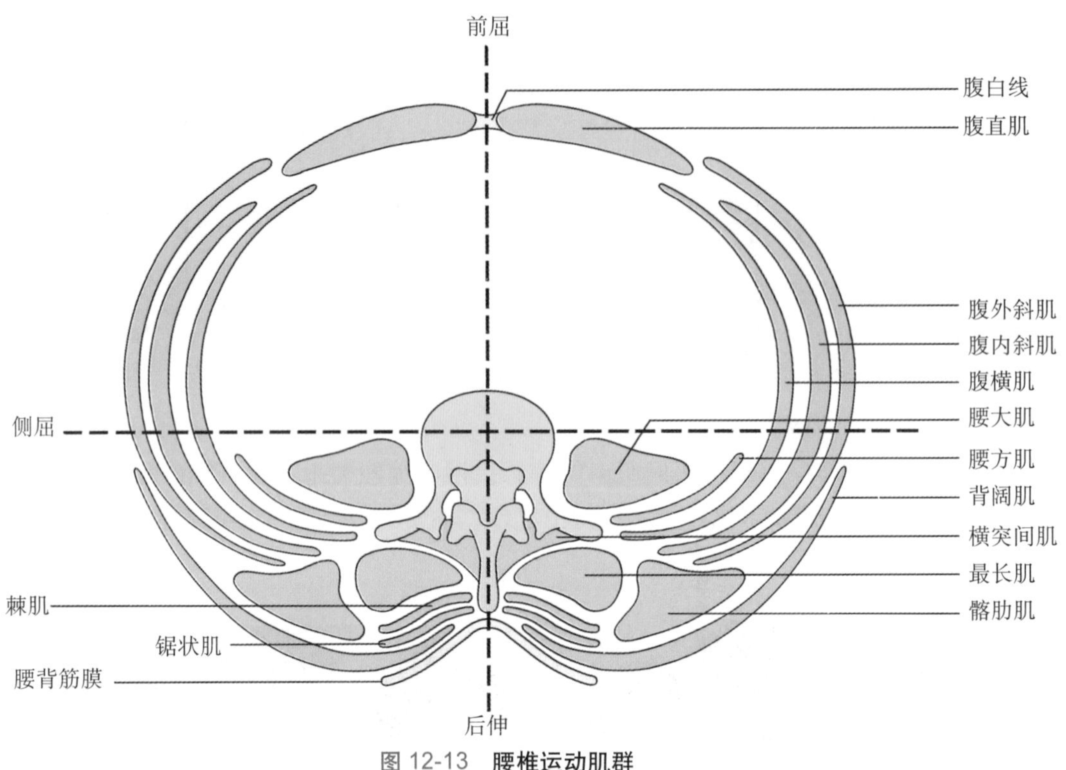

图 12-13 **腰椎运动肌群**

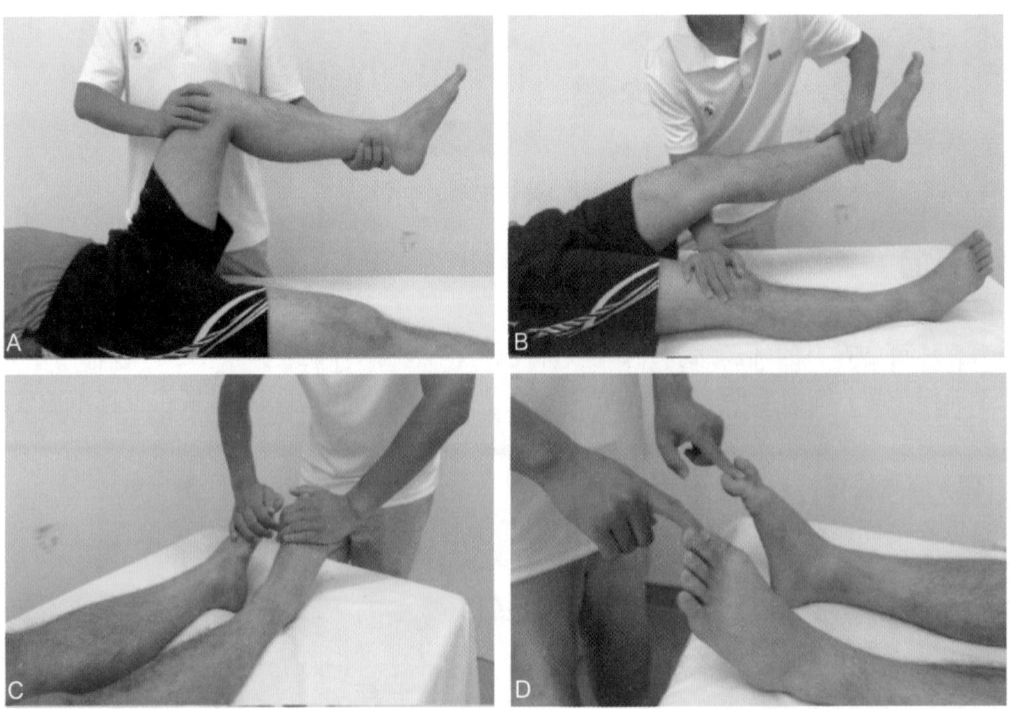

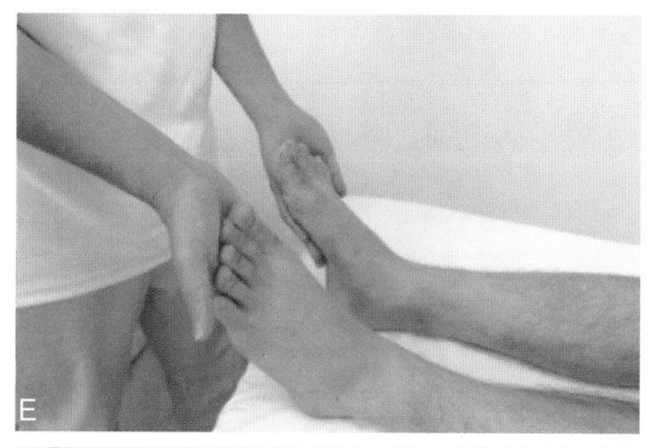

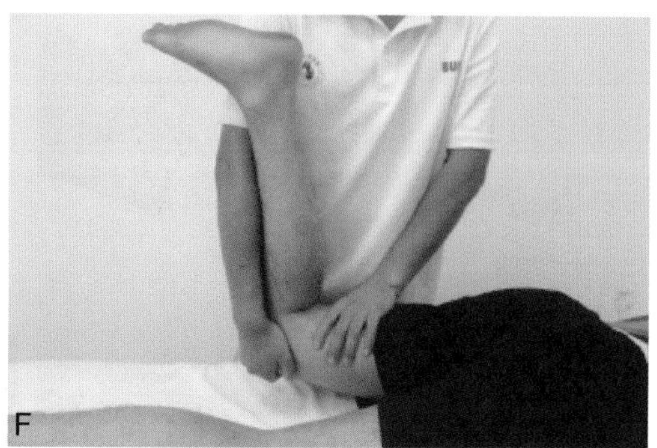

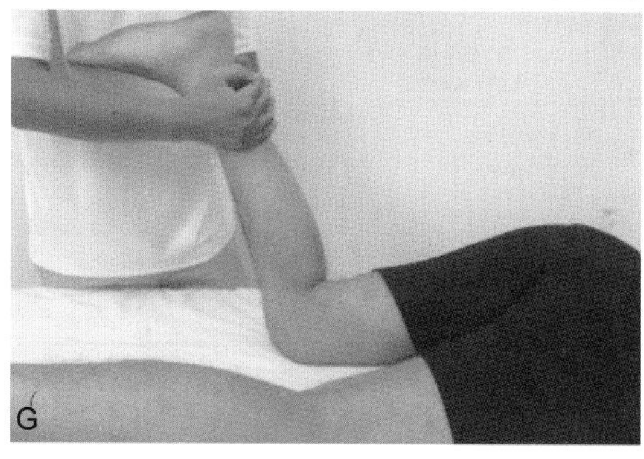

图 12-14 检查相应腰髓所对应的关键肌肉

A. 髋关节屈肌（L_2）；B. 膝关节伸肌（L_3）；C. 踝关节背伸肌（L_4）；D. 踇趾背伸肌（L_5）；E. 踝关节屈肌群（S_1）；F. 髋关节后伸肌群（S_1）；G. 膝关节屈肌群 S_1）

图 12-15 是腰椎相关的皮节参考。

（五）神经反射检查

如果怀疑患者存在神经损害，应进一步检查深反射，并双侧对比。检查前准备好叩诊锤，检查时应让患者肌肉放松，并尽量选取无痛体位。常用的深反射检查见图 12-16。

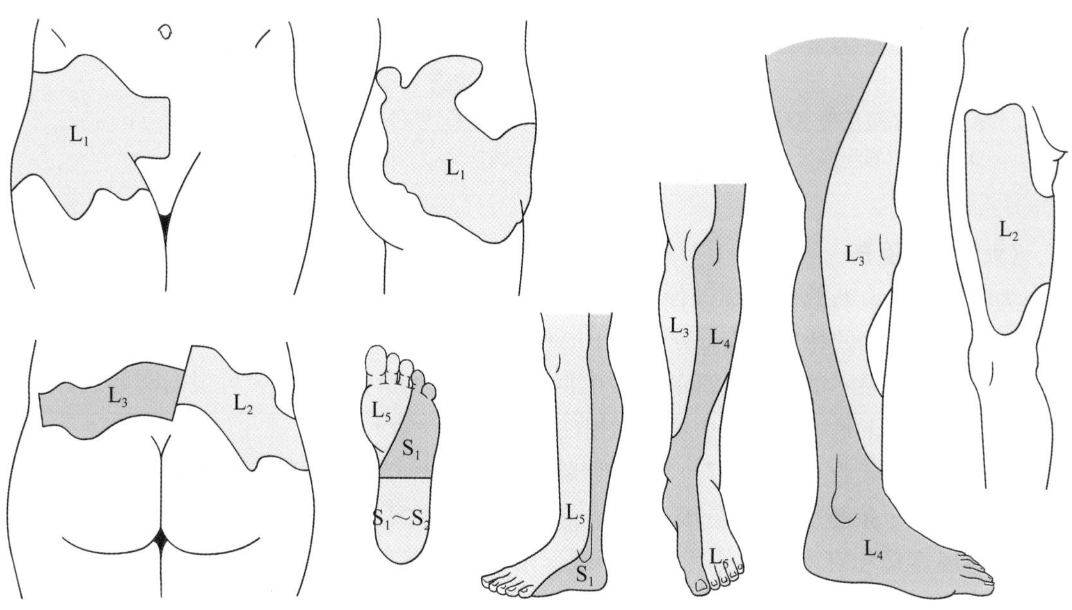

图 12-15 腰椎相关的皮节

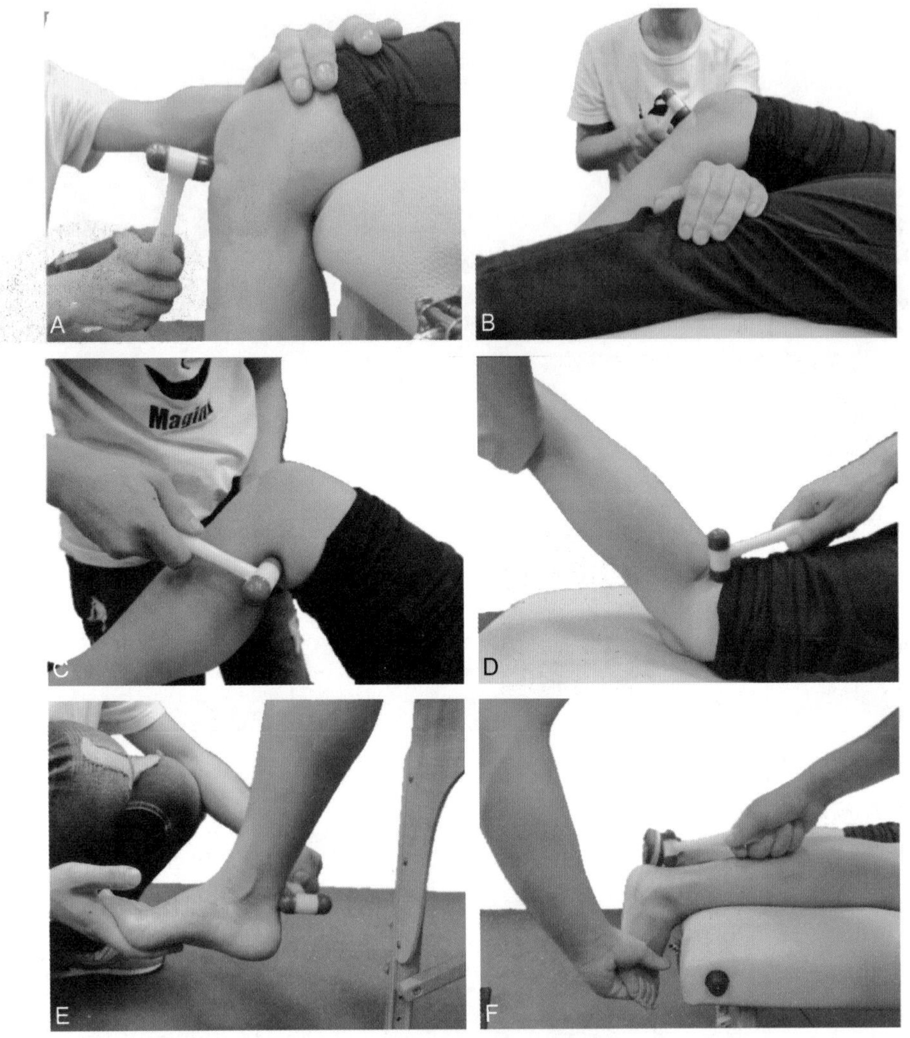

图 12-16　**神经反射检查**

A. 坐位膝腱反射（L_3）；B. 仰卧位膝腱反射（L_3）；C. 仰卧位内侧腘绳肌反射（L_5）；D. 俯卧位腘绳肌反射（S_1、S_2）；E. 坐位跟腱反射（S_1）；F. 俯卧位跟腱反射（S_1）

（六）特殊检查

为明确相关诊断的假设并进行鉴别诊断，在进行客观检查的过程中还需要实施一些特殊检查。关于腰椎的特殊检查非常多，不同检查的信度、效度、特异性和敏感性参差不齐，单个特殊检查结果不能作为全部的诊断依据，只能作为参考，临床中可根据需要选择相应的特殊检查。以下是腰椎检查中最为常用的几项特殊检查。

1. 直腿抬高试验（图 12-17）　患者仰卧于治疗台上，双腿和骨盆平放于检查台上。检查者将患者的一条腿缓慢抬至 70°，另一条腿平放于检查台上。当腿部抬至 30°～60° 时会再次出现疼痛和麻木感，并传导至小腿，则表明疼痛侧的坐骨神经或 L_5、S_1 的神经根受到刺激。

2. 腰椎坍塌试验（图 12-18）　患者坐在检查台边缘，骨盆直立，躯干松垮屈曲，双腿自然下垂，检查者一手使患者颈部完全屈曲并固定，另一手使膝关节伸直并屈髋至 90°，然后将患者的足背屈。引起下背部和（或）腿部疼痛，颈部不再屈曲时疼痛消失，表明坐骨神经受刺激或神经根炎。

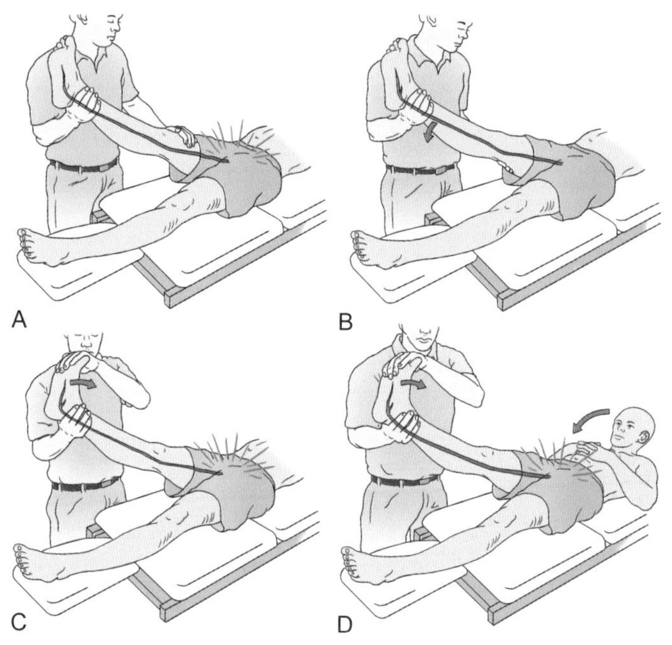

图 12-17 **直腿抬高试验**

A. 抬腿的一侧出现放射性疼痛症状；B. 缓慢降低疼痛的腿直至症状缓解；C. 足背伸，引发症状再次出现，则为试验阳性；D. 足背伸的同时，可屈曲颈部，使阳性症状更加明显

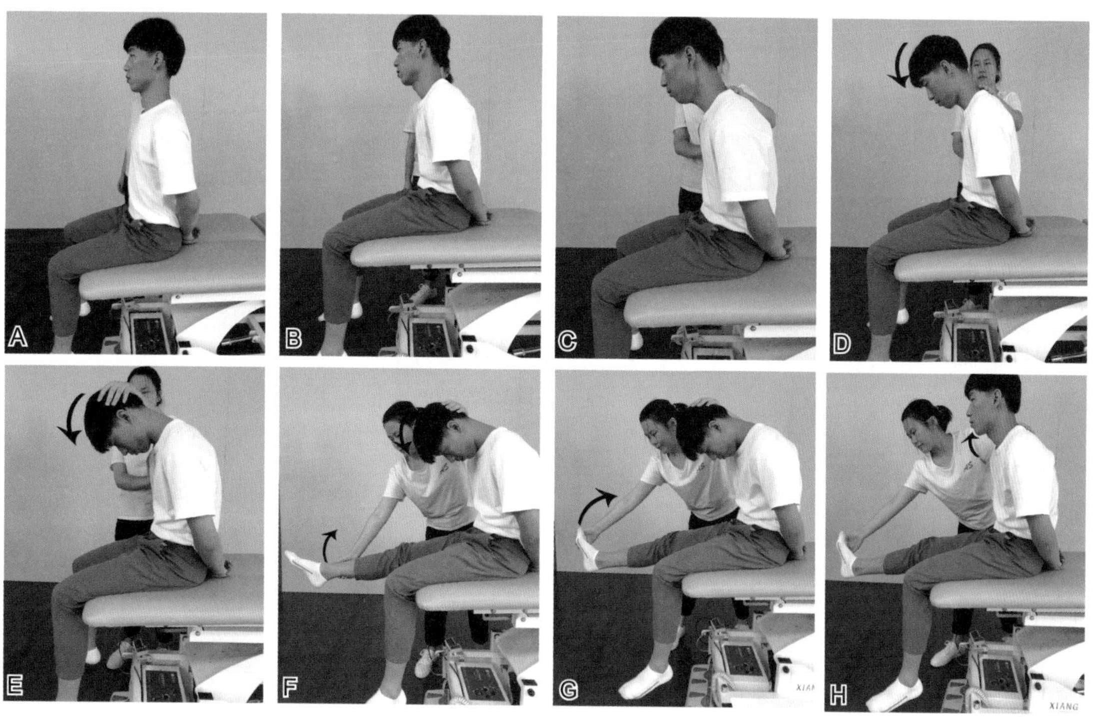

图 12-18 **腰椎坍塌试验的动作分解**

A. 患者端坐；B. 保持患者的头部正直，然后患者的躯干松垮屈曲；C. 保持头部中立位，然后治疗师在患者肩部加压；D. 患者低头屈曲颈部；E. 治疗师小心地向患者颈部加压；F, 治疗师伸直患者的下肢；G. 治疗师背伸患者的踝关节；H. 患者抬起头部，如果在任何节段出现症状，则不需要进行之后的动作

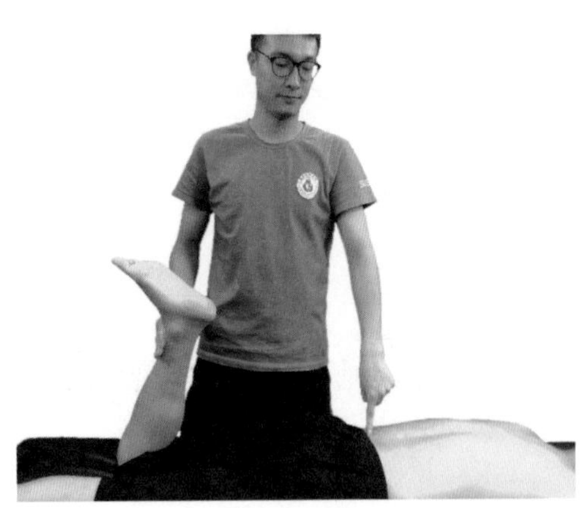

图 12-19 **卧位屈膝试验**

在试验阳性时治疗师所指表示腰椎可能疼痛的部位

3. 卧位屈膝试验（nachlas test）（图 12-19） 患者俯卧在检查台上，检查者一手将患者一侧膝关节被动屈曲（尽量靠近同侧臀部）。如果患者在膝关节被动屈曲过程中出现腰部、臀部和股部的症状，说明 L_2 和 L_3 神经根存在病变或股四头肌紧张。

4. 其他 当出现某些症状，不能非常肯定是腰部的问题时，应进行其邻近关节的检查，以排除相关的可能性。

（1）筛查骶髂关节的特殊检查

1）“4”字试验：患者仰卧，健肢伸直，患侧髋关节与膝关节屈曲，大腿外展、外旋，将小腿置于健侧大腿上，形成一个“4”字。检查查一手固定患者骨盆，另一手下压患肢，出现疼痛为阳性。见于骶髂关节及髋关节内部有病变或内收肌有痉挛。

2）骨盆分离试验：患者仰卧。检查者用双手按住患者两髂前上棘，向两侧推骨盆，使之分离。若耻骨联合或骶髂关节有病变，则该处产生疼痛。倘若骶髂关节病变局限或骨盆尚稳定时，此法检查并无疼痛。

3）骨盆挤压试验:患者仰卧。检查者用双手按住患者两髂前上棘，从两侧向中线推挤。若骨盆骨折或骶髂关节有严重破坏，则产生疼痛，轻症多无阳性结果。

（2）筛查髋关节的特殊检查

1）Thomas（托马斯）征：患者仰卧，先让患侧下肢放平，则其腰部前凸增加；再将健侧髋关节、膝关节尽力屈曲，以致腰部平贴于检查台上，此时患侧肢体若不能伸直平放于床面上，即为阳性。用于检查髂腰肌病变等因素所致的髋关节屈曲畸形。

2）Ober 试验：患者侧卧，下方大腿屈曲。检查者一手扶患者骨盆，一手握小腿上方，先使大腿屈曲，再外展，再使大腿伸直，并任其逐渐自由落下。若大腿不能落到水平之下，则说明有阔筋膜或髂胫束挛缩。此时也可触及挛缩情况。

3）望远镜试验［又称套叠征、都普顿（Dupuytren）征、巴洛夫（Barlovo）试验］：患者仰卧。助手按住患者骨盆，检查者两手握住患者小腿，伸直髋关节、膝关节，然后上下推拉患肢。若患肢能上下移动 2 ～ 3cm，即为阳性。另一种方法是患者仰卧，检查者一手固定患者骨盆，另一手抱住患肢大腿或环抱患肢膝下，使髋关节、膝关节稍屈曲，将大腿上推下拉，反复数次。如有股骨上下过度移动之感，即为阳性，说明髋关节不稳定或有脱位等。

4）臀中肌试验、单腿独立试验：嘱患者先用健侧下肢单腿独立，患侧下肢抬起，患侧骨盆向上提起，该侧臀皱襞上升为阴性。再使患侧下肢独立，健侧下肢抬起，则健侧骨盆及臀皱襞下降为阳性。此试验检查负重侧髋关节不稳定或臀中肌、臀小肌无力，任何使臀中肌无力的疾病均可使这一体征出现阳性。

（3）影像学检查：影像学检查是腰椎功能障碍物理检查中的重要组成部分，可为临床诊断提供相应的骨骼、关节、韧带和肌肉等解剖结构的准确信息。需要注意的是，影像学检查结果需与患者的症状和体征相结合，因为检查结果中的一些改变可能与患者的问题并不相关。常用的腰椎影像学检查主要包括腰椎 X 线片（正位、侧位和双斜位片）、CT 和 MRI。

（七）触诊

腰椎的触诊可以帮助检查者获得腰部各解剖结构更为直接的信息。腰部的触诊按照由浅入深、双侧对比的原则来进行，主要对腰部的皮肤出汗情况、皮温、软组织的活动性、肌肉及关节活动进行检查。

1. *发汗* 触诊时需要检查腰部皮肤的发汗情况，主要是查看腰部的发汗情况与其他部位是否存在差异，以及腰部左、右两侧的发汗情况是否存在差异。通常检查前需要排除检查环境的温度，以及检查前患者是否有过明显的运动及疼痛，避免这些因素导致的发汗影响检查结果。

2. *温度* 腰部皮温要用手背来检查，先是全面触诊，再进行双侧的对比。如果局部皮温升高，提示可能存在炎症或损伤。

3. *软组织活动性* 触诊时需要由浅入深地检查表面皮肤的紧张程度，皮肤是否有明显肿胀，皮肤下浅筋膜是否有明显粘连等，同时要观察做软组织活动性触诊时是否诱发出患者主诉症状。

4. *肌肉* 肌肉的触诊主要检查腰部及周围肌肉的丰满度、紧张度、活动性，以及是否存在疼痛点。触诊时，手法要轻柔，双侧对比进行检查，损伤急性期时，肌肉可能存在水肿或保护性痉挛，要尽量减少反复按压，以免加重肌肉损伤。

5. *骨组织和位置* 所有腰椎后部的表面空间应做深部触诊，包括棘突、关节突关节、横突和椎板的表面。棘突表面的软组织增厚可以发生在棘突的一侧或两侧，以及棘突间隙里，甚至在某种程度上的椎间的空间可以完全被增厚的硬组织取代，触诊时可用一个手指从棘突一侧斜向另一侧轻轻按压滑动，感受棘突及棘突间隙表面的软组织的质地和性状（图 12-20）。对于存在腰椎滑脱的患者，触诊时可以触及不同程度的阶梯样改变。

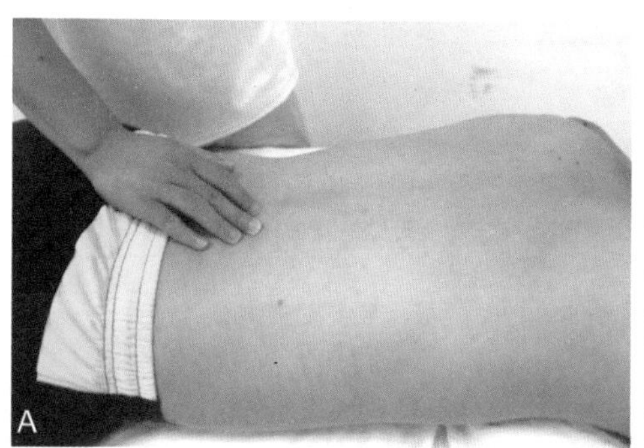

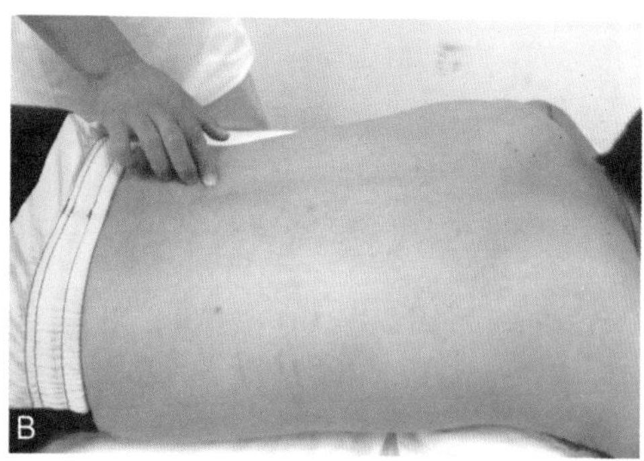

图 12-20 **棘突及棘突间隙的触诊**

腰椎两侧的椎板和关节突关节距离较近，往往被肌肉所覆盖，触诊时需要将肌肉向旁边轻轻推开，利用两个拇指深入到关节表面，做不同方向的深部触诊，观察是否有明显的痛点或软组织紧张点（图 12-21）。

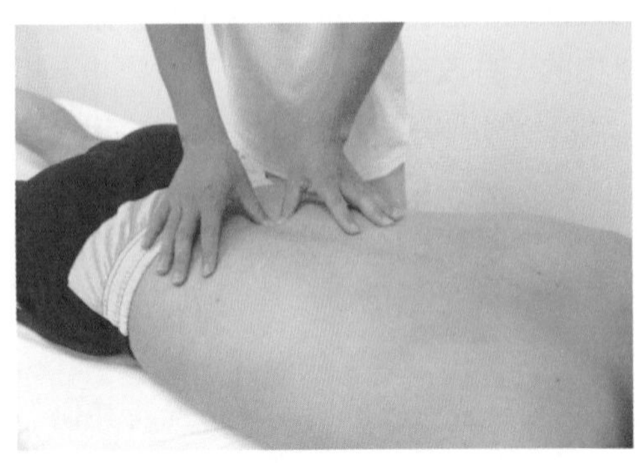

图 12-21 **椎板和关节突关节的触诊**

对横突的触诊则需将肌肉向棘突方向推，并用拇指将棘突旁肌肉向内侧推，然后在相应的腰椎棘突水平向下触诊横突，主要观察是否存在软组织粘连和痛点，影像学检查显示第 3 腰椎横突较长的患者尤其要注意对第 3 腰椎横突的触诊。

6. *关节活动* 腰椎关节活动的检查被用来当作腰椎的被动活动检查，有助于判断关节活动僵硬、疼痛和受限的原因。常用的关节活动检查包括腰椎的椎间被动生理运动 (passive physiological intervertebral movements，PPIVM) 和腰椎的椎间被动附属运动 (passive accessory intervertebral movements，PAIVM)。

椎间被动生理运动包括前屈、后伸和侧屈。检查前屈时，患者取侧卧位，检查者用一手触诊相应节段的棘突间隙(一手指置于棘突间上,另外两手指分别放置在棘突间隙两侧)，另一手将患者的双下肢屈曲，放置于自身腿上，借助身体转移的力量屈曲和放松患者的腰椎节段。通过感受活动过程中两棘突间隙的变化，来判断该节段的活动灵活性。后伸和侧屈的检查体位与前屈相似，只是在做侧屈时需要将骨盆向上抬，造成腰椎向一侧侧弯即可(图 12-22)。

椎间被动附属运动包括中央型和单侧后向前滑动，以及棘突横向滑动，这三项触诊检查技术与关节松动术一致，请参看本章第三节。

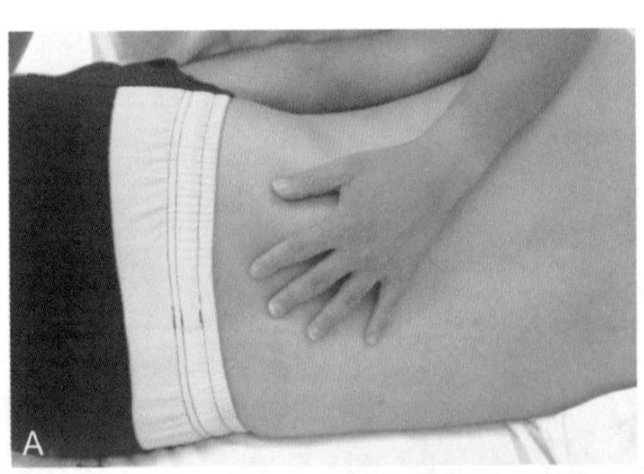

A

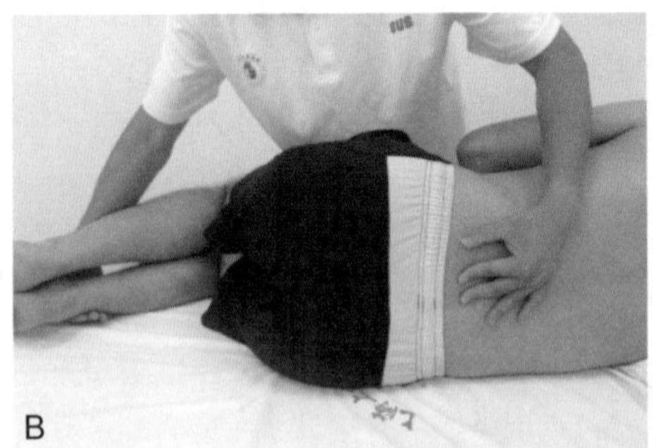

B

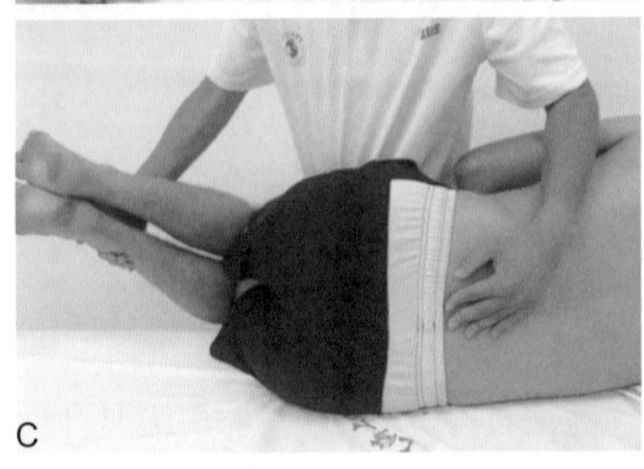

C

图 12-22 **检查腰椎侧屈被动生理运动范围时，需将骨盆向上抬起**

三、功能评估

腰椎损伤会造成很严重的功能障碍。我们可以用一个量化的表格对腰椎病变或腰椎功能障碍进行量化评价。例如，Oswestry 功能障碍指数问卷表（ODI）如下所示。

1. 疼痛的程度（腰背痛或腿痛）

□无任何疼痛。

□有很轻微的疼痛。

□较明显的疼痛（中度）。

□明显的疼痛（相当严重）。

□严重的疼痛（非常严重）。

□疼痛得不能做任何事。

2. 日常生活自理能力（洗漱、穿脱衣服等活动）

□日常生活完全能自理，不伴有腰背痛或腿痛。

□日常生活完全能自理，但引起腰背痛或腰痛加重。

□日常生活虽能自理，由于活动时腰背痛或腿痛加重，以致动作小心、缓慢。

□多数日常活动可自理，有的需他人帮助。

□绝大多数的日常活动需要他人帮助。

□穿脱衣服、洗漱困难，只能躺在床上。

3. 提物

□提重物时并不引起腰背痛或腿痛加重。

□能提重物，但腰背痛或腿痛加重。

□由于腰背痛或腿痛，以致于不能将地面上的重物拿起，但能拿起放在合适位置上的重物，比如桌面上的重物。

□由于腰背痛或腿痛，以致于不能将地面上较轻的物体拿起，但能拿起放在合适位置上较轻的物体，如放在桌子上。

□只能拿一点轻的东西。

□任何东西都提不起来或拿不动。

4. 行走

□腰背痛或腿痛，但一点也不妨碍走多远。

□由于腰背痛或腿痛，最多只能走 1000 米。

□由于腰背痛或腿痛，最多只能走 500 米。

□由于腰背痛或腿痛，最多只能走 100 米。

□只能借助拐杖或手杖行走。

□不得不躺在床上，排便也只能用便盆。

5. 坐

□随便多高的椅子，想坐多久，就坐多久。

□只要椅子高矮合适，想坐多久，就坐多久。

□由于疼痛加重，最多只能坐 1 小时。

□由于疼痛加重，最多只能坐 30 分钟。

□由于疼痛加重，最多只能坐 10 分钟。

□由于疼痛加重，一点也不敢坐。

6. 站立

□想站多久，就站多久，疼痛不会加重。

□想站多久，就站多久，但疼痛有些加重。

□由于疼痛加重，最多只能站 1 小时。

□由于疼痛加重，最多只能站 30 分钟。

□由于疼痛加重，最多只能站 10 分钟。

□由于疼痛加重，一点也不敢站。

7. 睡眠

□夜间不会痛醒。

□有时夜间会被痛醒。

□由于疼痛，最多只能睡 6 小时。

□由于疼痛，最多只能睡 4 小时。

□由于疼痛，最多只能睡 2 小时。

□由于疼痛，根本无法入睡。

8. 性生活

□性生活完全正常，绝对不会导致疼痛加重。

□性生活完全正常，但会加重疼痛。

□性生活基本正常，但会很痛。

□由于疼痛，性生活严重受限。

□由于疼痛，基本没有性生活。

□由于疼痛，根本没有性生活。

9. 社会活动

□社会活动完全正常，不会因此疼痛加重。

□社会活动完全正常，但会加重疼痛。

□疼痛限制剧烈活动，如运动，但对其他社会活动无明显影响。

□疼痛限制正常的社会活动，不能参加某些经常性活动。

□疼痛限制参加社会活动，只能在家从事一些社会活动。

□由于疼痛，根本无法从事任何社会活动。

10. 旅行（郊游）

□能到任何地方去旅行，腰部或腿不会疼痛。

□能到任何地方去旅行，但疼痛会加重。

□由于疼痛，外出郊游不超过 2 小时。

□由于疼痛，外出郊游不超过 1 小时。

□由于疼痛，外出郊游不超过 30 分钟。

□由于疼痛，除了到医院，根本无法外出。

Oswestry 功能障碍指数问卷表（ODI）由 10 个问题组成，包括疼痛的强度、生活自理、提物、步行、坐位、站立、睡眠、性生活、社会生活、旅游，每个问题 6 个选项，每个问题的最高得分为 5 分，选择第一个选项得分为 0 分，依次选择最后一个选项得分为 5 分，假如有 10 个问题都做了问答，记分方法：实际得分 /50（最高可能得分）×100%，假如有一个问题没有回答，则记分方法：实际得分 /45（最高可能得分）×100%，如分数越高则表明功能障碍越严重。

第三节 关节松动术

一、腰椎关节生理运动的松动技术

（一）屈曲

通常认为腰椎要避免屈曲运动，但有时腰椎的屈曲运动也是治疗的组成部分。以下将描述 5 种体位下进行的腰椎屈曲生理运动的松动方法。

1. 腰椎关节屈曲松动方法（一）

[患者起始体位] 俯卧，双手舒适地放在身体的两侧，头转向舒适的一侧。

[治疗师体位] 治疗师站在患者的左侧，面对患者的骨盆。

[操作方法] 双手同时抓住两侧的髂前上棘，身体靠近患者，右侧前臂贴近患者右侧臀部（图 12-23）。治疗师徒手辅助患者做骨盆上抬和下降运动。运动是通过旋转治疗师的右前臂来完成。

[作用] 放松肌肉，缓解腰伸肌痉挛。

2. 腰椎关节屈曲松动方法（二）

[患者起始体位] 仰卧，双手舒适地放在身体的两侧，屈髋屈膝。

[治疗师体位] 治疗师站在患者躯干的一侧，面对患者身体的另一侧，右手臂穿过膝关节下方，左手臂从患者的大腿前侧与右手握紧并放在膝关节上方。

[操作方法] 通过治疗师上肢运动，使患者膝关节靠近胸部（图 12-24）。治疗师使用双臂固定患者腿部并慢慢地弯曲和返回。这个动作的大部分使用右上肢，左上肢起到协助作用（协助腰椎屈曲作用以提高骨盆）。这个屈曲动作可在屈曲范围内的任何部分进行。

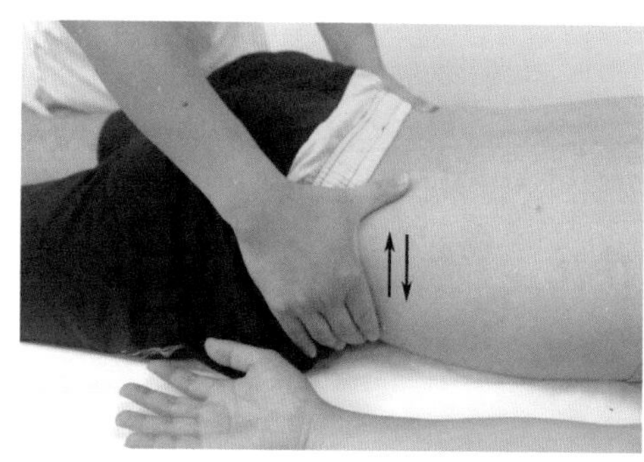

图 12-23 腰椎关节屈曲松动方法（一）

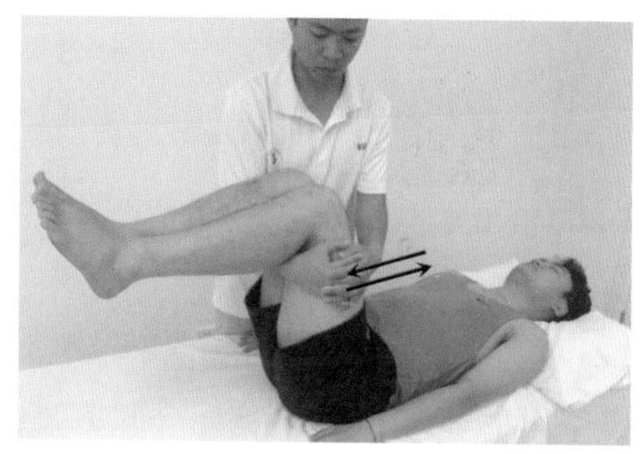

图 12-24 腰椎关节屈曲松动方法（二）

[作用] 放松肌肉，缓解腰伸肌痉挛。

3. 腰椎关节屈曲松动方法（三）

[患者起始体位] 侧卧位，髋关节、膝关节自然屈曲，利用枕头来保持患者头部和颈椎处于水平位置。

[治疗师体位] 治疗师面对患者，靠近治疗床站立。

[操作方法] 治疗师一手置于松动腰椎节段的棘突间隙下方，另一手将患者的单腿或双腿抬起，利用自身重心向患者头端转移，通过下肢带动骨盆来完成腰椎的被动屈曲。放在棘突间隙下的手需要触诊关节屈曲的幅度及顺畅程度，并感受是否存在关节活动僵硬（图12-25）。

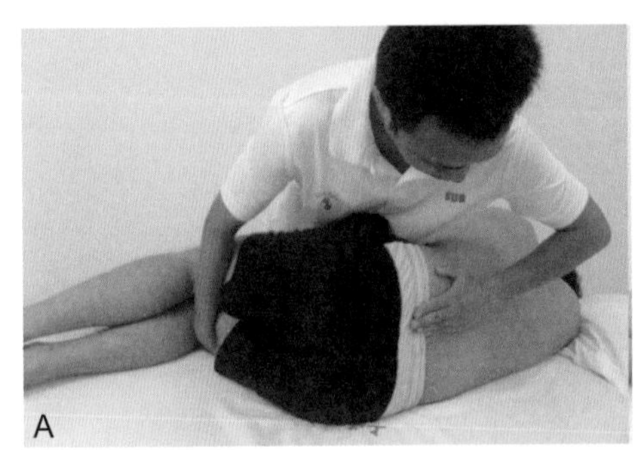

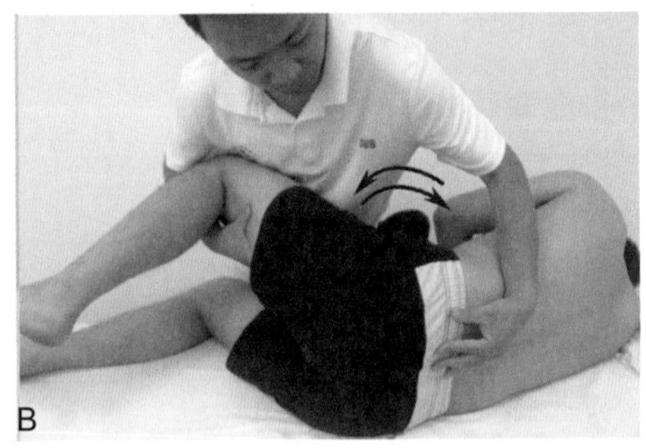

图 12-25 **腰椎关节屈曲松动方法（三）**

[作用] 放松肌肉，缓解腰伸肌痉挛。

4. 腰椎关节屈曲松动方法（四）

[患者起始体位] 伸膝坐在治疗床上，双手向前延伸至小腿。

[治疗师体位] 靠近患者右侧站立，右手放在患者的膝关节上方，左手放在患者的胸腰椎。两腿分开站立，下蹲超过足部。

[操作方法] 该技术具有四个阶段，其中前两个是相同的。在第1阶段，患者需要轻轻地伸出自己的手接近或超越自己的足趾，然后返回到膝关节位置。第2阶段包括重复这种温和的拉伸和恢复。在这些运动过程中治疗师随着温和的牵伸，在患者的胸腰椎后维持轻轻的压力。第3阶段才是真正的松动，这是前两个阶段的进阶。在第3个阶段中，治疗师右手固定患者膝关节，左手紧贴脊柱胸腰段，利用自己的体重产生一个有效的拉伸使患者伸手并尽可能超出其足（图12-26）。第4阶段则是返回到手在膝关节的原来位置。

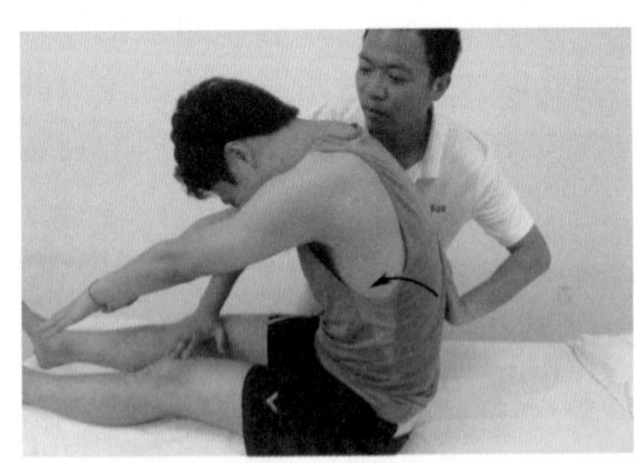

图 12-26 **腰椎关节屈曲松动方法（四）**

[作用] 增加关节活动范围。

5. 腰椎关节屈曲松动方法（五）

[患者起始体位] 患者两腿分开10cm站立。

[治疗师体位] 治疗师站在患者的后方。

[操作方法] 左前臂放在患者下腹部，并维持在左髂嵴区域。然后患者向前弯曲，在治疗师可以控制的范围内用弯曲的右前臂来施加压力。患者先反复温和屈伸。治疗师让患者尽可能屈，然后通过治疗师左前臂向后拉来返回一些短距离。在治疗师向后拉的同时，右前臂向前下方施加压力（图 12-27）。

[作用] 增加关节活动范围。

作用小结 腰椎关节生理屈曲运动的松动不仅可以作为检查技术来评估腰椎各关节活动的灵活性，还可以作为改善腰椎生理运动的治疗技术。前 3 个体位下的松动技术适合腰伸肌痉挛的情况。而后两种体位下的松动技术适合腰椎关节僵硬引起的腰椎前屈受限，不适用于腰椎间盘有损伤或因疼痛或肌肉痉挛引起的关节活动受限的情况。

（二）伸展

腰椎的伸展运动的松动也可以在仰卧位或侧卧位下进行。

1. 腰椎关节伸展松动方法（一）

[患者起始体位] 仰卧位，取屈髋屈膝的舒适体位。

[治疗师体位] 治疗师面向患者头端站立。

[操作方法] 治疗师双手掌及手指表面分别置于患者两侧髂后上棘。治疗师徒手轻柔、平稳地抬起患者髂后上棘，使其下腰椎伸展（图 12-28）。

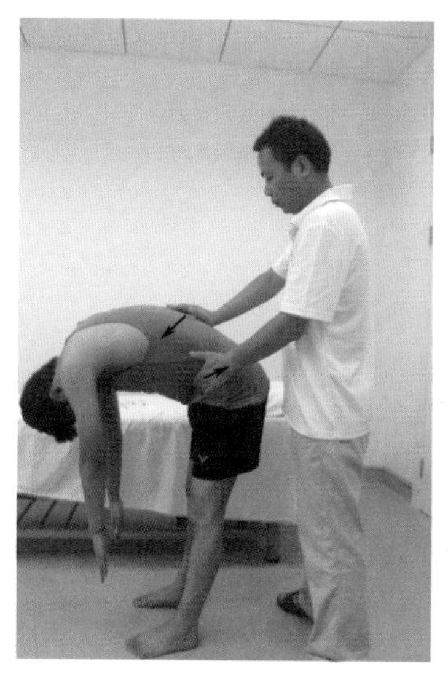

图 12-27 **腰椎关节屈曲松动方法（五）**

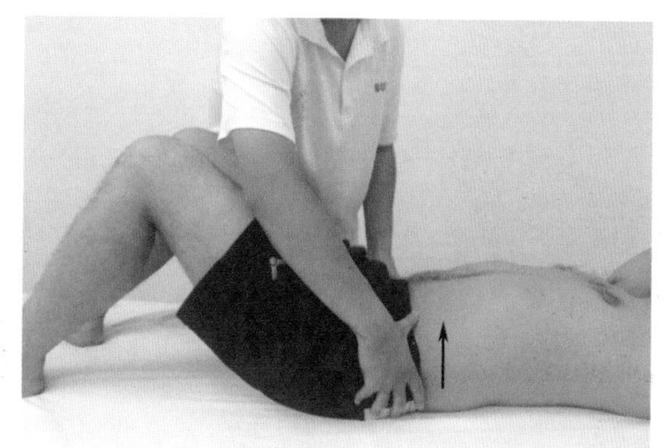

图 12-28 **腰椎关节伸展松动方法（一）**

2. 腰椎关节伸展松动方法（二）

[患者起始体位、治疗师体位及操作方法] 与腰椎关节屈曲松动方法（三）相同，区别在于腰椎的方向是向后伸展。

[作用] 腰椎伸展同样可以用来作为检查及治疗技术。上述两个腰椎伸展的技术都比较轻柔，可以用来改善因为关节僵硬或肌肉紧张导致的腰椎伸展受限。

二、腰椎关节附属运动的松动技术

（一）脊椎后向前松动

[患者起始体位] 俯卧位，双上肢置于身体两旁，双侧膝关节下方垫一个枕头。

[治疗师体位] 治疗师站在患者体侧，将左手（选择方便的那只手）置于患者背部，手的尺侧边缘豌豆骨和钩骨与患者的棘突接触，实施松动。治疗师需调节治疗床的高度，使得双肩正对患者的椎骨上方。

[操作方法] 治疗师右侧手掌和小鱼际形成弧形，置于左手示指桡侧，用于加强左手施力（图 12-29）。治疗师逐渐将体重移至患者的椎体，通过上肢和躯干上下振动将运动传递给椎体。当患者脊柱过度前屈时，可能需要在腹部垫一个枕头来保持关节的位置。是否需要垫枕，取决于治疗师能否将其手臂的用力方向与患者背部保持垂直。

[作用] 后前向关节松动适用于由腰椎引起的身体两侧都有症状的情况。此技术主要用来改善患者因为腰椎关节僵硬限制伸展的情况。

（二）右侧屈联合后向前关节松动

[患者起始体位] 患者取俯卧位，治疗师将患者腰椎置于右侧屈。

[治疗师体位] 治疗师将患者的躯干靠近自己，患者骨盆远离自己，患者腿靠近自己，使患者右髋处于外展位，左髋处于内收位，腰椎向右侧屈。

[操作方法] 患者的体位摆放正确之后，治疗师将手置于患者需要松动的部位，确保肩正好垂直在手的上面。治疗技术同单纯的后向前松动（图 12-30）。

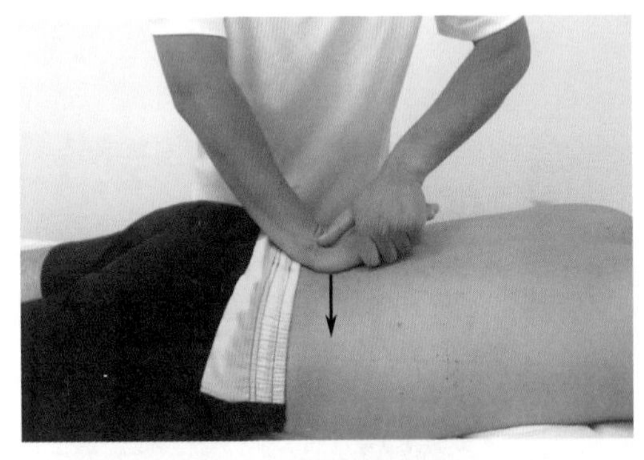

图 12-29 **脊椎后向前松动**

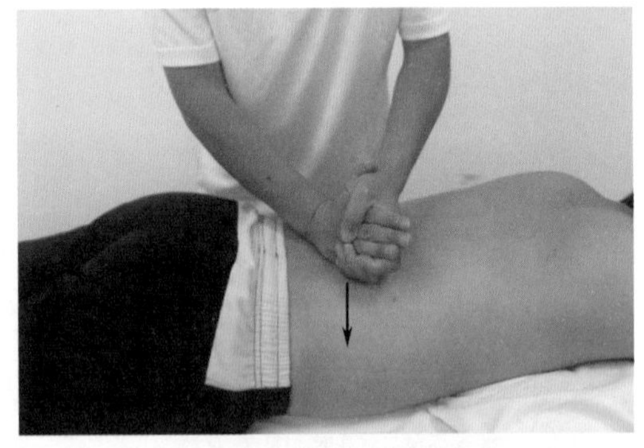

图 12-30 **右侧屈联合后向前关节松动**

[作用] 这项技术运用关节松动Ⅳ级手法（疼痛部位轻推），如果僵硬是主要的问题，就使用Ⅳ$^{+}$级手法。

（三）单侧后向前松动

[患者起始体位] 俯卧位，双手置于身体两侧，头可以转向一侧。

[治疗师体位] 如果脊柱左侧后向前松动时，治疗师站在患者左侧。

[操作方法] 治疗师将拇指置于患者后背，拇指互相指向，在棘突的左侧施力。最好不要将一侧拇指辅助另一侧拇指施力，这会影响拇指指腹受力的感觉。其他手指围绕拇指伸展开并提供固定（图 12-31）。由于拇指肌腹较大，这对于感觉横突会比较困难。然而，

如果对拇指指尖使用缓慢的压力，大量的肌肉就可以深入到骨突。治疗师将肩置于手上方，这样就可以将躯干的压力通过手臂传递到拇指。

［作用］　当感觉到节段间的肌肉痉挛时，该技术具有较好的治疗作用。在肌肉痉挛或疼痛的一侧操作时，可以根据患者的反应调整操作的角度和级别。

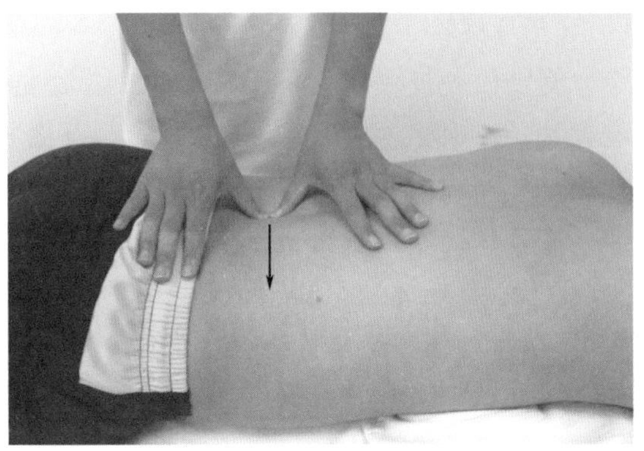

图 12-31　**单侧后向前松动**

（四）横向棘突松动

［患者起始体位］　俯卧位，双侧上肢放于两侧或悬于床的两侧，头转向一侧。

［治疗师位置］　站在患者的左侧，将双手放在患者背上，保证拇指可以施力在要松动棘突的右侧。

［操作方法］　治疗师左侧拇指指腹尽可能地放置在棘突左侧面上。右侧拇指放在左侧拇指指甲上，用于辅助。在操作时，需要过伸指间关节，控制掌指关节在轻度屈曲位。然后，左侧拇指深入治疗部位，掌侧面和示指用于固定，防止拇指滑过棘突。双手的手指都需要伸展开，用于固定拇指。通过拇指和前臂水平施力（图 12-32A）。当使用身体通过拇指的压力在棘突上时，要区别棘突的运动和患者躯干的旋转。当压力产生和放松时，会产生身体摆动的运动。小压力会产生小幅度运动，较大的压力会产生更大的运动。当采用较强的压力时，使用右手的尺侧边的豌豆骨和钩骨，更容易来辅助左手操作。

如果需要牵伸关节，就需要更强的技术，患者开始体位与上面类似，只是治疗师左手拇指指腹放在要松动的棘突上。患者的左膝屈曲，让治疗师的手能够抓住患者膝的内侧面（图 12-32B）。当治疗师的拇指放在棘突上时，右侧手臂外展患者的左腿直至左侧拇指可以感觉到棘突的运动。通过联合拇指在棘突上的运动和右上肢在患者腿上的运动，会产生摆动运动。

［作用］　此技术适合症状呈单侧分布的情况。通常由无痛的一侧向痛的一侧操作，更容易改善患者的症状和体征。

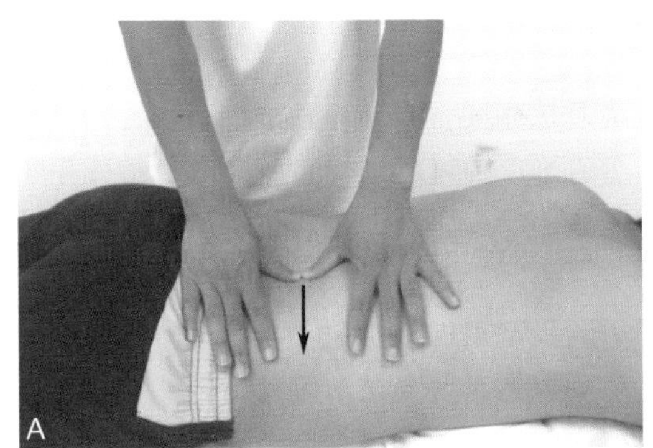

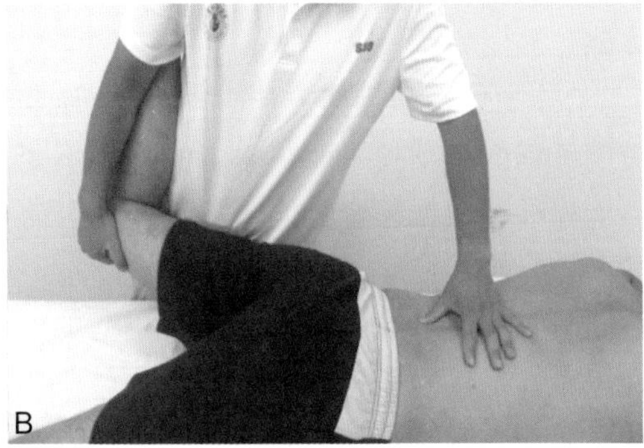

图 12-32　**横向棘突松动**

A. 通过拇指和前臂水平施力；B. 治疗师的手抓住患者膝的内侧面

（五）旋转

旋转松动技术是腰椎手法治疗中常用的技术，在实施不同级别的松动时，松动的起始位置和治疗师的操作方法有所不同。下面将分别介绍腰椎旋转Ⅰ～Ⅳ级的腰椎旋转松动方法。

1. 腰椎旋转Ⅰ级松动

［患者起始体位］ 侧卧位，双下肢屈髋屈膝，上侧手支撑于胸前。

［治疗师体位和操作方法］ 旋转松动前，治疗师面对患者站立，通过屈髋和控制骨盆确定屈伸角度，用来定位将被治疗的椎间关节（与腰椎屈曲方法3相同）。然后，治疗师站在患者身后，双手握住患者骨盆，沿着与松动节段腰椎关节面平行的方向小幅度地摇动骨盆。操作时，可以事先在所要松动的腰椎棘突上画一条横线，以便观察松动部位是否准确（图12-33A）。

2. 腰椎旋转Ⅱ级松动

［患者体位］ 侧卧位，双下肢屈髋屈膝，上侧手置于体侧。

［治疗师体位和操作方法］ 松动前，治疗师通过屈髋和控制骨盆确定屈伸角度，定位将被治疗的椎间关节（与腰椎屈曲方法3相同）。然后，治疗师站在患者身后，双手握住患者骨盆，沿着与松动阶段腰椎关节面平行的方向进行较大幅度的骨盆旋转松动。操作过程中需要通过观察上面那只手来判断松动幅度，即当患者上面那只手开始晃动时，治疗的幅度已经达到（图12-33B）。

3. 腰椎旋转Ⅲ级松动

［患者起始体位］ 侧卧位，双下肢屈髋屈膝，上面那侧屈曲角度稍大，上侧手置于体侧。

［治疗师体位和操作手法］ 治疗师调整好腰椎屈伸角度并确定松动节段之后，通过将患者的躯干向相反方向旋转让关节处于接近活动末端的位置。然后，治疗师一手放在患者的骨盆，另一手固定在患者同侧的肩关节前方。松动时，用一手摇动骨盆进行在腰椎旋转范围末端的较大幅度的松动，另一手固定好患者躯干，避免发生向前旋转（图12-33C）。

4. 腰椎旋转Ⅳ级松动

［患者起始体位］ 侧卧位，双下肢屈髋屈膝，上面那侧下肢伸出治疗床外，上侧手置于体侧。

［治疗师体位和操作方法］ 操作方法与Ⅲ级手法相同，只是松动范围较小。当需要一个较高级别的松动技术时，患者的位置不变。然后治疗师可以利用自身体重直接作用于患者。治疗师可根据患者具体情况选择是否需要跪在治疗床上发力，用位于臀部下方的膝关节帮助进行旋转松动（图12-33D）。

［作用］ 旋转是治疗由于腰椎引起的疼痛问题最有用的方法之一，对于腰源性腿部症状的患者也是一种理想的治疗技术。对那些病症在中央而症状在单侧的病例，如果患者卧于非疼痛侧，旋转松动更易成功地减轻患者的病症和症状；也就是说，骨盆的旋转可以让最主要的疼痛侧远离疼痛面。

5. 其他的旋转方法 当治疗师不能让患者充分放松，施加松动有困难时，下面的方法

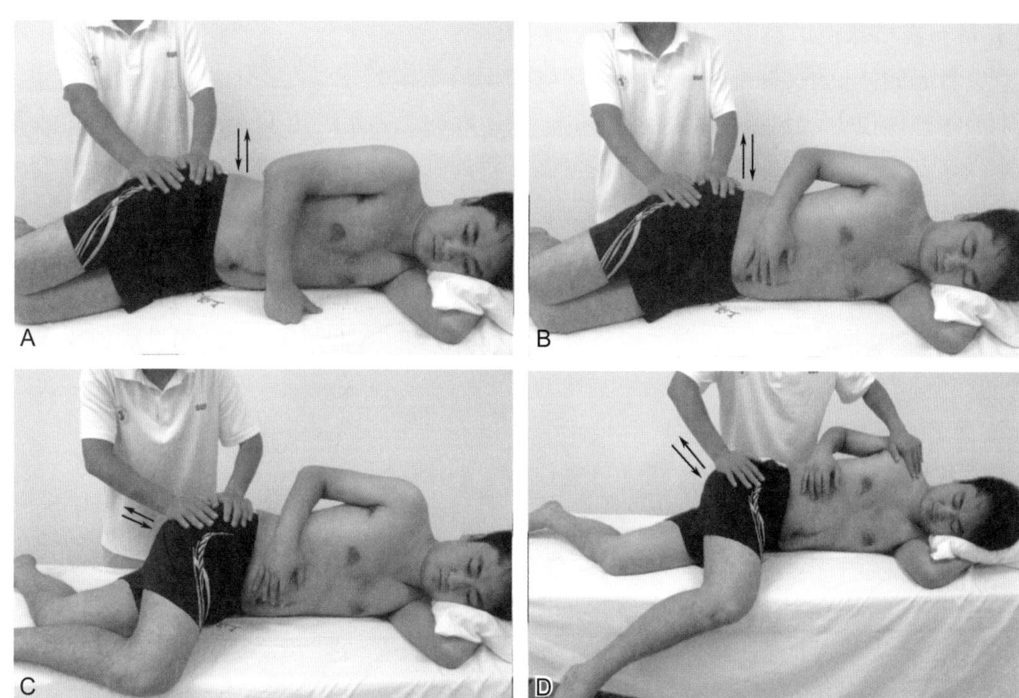

图 12-33 **旋转**

A. 腰椎旋转Ⅰ级松动；B. 腰椎旋转Ⅱ级松动；C. 腰椎旋转Ⅲ级松动；D. 腰椎旋转Ⅳ级松动

可以让患者感觉更安全，还可以让患者更放松。

［患者起始体位］ 侧卧位，下方的髋关节、膝关节稍屈曲。患者将右上肢置于一侧放松，将双前臂相互平行置于腹前，左前臂更靠近下颌。

［治疗师体位］ 治疗师面向患者的骨盆，将其手臂置于患者的背后。一手控制患者左侧股骨远端的膝关节内侧，将患者的左腿摆放到约屈髋屈膝 90° 的位置（图 12-34）。

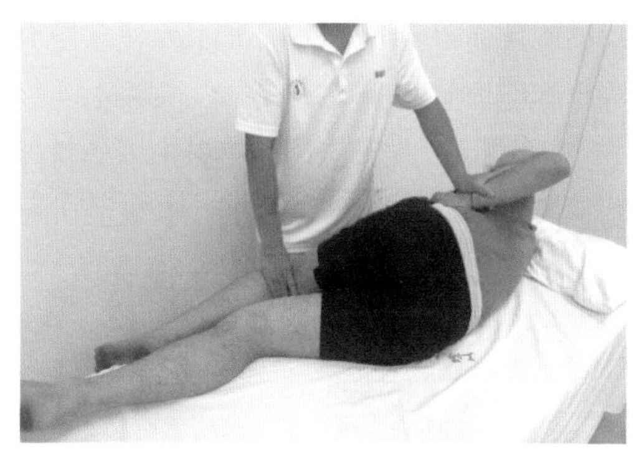

图 12-34 **其他的旋转方法**

［操作方法］ 当治疗师借助患者的左腿做骨盆的左侧旋转时，治疗师用躯干和右臂固定患者的躯干。这个技术不能包含任何的髋关节外展和内收；腿仅仅是用来当作活动骨盆和腰椎旋转的杠杆。为了协助这个动作，治疗师可以将左手放在患者的背后来感受邻近关节棘突的旋转，通过旋转节律中提高下方棘突来加强旋转，通过固定背后的上方椎体的棘突，让单个关节有更多的局部运动。

（六）腰椎关节纵向牵引

腰椎关节纵向牵引的手法分为两种，即通过牵引患者单足牵引或双足牵引来完成。腰椎纵向牵引是非常有用的松动技术，通常双侧都有症状的患者适合采用双足纵向牵引技术，而症状源自 L_4 节段以下，并且分布于单侧下肢的患者则适合采用单足纵向牵引技术。

1. 腰椎关节纵向牵引（单足）

[患者起始体位] 仰卧位，双手自然放松于治疗床上。

[治疗师体位] 治疗师站在要牵引的一侧，面向患者足的方向，双足前后交叉站立。

[操作方法] 治疗师的双手呈上下合握患者的踝关节，并且肘关节屈曲，前臂与患者小腿保持平行。治疗师将患者的腿抬高到腰椎能自然放松的位置（约屈曲 25°），然后通过自身重心前移产生纵向牵引力（图 12-35）。

在进行腰椎纵向牵引过程之前，需确认患者的下肢关节没有存在牵引的禁忌证。牵引过程中，不要引起患者与治疗床之间的滑动，同时要求患者放松，无须通过抓握床沿来阻止滑动产生。

2. 腰椎关节纵向牵引（双足）

[患者起始体位] 仰卧位，双手自然放松于治疗床上。

[治疗师体位] 治疗师双足前后分开，站立于治疗床尾端。

[操作手法] 治疗师双手伸直，分别握住患者的两足踝关节上方，在施加纵向牵引力量的同时，将患者双下肢抬高至腰椎处于最放松的中立位，也就是屈曲约 25° 的位置。此时，治疗师通过屈曲肘关节和后伸肩关节来施加牵引力（图 12-36）。

（七）腰椎关节的神经松动术

直腿抬高（straight leg raise, SLR）

[患者起始体位] 仰卧位，双下肢放松。

[治疗师体位] 治疗师面向患者，单膝跪在治疗床上，另一足站立在地上。

[操作方法] 治疗师将患者需要松动的下肢抬起放在肩上，手轻轻地放在患者膝关节上，使其保持伸展并轻轻内旋。治疗师通过抬高或降低患侧下肢度来调整单侧坐骨神经的张力。当张力增加时，患者可能抬高疼痛侧骨盆。如果发生此种情况，可以通过拇指在髂窝处施压而避免。患者也可能外展和侧方旋转左腿。这个动作则可以由治疗师用一只手保持患者腿内旋来避免。

[作用] 此松动技术适用于因各种原因所致腰部神经根受压的患者，通过对直腿抬高的松动，可以松解神经根的卡压和粘连，改善坐骨神经的神经活动性（图 12-37）。

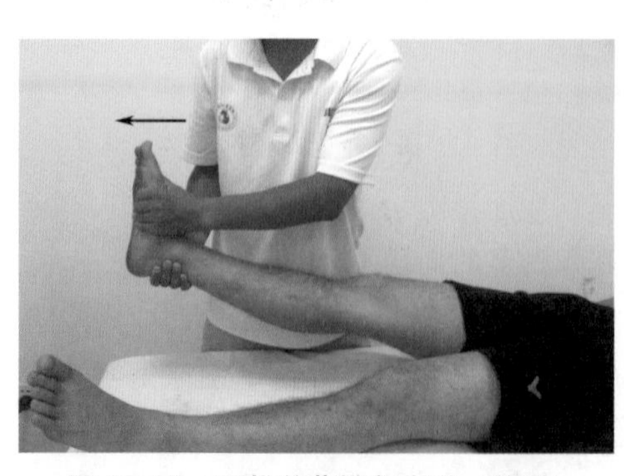
图 12-35 腰椎关节纵向牵引（单足）

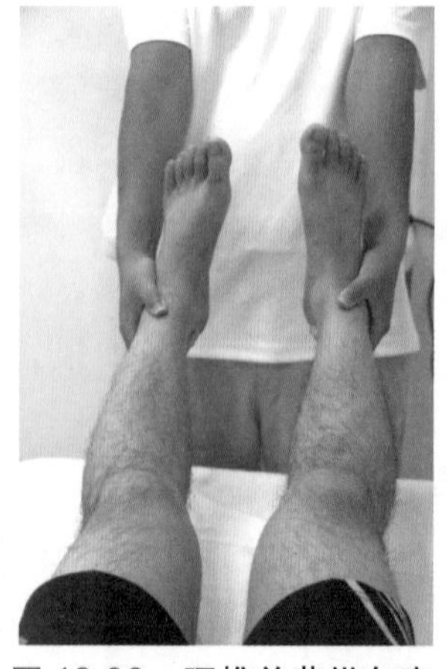
图 12-36 腰椎关节纵向牵引（双足）

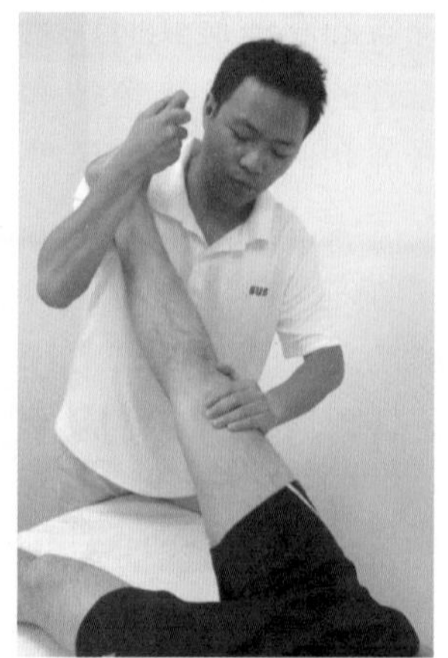
图 12-37 直腿抬高

第四节 循证实践

2015年，比利时的Hidalgo及其同事在*The Journal of Manual & Manipulative Therapy*上报道关节松动术对于改善非特异性腰痛患者疼痛和功能的临床随机对照试验：将32名非特异性腰痛患者随机分为关节松动术组和对照组，对照组接受假的关节松动术，关节松动术组接受关节松动术治疗，测试指标为疼痛、腰部功能障碍指数。结果发现，关节松动术组在改善腰痛患者的疼痛和腰部功能方面都显著优于对照组。学者Kamel于2016年在*Journal of Back and Musculoskeletal Rehabilitation*上报道腰椎关节松动术改善腰痛的疗效：将45例腰痛患者随机分为对照组和关节松动术组，对照组接受常规的物理治疗和假的关节松动术，关节松动术组接受常规的物理治疗和关节松动术治疗，每周干预3次，干预4周。结果发现腰椎关节松动术在改善疼痛、腰椎功能方面明显优于对照组。

国内王晓红在《华西医学》上报道关节松动术治疗腰椎间盘突出的疗效观察：将126例腰椎间盘突出患者随机分为对照组和关节松动术组，对照组接受物理治疗和牵引治疗，关节松动术组在物理治疗和牵引治疗的基础上增加关节松动术治疗，干预5次，结果发现关节松动术组的疗效明显优于对照组。研究认为，关节松动术配合腰椎牵引治疗腰椎间盘突出时，动态力和静态力分别作用在腰椎椎体和椎间盘上，既能对椎体、椎间盘及周围软组织产生振动作用，又能恒定地增大椎间隙，能在短期内缓解或消除临床症状和体征。国内李玲将137例腰椎间盘突出患者分为对照组和关节松动术组，关节松动术组采用腰椎关节松动术治疗，对照组采用腰椎牵引治疗。研究认为，关节松动术能更充分地松动腰椎关节，使腰椎关节的运动功能恢复正常，特别是Ⅲ、Ⅳ级手法，可以消除粘连，改善关节的活动范围。通常在改善生理轴位运动之前，先改善辅助运动，而辅助运动的改善，又可促进生理轴位运动的改善，关节松动术调整腰椎的生物力学结构，通过刺激本体感受器，增加腰椎位置觉和运动觉，恢复腰椎的正常活动范围。

（林建华　郑依莉）

主要参考文献

[1] 王晓红，张益珍，张黎明，等．关节松动术治疗腰椎间盘突出症临床疗效的生物力学探索．华西医学，2003, 18(1):15-16.

[2] 李玲，牟翔，周彦红，等．关节松动术治疗腰椎间盘突出症临床疗效分析．现代康复，2000, 4(7):1008-1009.

[3] Neumann DA. Kinesiology of the Musculoskeletal System-Foundations for Rehabilitation. 2nd ed. Elsevier Health Sciences, 2009.

[4] Magee DJ. Orthopedic Physical Assessment. 6th ed. Elsevier Health Sciences, 2013.

[5] Nachemson A. Lumbar intradiscal pressure. Experimental studies on post-mortem material. Acta Orthop Scand Suppl, 1960, 43:1-104.

[6] Wilke HJ, Neef P, Caimi M, et al. New in vivo measurements of pressures in the intervertebral disc in

daily life. Spine, 1999, 24:755-762.

[7] Hidalgo B, Pitance L, Hall T, et al. Short-term effects of Mulligan mobilization with movement on pain, disability, and kinematic spinal movements in patients with nonspecific low back pain：a randomized placebo-controlled trial. J Manipulative Physiol Ther, 2015, 38(6):365-374.

[8] Kamel DM, Raoof NA, Tantawy SA. Efficacy of lumbar mobilization on postpartum low back pain in Egyptian females：A randomized control trial. J Back Musculoskelet Rehabil, 2016, 29(1):55-63.